氣血水理論으로 본

傷寒論

氣血水理論으로 본

傷寒論

초판 1쇄 인쇄 2011년 5월 2일
초판 1쇄 발행 2011년 5월 11일

편저/이경열
펴낸곳/도서출판 약국신문

등록번호/제318-2009-000046
주소/서울시 영등포구 당산동6가 121-99
전화/02-2636-5727 팩스/02-2634-7097

ISBN/978-89-962483-6-1
정가/ 80,000원

氣血水理論으로 본

傷寒論

이 경 열 편저

약국신문

▶▶ 머릿말

오래전 역삼동 국립도서관에서 김왕호 선생님의 강의를 듣는 순간 충격 그 자체가 나에게 밀려왔다. 정상적으로 순환해야하는 기혈수가 병을 만든다는 것은 매우 단순하면서 기발한 것이었다. 이 기혈수론으로 인간의 병을 분석하고 이해할 수 있다는 점과 이것으로 병을 고칠 수 있다는 것은 학문적으로도 매력적이었다. 그러나 다른 무엇보다 학문을 향한 선생님의 고결함과 우아함은 평생 뒤따라야할 나의 등불이 되었다. 총론을 내고 개정판을 내시고자 교정을 어리석은 나에게 맡기려 새벽에 버스를 타고 원통에 오시자마자 안개처럼 떠나시는 뒷모습에서 선비의 향을 느꼈다. 선생님 생전 각론을 출판하지 못하고 우매한 제자들에게 남기고 소천하신지 어느덧 강산이 한번 변하였다.

醫聖 장중경이 남겨놓은 상한론을 기혈수론으로 해석하여 중경사의 뜻을 이어받은 바를 몽매한 우리에게 온전히 전하려 또 다시 기혈수 총론 재개정에 꺼져가는 운명에도 혼심을 다하시는 모습에서 어찌 선생님 그림자라도 총총 따르겠는가. 이제 선생님의 유지에 따라 세상에 책을 내놓기에 앞서 선생님이 깨달아 알아낸 중경사의 이치를 제대로 옮겼는가 하는 두려움과 떨림이 일어나 어찌할 바를 모르겠다. 선생님이 이 세상에 계시면 여쭙기도 하고 잘못을 드러내 가르침을 얻으련만 어찌하리오…

내 비록 영리하고 명민하지 못하여 우매하고 몽매하지만 치악산 상원사 까치처럼 머리를 찧어서라도 선생의 기혈수론이 온누리에 펼쳐져 중경사의 간곡한 뜻이 세상에 들리게 하리라.

세상에 나온 상한론에 관한 모든 것들 중에서 이론으로 접근하여 중경사를 이은 유일한 이가 선생님이시고 기혈수론이라 감히 선생님 이름을 빌려 말하니 어느 누구나 이 책으로 이치를 깨우쳐 세상 모든 병을 근원적으로 고쳐 이로 고생하는 이들을 편안하게 하였으면 더 바랄 바가 없겠다.

운곡이 잠든 치악산을 바라보며…

– 2011년 5월 이경열 –

1. 선생님의 강의노트를 최대한 그대로 실어 기혈수론은 김왕호 선생님의 것임을 밝힌다.

2. 선생의 유지를 받든 이는 박상도, 강영진, 이경열 3인임을 밝힌다.

3. 방후에 나온 처방용량은 하루에 사용하는 하루분량으로 그램(g)이다.

4. 원전과 비고에 나온 원문은 선생님의 노트와 仲景方類聚, 金櫃要略을 참고하였다.

5. 치험례는 첫째, 선생님의 기혈수론을 처음 내기에 이론이 중하고 둘째, 세상에는 치험례가 너무나도 많이 나와 있기에 독자가 이를 기혈수론으로 해석하여 자기의 것으로 만들라는 뜻에서 싣지 않았다. 후에 실을 예정이다.

6. 이 책이 출판되기에 물심양면으로 도와주신 분들.
   * 선생님의 강의노트 원본을 살리는 일과 이 책을 구성하고 틀을 짜준 서경식님.
   * 기혈수회원 (강정수.김낙영.김동현.김윤정.김종혁.김주현.노영석.서경식.성낙경.손은주.신성이.심재훈.안봉호.안정준.원성묵.이봉균.정경아.주남진.한성희.한창근)
   * 책을 출판하게 한 약국신문 송준산 사장님과 직원분들.

7. 끝으로 치악산 시루봉 돌탑처럼 묵묵히 아들을 기원하시는 부모님과 장인어른과 장모님 그리고 설악산 울산바위처럼 언제나 든든하게 나를 후원하는 한영미, 후경, 서윤, 준혁에게 감사와 사랑을 올린다.

▶▶책 발간에 부쳐

먼저 이 책이 세상에 새롭게 나오도록 연구하고, 제자들을 길러주신 故 김왕호 선생님과 그의 제자인 이경열님의 노고에 감사드립니다.
한약을 공부한지 어언 20여년이 지났지만, 그 깊이를 헤아릴 수 없고, 상한론을 공부하면서 동양 한의학의 무한한 가능성을 봅니다.
이 학문이 끊어지지 않고 올바르게 더욱 더 연구 발전되어 많은 이들의 희망이 되기를 바랍니다.

– 부산에서 박상도 –

나의 인생에서 스승 김왕호와 스승의 기혈수론을 만난 것은 절대적 광명이었다.
20대에 큰 병이 생겨 도저히 회복할 수 없는 지경에 이르렀다. 체력은 지치고 병든 노인보다 못하였다. 회복할 수 없는 체력 때문에 삶의 의욕을 완전히 잃어버린 적도 많았다. 그즈음 선배(박상도님)를 통하여 김 왕호 선생님을 만나 상한론을 배웠다. 지금도 그렇지만 그 당시 상한론을 공부하는 것은 굉장한 기쁨과 열정을 주는 일이었다.
열심히 공부한 결과 10여년 만에 몸의 웬만한 병을 없앨 수 있었다. 지독한 질병의 후유증으로 아프기 전만큼 완전한 회복은 힘들지만 정상적인 생활을 하고 있다.
10여년 만에 겨우 병을 치료한 것이 뭐가 특별한가 할지 모르나 김왕호 선생님의 기혈수론의 상한론이 아니었다면 절대 불가능했을 것이다. 10여년 동안 내몸 치료를 위해 투약한 상한론 처방과 임상과정은 감히 필설로 다하지 못한다. 지금도 다시 느끼지만 김왕호 선생님의 기혈수론이 아니었다면 오늘날 나의 삶은 없었을 것이다.
선생님의 기혈수 상한론을 공부하여 몸의 병을 낫게 하였고 부모님과 형제들 그리고 아내와 아이들의 건강을 잘 관리하고 있다. 삶에서 건강보다 소중한 게 뭐가 있는가? 선생님의 기혈수 상한론을 배워 건강한 삶을 살고 있을 뿐만 아니라 감히 학문을 익히고 있다고 자부할 수 있다. 선생님께서 "기혈수론은 학문이다"라고 생전에 자주 말씀하셨다. 세상에는 참으로 많은 학문이 있다. 이 땅의 지혜 있던 자들, 지혜 있는 자들이 세상 일체의 것들에 대한 이해와 해석을 논리적으로 설명한 것이 학문일진데 그중에 허망한 것도 있고 실용적인 것도 있다. 인간의 질병을 다스리는 학문은 크게 서양의학과 동양의학으로 나눌 수 있다. 서양의학에 대한 지식은 많이 부족하여 말 할 위치가 아니고…. 서양의학자들은 동양의학을 학문으로 잘 인정하지 않지만 그것은 그들이 동양의학에 대한 지식과 경험이 부족한 탓이다. 동양의학 삼천년(오천년) 역사상 참으로 많은 학자와 한방이론이 명멸했다.
재주가 부족하고 학문이 얕아 상한론 이외의 학문을 익히지 못하였다. 20여년 상한론을 공부한 나의 상한론에 대한 평가는 내가 김왕호 선생님께 한 말로 대신한다.
"선생님, 만약 신이 있어 인간을 창조하고 인간에게 질병을 줄 때 상한론 책을 먼저 짓고 질병을 준 듯합니다. 인간의 병이 상한론을 벗어나지 않은 듯합니다."
많은 사람들이 참으로 무식한 자의 어리석은 용기의 말이라 하겠지만 선생님께서는 빙긋이 웃으셨다.
물론 상한론 처방으로 모든 병을 치료할 수 없다. 특히나 암 같은 질병은 더더구나 치료계수가 매우 낮다. 암과 같이 생체의 자기치료능력 한계를 벗어난 질병은 상한론 처방으로 치료가 매우 어렵다. 서양의학이 병으로 인지하지 못하는 초기의 여러 균형이상의 질병, 오래 진행되면 서양의학도 인지할 정도로 발전하는 병뿐만 아니라 서양의학이 쉽게 치료하지 못하는 질병도 상한론으로 쉽게 치료되는 것을 경험한다.
진리는 쉽게 드러나지 않는다. 노력하는 자만이 찾을 수 있다.
이러한 상한론 처방을 질병치료에 이용하는 사람은 많지 않다. 천년 이상 상한론이 역사에서 사라졌다가 다시 나타난 것도 있지만 상한론을 제대로 해석하지 못하면 상한론 처방은 그림속의 떡일 뿐이다.
일본에서 상한론의 가치를 재발견하여 오랫동안 연구하여 왔지만 우리나라 김왕호 선생님에 의하여 가장 깊이 상한론이 해석되었다. 김왕호 선생님께서는 또 기혈수론을 주창하셨다. 기혈수가 동양의학에서 없던 개념은 아니지만 선생님께서는 인체의 질병을 오로지 기혈수로 이해하셨고 상한론 또한 기혈수로 해석하여 질병치료에 임하셨다.
상한론 처방을 질병치료에 자유자재로 활용할 수 있다면 어떤 이론이라도 상관없다고 생각한다. 그러나 천학비재한 자의 말이지만 내가 알고 있는 어떤 이론도 선생님의 기혈수론보다 상한론 처방을 잘 활용할 수 있는 이론은 없다.
이번에 선생님의 강의를 이경열 선배가 정리하였는데 참으로 힘든 과정이었을 것이다.
진리를 말로 표현하는 것도 힘들지만 그것을 다시 글로 정리하는 것도 지난한 일이었을 것이다. 선생님의 이론이 유실되지 않게 한 이경열 선배의 노고에 감사하는 바이다.
다시 말하지만 내 삶은 김왕호 선생님의 기혈수론과 상한론에 의하여 영위될 수 있었고 충만해졌다.
장중경의 상한론과 그것을 기혈수론으로 해석하여 가르쳐주신 선생님께 무한한 감사를 표한다.

– 김해에서 김왕호 선생님의 제자 강영진 –

목 차

총 론

桂枝劑

茯苓劑

麻黃劑

甘草劑

柴胡劑

半夏劑

芩連劑

梔子劑

■ 石膏劑

■ 大黃劑

■ 陷胸劑(結胸劑)

附子劑

胸痺劑

목 차

求瘀血劑

乾薑劑

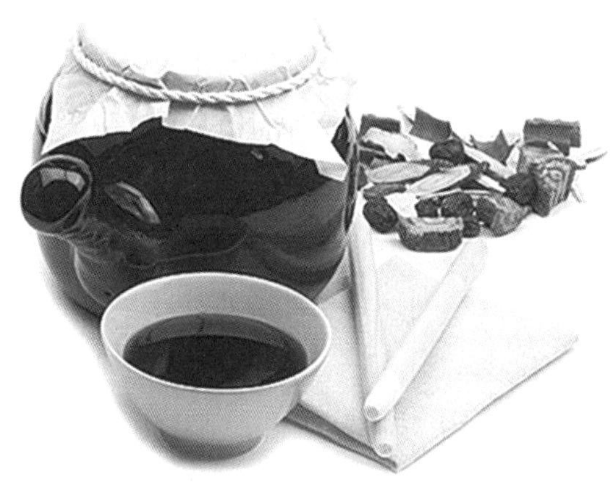

총 론

氣血水論

1. 病이란?

病을 定義하는 것은 병을 고치는 방법 즉 處方(藥)이 달라지기 때문에 매우 어렵고 힘든 문제다.

그러나 氣血水論에서는 기분과 혈분 그리고 수분이 평형을 이루어 정상적으로 순환하는 것을 아무 탈 없이 生命體 役事가 이루지는 건강한 삶으로 보고 순환상 장애 즉 기혈수 상대적 평형에 문제가 생겨 순환에 이상이 생긴 것을 병이라 한다. 그리고 순환이상이 된 기분과 혈분 그리고 수분에 의해서 병적 증상이 나타난다고 본다. 이는 어찌보면 매우 간단한 이론이기에 번잡하게 보이는 병을 전혀 설명할 수 없기에 고칠 수도 없게 보인다. 그러나 簡御繁 方不在多 心契則靈 證不難認 會意則明 이다.

물론 병 그 자체는 본질과 관계없이 보는 관점에 따라 달리 보일 수 있다. 그러나 설령 병 그 자체를 전부를 볼 수 없더라도 일부분이라도 논리적이고 합리적으로 이를 볼 수 있고 이 관점에서 약을 써서 병을 낫게 할 수 있다면 그리고 이것이 재연될 수 있다면 學問으로 가치가 있는 것이고 醫者로서 마땅히 따라갈 만하고 걸어가야 할 길이라고 선생님(金汪鎬)은 늘 말씀하셨다. 선생님이 天國의 문턱에서도 이 기혈수이론을 널리 알리지 못한 것을 못내 아쉬워하며 기혈수 총론 개정판을 다시 펴내고 싶다고 못내 아쉬워하셨다.

醫者는 病者의 병을 바라보는 관점 즉 잣대가 분명 있어야 한다. 물론 이치에 맞는 것이어야 함은 필수불가결한 것이다. 仲景師가 扁鵲(越人)에 대해 감탄한 것은 병을 보는 관점이 일반 世醫와는 전혀 다르고 이에 따라 병을 고치는 것을 보았기에 무릎을 친 것이다. 즉 편작을 진정한 의자로 보고 그를 칭송한 것이다.

仲景師는 傷寒雜病論 序文에서 人間 生命體에서 일어나는 것은 玄妙하고 奧妙하며 그윽하고 微妙하며 또한 그 변화가 至極하여 스스로 이를 다 알기는 어렵다고 했으나 그러나 이들 理致만은 탐구할 수 있기에 이 이치에 의해서 비록 모든 병을 다 고칠 수는 없을지라도 병의 根本을 알 수 있다고 했다. 즉 허구의 이론을 늘어놓고 병을 맞추는 것이 아니라 실제 환자의 병을 관찰하고 탐구하여 이치를 이끌어 내 이 이치에 의해 병을 파악하고 병을 고칠 수 있게 한 것이다. 그러기에 지극히 理致的이고 實在的인 醫書가 傷寒論인 것이다. 이러한 장중경의 상한론을 기혈수 이론으로 재해석하신 분이 선생님(金汪鎬)이시다. 즉 병의 근본을 기혈수 상대적평형으로 보신 이가 선생님이신 것이다. 비록 상한론의 모든 처방 즉 하나 하나의 병증을 기혈수론으로 모두 풀이 하시지는 못하였으나 태반은 기혈수론으로 푸셨고 이를 바탕으로 하면 모든 것을 풀 수 있는 새로운 마당을 펼치셨다.

病과 病因을 잘못 알아서는 안 된다. 氣血水 循環異狀이 병이기에 이것을 부르는 것 즉 外因과 內因 그리고 不內外因은 병을 부르는 요인이 될지언정 병 그 자체는 아닌 것이다. 스트레스나 추위 그리고 더위 혹 바이러스감염과 세균감염이 있더라도 생체내 기혈수 상대적 평형 이상 즉 기혈수 순환이상이 생기지 않으면 결코 병이 아니고 병적증상도 나타나지 않는다. 만일 이들에 의해 기혈수 순환장애가 생기면 병이 생기고 병적증상이 나타나기에 기혈수 순환이상을 바로 잡아 정상적으로 순환시켜야만 병을 고쳐 병적 증상을 사라지게 할 수 있는 것이다.

傷寒論의 湯證은 하나의 병으로 이는 기혈수론으로 해석할 수 있고 해석이 가능하다. 즉 하나의 병적증상을 모아놓은 증후군이 아니라 기혈수 순환이상으로 풀어야 해석이 가능한 病證인 것이다. 지금까지의 그 어느 이론보다 단순 명쾌하다.

• 病因

외인(外因)	풍(風). 한(寒). 서(暑). 습(濕). 조(燥). 화(火) ⇒ 육사기(六邪氣). 육음(六淫)
내인(內因)	재(財). 색(色). 식(識). 명(名). 수(壽) ⇒ 오욕(五慾)
	희(喜). 노(怒). 우(憂). 사(思). 비(悲). 공(恐). 경(驚) ⇒ 칠정(七情)
불내외인	공해(公害). 스트레스. 식생활(食生活). 외상(外傷). 내상(內傷). 약(藥)
(不內外因)	기생충(寄生蟲). 성생활(性生活). 세균(細菌). 바이러스. 미생물(微生物)

2. 藥이란?

氣血水論에서 쓰는 藥은 生藥으로 氣分이 있는 것을 쓴다. 일반적으로 알려진 成分藥 즉 合成化工藥品이나 性分抽出藥品 그리고 物質分解藥品은 쓰지 않는다. 즉 氣分이 있는 生命體를 生化學的으로 가공처리하지 않고 있는 그대로 쓴다. 阿膠나 滑石, 龍骨, 牡蠣 등과 같이 生命體가 아닌 無生物質도 물론 있으나 이것도 물질 그대로의 성질을 이용한다.

일반적으로 생약을 法治하여 쓴다고 하나 이는 化學的으로 처리하는 것이 아니라 단지 불에 쬐거나 소변에 담그는 정도다. 즉 炙甘草와 蜀椒는 불에 쬐어서 쓰고 附子는 어린이 오줌에 담갔다 쓰는 정도다. 그리고 白朮과 蒼朮을 가리지 않고 白茯苓과 赤茯苓을 나누지 않고 白芍藥과 赤芍藥도 서로 가려 쓰지 않는다.

藥은 순환이상이 된 기혈수에 작용하여 이를 정상순환하게 한다. 즉 기혈수론에서의 약은 순환이상이 된 기혈수에 작용하기에 우리는 약이 순환이상이 된 기혈수중 어느 것에 그리고 어떤 위치에서 어떻게 순환이상이 된 것에 어떻게 작용하여 이를 푸는지 알아야만 인간생명체의 病理와 藥理가 하나가 되고 하나로 맞출 수 있기에 누구나 이를 검증하여 널리 쓸 수 있다. 이래야 醫術이 아닌 醫學인 것이다.

먹거리 즉 기분 즉 생명이 있는 것을 먹고 물을 마시며 공기를 호흡을 하여야만 기분, 혈분, 수분을 생성하고 소멸시키는 기혈수 순환이 몸속에서 끊임없이 이루어진다. 즉 이 기혈수 순환이 멈추지 않고 끊임없이 이루어지기 위해서는 藥을 먹는 것이 아니라 끊임없이 공기를 들이쉬고 내쉬며 먹거리와 물을 먹고 마셔야만 하고 이것이 기혈수로 수렴되어 전신을 순환하여 인간생명의 역사가 이뤄져 인간개체와 장기, 조직, 세포가 유지되고 몸과 마음이 활동하여 삶(생명)을 영위할 수 있는 것이다.

藥을 病證에 잘못 쓰거나 너무 많이 써 즉 순환이상이 풀렸는데도 이를 더 쓰면 약이 오히려 정상적으로 순환하는 기혈수에 이상을 부르게 된다. 따라서 病證과 藥을 기혈수론으로 정확히 알고 써야 한다.

生藥의 主成分이나 歸經 効能과 効果 등은 반드시 알아야만 할 것은 아니다. 그러나 순환이상이 된 기혈수중 어느 것에 그리고 그것이 어떤 위치에서 어떻게 이상이 된 것에 어떻게 작용하는 것인지는 알아야만 하고 藥性 정도는 알아야 한다.
桂枝는 체표에 체한 氣分을 擴散 循環시키고 麻黃은 표에 체한 水分을 擴散 循環시킨다는 정도면 되는 것이다. 桂枝는 Cinnamic Aldehyte. Cinnamyl Ethyl Acetate 등을 주성분으로 함유한 精油로 肺經과 膀胱經 그리고 心經에 들어가 溫通經脈 通陽化氣 散寒解表 등의 효능효과를 발휘해 陽虛水腫, 胸痺, 經閉腹痛, 風寒外感表證, 肢節疼痛, 發汗, 解熱, 發熱惡風, 興奮, 鎭痛, 鎭痙, 上逆, 頭痛, 疼痛 등에 사용한다는 것은 알아서 나쁜 것은 아니지만 氣血水論에서는 반드시 알 까닭은 없는 것이다.
이는 桂枝가 體表에 체한 기분을 확산하고 순환시킨다는 것만 알면 이해 할 수 있다. 그리고 위의 效能과 效果란 것도 계지가 들어간 처방으로 고칠 수 있는 것을 나열한 것에 불과하다. 즉 桂枝가 아닌 다른 것의 효능효과를 뒤섞은 것이다.

그리고 韓方處方은 藥材를 한꺼번에 달이면 서로 다른 藥材의 成分과 性質이 어우러져 신비한 효능효과가 나타나는 것으로 말하는데 이들 약재를 따로 달여 복용할 때만 이를 함께 섞어 마시거나 각각의 약재를 달여만든 고형의 추출물을 섞어 먹어도 기혈수론에서 말하는 효능효과가 나타난다.

비록 傷寒論에 사용된 얼마 되지도 않은 적은 약재 모두를 기혈수론으로 모두 풀지는 못하였어도 기혈수중 어느 것이 몸의 어느 위치에 어떻게 순환이상이 된 것에 어떻게 작용하는 지를 반드시 훤하게 밝

혀야만 한다. 이것이 선생님(金汪鎬)이 남긴 기혈수이론을 완성하는 길이다.

이 세상에는 병을 고칠 수 있는 것이 헤아릴 수 없을 정도로 많지만 누구나 이를 이론적으로 간단명료하게 배우고 알아 이를 적용해 병을 풀기는 녹녹하지 않다. 그러나 상한론을 기혈수론으로 제대로 깨우치면 비록 매우 적은 약재를 쓰더라도 제대로 된 처방을 구성할 수 있고 처방대로 약을 쓰면 인간이 앓을 수 있는 병을 고칠 수 있다.

3. 氣分

人間生命體에 즉 육신이 인간으로서 활동할 수 있게 하는 것을 氣라 한다. 즉 숨을 쉬고 말하며 생각하는 모든 활동 즉 인간생명체의 役事를 만들고 이를 움직이는 힘이 기다. 죽은 사람과 산 사람의 차이는 이 기분이 도느냐 돌지 않느냐의 차이이다. 즉 기분이 돌아 인간생명의 역사가 이루어지느냐 역사가 이뤄지지 않느냐의 차이이다. 성경에는 태초에 사람을 신이 흙으로 빚은 뒤 코에 바람(생기와 영혼)을 불어 넣어 사람을 만들었다고 한다. 이처럼 무생물에 생명을 불어넣어 산 사람이 된 것처럼 생화학적 반응과 신진대사과정이 일어나 정신적 육체적 활동이 가능하게 된다. 흔히 기가 죽었다, 기가 세다, 기가 약하다, 기가 살았다, 기를 살려라, 기를 죽이지 마라, 기가 팔팔하다, 기는 죽지 않았다, 기가 푹 죽었다, 기싸움, 기를 북돋는다, 살기가 있다, 몸에서 기운이 느껴진다, 기세가 등등하다, 기세가 꺾였다, 기를 꺾다 등처럼 일상생활에서 쓰는 기에 관련된 말들이 많다.
그런데 의학에서 다루고자 하는 기는 극히 한정되어 있다. 즉 기를 넣었다 뺐다 하는 것을 다루는 것이 아닌 순환이란 관점에서 이를 알고 다루고자 하는 것이다. 만일 우리가 기를 넣었다 빼는 것을 할 수 있다면 죽은 사람도 살릴 수 있고 산사람도 바로 죽일 수 있어야 한다. 그러나 인간의 능력은 신의 능력 즉 생명을 창조하고 생명을 말살할 수 있는 것이 결코 아니다. 氣分이 인간생명체의 血分과 水分을 이끌고 온몸 구석구석을 순환하여 인간생명체의 역사가 이루어진다. 이러한 기분이 정상적 순환궤도를 벗어나거나 순환궤도를 벗어나 몸의 한구석에 머물게 되면 이것으로 말미암아 정상적 기혈수 순환에 걸림돌이 된다. 기분이 열로 변하고 이 열(기분)이 머문 몸의 위치적 상대성에 의해 태양, 소양, 양명으로 나눈다. 기분이 체하여 열로 변하나 순환이상이 된 기분이 혈분과 수분에 비해 상대적으로 많아야 몸에서 열을 병적으로 그리고 비정상적으로 느끼게 된다. 물론 혈분과 수분에 대해 기분이 평형을 이루어 제대로 순환하면 몸에서는 열감을 병적으로나 비정상적으로 전혀 느끼지 않고 느낄 수도 없다. 이것이 생명체 현상 즉 인간생명체의 역사인 것이다. 만일 기분이 혈분과 수분에 비해 상대적으로 적으면 열이 부족해져 추위를 타거나 몸이 냉해진다. 물론 이것 또한 정상적 기혈수 순환에 걸림돌이 되어 여러 병적증상이 나타난다. 기분이 상대적으로 부족한 위치적 상대성에 의해 소음, 태음, 궐음으로 나눈다.

물론 제대로 순환하지 못한 기분이 열로 변하지 않고 인체의 공간을 차지하면 滿이라는 병적증상이 나타난다. 주로 胸部(胸腔)나 腹部(腹腔)에 들어차 답답하다, 갑갑하다, 그득 찬 것 같다, 부르다, 빵빵하다, 벙벙하다, 터질 것 같다, 팽팽하다 등으로 호소한다. 이로 말미암아 숨으로 들락날락 거려야할 공기의 출입이 어려워져 숨이 차거나 기침, 한숨, 숨막힘 등의 병적증상이 나타난다.

그리고 氣分(熱)의 直進性, 搖動性, 上衝性, 膨脹性에 의해서 여러 형태의 병적증상이 나타난다. 즉 直進性과 上衝性으로 癎疾, 昏絶, 卒倒, 頭痛 등이 나타나고 搖動性에 의해서 心悸, 頭眩, 目眩 등이 나타나며 팽창성에 의해서 出血, 高血壓 등이 나타난다.

또한 기분이 반복적으로 순환궤도를 벗어나 잇달아 들락대 생긴 動氣란 것이 있다. 이것에 의해서 꿈(夢), 두려움(懼), 놀람(驚), 피로(疲勞), 근심, 걱정, 정신이상, 정신착란, 心動悸, 心下動悸, 臍下動悸, 妄想 등이 나타난다. 이 動氣란 용어도 선생님(金汪鎬)이 정립하신 것으로 이 동기를 없애는 처방을 쓰면 잠시나마 몸이 나른해지고 기운이 빠지는 것을 느끼게 된다. 이는 기가 병적으로 된 것이 動氣기 때문에 나타난다. 즉 動氣는 氣지만 기혈수의 정상 순환궤도를 벗어난 병적 기분이란 뜻이다.

혹 기분을 臟器에 따라 胃氣, 肝氣, 腎氣, 肺氣, 脾氣, 心氣로 나누나 이는 장부의 활동성을 말하는 것으로 장기의 기분이 따로 있는 것이 아니라 기분에 의한 장기의 활동성을 표현한 것에 지나지 않는다. 그리고 陰氣와 陽氣로 구분하는 경우가 있는데 혈분과 수분에 대한 기분의 상대적 관점에서 음양을 구별할 뿐 이 또한 기분에 의한 것이기에 음기와 양기가 따로 존재하는 것은 물론 아니다. 인간생명체를 다루는 의학 특히 장중경의 상한론을 이해하고자 하는 기혈수론에서는 음기와 양기는 필요도 없는 개념이고 쓸데도 없는 것이다.

水分이 氣分과 血分에 비해 상대적으로 적으면 열이 생긴다. 이를 선생님(金汪鎬)은 自生熱이라 하셨다. 즉 생체내에서 기분(열)을 상대해 열을 조절하고 조정할 수 있는 유일한 것이 수분이기에 수분부족에 의해 열이 생기고 이 자생열로 많은 병적증상이 나타난다. 이 자생열이 太陽熱病, 少陽熱病, 陽明熱病으로 나타날 수 있고 煩躁나 煩熱로도 나타나기도 한다. 小建中湯證, 猪苓湯證, 五苓散證, 六味丸證 등이 대표적이다.

어린이들이 高熱이 나면 어른에 비해 위험에 빠지는 경우가 많다. 이는 기분, 혈분, 수분의 절대량의 차이와 기혈수 상대적 평형을 알면 쉬 이해 할 수 있다. 그리고 설사(하리)가 있는 경우도 어린이나 아기가 탈수증으로 위험에 쉬 빠질 수 있는 것이다.

• 三陽三陰

陽	太陽病	表熱證	汗解法	太陽之爲病 脈浮 頭項强痛而惡寒
	少陽病	胸熱證	和解法	少陽之爲病 口苦 咽乾 目眩也
	陽明病	腹熱證	下解法	陽明之爲病 胃家實是也
陰	少陰病	表寒證	溫 法	少陰之爲病 脈微細 但欲寐也
	太陰病	腹寒證	溫 法	太陰之爲病 腹滿而吐食不下 自利益甚時腹自痛 若下之 必胸下結硬
	厥陰病	胸寒證	溫 法	厥陰之爲病 消渴 氣上撞心 心中疼熱 飢而不欲食 食則吐蛔 下之利不止

氣分(熱)에 작용하는 藥材

桂枝. 厚朴. 橘皮. 大黃. 黃芩. 黃連. 梔子. 石膏. 細辛. 吳茱萸. 附子. 乾薑. 細辛. 蜀椒. 蜀目. 五味子. 龍骨. 牡蠣. 苦蔘.

4. 血分

二次 Energy(Secondary Energy) 또는 Nutrition Energy로 이것이 인체에서 대사과정을 거쳐 에너지가 되고 생체의 뼈와 살을 만들며 모든 장기와 조직 그리고 세포도 만든다. 즉 血營은 음식물로 얻어지며 인체 장기와 조직 그리고 세포로 흘러 들어가 생화학적 대사를 거쳐 에너지 즉 기분으로 변하고 생체의 구성 요소로도 변한다. 따라서 血榮이 부족하게 되면 기분에도 영향을 미쳐 결국 기분부족으로 빠지게 된다. 흔히 피를 혈분으로 아는 경우가 있는데 이는 수분이 포함된 것이다. 즉 水分은 혈분이 각 장기나 기관 그리고 세포로 스며들게끔 유동성을 주고 모든 생화학적 반응이 일어나게 하는 터전을 제공하는 것이다. 血分(血營)과 水分의 관계 즉 혈분(혈영)이 수분을 품는 능력은 혈분의 양에 산술적으로 비례하는 것이 아니라 기하급수적으로 늘게 된다. 즉 혈영이 부족해지면 수분을 포함할 수 있는 능력이 급격하게 떨어지게 된다. 이로 인해 多汗, 盜汗, 小便自利가 나타나고 혈맥내 수분부족이 생기면 기분, 수분, 혈분의 상대적 평형에 의해 열이 발생하게 된다.

그리고 혈영이란 그 자체는 유동성이 없기에 수분이 이를 녹여 유동성을 준다. 따라서 기분이 혈분과 수분을 끌고 돌아다닐 정도가 아닐 경우 즉 상대적으로 부족할 때는 혈분을 내보내지 못하고 이를 내보낼 수도 없기에 결국 수분을 내보내게 된다. 이렇게 수분이 땀이나 대소변으로 생체 밖으로 나가게 되면 혈분의 유동성이 떨어져 기분, 혈분, 수분의 순환에 이상이 생기게 된다.

혈분이 수분에 녹아드는 것에 그리고 그 자체에 문제가 있거나 문제가 생겨 순환에 장애가 나타난 것을 血滯, 血凝結, 瘀血이라 한다. 이는 그 자체로도 순환에 문제가 되지만 기분과 혈분 수분의 상대적 평형에 의한 순환에 걸림돌이 된다. 즉 정상적으로 순환하는 기분혈분에도 영향을 미쳐 기혈수 순환이상을 부르게 되고 이로 말미암아 병적증상이 나타난다.

혈영이 부족하게 되면 일차적으로 신진대사 기능이 떨어져 기분이 부족하게 되고 수분을 포용하는 능력이 떨어져 수분에 순환이상으로 병적증상이 나타나고 수분부족으로 열이 생기고 이 열로 말미암은 병적증상이 또한 나타난다. 이를 血營不足에 의한 虛勞라 한다. 建中湯證의 병증이 이러하다.

血滯는 表裏근육의 攣急 즉 假性緊張과 軟弱無力으로 확인하고 瘀血은 일반적으로 아랫배(少腹)로 모이기에 이곳에서 확인한다. 그러나 혈분 혼자만으로 循環異狀이 생기는 것은 芍藥甘草湯證으로 이를 제외한 혈분의 순환이상의 탕증은 모두 기분과 수분의 순환이상이 어우러져 나타나기에 이를 확인하면 된다. 즉 혈분 수분 기분의 순환이상이 도드라지게 나타나고 나타날 수밖에 없기에 이를 확인하는 것은 매우 쉽다. 瘀血이 생긴 理由와 本質 그리고 일반적 증상을 아는 것보다 증을 확인하여 이를 바로 잡는 것이 훨씬 쉽다는 뜻이다.

* 病人胸滿,唇痿,舌青,口燥,但欲嗽水不欲咽,無寒熱,脈微大來遲,腹不滿,其人言我滿,爲有瘀血
* 病者如熱狀,煩滿,口乾燥而渴,其脈反無熱,此爲陰伏,是瘀血也,當下之

表裏血滯	表血凝結	裏血凝結(瘀血)	陳久瘀血
攣急, 軟弱無力	强急	强急	强急
假性緊張	强直	少腹拘急, 少腹急結 少腹腫痞	少腹硬滿
芍藥	葛根, 當歸	當歸, 川芎 牧丹皮, 桃仁	虻虫, 蟅虫 水蛭, 蠐螬
桂枝湯, 小建中湯	葛根湯, 當歸四逆湯	當歸建中湯, 桂枝茯苓丸 當歸芍藥散, 桃核承氣湯, 大黃牧丹皮湯	大黃蟅虫丸, 下瘀血湯, 抵當湯, 抵當丸

5. 水分

지구 표면적의 70%가 수분이고 소아는 체중의 80%, 성인 남성은 60%, 성인 여성은 55%를 차지한다. 이중 1-3% 부족하면 渴症을 느끼고 5% 부족하면 昏睡狀態에 이르고 15% 부족하게 되면 생명에 지장이 있다고 한다. 그만큼 인간생명체에 반드시 필요한 것이다. 인간생명체의 삶을 위해 기본적으로 가장 필요한 것은 첫째 空氣 둘째 水分 셋째 營養分이다. 호흡으로 들어온 공기와 섭취한 영양분이 대사과정을 통해 생체에 필요한 에너지 즉 기분이 생성되고 생체에 필요한 물질 대사가 이루어진다. 물론 기혈수 순환에 의해 즉 물질대사 과정을 거쳐 氣分과 水分, 血分이 만들어지기도 하고 없어지기도 한다. 따라서 水分과 營養分 그리고 空氣는 끊임없이 밖에서 생체내로 공급되어야 한다. 만일 이것들 중 어느 하나라도 공급되지 않으면 기혈수 순환이 멈추고 이로 인해 생명을 잃게 된다.

물(水分)은 생체내에서 생체의 外形과 장기, 기관 및 세포의 형태를 유지하게 하고 혈분이 움직이게 유동성을 제공하며 기분에 의한 열에 맞서는 유일한 것이다. 또한 생체내 모든 대사과정이 일어나는 터가 된다.

음식물로 섭취된 물은 위장에서 消化吸收되어 혈맥내로 들어가 전신을 돈 다음 땀이나 소변 대변으로 나가게 된다. 이러한 순환과정을 거쳐야 하는 수분이 정상적으로 순환하지 못하고 고이면 이를 痰이라 한다. 순환하지 못하고 머물러 고이면 이것이 기혈수의 정상순환에 걸림돌이 되어 병적증상이 나타나다. 아무리 반가운 손님도 생선과 같다는 말이 있다. 기분, 혈분, 수분 모두 생체에 반드시 필요한 없어서는 안 되는 것이지만 이것이 제대로 순환하지 못하고 머물거나 고이게 되면 이것으로 병이 생기고 병적증상이 나타난다.

怪疾治痰이란 말처럼 체중의 五割에서 七割에 이르는 것이 물(수분)이기에 이것의 순환이상으로 생기는 병이 많고 각양각색일 수밖에 없고 특이할 수도 있는 것이다. 그러나 담(담음)의 본질은 물(수분)이니 이를 정상적으로 순환시키면 그 어떤 痰病도 고칠 수 있다.

기분(열)에 상대하고 혈분에 유동성을 주는 유일한 것이 물(수분)이기에 만일 물(수분)의 순환이상이 생기면 기분과 혈분의 순환이상을 부르게 된다. 즉 수분이 부족하면 열이 생기고 이 열로 병적증상이 나타나고 또한 혈분의 순환이상 즉 혈체나 어혈이 나타날 수 있어 이로 인해 병적증상이 나타날 수 있는 것이다. 물론 순환이상이 된 수분 그 자체로 말미암아 병적증상이 나타난다.

물(수분)이 순환이상이 된 것 모두를 痰(痰飮)이라 하고 이것이 생긴 위치적 상대성이나 성질에 의해서 이를 구분하여 痰飮, 懸飮, 溢飮, 支飮 등으로 분류하기도 한다. 그러나 痰(痰飮)의 본질은 물이기에 물의 특성과 위치적 상대성을 알면 이를 쉽게 이해하고 처리할 수 있다.

水分에 작용하는 것

麻黃. 薏苡仁. 杏仁. 茯苓. 白朮. 猪苓. 澤瀉. 葶藶子. 木防己. 木通. 半夏. 括樓仁. 芫花. 甘遂. 大戟. 地黃(乾地黃). 麥門冬. 大棗. 冬瓜子

• 痰(痰飮)

痰飮	其人素盛今瘦,水走腸間,瀝瀝(漉漉)有聲,謂之痰飮
懸飮	飮後水流在脅下,咳唾引痛,謂之懸飮
溢飮	飮水流行歸於四肢,當汗出而不汗出,身體疼重,謂之溢飮
支飮	咳逆倚息,短氣不得臥,其形如腫,謂之支飮

水在心	水在心,心下堅築,短氣,惡水不欲飮
水在肺	水在肺,吐涎沫,欲飮水
水在脾	水在脾,少氣身重
水在肝	水在肝,脅下支滿,嚔而痛
水在腎	水在腎,心下悸

留飮	夫心下有留飮,其人背寒冷,如手大, 脅下痛引缺盆,咳嗽則輒已(轉甚)
	胸中有留飮,其人短氣而渴,喘而不能臥,四肢歷節痛,脈沈者,有留飮
伏飮	膈上病痰,滿喘咳吐,發則寒熱,背痛腰疼,目泣自出,其人振振身瞤劇,必有伏飮
	夫病人飮水多,必暴喘滿,凡食少飮多,水停心下,甚者則悸,微者短氣

張仲景原序

論曰 余每覽越人入虢之診 望齊侯之色 未嘗不慨然歎其才秀也 怪當今居世之士 曾不留神醫藥 精究方術 上以療君親之疾 下以救貧賤之厄 中以保身長全 以養其生 但競逐榮勢 企踵權豪 孜孜汲汲 惟名利是務 崇飾其末 忽棄其本 華其外而悴其內 皮之不存 毛將安附焉 卒然遭邪風之氣 嬰非常之疾 患及禍至 而方震慄(栗)降志屈節 欽望巫祝 告窮歸天 束手受敗 賫(齎)百年之壽命 持至貴之重器 委付凡醫 恣其所措 咄嗟嗚呼 厥身已斃 神明消滅 變爲異物 幽潛重泉 從(徒)爲啼泣 痛夫 擧世昏迷 莫能覺悟 不惜其命 若是輕生 彼何榮勢之云哉 而進不能愛人知人 退不能愛身知己 遇災値禍 身居厄地 蒙蒙昧昧 惷若游魂 哀乎 趨世之士 馳競浮華 不固根本 忘軀徇(狗)物 危若氷谷 至於是也 余宗族素多 向餘二百 建安紀年以來 猶未十稔 其死亡者 三分有二 傷寒十居其七 感往昔之淪喪 傷橫夭之莫救 乃勤求古訓 博采衆方 撰用 素問九卷 八十一難 陰陽大論 胎臚藥錄 幷平脈辨證 爲傷寒雜病論 合十六卷 雖未能蓋(盡)諸病 庶可以見病知源 若能尋余所集 思過半矣 夫天布五行 以運萬類 人稟五常 以有五臟 經絡府兪 陰陽會通 玄(元)冥幽微 變化難極 自非才高識妙 豈能探其理致哉 上古有神農 黃帝 岐伯 伯高 雷公 少兪 少師 仲文 中世有長桑 扁鵲 漢有公乘陽慶及倉公 下此以往 未之聞也 觀今之醫 不念思求經旨 以演其所知 各承家技 始終順舊 省疾問病 務在口給 相對斯須 便處湯藥 按寸不及尺 握手不及足 人迎 趺陽 三部不參 動數發息 不滿五十 短期未知決診 九侯曾無髣髴 明堂闕庭 盡不見察 所謂窺管而已 夫欲視死別生 實爲難矣 孔子云 生而知之者上 學則亞之 多聞博識 知之次也 余宿尙方術 請事斯語

• 漢長沙守 南陽 張機著

나는 편작이 괵나라에 들어와 진찰하고 제후들을 망진하던 기록을 읽을 때마다 그 재능이 뛰어남에 놀라움을 금치 못한다. 이상하게도 오늘의 의사들은 의약의 연구에 정신을 기울이지 않고 방술을 깊이 연구하지 않아 위로는 군친의 병을 치료해드리지 못하고 아래로는 빈천한 사람들의 액운을 구해주지 못하며 스스로도 자신의 몸을 오래 보전하지 못하여 자신의 생명도 돌보지 못한다.

오직 영예와 권세를 다투어 붙잡으려 하거나 권력자나 부호의 뒤를 쫓기에 급급하는 등 오로지 명리를 제일로 여기고 있다. 일의 말단만을 중시하고 근본을 소홀히 하는 바 겉은 화려하나 속은 시들어 있다. 가죽이 없어지는데 털은 붙어 있을 수 있는가!

갑자기 풍사를 만나 질병에 걸려 병이 화를 부를 때가 되어서야 부들부들 떨며 뜻을 낮춰 절개를 굽히고 무당을 불러 그 곤궁함을 하늘에 고해보지만 속수무책으로 실패만 돌아올 뿐..결국 백년의 목숨을 부여받은 참으로 귀한 몸을 평범한 의사에게 아무렇게나 맡기고 만다. 참으로 슬프다! 그 몸이 죽고 신명이 없어져 이물로 변하니 어둡고 깊은 중천에 잠겨 흐느낄 뿐이로다..

가슴이 아프도다! 세상이 혼미하여 바르게 깨닫지 못하고 명을 아끼지 못하는구나! 이렇듯 생명을 가벼이 여기면서 영화와 권세는 왜 논한단 말이냐! 세상 사람들을 아낄 줄 모르고 그들을 알지도 못하며 돌아서서는 자신의 몸을 아끼지 못하고 또 자신도 알지 못하니 화를 만나면 피할 수 없어 그들은 액지에 처하게 된다. 그 어리석음이란 떠도는 혼백과도 같다.

슬프도다! 세파를 따르는 자들은 영화를 다툴 뿐, 그 근본을 튼튼하게 하지 못하고 몸은 잊은 채 물질에만 현혹되고 있으니 그 위험함이 낭떠러지에 서있는 듯하구나!

내 가족들은 많아서 200여명이나 되었는데 건안기년이래로 10년도 채 못 되어 삼분의 이가 죽었고 그 중 상한으로 죽은 사람이 열에 일곱이었다. 지난 불행을 슬퍼하고 이 재앙에서 구해내지 못함을 가슴 아파함에 삼가 옛 가르침을 구하고 여러 방제를 널리 모아 <素問><九券><八十一難><陰陽大論><태로약록>및 <平脈辯證>을 찬용하여 <傷寒雜病論>을 지었는데 모두 16권이다. 비록 모든 병을 치료할 수는 없더라도 병을 보면 그 근원은 알 수 있을 것이다. 내가 수집해놓은 것을 찾아 볼 수만 있다면 생각은 벌써 절반을 넘긴 것이다..

무릇 하늘은 오행을 폄으로써 만물을 운화시키고 인체는 오상의 기를 부여받음으로써 오장을 갖추었다. 경락과 부유가 음양을 회통하니 그 현묘하고 은미하며 유심하고 신비한 이치는 변화가 무궁하다. 나 스스로는 재주가 뛰어나지 못하고 학식이 깊지 못하니 어찌 이와 같은 이치를 쉬 알아 깨우칠 수 있겠는가! 상고시대에는 神農 黃帝 岐伯 伯高 雷公 少兪 少師 仲文이 있었고 중세에는 長桑 扁鵲이 있었으며 한대에는 公乘陽慶과 倉公이 있었는데 그 이후는 아직 들어보지 못하였다.

오늘날의 의사들을 살펴보면 경전의 뜻은 알려고 하지 않고 그 아는 것만을 내어보이려 하며 모두가 자기 집안의 기술만을 계승하고 오로지 옛것만 따를 뿐. 병을 살피고 문진함에 있어서도 말로만 물어볼 뿐이다. 잠깐 상대한 뒤 탕약을 짓는데 치중하고 만다. 촌맥만 짚을 뿐 척맥은 짚지 않으며 손을 쥘 뿐 발을 만져보지 아니하며 인영과 부양등 삼부의 맥을 참조하지 않으니 동삭발식(動數發息)이 50을 채우지 못한다. 병이 위독해서 죽게 되었는데도 확진을 내리지 못하고 구후의 맥상을 대략적으로도 알지 못하며 명당과 궐정을 살피지 않아 진단하는 것이 마치 갈대구멍으로 보는 듯하다. 따라서 죽을지 살지를 살피는 것 자체가 실로 어렵다.

孔子는 "나면서부터 아는 것이 으뜸이고 배워서 아는 것은 그 다음이다. 많이 듣고 널리 배워서 아는 것이(多聞博識) 그 다음이다."라고 하였다. 나는 늘 방술을 주장하였기에 이 말을 떠올려 본다.

〈出典 : 集大成 傷寒論 註釋, 李鍾華 編著, 癸丑文化社〉

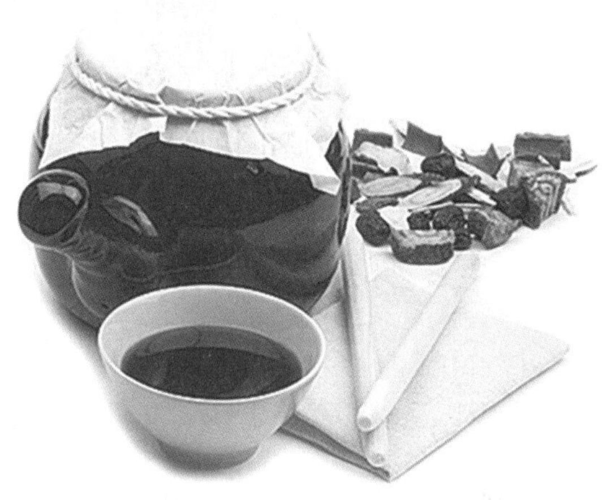

桂枝劑

桂枝湯

桂枝湯 桂枝三兩 6. 芍藥三兩 6. 生姜三兩 6. 大棗十二枚 6. 甘草二兩 4.

右五味. 㕮咀三味. 以水七升 微火煮取. 去滓. 適寒溫服一升.
服已須臾, 歠熱稀粥一升餘. 以助藥力. 溫覆令一時許.
遍身漐漐. 微似有汗者. 益佳. 不可令如水流離. 病必不除.
若一服. 汗出病差. 停後服. 不必盡劑. 若不汗 更服依前法.
又不汗. 後服小促其間. 半日許. 令三服盡. 若病重者. 一日一夜服.
周時觀之. 服一劑盡. 病證猶在者. 更作服. 若汗不出. 乃服
至二三劑. 禁生冷粘滑. 肉麵五辛. 酒酪臭惡等物.

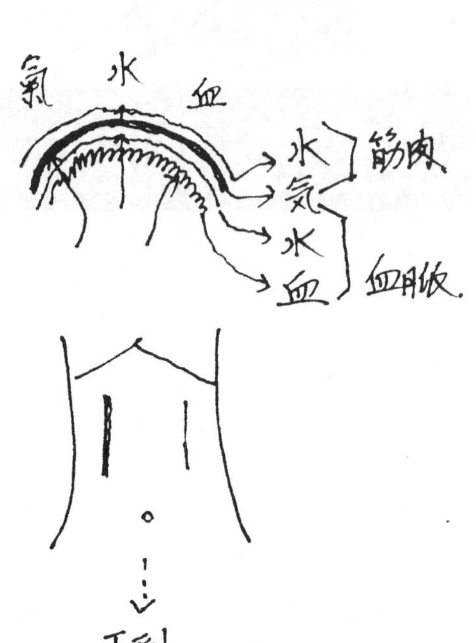

表氣水血滯 —汗出→ 表気血滯.

↓ ↓

表熱證[太陽病].

頭痛. 発熱. 悪寒. 悪風. 身疼痛.
脈浮[数].[緩]. 汗[不出].[自出].

血
煩.
如瘧狀
日晡所發熱.
氣上衝.[乾嘔.悪阻].

裏急病 : 先急後緩
先表後裏
先補後瀉

栄衛不和の虛證

㕮 씹을부. 咀 씹을저. 煮 삶을자 다릴자. 滓 앙금재 찌끼재. 已 이미이 須 기다릴수.

臾 잠깐유. 歠 훅들이마실철. 稀 드물희. 粥 미음죽 죽죽. 覆 덮을부 가리울부.

遍 두루편. 漐 땀날칩. 似 같을사. 益 더할익. 佳 좋을가. 離 떠돌아 다닐유.

促 짧을촉 재촉할촉. 揄 느릿느릿 할유. 麵 밀가루면 국수면. 酪 소젖락.

① 太陽中風. 陽浮而陰弱. 陽浮者熱自發. 陰弱者汗自出.
嗇嗇惡寒. 淅淅惡風. 翕翕發熱. 鼻鳴乾嘔者. 桂枝湯主之。[太陽上].

嗇 아낄색 인색할색. 淅 쌀 일석 비소리석. 淅 빗소리 바람부는모양. 翕 성할흡 모을흡.

② 太陽病. 頭痛. 發熱. 汗出惡風者. 桂枝湯主之。[太陽上].

③ 太陽病. 外證未解. 脈浮弱者. 當以汗解. 宜桂枝湯。[太陽上].

④ 太陽病. 下之後. 其氣上衝者. 可與桂枝湯. 方用前法. 若不上衝者.
不可與之。[太陽上].

與 줄여. 허락할여.

⑤ 病人煩熱. 汗出則解. 又如瘧狀. 日晡所發潮熱. 屬陽明也.
脈實者. 宜下之. 脈浮虛者. 宜發汗. 下之與大承氣湯. 發汗
宜桂枝湯。[陽明].

瘧 학질학. 晡 申時포 해질포. 潮 조수조 밀물조.

⑥ 傷寒. 發汗已解. 半日許復煩. 脈浮數者. 可更發汗. 宜桂枝湯。[太陽中].

已 이미이 병나을이. 許 허락할허 어조사허. 復 되풀이할복 거듭될복.

⑦ 傷寒不大便六七日. 頭痛有熱者. 與承氣湯. 其小便清者. 知不在裏. 仍在表也. 當須發汗. 若頭痛者. 必衄. 宜桂枝湯. [太陽中 可發汗].

仍 그대로 잉
거듭할 잉.

⑧ 太陽病. 外證未解. 不可下也. 下之爲逆. 欲解外者. 宜桂枝湯 [太陽中]

逆 거스릴 역, 배반할 역.
어지럽게 할 역.

⑨ 太陽病. 初服桂枝湯. 反煩不解者. 先刺風池風府. 却與桂枝湯. 則愈. [太陽上] 却 도리어 각 (反也)

⑩ 桂枝本爲解肌. 若其人脈浮緊. 發熱汗不出者. 不可與之也. 常須識此. 勿令誤也。[太陽上]. 肌 살기. 須 모름지기 수.
반드시 수.
令 하여금 령. 勿 말 물. [禁言]

⑪ 太陽病. 先發汗不解. 而復下之. 脈浮者不愈. 浮爲在外. 而反下之. 故令不愈. 今脈浮. 故在外. 當須解外則愈. 宜桂枝湯 [太陽中]

爲 새 위
어조사 위.

⑫ 太陽病三日. 已發汗. 若吐. 若下. 若溫鍼. 仍不解者. 此爲壞病. 桂枝不中與之. 觀其脈證. 知犯何逆. 隨證治之. [太陽上]

壞 무너질 괴. 中 맞힐 중
응할 중. 觀 볼 관. 犯 범할 범. 隨 따를 수.

⑬ 傷寒大下後. 復發汗. 心下痞. 惡寒者. 表未解也. 不可攻痞. 當先解表. 表解乃可攻痞. 解表宜桂枝湯. 攻痞宜大黃黃連瀉心湯。[太陽下].

痞 속더부룩할 비
속결릴 비. 乃 곧 내.

⑭ 傷寒醫下之、續得下利、清穀不止、身疼痛者、急當救裏、後身疼痛、清便自調者、急當救表、救裏宜四逆湯、救表宜桂枝湯、[太陽中]。

⑮ 下利後、身疼痛、清便自調者、急當救表、宜桂枝湯發汗。[可發汗]、

⑯ 産後風、續之數十日不解、頭微痛、惡寒、時時有熱、心下悶、乾嘔汗出、雖久陽旦證續在者、可與陽旦湯。[産後]。

旦 아침단、雖 비록수、

⑰ 太陽病 發熱汗出者、此爲榮弱衛強、故使汗出、欲救邪風者、宜桂枝湯。[太陽中]

⑱ 病常自汗出者、此爲榮氣和、榮氣和者、外不諧、以衛氣不共榮氣和諧故爾、以榮行脈中、衛行脈外、復發其汗、榮衛和則愈、宜桂枝湯 [太陽中]。

諧 화할해、

⑲ 病人藏無他病、時發熱、自汗出而不愈者、此衛氣不和也、先其時、發汗則愈、宜桂枝湯。[太陽中]。

병리(病理)

營衛不和의 虛證으로 이로 말미암아 나타나는 表熱證 즉 太陽病證으로 表의 氣水血滯證 또는 自汗이 있은 뒤 表血滯證과 表氣血滯證.

發熱 : 表氣滯에 의해서 체한 氣分이 熱로 변해서 나타난다. 열이 난다. 열감이 느껴진다.

惡風 : 表氣水血滯나 表氣血滯에 의해서 새로운 기의 흐름이 막혀 순간적으로 기부족상태에 빠져 새로운 기의 伸展이 불가능하여 나타난다. 바람이 몸에 스치면 몸이 으스스해 지고 오싹오싹 추워진다. 그러나 스치는 바람이 없으면 결코 생기지 않기에 이불을 덮거나 옷을 더 입어 꼼짝 않고 있으려고만 한다.

表血滯로 표근육의 軟弱無力狀이나 假性緊張狀態인 표근육의 攣急狀이 생긴다.

표근육의 연약무력상으로 무기력증과 온몸이 나른함을 느낀다. 그리고 팔다리에 힘이 빠지는 것을 느끼고 노곤함과 피로도 느낀다.

표근육의 연급상으로 筋肉痛, 四肢疼痛, 頭痛, 身疼痛, 疲勞感 그리고 惡寒이 나타난다.

惡寒 : 이불을 덮고 있어도(바람이 없어도) 으스스한 느낌과 오돌오돌 떨림 즉 전율이 나타나는 것으로 이는 표혈체로 새로운 혈분이 뻗어나가는 것이 불가능하기에 나타나는 병적증상이다.

表氣水血滯證은 不汗 즉 땀이 나지 않는 것으로 完全表熱證 즉 발열, 오한, 오풍, 신동통, 두통이 모두 나타나는 傷寒으로 앓으나 自汗이 있은 뒤에는 표기혈체증이나 표혈체증이 남아 部分表熱證 즉 증상이 부분적으로 나타나는 中風으로 앓게 된다.

自汗은 땀이 날 만한 조건에서 나는 땀이다. 땀이 난다는 것은 氣分과 水分이 나가는 것이다. 불한의 표기수혈체 상태에서 자한이 생기면 표에 체한 기분과 수분이 나가 표에 체한 기분과 수분이 풀리지만 혈체는 그대로 남거나 더욱 심해지게 된다. 表血滯만으로도 다시 기분과 수분이 체하는 악순환이 이루어 질 수 있다. 즉 표기수혈체나 표기혈체가 다시 생길 수 있다.

표기수혈체나 표기혈체의 상태 즉 表熱證에서 열의 형태가 煩熱, 瘧狀, 日晡所發熱(潮熱)로 변형되어 나타날 수 있으나 表熱證은 발열과 오한 오풍이 동시에 나타나는 것이 전형적이다.

이 열에 의한 압력으로 코피(衄)를 흘릴 수 있다. 물론 코피를 흘리더라도 표혈체는 없어지지 않기 때문에 병적증상에 변화가 있더라도 桂枝湯證은 그대로 남아있게 된다.

營衛不和의 虛證이란 血營과 衛氣라는 혈분과 기분이 제 역할을 다하지 못하고 정상순환궤도를 벗어나 체표에 체한 것을 말한다. 그리고 虛證이란 혈분이 기분과 수분에 비해 상대적으로 부족하여 순환장애 즉 체하는 상태로 기분이나 수분이 각기 따로 또는 기분과 수분이 동시에 이상이 생기거나 부족하게 되면 혈분순환에 이상이 생기는 상태를 뜻한다. 그리고 이 혈분에 이상이 생겨 체표에 혈분이 체하게 되면 기분과 수분이 또는 기분이 체표에 체하게 된다. 즉 악순환이 계속하여 이루어지는 것이다. 이처럼 표기수혈체나 표기혈체는 運動, 沐浴, 泄瀉처럼 수분이 빠진 뒤거나 신경을 많이 쓴 다음 생길 수 있다. 그러나 外因, 內因, 不內外因 때문에 기혈수 순환상 장애(기혈수 순환 이상)가 생기지 않으면 결코 병과 병적 증상이 나타나지 않는다. 병의 본질은 外因, 內人, 不內外因이 아닌 순환 이상이 된 기혈수 그 자체인 것이다. 순환이상이 된 기혈수가 병이고 이에 의해 병적증상이 나타난다.

약리(藥理)

• 甘草

기분과 수분 혈분의 急迫을 다스린다. 이 급박은 정상순환하던 기분, 수분, 혈분이 제 순환궤도를 벗어나는 것을 말한다. 이 정상순환궤도 이탈은 순리를 거역하는 것이기에 逆이라고도 한다. 따라서 藥方의 甘草란 말이 있는 것이다. 기분의 급박을 기분의 순환궤도 이탈 또는 氣逆이라 하고 혈분의 급박을 혈분의 순환궤도 이탈 혹은 血逆이라 한다. 그리고 수분의 급박은 수분의 순환궤도 이탈이나 水逆이라 부른다. 감초를 오랜 시간 달이면 조청처럼 끈적끈적한 상태로 된다. 이러한 성질이 기분, 수분, 혈분의 순환궤도 이탈을 방지하고 정상순환을 유지하게 하는 것이 아닌가 한다.

桂枝甘草湯	氣逆의 氣上衝
芍藥甘草湯	血逆의 血滯로 表裏筋肉의 攣急
甘草麻黃湯	水逆의 表水攣
大黃甘草湯	熱逆의 熱上衝
甘草乾薑湯	寒逆에 依한 熱上衝
桔梗湯	氣血水가 순환하지 못하고 변질되어 膿으로 변한 것

• 芍藥

혈분의 울체를 고친다. 혈맥내 수분 이탈을 방지하여 혈분의 유동성을 확보하여 혈체를 고친다. 작약증이 없거나 아닐 때 작약을 쓰면 몸이 붓거나 음식물을 소화하기 어렵게 된다.

• **桂枝**

桂枝는 氣證藥이다. 계지의 역동적 성질에 의해서 표에 울체된 기분을 확산시켜 체표 밖으로 내보내거나 본래 순환궤도로 돌아가게 하여 정상순환하게 만든다,

• **生薑**

위장과 간장, 담낭, 췌장과 같은 소화흡수기능이 있는 장기에 울체한 기를 순환시켜 활성과 기능을 되찾게 한다. 먹고 마신 음식물의 소화흡수를 돕는데 특히 영양분보다 수분의 소화흡수를 촉진한다. 우리 조상이 조미료로 생강을 오랜 세월 써 온 것으로 우리 민족의 슬기와 지혜를 엿볼 수 있다.

• **大棗**

우리 몸의 수분 즉 체액을 津液이라 하는데 대추는 이 진액을 공급한다. 대추씨를 없앤 果肉을 일년 내내 말려도 껍질만 마를 뿐 속에는 수분이 진득하게 남아있게 된다. 즉 혈맥내로 수분을 끌어오는 결코 마르지 않는 强津液이다.

방후(方後)

桂枝 三兩 芍藥 三兩 生薑 三兩 大棗 十二枚 甘草 二兩 (6 6 6 6 4)

右五味,吹咀三味,以水七升,微火煮取三升,去滓,適寒溫服一升,服已須臾,歠熱稀粥一升餘,以助藥力,溫覆令一時許, 遍身漐漐,微似有汗者,益佳,不可令如水流離,病必不除,若一服汗出病差,停後服,不必盡劑,若不汗,更服依前法,又不汗,後服小促其間,半日許,令三服盡,若病重者,一日一夜服,周時觀之,服一劑盡,病證猶在者,更作服,若汗不出,乃服至二三劑,禁生冷粘滑,肉麵五辛酒酪臭惡等物

다섯 가지 약재에서 세 가지(生薑, 大棗, 甘草)는 입으로 씹어서 七升의 물에 넣고 약한 불로 三升이 될 때까지 달인다. 그 다음 찌꺼기는 버리고 적당히 차지도 뜨겁지도 않게 해서 一升을 마신다. 약을 마시고 잠시 기다렸다 뜨거운 묽은 미음을 먹어 藥力을 돕는다. 이후 잠시 이불을 덮어 온몸에 땀이 약간 나게 하면 더욱 좋다. 그러나 땀이 물 흐르듯 줄줄 나게 하지는 마라 이때는 병이 가시지 않는다. 만약 약을 한번 마신 뒤 땀이 나고 병에 차도가 있으면 나머지 약을 더 복용할 필요는 없다. 만약 땀도 나지 않고 병이 낫지 않으면 먼저처럼 약을 다시 복용하고 그래도 땀이 나지 않으면 먹는 시간을 앞당겨 한나절 안에 세 번 먹어라. 그리고 병이 심하면 낮과 밤 가리지 말고 한 제를(보통 하루 세 번 먹을 양) 한꺼번에 복용해라. 그래도 병증이 가시지 않는 경우는 약을 다시 조제해 달여 마시고 그래도 땀이 나지 않고 병이 남아 있으면 두세 제를 한꺼번에 다 마셔라. 날 것과 찬 것 찐득찐득한 것 그리고 매끄러운 것을 금하고 고기와 밀가루 그리고 다섯 가지 매운 것도 피하고 술과 젖 그리고 나쁜 냄새 나는 것도 물론 금한다.

右五味라 한 것은 옛날에는 글을 왼쪽에서 오른쪽으로 그리고 위에서 아래로 내려 썼기에 右五味라 한 것이다. 五味는 桂枝 芍藥 生薑 大棗 甘草 다섯 가지 약재를 말한다.
약재를 입으로 씹는 것은 약을 달일 때 약 성분을 빨리 우려내기 위해서다. 지금은 약재를 기구로 절단해서 쓰면 되기에 입으로 굳이 씹지 않아도 된다.
升은 후한 시대의 물을 계량하는 단위로 지금은 한컵 분량으로 이해하면 된다.
劑는 하루에 복용할 양으로 지금의 한 제(一劑)는 十日分(열흘 치)을 말한다.
약을 복용한 뒤에 뜨거운 미음을 먹고 이불을 덮는 것은 약의 역동성을 높여 약효를 높이고 빠르게 하기 위한 것이다. 그리고 약을 복용한 뒤 땀이 약간 나야 병이 풀린다고 한 것은 약을 먹고 난 뒤에 땀이 나와야(기분과 수분이 나감) 표기수혈체가 풀리고 기분이나 수분이 나가도 표에 혈체가 생기지 않는다는 뜻이다. 따라서 약을 마신 뒤에도 병이 낫지 않으면 약을 먹는 시간을 짧게 하고 마시는 양을 늘리라고 한 것은 證이란 개념이 없으면 결코 불가능한 투약이다.
五辛은 마늘, 부추, 달래, 파, 산마늘 등 다섯 가지 매운 것을 말하고 지금은 후추나 고추도 포함해야 한다.

원전(原典)

①太陽中風,陽浮而陰弱,陽浮者熱自發,陰弱者汗自出,嗇嗇惡寒,淅淅惡風,翕翕發熱,鼻鳴乾嘔者,桂枝湯主之 (太陽上)

太陽病으로 중풍인 것은 陽脈이 뜨고 陰脈이 약하다. 양맥이 뜨면 열이 나고 음맥이 약하면 땀이 난다. 오싹오싹 춥고 으실으실 바람이 싫으며 후끈후끈 열이 나고 코를 찍찍대며 헛구역질이 나오는 것은 계지탕으로 주지한다.

태양병은 傷寒과 中風으로 나누는데 중풍은 땀이 난 뒤 체표기혈체증이나 체표혈체증을 뜻하고 상한은 無汗의 표기수체증이나 표기수혈체증을 말한다. 중풍은 표열증의 증상이 각기 따로 부분적으로 나타날 수 있으나 상한은 표열증의 증상이 반드시 모두 나타날 수밖에 없다.
표기수체의 상한은 發熱 惡風 身疼痛 頭痛등 모든 병적증상이 나타나고 표기수혈체의 상한은 發熱 惡寒 惡風 頭痛 身疼痛등 모든 병적증상이 함께 나타난다.

*** 太陽病,發熱汗出,惡風脈緩者,名爲中風.
*** 太陽病,或已發熱,或未發熱,必惡寒,體痛嘔逆,脈陰陽俱緊者,名爲傷寒.

체표에 기분이 체하면 체한 기가 열로 변해서 發熱이 되고 표기체에 의해 새로운 기의 신전이 불가능하기에 오풍이 나타난다. 이때는 발열과 오풍이 동시에 나타나기도하고 따로 나타나기도 한다.
기분과 수분 그리고 혈분이 체표에 체하면 정상순환이 힘들어지기에 생체 Control 시스템에 의해서 기분과 수분을 땀으로 내보내 기혈수 정상 체순환의 물꼬를 트게 한다. 그러나 自汗이 있다고 해도 체표에 체한 기분과 수분은 풀려도 체표에 체한 혈분은 그대로 남거나 체표에 더욱 심하게 체하기 때문에 이로 말미암아 병적증상은 사라지지 않고 그대로 남거나 증상 일부만 남고 또는 병적증상이 더욱 심해진다. 그리고 체표혈체에 의해서 또다시 표기수혈체나 표기혈체가 생길 수 있다. 이것이 생명체의 역사다.
오한은 이불을 덮고 있어도 즉 바람이 전혀 없어도 오돌오돌 떠는 것을 말하며 이는 체표혈체에 의해서 나타나는 병적증상이다. 흔히 몸을 웅크려 체표면적을 줄여 열의 발산을 최대한 억제하려는 생리현상이 오한인 것으로 현대 의학자나 생리학자들은 주장하나 이 이론대로 되려면 몸을 움츠린 모양이 달라야만 한다. 즉 어깨를 최대한 몸안으로 접어 밀착해야만 하지만 실제는 어깨가 위로 올라가 목과 머리에 닿게 된다. 그리고 발열과 오한, 오풍이 동시에 나타나는 생명체 현상을 제대로 설명하지 못한다.
오풍은 바람기가 있으면 으스스한 것을 말하며 바람이 없으면 나타나지 않는다.
鼻鳴은 열이 나면 열에 의한 압력으로 나타나는 증상으로 코피(衄)도 같은 까닭으로 생길 수 있다.
즉 열의 압력으로 鼻粘膜이 부풀어 콧구멍이 좁아지고 호흡으로 공기가 들락거릴 때 마찰에 의해서 소리가 나는 현상이다. 그러나 콧물이 나며 코가 찍찍거리는 것은 결코 아니다. 열의 특성 즉 상향성과 요동성 그리고 팽창성이 열의 본질인 것이다.
乾嘔는 기상충으로 나타나는 증상으로 구토와는 다르게 속 내용물을 토하지 않고 속만 미식거리는 병적증상이다. 이는 위장기능이 약해서 나타나는 것은 결코 아니다.

②太陽病,頭痛發熱,汗出惡風,桂枝湯主之 (太陽上)

太陽病으로 頭痛 發熱 汗出이 있고 惡風이 있는 것은 桂枝湯으로 주지한다

이때 두통은 신동통과 마찬가지로 표기수혈체나 표혈체에 의해서 나타난다. 즉 체표혈체에 의해서 생긴 표근육의 攣急狀 즉 표근육의 가성긴장에 의한 연급통이 두통으로도 나타난다.
체표기수혈체에서 땀이 날만한 조건에서 땀이 난다는 자한(自汗)은 생체 control 시스템에 의해 나타난다. 체표혈체에서도 自汗이 나타난다. 이 또한 인간 생명체의 역사에 해당하는 것이다.

③太陽病,外證未解,脈浮弱者,當而汗解,宜桂枝湯 (太陽上)

태양병으로 아직 外症이 풀리지 아니하고 맥이 뜨고 약한 것은 마땅히 한해법으로 다스려야 한다. 당연히

桂枝湯을 쓴다.

태양병은 표열증으로 체표에 기가 체한 것으로 이는 땀으로 푸는 것이 생체에 가장 어울리는 해결법이다. 그래서 체표기수체인 경우는 발한법으로 표기수혈체나 표기혈체는 지한법이라는 한해법이 있는 것이다. 땀이 난다는 것은 기분과 수분이 몸 밖으로 나간다는 것을 뜻한다. 이 경우 기혈수 상대적 평형에 의해서 병이 풀리거나 熱證(太陽病,少陽病,陽明病) 혹은 陰證(太陰病,少陰病,厥陰病)으로도 갈 수 있다. 外證이라 한 것은 表證보다 의미가 넓은 것으로 內證의 상대적 개념이다.

④太陽病下之後,其氣上衝者,可與桂枝湯,若不上衝者,不可與之 (太陽上)

太陽病을 下之한 다음 그 氣가 上衝하는 者는 桂枝湯을 주어야 한다. 만약 상충하지 않으면 이를 주어서는 안된다.

태양병은 표열증이라 한해법으로 치료해야 한다. 그러나 이를 하해법(下解法)으로 치료하면 이는 오치(誤治)로 치료방향이 정반대로 생체에 무리가 따르는 逆治가 된다.
체표에 걸린 열 즉 표에 체한 기를 억지로 밑으로 끌어내리면 즉 하법을 써서 설사로 내보내면 혹 표열을 없앨 수는 있으나 기혈수 삼자간 평형에 의해서 다양한 형태로 병이 변할 수 있다. 표열증 즉 표기체인 경우 억지로 하법을 쓰면 기의 특성인 反動性으로 다시 위로 치솟아 또다시 표열증이 생기면 한해법으로 치료하고 그렇지 않은 경우 集證을 통해서 고쳐야만 한다.
기의 상충성은 桂枝甘草湯類, 桂枝加桂湯證, 挑核勝氣湯證을 참고하기를…

⑤病人煩熱,汗出則解,又如瘧狀,日晡所發熱者,屬陽明也,脈實者,宜下之,脈浮虛者,宜發汗下之,下之與大承氣湯,發汗 宜桂枝湯 (陽明)

病人이 煩熱로 얼굴이 화끈거렸다가 땀이 나면서 풀리는 열이나 瘧疾의 열이나 혹 해가 질 무렵 밀물처럼 열이 오르는 경우는 양명에 속하는 열이다. 맥이 實한 자는 마땅히 열을 하해야 한다. 맥이 浮하며 虛한 것은 마땅히 발한해야 한다. 下解法에는 大承氣湯을 쓰고 발한해야 할 경우는 桂枝湯을 쓴다.

煩熱은 열이 주로 가슴팍에 몰려 얼굴이 화끈거리거나 손발에서 열감을 느끼고 가슴이 답답해지거나 내 마음이 내 마음이 아니고 사람을 은근히 괴롭히는 열이다. 열의 근거지가 주로 가슴부위 즉 少陽位置로 땀이 나면 열이 외발되어 잠시 편안해지지만 다시 가슴팍에 열이 고여 병적증상이 나타나는 것이 특징이다. 번열은 기가 가슴팍에 모여 생기는 梔子劑나 柴胡劑, 芩蓮劑 등이 있고 氣血水 相對的 平衡

에 의해서 수분부족에 의한 自生熱이 나타나 이것이 병적으로 된 경우는 建中湯類, 五苓散, 六味丸이 그 본보기가 될 것이다. 炙甘草湯證은 열 그 자체가 가슴팍에 몰려 생기는 경우다. 그리고 기의 절대적 부족 상태에서 기가 가슴팍에 몰려 번열이 나타나는 경우가 있는데 吳茱萸湯證과 茯苓四逆湯證이 대표적이다.

瘧狀은 학질에서 나타나는 往來寒熱의 형태로 열과 한이 번갈아 나타난다. 이는 소양열의 전형적인 특징이다. 이 瘧狀의 열(少陽熱)은 和解法이란 치법으로 氣(熱)를 풀어헤쳐 없애야만 생명체에 가장 합당하다. 즉 인체에 무리가 전혀 따르지 않고 풀 수 있다.

潮熱은 밀물이 몰려오듯 기가 위장에 가득 차 온몸으로 뿜어져 나오는 열이다. 이 상태에서는 오히려 열이 싫은 오열의 상태가 되어 下法 즉 熱을 밑으로 내쳐 몸 밖으로 내보내는 하해법을 쓴다.
일반적으로 양명열중 위열(胃熱)은 淸解法으로 장열(腸熱)은 下解法으로 푼다.

⑥傷寒,發汗已解,半日許復煩,脈浮數者,可更發汗,宜桂枝湯 (太陽中)

傷寒 太陽病을 發汗하여 푼 다음 한 나절 만에 다시 煩熱이 생기고 脈이 浮하고 數한 者는 다시 桂枝湯으로 發汗해야 한다.

이때 상한은 표기수혈체인 경우다. 만일 표기수체인 경우 땀이 나면 체표에 체한 기분과 수분이 모두 나가 표기수체가 다 풀리기에 병적증상이 남아 있거나 나타날 수가 없다.
그러나 표기수혈체인 경우 땀이 나도 체표혈체가 남아 있거나 더욱 심해지고 이 표혈체에 의해서 기분이나 수분이 표에 체하여 표기수혈체나 표기혈체가 유발되기 때문에 병증이 없어지지 않는 것이다.
맥이 浮數한 것은 표에 기가 체하여 열이 나는 것을 뜻하며 일반적으로 맥박수가 일분에 120회 이상을 말한다.

⑦傷寒不大便六七日,頭痛有熱者,與承氣湯,其小便清者,知不在裏,仍在表也,當須發汗,若頭痛者必衄,宜桂枝湯 (太陽中.可發汗)

傷寒을 앓은 지 육칠일 동안 대변을 보지 못하고 두통과 열이 있으면 勝氣湯을 쓴다. 그러나 그 소변이 맑은 사람은 속에 열이 있는 것이 아니다. 혹 체표에 열이 그대로 있으면 모름지기 發汗시키고 만약 두통이 있으면 코피가 난다. 이 경우는 桂枝湯을 쓴다.

熱이 있는 두통 중에서 육칠일 동안 대변을 보지 못한 것은 속 특히 장에 기가 쌓인 腸熱證이기에 勝氣劑로 하해시키면 된다. 이때 두통은 복부 즉 속(裏)에 열이 쌓이고 쌓여 위로 넘쳐(浮越) 위로 치민 열의 압력에 의해 두통이 나타나는 것이다. 이 열의 특징은 惡寒과 惡風이 같이 오지 않고 오히려 열을 싫어하여 옷을 벗고 이불을 걷어치우며 찬 것을 매우 좋아한다.
小便이 맑다는 것은 속(裏)에 아무런 탈이 없는 것으로 물론 대변도 또한 탈이 없는 것이다. 이때 나타나는 두통과 발열은 표혈체에 의한 표근육의 연급으로 나타난 두통과 표기체로 생긴 발열이다.
두통이 있으면서 코피(衄)가 나는 것은 열의 압력에 의한 것으로 桂枝湯證에서는 코피가 나더라도 표혈체가 남거나 더욱 심해져 병증이 잠깐 사라졌다 재발하거나 더욱 심해지게 된다.
혹 대변을 육칠일간 보지 못했어도 그 몸이 이상을 느끼지 못한다면 그 몸은 정상이다. 물론 일반적으로 하루에 한번 보는 것이 보통이지만 하루에 한번 보는 것만이 정상은 아니다. 또한 정상적으로 하루에 한번 이상 보는 경우도 물론 있다. 따라서 대편이나 소변을 보는 횟수나 양이 중요한 것이 아니라 느낌이 좋다면(自利) 정상이고 횟수나 양이 일반적 기준에 들더라도 몸에 느낌이 좋지 않다면(不利) 이상 즉 체내 기혈수 순환 이상이 생긴 것이다.

⑧太陽病,外證未解,不可下也,下之爲逆,欲解外者,宜桂枝湯 (太陽中)

太陽病으로 外證이 풀리지 않은 경우는 下法을 써서는 안 된다. 下法을 쓰는 것은 逆治다. 外證을 풀려면 마땅히 桂枝湯을 쓴다.

여기서 말한 태양병은 표열증 즉 인체의 겉, 살가죽에 열이 생긴 병으로 표기수혈체증이나 표기혈체증을 뜻한다. 外證, 表證이란 용어가 있는데 외증이 표증보다 뜻이 넓다. 어디부터 어디까지가 表, 外 그리고 어디부터 어디까지가 裏, 內라고 기계적으로 정밀하게 나눌 방법은 결코 없다. 그러나 인간 생명체는 겉과 속, 밖과 안을 상대적인 느낌과 증상을 통해 바로 알 수 있다.

太陽病(表熱證)의 올바른 치법은 한해법이다. 그런데 하해법을 쓴다는 것은 치료방향이 정반대의 치법으로 이는 誤治이자 逆治다.
요즈음 병원에서 아이가 高熱로 앓을 때 투약이나 냉찜질로도 열이 내리지 않을 경우가 있다. 이때 灌腸을 하여 억지로 열을 내리려 한다. 그러나 이는 기혈수론으로 보면 매우 위험한 것이다. 아무리 표열이 고열이더라도 억지로 내리면 다른 病證으로 변할 수 있기에 반드시 汗解法으로 풀어야만 한다.

⑨太陽病,初服桂枝湯,反煩不解者,先刺風池風府,却與桂枝湯則愈 (太陽上)

태양병일 경우 처음 계지탕을 복용하고도 煩熱이 풀리지 않으면 風池 風府라는 혈에 침을 놓고 다시 계지탕을 주어 낫게 하라.

이는 王叔和가 傷寒雜病論을 收集하여 傷寒論을 編纂할때 첨삭한 것으로 추측된다. 굳이 이 혈에 침을 놓을 까닭은 없다. 한번 약을 마신 뒤 낫지 않아도 證을 확인하면 또다시 주라는 뜻이다. 方後나 桂枝湯證을 다시 되새기면 된다.

⑩桂枝本爲解肌,若其人脈浮緊,發熱汗不出者,不可與之也,常須識此勿令誤也 (太陽上)

桂枝湯은 본래 살가죽을 푼다. 만약 맥이 浮緊하며 열이 나고 땀이 나지 않으면 桂枝湯을 주지 마라. 이를 늘 염두에 두어 誤治하지 마라.

桂枝湯은 표기수혈체, 표기혈체, 표혈체를 푸는 처방이다. 만약 표기수체(麻黃湯證)에 계지탕을 쓰면 땀으로 기분과 수분을 발산시켜 이를 풀어야 하는데 계지탕에 있는 芍藥은 수분을 수렴하여 혈체를 풀기에 즉 땀을 거두는 止汗作用을 하기에 오히려 병을 악화시키게 된다.
實證의 병에 虛證의 약을 써도 된다고 하는 이가 있으나 이것은 傷寒論의 證이란 개념이 좁쌀 한 톨만큼이라도 없다는 고백이 되겠다.

⑪太陽病,先發汗不解,而復下之,脈浮者不愈,浮爲在外,而反下之,故令不愈,今脈浮故在外,當須解外則愈,宜桂枝湯 (太陽中)

太陽病에 먼저 發汗하고도 병이 풀리지 않아서 다시 하법을 써서 맥이 浮한 것은 병이 풀리지 않은 것이다. 맥이 浮하다는 것은 병이 밖에 있는 것인데 오히려 반대로 하법을 썼기에 병이 낫지 않은 것이다. 이제 맥이 浮하다는 것은 병이 밖에 있는 까닭에 마땅히 汗解法으로 밖을 풀어야 한다. 마땅히 桂枝湯을 써야 한다.

太陽病은 하해법을 쓰면 안 되고 반드시 한해법을 써야한다.

⑫太陽病三日,已發汗,若吐,若下,若溫鍼,仍不解者,此爲壞病,桂枝不中與之,觀其脈證,知犯何逆,隨證治之 (太陽上)

太陽病을 삼일 앓는 동안 이미 發汗法을 쓰고 吐法, 下法, 溫鍼을 쓰고도 병이 풀리지 않는 자는 병증이 흐트러진 것이다. 桂枝湯을 주지 말고 그 脈證을 보아 어떻게 逆을 범했는지 살펴 증을 잡아 그 증에 따라 病證을 고쳐라.

太陽病은 표열증으로 표에 체한 기를 확산시켜 정상적 순환이 되어야만 病證이 없어진다. 그러나 무조건 발한시키거나 吐法, 下法을 쓰면 안 된다. 혹 溫鍼을 쓴다 해도 오히려 기가 놀라거나 기혈수 상대적 평형에 의해 즉 생체 Control 시스템에 의해 기혈수 순환이상이 생기기에 병증이 변하거나 새로운 병증이 나타난다. 따라서 생체내에서 순환하는 기혈수중 어느 것이 어느 부위에서 어떠한 이상이 생겼는지 살펴 그 證據에 따라 투약해서 병증을 고쳐야만 한다. 이것이 傷寒論에서 강조하는 隨證治之의 이념이고 추구하는 바다.

⑬傷寒大下後,復發汗,心下痞,惡寒者,表未解也,不可攻痞,當先解表,表解乃可痞,解表宜桂枝湯,攻痞宜大黃黃連瀉心湯 (太陽下)

傷寒病에 하법을 써 크게 설사를 한 다음 다시 발한법을 써서 땀을 내 心下痞 가 생기고 오한이 그대로 있는 것은 표가 아직 풀리지 않은 것이다. 먼저 표를 푼 다음 곧이어 심하비를 푼다. 표는 桂枝湯으로 심하비는 大黃黃連瀉心湯으로 푼다.

先急後緩, 先表後裏, 先補後瀉 이것이 병을 치료하는 일반적 순서다.
그러나 이는 어디까지나 상대적 개념이 있어야만 가능한 것이다. 心下痞는 윗배라는 명치끝이나 명치밑 즉 胃部에 氣나 熱, 水分, 血分 등이 들어차 있을 때 나타나는 증상으로 윗배(속)가 "더부룩하다, 답답하다, 갑갑하다, 불편하다, 명치끝이 부르다"라고 호소한다. 이는 환자 스스로 느끼고 느낄 수 있는 병적증상이다.
大黃黃連瀉心湯證의 심하비는 熱痞 즉 氣痞로 가슴팍(胸部)과 胃部에 순환상 장애가 생긴 氣(熱)가 들어차 생긴 것으로 大黃, 黃連, 黃芩이란 약물로 이를 밑으로 瀉하거나 풀어헤쳐 기혈수 순환을 원활하게 하면 바로 풀린다.
惡寒이란 증상으로 표기수혈체증이나 표기혈체증 또는 표혈체증을 알았다면 이는 桂枝湯證이기에 계지탕으로 푼다.
물론 오한이란 증상이 표기수혈체, 표기혈체, 표혈체에 의해서만 나타나는 것이 아니기 때문에 오한이란 하나만의 증상을 가지고 바로 계지탕증으로 판별하기는 매우 어렵다. 理論이나 臨床이 그리 녹녹치 않다. 그러나 기혈수란 이론으로 접근하면 어둠속에서 빛을 보듯 쉬울 것이다.

⑭傷寒,醫反下之,續得下利,淸穀不止,身疼痛者,急當救裏,後身疼痛,淸便自調者,急當救表,救裏宜四逆湯,救表宜桂枝湯 (太陽中)

傷寒病에 醫者가 하법을 써서 설사가 계속되다 소화가 안 된 음식물을 그대로 내보내며 몸이 쑤시고 아픈 身疼痛이 생기면 급히 속을 구해야 한다. 대변이 순조롭게 되면 표를 구해야 한다. 속을 구하는 것은 四逆湯으로 표는 桂枝湯을 써서 구한다.

상한 즉 표열증에 醫者가 하법을 써서 이를 해결하려 했으나 오히려 기분과 수분이 정반대 방향으로 외발되어 기혈수 삼자간 상대적 평형에 의해 기분이 더 나가게 되면 기분의 절대적 부족 상태인 陰證으로 빠져 不消化性 下利인 淸穀下利가 생기는 것이다. 음증 즉 기분의 절대적 부족 상태가 표증인 신동통보다는 생체에 불편과 고통을 더욱 주기 때문에 裏證인 하리를 먼저 구하는 것이다. 表와 裏에 병증이 동시에 나타날 때 물론 先表後裏란 치료지침이 있으나 하리로도 표증이 생기기도 하고 속의 陰證이 생명체 기혈수 순환상 장애를 일으켜 심각한 불편과 고통을 주기 때문에 先急後緩이란 방침이 先表後裏보다 앞서는 것이다.

⑮下利後,身疼痛,清便自調者,急當救表,宜桂枝湯發汗 (可發汗)

下利(泄瀉)가 있는 뒤 身疼痛이 생겼으나 대변이 순조로우면 빨리 表證을 桂枝湯으로 汗解해야만 마땅하다.

하리 즉 水分과 氣分의 외발로 기혈수 삼자간 상대적 평형이 깨져 표혈체 즉 身疼痛이란 표근육의 가성 연급상이 생길 수 있다. 이때 身疼痛을 일으킨 하리가 멎고 대변이 순조롭게 되면 속에 아무런 이상이 없기에 겉의 이상 즉 신동통을 桂枝湯으로 汗解(止汗)하여 치료한다.

⑯産後風,續之數十日不解,頭微痛惡寒,時時有熱,心下悶,乾嘔汗出,雖久陽旦證續在者,可與陽旦湯 (産後)

産後風이 수십일 동안 풀리지 않고 미약한 두통과 오한 그리고 때로 열이 나서 명치 밑이 괴롭고 乾嘔와 땀을 흘리는 陽旦證이 비록 오래 되어도 陽旦湯으로 치료한다.

産後에 생긴 병을 일반적으로 산후풍이라 하는데 자연 분만시 산모는 애를 낳기 위해 무진 애를 쓰게 된다. 이때 땀을 많이 흘리기도 하고 자신의 몸에서 아기가 나감으로써 많은 血分도 같이 빠져 나간다. 즉 氣分 水分 血分이 몸 밖으로 나가기에 自生熱이 생겨 온몸에 화닥증이 나타난다. 그래서 찬 것이 당기게 되고 찬 것을 찾게 되나 이때 찬 것이 닿으면 그 부위에 기혈수 순환에 이상이 생겨 냉증이 생긴다. 이와 같이 아기를 낳을 때와 낳은 뒤에 기혈수 순환상의 장애로 생긴 모든 병을 일반적으로 산후풍이라 한다. 산후에 여러 조건으로 즉 기혈수 순환 이상이 생겨 만일 表氣水血滯나 表氣血滯가 생기면 이는 桂枝湯證으로 당연히 계지탕으로 치료한다.
여기서 心下悶과 乾嘔는 기상충에 의해서 생기는 증상으로 기가 위로 치솟아 표에 水分 血分과 서로 어우러져 머물거나 血分과 같이 체하면 桂枝湯證의 표열증이 되는 것이다.
표에 기가 수분 혈분과 어우러져 체한 상태에서도 생체의 恒常性에 의해서 기상충이 이어질 수 있다. 즉 표에 체하기 직전이나 뒤에도 기상충이 나타나는 것이 생명체다.
물론 모든 心下悶과 乾嘔가 기상충만으로 생기지 않는다. 그러나 계지탕증의 심하민과 건구는 기상충으로 인해 생기는 병적증상인 것이다.
계지탕을 陽旦湯이라 한 것은 傷寒論의 순서가 太陽, 少陽, 陽明 순으로 陽證이 앞서고 뒤에 陰證이 따른다. 陽證중 太陽이 앞서고 태양중 계지탕이 맨 앞에 언급됐기에 계지탕을 양단탕이라 한다.

⑰太陽病,發熱汗出者,此爲營弱衛强,故使汗出,欲救邪風者,宜桂枝湯 (太陽中)

太陽病으로 열이 나고 땀이 나는 것은 營은 약하고 衛는 강한 까닭이다.사풍을 구하려면 마땅히 계지탕을 쓴다.

營은 血營 즉 혈분을 뜻하고 衛는 위기로 기분을 뜻한다. 營弱衛强중 榮弱은 혈분이 표에 체한 것이다. 衛强은 衛氣 즉 기분이 많은 것이 아니라 표에 많이 체한 것이다. 즉 기의 전체량이 많기보다는 표에 체한 기분이 많기에 열이 나는 것이다. 표에 血分이 체한다는 것은 기혈수 상대적 평형에 의해서 수분이나 기분이 조금이라도 부족하면 血分의 流動性이 나빠져 나타나고 또한 기분의 導引力이 감소하여 혈분이 체하는 것이다. 물론 신경을 쓴다. 노동이나 운동 추위 바람 목욕 사고등 外因, 內因, 不內外因에 의해서 기혈수 순환에 장애가 생겨 表氣水血滯나 表氣血滯가 생길 수 있다.
열이 나면서도 땀이 나는 것은 氣가 표에 많이 체하고 이 체한 기가 열로 변해서 나타나는 증상이 발열이다. 이때 혈분이 체하면 이 혈분을 導引할 기가 체하여 推動力이 떨어지기에 혈분을 순환시키기 위해 이 혈분을 몸 밖으로 내보낼 수는 없기에 수분을 땀으로 내보내 기분의 추동력에 보탬이 되고자 한다. 그러나 수분이 외발되면 혈분의 流動性 不足으로 혈체가 더욱 심해지고 이 혈체로 인해 다시 기분이 체하는 악순환이 되풀이 되는 것이다. 따라서 表氣水血滯나 表氣血滯인 경우 열이 나면서 땀이 나는 것이다.

⑱病常自汗出者,此爲榮氣和,榮氣和者,外不諧,以衛氣不共榮氣和故爾,以榮行脈中,衛行脈外,復發其汗,榮衛和則愈,宜桂枝湯 (太陽中)

항상 땀을 흘리는 자는 營氣는 和하나 밖은 화하지 못하기 때문이다. 榮氣와 衛氣가 서로 화하지 못하기에 늘 땀이 나는 것이다. 榮血(營氣)은 혈맥 속으로 흐르고 衛氣 즉 기는 혈맥 밖에서 혈분과 수분을 導引하여 전신을 순환한다. 이 몸은 汗解法으로 발한하면 기분과 혈분이 화하기에 즉시 낫는다. 마땅히 계지탕을 쓴다.

血分은 적당하나 기가 혈분을 끌고 다니기에 힘이 부치는 경우 즉 氣의 양이 절대적으로 부족한 陰證으로 빠지는 것이 아닌 기분이 혈분과 수분에 대하여 상대적으로 조금만 부족해도 혈분이 체하여 체순환에 이상이 생기는 것을 뜻한다. 이 경우 氣分이 혈분과 수분을 끌고 전신을 순환하기에 힘이 부치기에 수분을 내보내는 것이 생체 Control 시스템에 적합하기에 늘 땀을 흘리는 것이다.
기분이나 혈분, 수분이 조금만 이상이 생겨도 즉 기혈수 순환의 상대적 평형이 깨지면 기혈수 순환 이상이 생겨 表氣水血滯, 表氣血滯가 생기는 것이 즉 계지탕증이다. 이와 같이 기분과 혈분이 서로 제 역할을 다하지 못하기에 營衛不和라고 하는 것이다.

⑲病人藏無他病,時發熱,自汗出而不愈者,此衛氣不和也,先其時發汗則愈,宜桂枝湯（太陽中)

속에 다른 병이 없는 사람이 때로 열이 나고 자한출이 되면서 낫지 않는 것은 衛氣가 화하지 못하는 것이다. 그 때에 앞서 마땅히 계지탕을 써서 發汗(汗解)시키면 곧 낫는다.

속 장기에 병이 없다는 것은 少陽位나 陽明位에 기혈수 순환상 장애가 없다는 뜻이다.
發熱은 표에 체한 기분에 의하여 나타나는 병적증상이다. 열이 난 뒤 땀이 나는 것은 체표에 체한 기를 해결하여 기혈수 순환이 정상적으로 들어오게 하려는 생명체 현상이다. 그러나 땀이 나는 것은 기분과 수분이 같이 나가 결국 표에 혈체가 생긴다. 이 혈체에 의해 氣分, 水分, 血分이 체표에 체하는 악순환이 이어지는 것이다. 이러한 상태가 營衛不和의 虛證인 것이다.
이 영위불화의 허증 즉 表氣水血滯나 表氣血滯는 계지탕으로 체표에 체한 기분, 수분, 혈분을 인간 생명체에 가장 알맞은 방법 즉 汗解法으로 처리하여 기혈수 순환을 정상화해야만 한다.

비고(備考)

*太陽病,發熱汗出,惡風脈緩者,名爲中風,宜本方（太陽上)
*脈浮者,病在表,可發汗,法用本方（太陽中)
*太陽病(不解,熱結膀胱,其人如狂,血自下,下自愈)其外不解者,尚未可攻,當先解其外(外解已,但少腹急結者,乃可攻之,宜桃核承氣湯)解外宜本方（太陽中)

*陽明病,脈遲,汗出多,微惡寒者,表未解也,可發汗,宜本方 (陽明)

*陽明病(脈遲,雖汗出,不惡寒者,其身必重,短氣腹滿而喘,有潮熱者,此外欲解,可攻裏也,手足濈 然汗出者,此大便已硬也,大承氣湯主之)若汗多,微發熱惡寒者,外未解也,桂枝湯主之 (陽明)

*太陰病,脈浮者,可不汗,宜本方 (太陰)

*下利腹脹滿,身體疼痛者,先溫其裏,乃攻其表,溫裏宜四逆湯,攻表宜桂枝湯 (厥陰)

*吐利止,而身痛不休者,當消息和解其外,宜桂枝湯小和之 (霍亂)

*婦人得平脈,陰脈小弱,其人渴不能食,無寒熱,名妊娠,桂枝湯主之,於法六十日,當有此證 (婦人妊娠)

*若酒客病,不可與桂枝湯,得之則嘔,以酒客不喜甘故也 (太陽上)

비교(比較)

甘草湯 . 桂枝甘草湯 . 芍藥甘草湯 . 還魂湯 . 麻黃湯 . 桂枝去芍藥湯

• 桂枝湯 病理

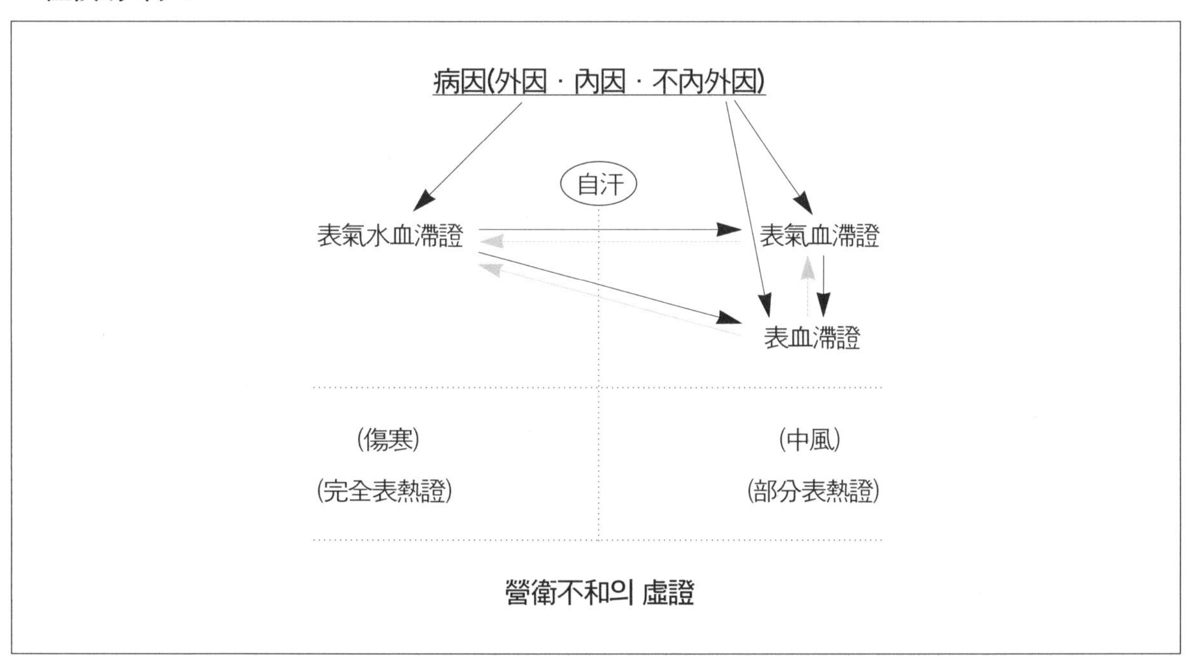

Ⓐ 자한(自汗): 汗出로 氣分과 水分이 外發됨
Ⓑ 氣血水循環의 役事 : 氣血水 三者間 平衡을 維持하며 循環하려고 함 ⇒ 生命維持
病因(外因, 內因, 不內外因) ⇒ 氣血水相對的 平衡이 깨짐 (氣血水循環異狀) ⇒ 病

傷寒 : 發熱, 惡寒, 惡風, 身疼痛, 頭痛 등의 病的症狀이 한번에 모두 나타남.
中風 : 發熱, 惡寒, 惡風, 身疼痛, 頭痛 등의 病的症狀이 部分的으로 나타남.

桂枝加桂湯

桂枝加桂湯. 桂枝10 芍藥6 生姜6 大棗6 甘草4.

右五味. 以水七升. 煮取三升. 去滓. 溫服一升. 本云 桂枝湯. 今加桂滿五兩. 所以加桂者. 以能泄奔豚氣也。

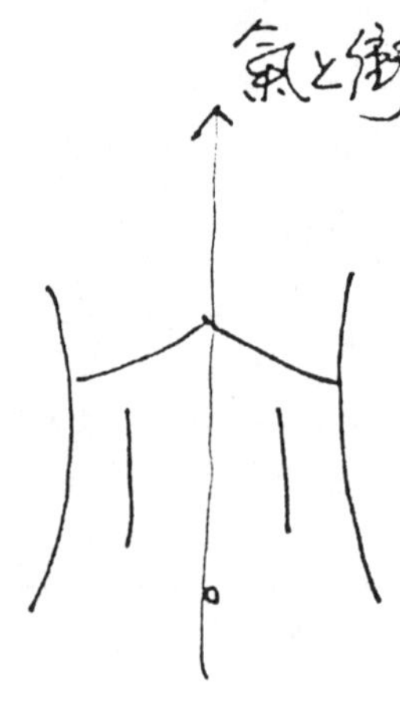

榮衛不和의 虛証.

↓ 發作性 氣上衝

發作性 強頭痛. 或은 頭劇痛.
嘔吐涎沫, 乾嘔, 自汗出
心悸.
가슴앓이 腹痛.

↓

卒倒. 昏倒. [奔豚病]

[太陽傷寒者, 加溫鍼, 必驚也] 燒鍼令其汗, 鍼處被寒 核起而赤者. 必發奔豚, 氣從少腹上衝心者. 灸其核上各一壯. 與桂枝加桂湯, 更加桂二兩 [太陽中, 奔豚]

奔 분주할 분 급히 달아날 분, 被 덮힐 피(覆) 核 씨 핵 자세할 핵 조사할 핵,

병리(病理)

營衛不和의 虛證으로 發作性 氣上衝.

1. 아랫배(少腹)에서 부터 氣가 急擊하고 發作的으로 상충하는 초기에는 속이 메슥거리고 기상충의 기세에 의해 속(胃腸)에 내용물이 있으면 왈칵 토할 수 있다. 만약 心下痞硬이 있을 때에는 이 심하비경을 치밀고 올라가기 때문에 복통이나 가슴앓이가 나타날 수 있다.

2. 氣가 급격하게 상충해서 머리를 강타하면 表氣水血滯로 强頭痛(頭刺痛)이 생긴다.

3. 발작성 기상충으로 머리에 강한 충격이 가해져서 卒倒, 昏絶등 정신을 잃는다.

4. 혼절한 뒤에는 表氣水血滯에 의해 사지경련(온몸의 근육이 뻣뻣해지고 뒤틀림)이 생긴다. 이때 표에 체한 기가 미처 열로 변하지 않기에 발작할 때에는 열이 나타나지 않는다.

5. 사지경련(표기수혈체)은 기혈수순환의 조건에 의해 땀이 난 뒤에 풀린다. 땀이 나고 난 뒤 사지경련이 풀리더라도 표혈체는 남기에 다시 악순환이 되풀이 된다.

6. 급격하고 돌발적이며 발작적인 기상충은 아래로 내리꽂는 것과 위로 치솟는 氣의 屬性이 나타난 것으로 內因, 外因, 不內外因에 의해 기혈수 순환의 장애가 생겨야만 나타나는 생명체 현상이다.

* 頭痛 : 發作性 强頭痛, 頭刺通 쇠망치로 내리 친 듯 하고 머리가 터져 나갈 듯한 강한 頭痛으로 혹 氣의 양이 비록 적어 昏絶, 卒倒까지 미치지 못하더라도 두통이 생길 만큼 강력하게 상충한다. 혹 心下痞硬이 있는 경우에도 미약하나마 두통은 나타난다.

* 乾嘔(속이 메슥거린다), 心悸(가슴이 두근거림)는 氣가 상충하면서 생기는 증상이나 워낙 기가 급격하고 발작적으로 치솟기에 이를 미처 느끼지 못하고 발작이 있은 뒤에나 이를 느낀다. 그러나 아주 예민한 사람은 이를 느낄 수 있다. 그리고 전조증상으로 나타날 수도 있다.

* 奔豚이란 발작하는 모양과 병자가 발작이 오기 전 발작에 대한 근심걱정과 두려움으로 안절부절 당황하는 모습을 말한다.

* 表熱證을 形成하지 않는 것은 氣가 急擊하고 突發的으로 그리고 發作的으로 上衝하기에 表氣水血滯에서 熱로 변할 틈이 없기 때문이다.

방후(方後)

桂枝 五兩 芍藥 三兩 生薑 三兩 大棗 十二枚 甘草 二兩 (10 6 6 6 4)
右五味,以水七升,煮取三升,去滓,溫服一升,本云桂枝湯,今加桂滿五兩,所以加桂者,以能泄奔豚氣也

桂枝 芍藥 生薑 大棗 甘草 이 다섯 가지 약재와 물을 七升 넣고 三升이 될 때까지 달여 찌꺼기와 건더기를 없앤다. 一升을 따뜻하게 하여 마신다. 이후 복용법과 금기사항은 계지탕에 준한다. 계지탕에 계지를 더해서 十兩으로 만들면 계지 二兩을 더한 것이 되어 능히 奔豚氣를 없앨 수 있다.

桂枝加桂湯은 계지탕에 계지를 더한 것으로 桂枝劑에 속한다.

원전(原典)

①太陽傷寒者,加溫鍼,必驚也,燒針令使汗,針處被寒,核起而赤者,必發奔豚,氣從少腹上衝心者,灸其核上各一壯,與桂枝加桂湯 (太陽中.奔豚)

太陽傷寒者에게 溫鍼을 쓰면 반드시 기가 놀란다. 燒鍼을 써서 發汗을 시키고자 하나 침을 놓은 자리가 싸늘해지고 다시 그 자리가 붉게 일어나게 되면 반드시 분돈이 생긴다. 奔豚氣는 아랫배(少腹)에서 시작하여 머리(心) 끝까지 상충한다. 붉게 일어난 자리에 침을 놓고 계지가계탕을 쓰면 된다.

太陽病中 상한으로 앓는다는 것은 不汗의 表氣水血滯證나 表氣水滯證을 말하는 것으로 땀이 나지 않기에 땀을 내고자 溫鍼(燒鍼)을 쓴다. 그러나 소침을 쓰면 땀이 나오는 것이 아니라 그 몸 즉 기가 놀라게 된다. 뜨거운 것에 신체의 일부가 닿으면 그것을 의식하는 것보다 몸이 먼저 즉 기가 알아채 움찟거린다. 이 놀란 기가 아래로 내달리면 표에 기가 부족하게 되어 침을 놓은 자리가 차게 되는 것이다. 그러나 놀라서 밑으로 내달린 기는 反動性에 의해서 강력하게 상충하게 된다. 이렇게 상충한 기에 의해서 차게 된 침자리가 붉게 솟아오르는 것이다. 이 기상충이 강력하고 돌발적이며 발작적이기에 奔豚이 생기는 것이다. 이는 분돈이 생기는 원리에 대해 설명한 것으로 반드시 상한의 표열중에 소침을 가해야만 분돈이 생기는 것은 물론 아니다.

비고(備考)

* 師曰,病有奔豚,有吐膿,有驚怖,有火邪,此四部病皆從驚發得之
* 師曰,奔豚病,從少腹起,上衝咽喉,發作欲死,復還之,皆從驚恐得之

비교(比較)

桂枝加葛根湯 : 영위불화의 허증에 表血凝結에 의한 표근육의 强急.
葛根湯 : 마황증의 실증과 영위불화의 허증을 겸한 것에 표혈응결에 의한 표근육의 강급.
苓桂甘棗湯 : 下腹部의 저류수와 급격한 기상충이 어우러짐.
五苓散 : 渴症으로 마신 물이 고여 이 정체수가 차올라 나타남.
奔豚湯

桂枝加葛根湯

桂枝加葛根湯 葛根8. 桂枝6. 芍薬6. 生姜6. 大棗6. 甘草4.

右七味. 以水一斗. 先煮葛根. 減二升. 去上沫. 内諸藥. 煮取三升. 去滓. 温服一升. 覆取微似汗. 不須啜粥. 餘如桂枝法. 將息及禁忌.

榮衛不和의 虚証. 或은 表熱証.

↓ 表血凝結 [表筋肉의 強急].

項背強几几. 三叉神経痛. 上腕痛. 肩背痛. 眼痛. 表筋肉強直痛. 歯痛 咽痛. 扁桃腺. 口顔歪斜. 後頭部痛. 乳房痛.

太陽病. 項背強几几. 反汗出. 悪風者.
桂枝加葛根湯主之. [太陽上].

병리(病理)

영위불화의 허증에 표혈응결이 겸함.

1. 營衛不和의 虛證이나 혹은 表熱證으로 表氣水血滯證이나 表血滯證에 表血凝結證이 나타난 것이다. 이때 表熱證이 나타나거나 나타나지 않을 수 있으나 表血凝結證은 반드시 있어야 한다. 물론 營衛不和의 虛證에서는 表熱證이 나타 날 수도 있고 나타나지 않을 수도 있다.
   表血凝結에 의한 表筋肉의 强急狀(假性强直痛)이 생기면 筋肉이 바트다, 뻣뻣하다, 바르다, 발라진다고 표현한다. 그리고 筋肉이 근육으로서 힘을 쓰려고 할 때 진땀이 날 정도로 激痛이 생겨 몸을 옴짝달싹 못한다.

   例 : 잠을 자고 난 뒤에 목을 전혀 움직이지 못하는 경우. 운동 후에 흔히들 알이 밴다고 표현하는 경우

2. 項背强几几 : 뒷목이 뻣뻣하여 조금만 움직여도 아파 목과 머리를 쭉 내밀고 조심하는 모양새

   三次神經痛. 顔面神經痲痺 : 주로 입 끝으로 부터 오고 입을 벌릴 때 마다 아프며 얼굴 형상이 틀어지고 통증도 따른다.
   上腕痛 : 어개를 상하좌우로 움직일 때 어느 순간 아파서 움직이기 어려워 꼼짝 못한다.
   肩背痛 : 어깨와 날개죽지에서 강급상이 나타난다.
   眼痛 : 눈을 깜박이거나 움직일 적에 아프다.
   齒痛 : 잇몸에 강직성 통증.
   咽痛 : 목구멍이 아픈 경우.
   扁桃腺 : 편도선이 아픈 경우.
   口眼喎斜(口顔咼斜) : 안면표정근육의 강급으로 얼굴이 틀어지고 통증도 나타난다. 대개 입가에서 시작 됨. 눈을 감을 수 없거나 입이 비뚤어져 식사중 음식물을 흘리거나 침을 흘리고 대화중 헛말이 나온다. 웃을 때 얼굴의 모든 근육이 자연스러워져야 다 나은 것이다.
   後頭刺痛 : 뒷머리가 찌르듯이 아프다. 뒷목에 작대기가 들어 있는 듯하다.
   乳房痛 : 젖몸살로 젖가슴 전체가 딱딱해 지면서 아프다.

• **表筋肉의 攣急狀과 强急狀의 差異**

	攣急 (假性緊張)	强急 (假性强直痛)
原因	血滯	血凝結 (瘀血)
症狀	찌뿌등.뒤틀림. 위화감.몸살.뻐근함 筋肉을 쓰려고 하면 攣急痛이 생긴다.	筋肉이 强하게 뒤틀리고 아픔 筋肉을 쓰려고 하면 激痛이 생긴다.
藥劑	芍藥	葛根

* 表血凝結은 葛根으로 풀지만 裏血凝結(瘀血)은 當歸 川芎 牧丹皮와 같은 求瘀血劑로 푼다. *

방후(方後)

桂枝 二兩(玉函三兩) 芍藥 二兩(三兩) 生薑 三兩 大棗 十二枚 甘草 二兩 葛根 四兩 (6 6 6 6 4 8)
右六味,以水一斗,先煮葛根,減二升,去上沫,內諸藥,煮取三升,去滓,溫服一升,覆取微似汗,不須啜粥,餘如桂枝法將息及禁忌

葛根 桂枝 芍藥 生薑 大棗 甘草 여섯 가지 약재 중에서 먼저 葛根을 물 한말(十升)에 넣고 불로 달여 물이 二升 준 다음 거품을 없앤다. 이후 나머지 다섯 가지 약재를 모두 넣고 물이 三升이 될 때까지 다시 달인다. 달인 물 一升을 따뜻하게 복용하고 땀이 약간 날 정도로 이불을 덮어 몸을 따뜻하게 한다. 이때 굳이 죽을 먹을 필요는 없다. 藥服用法과 禁해야 할 것은 桂枝湯에 준한다.

원전(原典)

①太陽病,項背强几几,反汗出惡風者,桂枝加葛根湯主之 (太陽上)

太陽病으로 項背部에 几几狀이 생기고 오히려 땀이 나면서 惡風이 있는 것은 桂枝加葛根湯으로 주지한다.

太陽病으로 項背强几几가 있다는 것은 營衛不和의 虛證에 표기수혈체나 표기혈체가 되어 表熱證이 있고 표근육의 강급상 즉 표혈응결이 더해진 것이다. 그러나 영위불화의 허증으로 표열증이 나타날 수도 있고 나타나지 않을 수도 있으나 표혈응결증은 반드시 있어야만 한다. 項背强 几几는 표혈응결로 생긴 표근육의 강급상으로 목을 살짝 움직여도 몹시 아파서 목을 길게 늘어뜨려 조심하는 모양이 새가 날려고 힘껏 내다릴 때나 날 때 목을 쭉 빼고 있는 모양새를 표현한 것이다.
反汗出은 갈근탕 조문중 無汗에 상대적 의미로 쓰였다. 물론 不汗인 경우도 있을 수 있다. 즉 表血凝結證과 表氣水血滯證이 나타나는 경우에는 땀이 나지 않는 표근육의 강급상이 동반된 상한의 태양병을 앓게 된다.
惡風者는 營衛不和의 虛證으로 표기체의 氣證을 표현한 것으로 바람(특히 찬바람)이 닿으면 筋肉의 強急狀이 더욱 심해진다는 뜻이 있다.

비고(備考)

*太陽病,發熱無汗,反惡寒者,名曰剛痓 (剛痙)
*太陽病,發熱汗出而不惡寒,名曰柔痓 (柔痙)

비교(比較)

桂枝湯
葛根湯
奔豚湯
葛根黃芩黃連湯
當歸四逆湯
求瘀血劑
陳求瘀血劑

桂枝加芍藥生薑人參新加湯（一名 新加湯）

桂枝加芍藥生姜人參新加湯

桂枝6、芍藥8、生姜8、大棗6、甘草4、人參6、

右六味、以水一斗二升、煮取三升、去滓、溫服一升。

嘔、

榮衛不和의 虛証

心下痞硬、[消化不良、食欲不振、腹痛]

腸血滯 — 大便裏急、腹痛、

表血滯 — 身疼痛、肩背痛、

小便自利
自汗出、

發汗後、身疼痛、脈沈遲者、桂枝加芍藥生姜人參新加湯主之[辨脈中]

병리(病理)

營衛不和의 虛證에 裏血滯와 心下痞硬이 겸함.

1. 心下痞硬
心下는 명치 바로 밑을 말한다.
痞는 속이 그득하다, 갑갑하다, 더부룩하다, 불편하다는 자각적 병적증상.
硬은 딱딱하다는 자각적이고 타각적인 병적증상.
따라서 心下痞硬은 문진과 복진으로 확인해야만 한다.

消化不良. 食慾不振. 腹滿. 腹痛. 乾嘔 등의 消化器系의 이상증상이 나타난다.
신가탕증은 虛證 (營衛不和의 虛證) 의 心下痞硬이다.

2. 裏血滯 (주로 腸血滯) 로 裏(腸)筋肉의 攣急이나 軟弱無力이 나타난다.
이근육이 근육으로서 활성을 잃어 내장(주로 胃腸)의 기능저하로 나타난다.
大便裏急後重과 腹痛, 虛腹滿, 便秘, 泄瀉, 胃腸痙攣, 脫腸, 脫肛, 痔疾 등의 병적증상이 생긴다.

3. 表血滯로 표근육의 연급이나 연약무력이 생김.
몸살, 頭痛, 惡寒, 身疼痛, 肩背痛, 疲勞感, 全身無力感, 倦怠感, 筋肉痛 등의 병적증상이 나타난다.

*** 營衛不和의 虛證에 표증 (表血滯) 과 이증 (裏(腸)血滯) 이 동시에 나타날 수 있고 각각 따로 나타날 수 있으나 心下痞硬은 반드시 나타난다. ***

약리(藥理)

人蔘은 주로 소화흡수기능 중에서 알갱이(穀物)에 대하여 소화흡수기능 촉진작용이 더욱 있다.
生薑은 물(水分)에 대하여 소화흡수기능 촉진작용이 더욱 강하다.
즉 生薑은 飮機能이, 人蔘은 食機能이 상대적으로 더욱 강하다. 물론 둘 모두 消化器系의 소화흡수기능을 촉진한다.
心下痞硬이 있는 병증은 반드시 人蔘이 들어간 處方으로 처리한다.

방후(方後)

桂枝 三兩 芍藥 四兩 生薑 四兩 大棗 十二枚 甘草 二兩 人蔘 三兩 (6 8 8 6 4 6)
右六味,以水一斗二升,煮取三升,去滓,溫服一升

桂枝 芍藥 生薑 大棗 甘草 人蔘 여섯 가지 약재에 물 한말 二升(十二升)에 넣고 三升이 되게 달인다. 거품과 찌꺼기를 없앤 뒤 一升을 따뜻하게 복용한다.

營衛不和의 虛證에서 表熱證 즉 表氣水血滯證이나 表氣血滯證에 쓰는 芍藥의 용량은 6g이고 裏血滯證에 쓰는 작약의 용량은 12g이다. 그러나 新加湯에서는 心下痞硬 때문에 작약의 용량은 6g도 12g도 아닌 8g을 쓴다. 芍藥證이 아닌 소화흡수기능(胃腸機能)이 약한 병증에 작약을 쓰면 몸이 붓거나 소화흡수기능이 더욱 약해진다.

원전(原典)

①發汗後,身疼痛,脈沈遲者,桂枝加芍藥生薑人蔘新加湯主之 (太陽中)

땀이 난 뒤에 身疼痛이 생기고 맥이 沈하며 遲한 者는 桂枝加芍藥生薑人蔘新加湯으로 주지한다.

發汗後 身疼痛은 땀이 난다는 것은 기분 수분이 체표로 나가면 기혈수 삼자간 평형이 깨져 기혈수 순환에 이상이 생긴다. 이로 말미암아 表血滯가 나타나고 이 표혈체로 표근육의 연급이 생겼다는 말이다.
수분과 기분이 外發하여 表血滯와 裏血滯가 동시에 생기거나 表血滯에서 裏血滯로 이행될 수 있다. 물론기혈수 순환이상을 야기하는 요인은 發汗만 있는 것은 결코 아니다. 그러나 傷寒論에서는 發汗, 下之등으로 병이 생기는 과정을 설명하고 있다.

脈沈遲者는 영위불화의 허증이기에 기상충이나 표기체로 浮脈이 나타나야 하나 心下痞硬 때문에 기상충이 저지되어서 脈이 가라앉고 느려지는 것으로 나타나는 것이다.
그러나 이 脈狀은 실제 임상에서 중요하지만 心下痞硬과 表血滯나 腸血滯를 찾는 것이 더욱 중요하다.

비교(比較)

桂枝湯
桂枝加芍藥湯
小建中湯
半夏瀉心湯
炙甘草湯

▶▶ 상한론 Q & A

상한론이란?

仲景師(張仲景)가 저술한 傷寒雜病論을 말하며 현재 이 책은 전해지지 않았다.
東漢時代 醫聖 張仲景이 傷寒雜病論(全十六卷)을 著述하였으나 戰亂中 散失됨.
西晋時代 王叔和가 散失된 傷寒雜病論을 收集하여 傷寒論(全十卷)을 編纂.
北宋時代 翰林學士 王洙가 翰林院에서 金匱玉函要略方(上中下卷)을 發見 이중 上卷은 傷寒論에 關한 것이기에 中卷(雜病과 그 方劑)과 下卷(産婦人科및 그 方劑)만을 林億등이 校訂하여 金匱要略을 만듬.

桂枝加黃芪湯

桂枝加黃芪湯 桂枝6、芍藥6、生薑6、大棗6、甘草4、黃芪4、
右六味、以水八升、煮取三升、溫服一升、須臾飮熱稀粥、一升餘、
以助藥力、溫覆取微汗、若不汗更服。

虛汗 氣上衝 [發熱、煩躁]

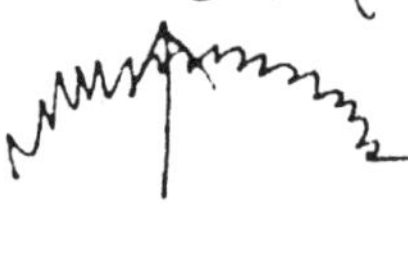

→水滯

榮衛不和의 虛汗、

→表虛에 依한 表水滯 [氣上衝]
自汗出、盜汗、黃汗、黃疸 [表在性]

→氣上衝하여 水外發시키고자 하나
不外發 → 發熱、煩躁

小便不利、下冷 [氣上衝]

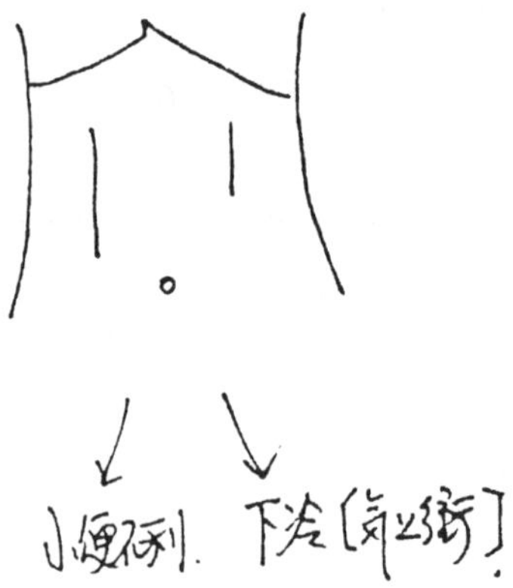

熱과 水의 表滯
↓
身甲錯、惡瘡、身重、身瞤、

腰上汗出、
腰下無汗、[下表水滯]
↓
下無汗、腰髖弛痛、
有物在皮中狀、身疼重
脛冷 小便不利

① 黃汗之病、兩脛自冷、假令發熱、此屬歷節、食已汗出、又身常暮臥盜汗出者、此勞氣也、若汗出已、反發熱者、久久其身必甲錯、發熱不止者、必生惡瘡、若身重汗出已輒輕者、久久必身瞤、瞤即胸中痛、又從腰以上必汗出、下無汗、腰髖弛痛、如有物在皮中狀、劇者不能食、身疼重煩躁、小便不利、此爲黃汗、桂枝加黃芪湯主之、[水氣病]

脛 정강이 경 / 종아리 경、 節 마디 절、 常 항상 상 / 늘 상、 暮 저물 모 / 늦을 모、 臥 누울 와 / 쉴 와
勞 일할 로 / 고단할 로、 甲 껍질 갑、 錯 맞물릴 착 / 줄 착、 瘡 부스럼 창 / 상할 창、 輒 문득 첩、
輕 가벼울 경、 瞤 눈꿈적거릴 순 從 따를 종 / 부터 종、 腰 허리 요、 髖 엉덩이 뼈 관、
弛 풀어질 이 / 해이할 이、 劇 심할 극 / 대단할 극、 몹시 극、 煩 번열 증날 번 / 번거러울 번、 躁 움직일 조 / 바시댈 조、

② 諸病黃家、但利其小便、假令脈浮、當以汗解之、宜桂枝加黃芪湯主之。

諸 모두 제、 利 이로울 리 / 좋을 리、 但 다만 단 / 오직 단、

병리(病理)

營衛不和의 虛證에 표의 氣血不足에 의한 表熱水滯證.

1. 表氣血虛에 의한 표수체를 외발하고자 하나 기가 허하여 완전하게 外發시키지 못한다.
남아 있는(체한) 수분을 내보내고자 기가 상충하나 이 역시 역부족으로 표에 水滯와 氣滯가 이어지는 악순환이 이어진다.

2. 땀이 나면서 표에 수분이 체하는 상황이 이어진다.
땀이 혹 많이 난다 하여도 표에는 수분이 체한다는 의미로 麻黃證과 비교하길…
自汗出. 盜汗. 黃汗. 表在性 黃疸
盜汗 : 흔히들 식은땀이라 하지만 이는 冷汗으로 기부족 상태에서 수분만 나오는 땀이고 도한은 생체가 모르게 나오는 땀을 말한다. 즉 잠을 자거나 의식이 없을 때 나오는 땀으로 기분과 수분이 외발되는 것이다.
黃汗 : 누렇고 누리끼리한 땀으로 속옷과 베개가 누렇게 혹 노랗게 물드는 땀을 말한다.
黃疸 : 일반적으로 황달은 裏在性이나 이 탕증의 황달은 속은 아무 이상이 없는 표재성 황달이다.

3. 기상충하여 표체된 기분과 외발되지 못하고 표체된 수분이 어우러짐.
筋肉痛. 神經痛. 身甲錯. 皮膚病. 惡瘡. 身重. 身瞤. 肉瞤
筋肉痛. 神經痛 : 습기가 많은 날 특히 비 오기전이나 습한 날 증상이 더욱 심해진다.
身甲錯 : 피부가 부분적으로 줄 표면 같이 꺼끌꺼끌 거침. 한편 부분적으로 보들보들한 부분도 있다.
皮膚病 : 딱지 안쪽으로는 물이 흥건하게 고이거나 진물이 나는 피부염.
惡瘡 : 진물이 줄줄 나오고 잘 아물지 않는 종기.
身重 : 몸이 무겁게 느껴짐. 몸이 찌뿌둥함. 몸이 뒤틀림. 몸이 땅으로 꺼지는 느낌.
身瞤 : 몸 자체가 움쭉움쭉 움직임. 체표에 체한 수분을 털어 내려는 생체반응으로 나타난다.
肉瞤 : 몸의 일부가 움쭉거리는 것으로 특히 눈가가 실룩거린다. 눈꺼풀이 떨린다. 살가죽이 움쭉움쭉 실룩거린다. 이 또한 체표에 체한 수분에 대한 생체반응이다.

4. 줄줄이 이어지는 기상충으로 하체(下焦)는 상대적 기부족 상태가 된다.
그리고 아래의 수분을 순환시켜줄 기가 계속적으로 올라가(上衝) 밑으로는 수분이 더욱 처진다.
腰以上汗出. 腰以下無汗(下表水滯). 腰髖弛痛. 有物在皮中狀.身疼重. 脛冷. 小便不利.
이때 기부족은 상대적 기부족으로 절대적 기부족의 음증은 결코 아니다.

腰以上汗出. 腰以下無汗(下表水滯) : 허리 위는 땀이 나고 허리 아래는 땀이 없는 것은 기분의 상충성(기분이 위로 향하는 성질)과 수분의 하향성(수분이 아래로 향하는 성질)에 의한 현상으로 허리 밑에 부종이 생길 수 있다. 腰以下無汗이지만 눅눅하게 땀이 배어(스며) 나오기도 한다. 그리고 허리 밑이 무거워 거북하게 느껴진다. 또는 허리에 무거운 것을 매단 것처럼 느낀다.
腰髖弛痛 : 허리와 골반(엉치)이 느슨하게 아픈 것으로 激痛이 나타나기도 한다.
有物在皮中狀 : 피부에 뭔가 스멀거리는 느낌이나 벌레가 기어가는 느낌이 나타난다.
脛冷 : 허벅지 종아리 다리가 차게 느껴진다. 물론 수분에 의해서 나타난다.
小便不利 : 기가 상충하여 下焦에 상대적 기부족으로 소변의 양이나 회수가 줄며 오줌을 눌 때나 오줌을 눈 뒤에도 느낌이 시원하지 않다.

약리(藥理)

黃芪는 黃耆라고 하기도 한다.
表의 氣血不足에 쓴다.
血不足으로 血滯나 血凝結 상태로 가는 것은 아니다. 물론 氣不足으로 陰證으로 나타나는 것 또한 아니다. 表의 氣血不足으로 표수체를 야기하며 이 표수체가 다른 病證을 유발한다.
흔히 黃耆는 盜汗이나 多汗을 통틀어 땀의 名藥이라 하지만 오직 表氣血不足으로 말미암아 기분과 수분이 체표에 체하는 때에 쓴다.

방후(方後)

桂枝 三兩 芍藥 三兩 生薑 三兩 大棗 十二枚 甘草 二兩 黃耆 二兩 (6 6 6 6 4 4)
右六味,以水八升,煮取三升,溫服一升,須臾飮熱稀粥一升余,以助藥力,溫覆取微汗,若不汗更服

桂枝 芍藥 生薑 大棗 甘草 黃氣 여섯 가지 약재에 물 八升을 넣어 물이 三升이 될 때까지 달인다. 따뜻한 달인 약 一升을 마신 뒤 따뜻한 멀건 죽 一升 정도를 먹고 잠깐 기다려 藥力을 돕는다. 그리고 이불을 덮어 몸을 따뜻하게 하여 약간 땀이 나게 한다. 만약 땀이 나지 않으면 藥을 다시 복용한다.

원전(原典)

①黃汗之病,兩脛自冷,假令發熱,此屬歷節,食已汗出,又身暮臥盜汗出者,此勞氣也,若汗出已,反發熱者,久久其身必甲錯,發熱不止者,必生惡瘡,若身重汗出已輒輕者,久久必身瞤,瞤卽胸中痛,又從腰以上必汗出,

下無汗,腰髖弛痛,如有物在皮中狀,劇者不能食,身疼重煩躁,小便不利,此爲黃汗桂枝加黃芪湯主之 (水氣病)

黃汗病이란 두 정강이(종아리)가 차나 몸에 熱이 나는 것으로 歷節에 속한다. 밥을 먹거나 먹은 후에 땀이 나고 저녁에 누워 자면 도한이 난다. 이는 기가 피로한 것이다. 만약 땀이 난 뒤에 오히려 熱이 나는 것이 오래 되면 몸의 피부가 줄처럼 꺼칠해 진다. 발열이 그치지 않으면 반드시 惡瘡이 생긴다. 만일 무거운 몸이 땀이 난 뒤 문뜩 가벼워지는 것이 오래 되면 몸이 움찔거리는 身瞤이 반드시 나타나고 身瞤이 생기면 胸痛이 생긴다. 만약 허리 위로 땀이 나고 허리 밑으로는 땀이 없으며 허리와 엉치가 느슨하게 아프며 피부에 뭔가 있는 듯 스멀스멀거리며 밥을 제대로 먹지 못하고 몸이 무겁고 지독히 아프며 소변이 시원치 않은 것을 黃汗이라 한다. 桂枝加黃芪湯으로 주지한다.

②諸病黃家,但利其小便,假令脈浮,當以汗解之,宜桂枝加黃芪湯主之 (黃疸病)

무릇 모든 黃疸病은 단지 소변을 便利하게(통하게) 하면 된다. 가령 맥이 浮한 때는 마땅히 땀으로 풀어야 하는데 桂枝加黃芪湯으로 주지한다.

黃疸은 일반적으로 거의가 생체 속의 熱病으로 小便이 不利하다. 따라서 속의 열을 풀어주고 소변을 시원하게 통하게 하면 된다. 그러나 桂枝加黃芪湯證의 黃疸은 신체의 겉 즉 체표에 기분과 수분이 어우러져 생긴 것으로 이는 汗解法을 써서 해결하면 되는 表在性 黃疸이다.

비교(比較)

麻黃 (例 : 麻黃甘草湯. 麻黃湯. 葛根湯)
防己 (例 : 防己黃芪湯. 防己茯苓湯. 防己地黃湯)
薏苡仁 (例 : 麻杏薏甘湯. 薏苡附子散. 薏苡附子敗醬散)
白朮 (例 : 苓桂朮甘湯. 麻黃加朮湯. 附子湯)

桂枝加厚朴杏子湯

桂枝加厚朴杏子湯. 桂枝6、芍藥6、生姜6、大棗6、甘草4、厚朴4、杏仁4.
右七味、以水七升、微火煮取三升、去滓、溫服一升、覆取微似汗.

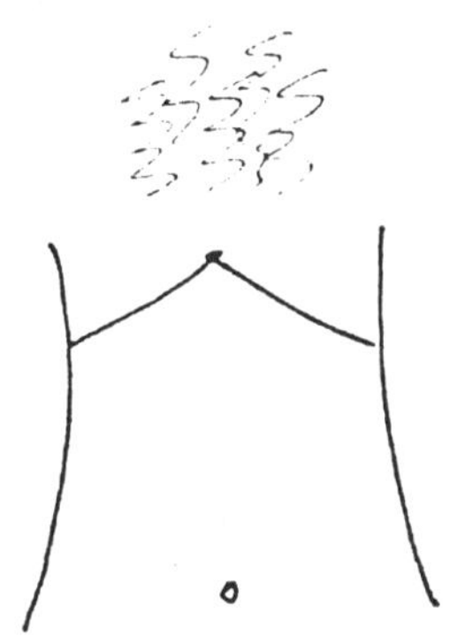

營衛不和의 虛證、或은 表熱證.
↓ 胸部의 氣滯와 水滯.
胸滿. → 喘. 咳 <胸痛. 腹脹痛>.
※痰無

① 喘家、作桂枝湯. 加厚朴、杏子佳. [太陽上]

② 太陽病下之、微喘者. 表未解故也. 桂枝加厚朴杏子湯主之.
[太陽中].

喘 헐떡거릴천
숨찰천

병리(病理)

營衛不和의 虛證으로 濕狀水分과 氣分의 胸部滯.

1. 營衛不和의 虛證으로 表熱證이 있으나 없으나 胸部의 氣分과 濕狀水分이 체함.

胸滿. 喘. 咳.

胸滿 : 가슴이 답답하다. 거북하다. 터질 것 같다. 그득하다. 숨 쉬기가 힘들다.

喘 : 숨을 쉬기가 힘들다. 숨소리가 쉑쉑 거린다. 숨을 헐떡거린다.

咳嗽 : 기침을 한다. 이때 기침의 特徵은 가래가 전혀 없는 마른 기침으로 기침을 할 경우 기침의 기세에 습상의 수분에 의해 기관지 조직세포들이 눅눅하고 축축해서 쉽게 상처가 생겨 쓰리고 아린 증상이 같이 나타난다. 심할 경우 배가 땅기면서 아프며 얼굴이 벌겋게 달아오르며 진땀이 난다. 어떠한 자극(특히 냄새)을 받으면 가슴이 답답해지며 바로 발작적이고 연속적 기침으로 이어져 한동안 고생하지만 안정이 되면 언제 그랬냐는 듯 기침이 멎다 다시 기침이 이어진다. 이는 氣가 자극을 받으면 흉부 기체로 이어져 흉만과 기침이 생긴다.

약리(藥理)

厚朴 : 기분이 순환하지 못해 인체의 흉부나 복부에서 열로 변하지 않고 空間을 차지하고 있을 때 이 氣滯를 확산시켜 정상적으로 순환하게 한다. 胸部에 기분이 공간을 차지 할 경우 胸滿으로 가슴이 답답하다, 가슴이 터질 것 같다, 숨이 차다, 숨쉬기가 힘들다, 숨을 헐떡거린다, 기침이 난다 등의 병적증상이 나타난다. 복부에 기분이 체할 경우는 腹滿으로 배가 부르다, 배가 터질 것 같다, 명치 밑이 답답하다고 호소한다.

杏仁 : 습상의 수분이 外位(外表와 內裏)에 체한 경우 이 수분을 확산시켜 정상적으로 순환하게 한다. 外位는 호흡할 때 공기과 접촉하는 부위로 氣管支, 肺를 일반적으로 일컫는다.

방후(方後)

桂枝 三兩 芍藥 三兩 生薑 三兩 大棗 十二枚 甘草 二兩 厚朴 二兩 杏仁 五十枚 (6 6 6 6 4 4 4)
右七味,以水七升,微火煮取三升,去滓,溫服一升,覆取微似汗

桂枝 芍藥 生薑 大棗 甘草 厚朴 杏仁 일곱 가지 약재에 물 七升을 넣고 달여 三升을 얻는다. 찌꺼기와 건더기를 없앤 뒤 약 一升을 따뜻하게 복용하고 이불을 덮어 땀이 약간 나게 한다.

원전(原典)

①喘家,作桂枝湯加厚朴杏子佳 (太陽上)

喘家는 桂枝加厚朴杏子湯이 좋다

喘息 患者에게 桂枝加厚朴杏子湯을 쓸 경우는 營衛不和의 虛證者로 흉부에 氣分과 습상 수분이 체해 있어야만 한다. 물론 營衛不和의 虛證이기에 表熱證(太陽病)이 나타날 수도 있고 나타나지 않을 수도 있다. 여기에 胸部에 열로 변하지 않은 기분과 고인 물의 형태가 아닌 습상의 수분이 체한 병증이 이 탕증인 것이다. 이로 말미암아 胸滿이 나타나고 가래가 전혀 없는 喘息이나 기침이 나타난다.

②太陽病下之,微喘者,表未解故也,桂枝加厚朴杏子湯主之 (太陽中)

太陽病에 下法을 쓴 다음 미약한 喘息이 생긴 것은 桂枝加厚朴杏子湯으로 주지한다.

傷寒論에서는 주로 太陽病에 下法을 쓰거나 發汗하거나 또는 吐法을 쓴 뒤에 病證이 진행하는 것으로 서술하고 있다. 이를 글자 그대로 해석하여 湯을 쓰는 것은 탕방의 쓰임을 매우 제한하고 병증이란 개념조차 찾을 수 없는 것이다. 이렇게 湯方을 쓴다는 것은 傷寒論을 처방 지시서나 의학사전 처방집으로 깍아 내리는 짓이다.
仲景師가 이렇게 병의 진행과 결과를 서술하는 것에서 기혈수 삼자간 평형에 의한 기혈수 삼자간 순환의 의미를 찾아내야만 한다. 그래야만 自非才高識妙 豈能探其理致哉 라고 말한 仲景師와 만날 수 있다. 즉 太陽病證에 汗法, 下法, 吐法을 쓴 다음 陽明病, 少陽病, 痰病, 瘀血病, 太陽病,少陰病, 太陰病, 厥陰病으로 진행하는 과정과 각각의 病證을 이해하고 대처하여 이를 고칠 수 있다.

太陽病證은 表熱證으로 표에 기체증을 말하며 표기수체나 표기수혈체 표기혈체증을 말한다. 이 太陽病證에 下法을 쓰면 기혈수 상대적 평형에 변화가 생겨 기혈수 생체내 순환에 변화가 생긴다. 즉 기분 수분이 외발하여 생체내 기혈수 순환의 상대적 평형에 변동이 생긴다는 뜻이다.
太陽病證에 하법을 쓰면 표에 체한 기분과 수분이 흉부로 내려와 흉부라는 위치적 상대성과 흉부라는 생리적 특성으로 흉만과 천식 기침이 나타난다. 물론 太陽病證에 하법을 쓰면 桂枝加厚朴杏子湯증만 생기지 않으며 이 湯證이 太陽病證에 하법을 써야만 나타나는 것도 아니다. 營衛不和의 虛證으로 흉부에 기분과 습상수분이 체해야만 그리고 기혈수 순환 이상이 이렇게 생겨야만 桂枝加厚朴杏子湯證인 것이다.

桂枝加芍藥湯 · 桂枝加大黃湯

桂枝加芍藥湯. 桂枝加大黃湯.

桂枝6, 芍藥12, 生薑6, 大棗6, 甘草4, 大黃2-8.

右五味, 以水七升, 煮取三升, 去滓, 溫分服。

榮衛不和의 虛證, 或은 表熱證.

↓

腸血滯 [汗出. 下利. 小便自利.]

→ 腸筋肉緊張 [腹直筋緊張]

→ 腸筋肉弛緩 [腹直筋軟弱無力]

↓

下腹痛, 腹滿, 腹冷,
大便裏急後重. [便秘, 硬便, 軟便
粘便, 血便, 脫肛, 痔疾].

大黃 [強腹痛, 強裏急後重].

本太陽病, 醫反下之, 因爾腹滿時痛者, 屬太陰, 桂枝加芍藥湯主之, 大實痛者, 桂枝加大黃湯主之。[太陰]

因 인할인 말미암을인　爾 어조사이 그러할이.　屬 거느릴속 부탁할촉.

병리(病理)

營衛不和의 虛證으로 裏血滯證.

1. 營衛不和의 虛證에 裏血滯(腸血滯)證으로 裏筋肉의 攣急性 假性緊張이나 裏筋肉의 弛緩性 軟弱無力이 나타난다.
營衛不和의 虛證이기에 表熱證이 나타날 수도 있고 나타나지 않을 수도 있다.
裏血滯가 생기는 것은 기혈수 순환의 상대적 평형이 깨져 생기는 것으로 물론 表血滯에서 水分이 汗出. 下利. 小便自利 등으로 過外發하여 裏血滯가 나타나기도 한다.

2. 이근육의 연급으로 가성긴장이 생기면 腹痛(上腹痛, 下腹痛, 部分腹痛, 全體腹痛), 腹滿, 腹冷 등의 병적증상이 나타나고 이근육의 이완성 연약무력이 생기면 복부근육이 힘이 하나도 없이 말랑말랑거리고 속에 있는 臟器의 활성도 또한 떨어진다.

腸血滯에 의한 腸筋肉의 攣急이나 軟弱無力으로 장이 장으로서 제 역할을 제대로 못 하기에 便秘, 泄瀉, 硬便, 軟便, 粘便, 兎便, 血便, 脫肛, 痔疾 같은 장질환이 생길 수 있다. 그리고 처음은 硬便이나 뒤는 軟便이 나타나고 또는 이와 반대로 나타난다. 혹은 泄瀉와 便秘가 번갈아 나타나는 過敏性 大腸症候群이 나타나기도 한다.

腸血滯로 腸筋肉이 제때 제대로 움직이지 못하기에 억지로 힘을 쓰게 되나 제대로 역할을 하는 것이 아니기에 뒤가 무거운, 개운치 않은, 찜찜한, 찝찝한, 뭔가 남아 있는 듯한, 시원하지 않은 불편한 느낌이 남게 된다. 이를 裏急後重이라 한다. 桂枝加芍藥湯證, 桂枝加大黃湯證에서는 腹直筋 緊張이 있든 없든 이급후중은 반드시 나타나기에 이를 반드시 확인해야만 한다.

桂枝加大黃湯은 桂枝加芍藥湯에 大黃을 가한 처방으로 桂枝加芍藥湯證에 胃腸에 열이 체한데 쓴다.
裏血滯證에 熱이 체하면 병적증상은 크고 심하게 나타난다.
桂枝加芍藥湯證, 桂枝加大黃湯證에서 복직근 긴장이 나타날 수도 있고 없을 수도 있으나 裏證이 있어야만 한다. 즉 복직근은 표근육이기에 복직근 긴장 자체가 이근육의 연급상이 아니기에 裏證을 꼭 확인해야만 한다.

약리(藥理)

大黃은 附子 石膏처럼 쓰는 양의 편차가 큰 약물로 三焦 즉 胸部 胃部 腸部에 체한 氣分(熱)을 下解한다.

방후(方後)

桂枝 三兩 芍藥 六兩 大棗 十二枚 生薑 三兩 甘草 二兩 大黃 二兩 (6 12 6 6 4 4)
右六味,以水七升,煮取三升,去滓,溫服一升,日三服

물 七升에 桂枝 芍藥 大棗 生薑 甘草 大黃 여섯 가지 약재를 넣고 三升이 될 때까지 달인다. 찌꺼기와 건더기를 걷어내고 一升씩 하루 세 번 따뜻하게 복용한다.

원전(原典)

①本太陽病,醫反下之,因爾腹滿時痛者,屬太陰也,桂枝加芍藥湯主之,大實痛者,桂枝加大黃湯主之 (太陰)

본래 太陽病인데 醫子가 下之하여 腹滿하고 때로 복통이 있는 자는 太陰에 속하므로 桂枝加芍藥湯으로 주지하고 腹部가 實하고 통증이 심한 자는 桂枝加大黃湯으로 주지한다.

太陽病은 表氣水滯나 表氣水血滯 또는 表氣血滯인데 즉 체표에 기가 체해서 外表에서 열이 나는 表熱證으로 汗解法으로 다스려야하나 醫者가 반대로 下法으로 치료를 하면 오치이자 역치로 기분과 수분이 外發하여 기혈수 순환의 상대적 평형이 흐트러져 기혈수 순환상 장애가 생긴다. 즉 太陽病에 下法을 써 수분이 외발되었기에 裏血滯가 생겨 腹滿과 腹痛이 나타나는 것이다.
복만과 복통은 太陰病의 일반적 증상이나 태음병은 裏의 기 부족 즉 복부 음증을 말하는 것으로 桂枝加芍藥湯證이나 桂枝加大黃湯證은 결코 陰證이 아닌 陽症이다.
腹滿과 腹痛은 裏血滯로 생긴 것으로 腹滿은 血滯라는 虛證으로 생겼기에 虛腹滿이라 한다. 복통은 血滯로 생긴 연급상에 의한 가성긴장에서 나타나는 통증이다. 특히 내부 장기가 활동하려고 할 때 제 역할을 하지 못하기에 오는 통증이다. 그래서 때로 아프다고 표현한 것이다.
복통은 주로 음식물을 먹은 직후 내부 장기들이 이를 소화흡수하기 위해서 움직이려 할 때와 움직일때 통증이 온다. 이 통증은 따뜻하게 하거나 살살 문지르거나 주물러주면 쉬 사라진다.
腹滿은 虛腹滿으로 이근육의 이완성 연약무력상에서 주로 나타나며 음식물을 조금만 먹어도 내장 기능 저하로 나타나는 증상으로 음식물이 소화가 안되어 그득히 남아 있거나 이상 가스가 차서 배가 팽팽하게 부른 모양으로 나타난다. 이 또한 배를 따뜻하게 하거나 살살 문지르거나 주무르면 배가 꺼지는 특징이 있다.

복부에 열이 특히 위장에 기가 체해 열로 변한 것은 裏血滯에 의한 裏筋肉의 攣急痛이 더욱 격하고 강도도 심하기에 大實痛이라 표현한 것이다.

상한론 Q & A

仲景師(張仲景)가 傷寒雜病論이라 한 이유는?

余宗族素多 向餘二百 建安紀年以來 猶未十稔 其死亡者 三分有二 傷寒十居其七 感往昔之淪喪 傷橫夭之莫救 乃勤求古訓 博采衆方 撰用 素問九卷 八十一難 陰陽大論 胎臚 藥錄 并平脈辨證 爲傷寒雜病論

小建中湯

小建中湯 桂枝6、芍藥12、生薑6、大棗6、甘草4、膠飴40、
右六味、以水七升、煮取三升、去滓、内飴、更上微火消解、溫服一升、日三服。

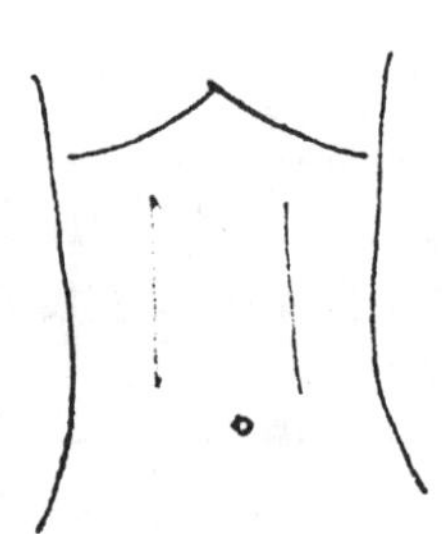

榮衛不和의虛證 → 腸血滯〔桂枝加芍藥湯〕.
→ 血榮不足、⇄ 水代謝不能〔水代謝不可〕.

↓ 裏急〔大便裏急、腹直筋緊張、腹筋軟弱無力、虛腹滿、溏泄、軟便、便秘〕

↓ 自汗、盜汗、多尿〔夜尿〕 煩、手足煩熱、皮膚乾燥、口燥、咽乾、渴、悸、四肢痠疼、衄、短氣、

不食、虛勞〔面色、目瞑、腺疾患〕
手足倦怠、夢精、黃疸、脚痛、精自出、
↓
陰俠背行
馬刀〔腋下腺腫脹〕
俠瘿〔頸腺腫脹〕

溏 못 당 진흙 수렁 당. 泄 새힐 설. 煩 번뇌할 번 수고로울 번 괴로울 번 번거로울 번 번망할 번 간섭할 번. 燥 마를 조

咽 목구멍 인 痠 저릴 산. 勞 일할 로 고단할 로. 瞑 눈 흐릴 명 눈 감을 명. 倦 게으를 권 고단할 권.

怠 게으를 태 느릴 태 거만할 태. 精 세밀할 정 정기 정(眞氣) 疸 황달 달. 脚 종아리 각 다리 각

俠 사이에 낄 협, 의기 협. 刀 칼 도. 瘿 목혹 영.

① 虛勞、裏急、悸、衄、腹中痛、夢失精、四肢痠疼、手足煩熱、咽乾口燥、小建中湯主之。〔虛勞病〕

② 傷寒二三日 心中悸、煩者、小建中湯主之。〔太陽中〕

虛 약할허 빌허. 헛될허. 裏 속안리 안리. 속리. 悸 두근거릴계. 衄 코피뉵 패배뉵.
失 잃을실 틀릴실. 精 정기정〔眞氣〕 정할정. 肢 팔다리지. 痠 저릴산. 疼 아플동.
咽 목구멍인. 乾 마를건. 燥 마를조 재미없을조.

③ 傷寒、陽脈濇、陰脈弦、法當腹中急痛、先與小建中湯、不差者、小柴胡湯主之。〔太陽中〕

傷 아플상 해할상. 濇 껄끄러울색. 弦 시위현〔弓絲〕 풍류줄현. 法 법법 떳떳할법.
當 마땅당. 與 줄여. 差 병나을채.

④ 男子黃、小便自利、當與虛勞小建中湯。〔黃疸〕

⑤ 婦人腹中痛、小建中湯主之。〔婦人雜病〕

夫男子平人、脈大爲勞、極虛爲勞。

夫 사내부、남편부、발어사[發語辭] 爲 하여금위、위할위、極 지극할극、다할극、

男子面色薄者、主渴及亡血、卒喘悸、脈浮者、虛勞也。

面 얼굴면、낯면、薄 엷을박、渴 목마를갈、亡 멸할망、잃을망、卒 별안간졸、마칠졸、

男子脈虛沈弦、無寒熱、短氣、裏急、小便不利、面色白、時目瞑兼衄、少腹滿、此爲勞使之然。勞之爲病、其脈浮大、手足煩、春夏劇、秋冬瘥、陰寒精自出、酸削不能行。

瘥 나을채、酸 실산、酸味、削 깎을삭、빼앗을삭、

男子脈浮弱而濇、爲無子、精氣清冷。 清 맑을청、

男子平人、脈虛弱細微者、善盜汗也。

平 보통평、화평할평、細 가늘세、세밀할세、微 작을미、희미할미、善 착할선、잘할선、也 잇기야、어조사야、

人年五六十、其脈浮大者、痺俠背行、若腸鳴、馬刀俠癭者、皆爲勞得之。

痺 저릴비、마비할비、俠 사이에낄협、협객협、의기협、背 등배、鳴 울명、울릴명、腸 창자장

癭 목혹영、皆 다개、得 얻을득、之 갈지、이지、

脈沈小遲、名脫氣、其人疾行則喘喝、手足逆寒、腹滿、甚則溏泄、食不消化也。

遲 오랠지、더딜지、脫 벗을탈、빠질탈、疾 병질、빠를질、喝 꾸짖을갈、쉰목소리갈、甚 심할심、더욱심、則 곧즉、溏 못당、진흙수렁당、泄 샐설、설사설、

脈弦而大、弦則爲減、大則爲芤、減則爲寒、芤則爲虛、虛寒相搏、此名爲革、婦人則半產漏下、男子則亡血失精。

減 덜감、감할감、芤 파규、병든맥가운데허할규、搏 칠박、잡을박、革 가죽혁、고칠혁、漏 샐루、

병리(病理)

榮衛不和의 虛證 + 裏血滯證 + 血營不足證.

1.營衛不和의 虛證에 裏血滯(腸血滯) ⇒ 桂枝加芍藥湯
血榮不足으로 水包容不能 (水代謝不能) ⇒ 膠飴證

營衛不和의 虛證으로 表氣水血滯나 表氣血滯 ⇒ 桂枝湯證
물론 營衛不和의 虛證이기에 表熱證이 나타날 수 있고 나타나지 않을 수도 있다.
表熱證이 있으면 發熱, 惡寒, 惡風, 頭痛, 身疼痛, 脈浮(脈浮緊, 脈浮弱),自汗 등이 나타난다.

裏血滯(腸血滯)로 이근육의 연급성 가성긴장이나 이완성 연약무력 ⇒ 桂枝加芍藥湯證
裏急(大便裏急.腹直筋緊張.腹滿.腹部軟弱無力.虛腹滿.溏泄.便秘.兎便.軟便.裏急後重)

血營不足 (裏急에 의한 혈영부족, 기혈수 순환의 상대적 평형이 깨져 기혈수순환 이상이 나타남)
血榮과 水分과의 상대성으로 血營이 水分을 포용하는 것은 正比例的이 아닌 幾何級數的이다. 즉 혈분이 水分을 포용할 수 있는 능력은 혈분양이 많아지며 늘어난 양보다 더욱 많은 양의 수분을 수용할 수 있으나 혈분양이 줄면 줄어든 양보다 더욱 많은 양의 수분을 혈맥내로 함유할 능력이 없기에 이를 自汗, 盜汗, 多汗, 多尿, 夜尿, 泄瀉 등으로 몸 밖으로 내보낼 수 밖에 없다.

혈맥내에서 혈분이 수분을 포용하지 못하여 혈맥내 수분이 부족해지면 熱이 저절로 생긴다.
즉 체내에서 기분의 열을 상대하여 이를 제어할 수 있는 유일한 것이 수분이기에 수분부족 즉 기혈수순환의 상대적 평형에 의해서 열이 생긴다.
이 열을 自生熱이라 한다. ⇒ 煩熱.手足煩熱.皮膚乾燥.口燥.咽乾.渴.季.衄.短氣.喘.咳嗽.表熱症

煩熱 : 화닥증으로 가슴이 답답하고 마음이 불편한 것. 잠을 잘 때 얌전히 자지 못하고 이리저리 굴러다니며 잔다. 또한 가슴에 이불을 덮고 자는 것이 불편하여 이를 걷어내 가슴을 드러낸다.
手足煩熱 : 사지가 화끈거리다. 손 발바닥이 벌겋다. 열감을 느낀다. 손과 발바닥을 서늘하거나 찬 곳에 대면 편하다. 잠을 잘 때 양말을 신지 못하고 손 발바닥이 찬 벽에 붙거나 이불 밖으로 나온다.
皮膚乾燥 : 피부에 열감을 느끼거나 벌겋게 열이 달아오른다. 피부가 푸석푸석하거나 각질이 일어난다. 피부에 영양부족과 열에 의해서 윤기가 없고 건조하다.
口燥.咽乾.季 : 열이 생기면 요동치며 위로 오르는 열의 특성으로 나타나는 병적증상.

短氣.喘.咳嗽 : 가슴에 특히 폐부에 열이 쌓이면 나타난다.

裏急에 의한 虛勞 (裏血滯와 血營不足)

⇒ 不食.面白色.目瞑.腺病質.四肢倦怠.夢精.黃疸.脚氣.精自出 등의 병적증상이 나타남

不食 : 음식물 생각이 전혀 없는 것으로 어떤 때는 폭식하고 어떤 때는 전혀 음식물을 먹지 않음. 주로 편식을 하고 입맛이 까다로우며 비위가 매우 약하다.

面白色 : 血分(血營)不足으로 피부에 혈색이 돌지 않고 백지장처럼 하얗다.

目瞑 : 혈영부족으로 갑자기 앞이 캄캄해짐. 때로 눈앞에 반짝반짝 별빛이 보인다.

腺病質 : 툭하면 쉬 병이 생기는 것으로 늘 감기나 병을 달고 산다. 피로하거나 신경을 쓰거나 혹은 환경이나 기후가 변하면 잔병치레가 잦다.

手足倦怠 : 사지가 나른하다. 팔다리에 힘이 없다. 온 몸에 힘이 없다.

夢精.精子出 : 이근육의 연급상으로 방광이나 요도의 괄약근이 힘을 쓰지 못하기에 나타남.

黃疸 : 자생열에 의해서 즉 열과 혈영부족으로 황달이 생긴다.

脚痛 : 특히 무릎에 통증이 많이 나타나고 어린이들의 경우 성장통으로 나타난다.

裏急에 의한 혈영부족으로 생체내 신진대사 부진과 면역기능 저하가 나타난다.

⇒ 痺俠背行. 馬刀(腋下腺腫脹). 俠癭(頸腺腫脹)

痺俠背行 : 등부분 특히 견갑골 쪽에서 통증을 느끼는 것으로 주로 혈체에 의한 연급통에 열이 겹쳐서 나타난다. 脚痛. 成長痛도 이와 같이 나타난다.

馬刀 : 腋下腺 腫脹으로 겨드랑이에 생긴 악성종창을 말한다. 생체의 방어력과 면역력이 약해져서 생긴다. 일반적으로 살성이 약해져 피부에 종기가 쉽게 생긴다.

俠癭 : 頸腺腫脹으로 목, 머리 부분에 생긴 악성종창.

약리(藥理)

교이(膠飴)는 물엿으로 조청을 뜻한다. 찹쌀로 곤 것이 가장 좋고 맵쌀이 다음이고 옥수수나 기타 곡물로 만든 것이 나중이다. 이는 당분으로 혈영 자체다. 이것이 없으면 부득불 포도당이나 설탕을 대신해도 된다.

방후(方後)

桂枝 三兩 芍藥 六兩 生薑 三兩 大棗 十二枚 甘草 三兩(二兩) 膠飴 一升 (6 12 6 6 4 40)
右六味,以水七升,煮取三升,去滓,內飴,更上微火消解,溫服一升,日三服

桂枝 芍藥 生薑 大棗 甘草 다섯 가지 약재에 물 七升을 넣고 달여 三升을 얻는다. 건더기와 찌꺼기를 없앤 뒤 膠飴를 넣고 약한 불을 지펴 따뜻하게 하고 잘 저어 이를 완전히 녹인다. 그런 다음 一升을 따뜻하게 하여 하루 세 번 복용한다.

원전(原典)

①虛勞,裏急,悸,衄,腹中痛,夢失精,四肢痠疼,手足煩熱,咽乾口燥,小建中湯主之 (虛勞)

裏急性 虛勞로 心下悸와 코피 그리고 배가 몹시 아픈 것, 꿈을 꾸며 失精하는 것, 팔다리가 저리고 아픈 것, 손발에 煩熱이 있고 목구멍이 마르고 입안이 乾燥한 것은 小建中湯으로 주지한다.

裏血滯에 의한 이근육의 연급으로 음식물을 소화흡수하는 기능이 떨어져 영양분이 부족해서 즉 혈영이 부족해서 생기는 虛勞病이다. 이급에 의한 虛勞病 즉 혈영부족으로 말미암아 자생열이 나타나고 이것에 의해서 心悸, 衄, 四肢煩疼, 手足煩熱, 咽乾,口燥 등 병적증상이 나타난다. 夢失精은 이혈체에 의한 이근육의 연급으로 근육이 근육으로서 힘을 쓰지 못하기에 나타난다. 또한 夜尿도 이와 같다. 이때 야뇨는 小便自利의 형태로 온다. 혈맥내 혈영부족으로 수분을 포용하지 못해 방광이 곧 차게 된다. 이때 방광의 괄약근이 이혈체에 의한 연급과 연약무력이 나타나 제기능을 다하지 못하기 때문에 이불에 지도를 그리게 된다.

②傷寒二三日,心中悸,煩者,小建中湯主之 (太陽中)

傷寒病을 이삼일 앓은 뒤 心悸가 심하고 煩熱과 煩燥가 있으면 小建中湯으로 주지한다.

傷寒病을 이삼일 앓은 뒤 小建中湯證이 생기는 것이 아니다. 영위불화의 허증으로 이급에 의한 혈영부족이 생기고 이로 말미암아 자생열이 생긴다. 이 열로 心中悸, 煩熱, 煩燥라는 병증으로 나타난다.

③傷寒,陽脈濇陰脈弦,法當腹中急痛,先與小建中湯,不差者,小柴胡湯主之 (太陽中)

傷寒病으로 陽脈이 濇하고 陰脈이 弦하면 당연히 복통이 생긴다. 먼저 小建中湯을 주고 차도가 없으면 小柴胡湯으로 주지한다.

배가 아픈 경우 먼저 小建中湯을 주어보고 이것이 아니면 小柴胡湯을 준다는 것은 仲景師의 뜻이 아니다. 이는 原典 조문의 글자만 보는 이치를 모르는 世醫의 헛소리다. 小建中湯證의 복통과 小柴胡湯의 복통에는 분명한 차이가 있다. 小建中湯證의 복통은 裏血滯에 의한 裏筋肉의 攣急性 假性緊張과 自生熱에 의한 煩燥熱이 겹쳐서 나타나고 小柴胡湯의 腹痛은 胸脇苦滿의 少陽熱에 의해서 나타난다. 이는 단순히 복진만으로 쉬 구별할 수 있다.

④男子黃,小便自利,當與虛勞小建中湯 (黃疸)

남자의 황달중 소변이 自利하면 당연히 裏急性 虛勞 치료제인 小建中湯을 주라.

남자의 황달이라 한 것은 여자보다 남자에게서 많이 나타기 때문인지는 모르나 지금은 굳이 남여노소를 구별할 필요는 없다. 小建中湯證의 黃疸은 裏急性 虛勞에 의한 황달로 거의 모든 황달이 소변불리나 小建中湯證의 황달은 소변자리다.

⑤婦人腹中痛,小建中湯主之 (婦人雜病)

부인이 배가 갑자기 몹시 아프면 小建中湯으로 주지한다.

부인이든 남자든 모든 사람들 중에서 이급성 허로증의 복통 즉 이근육 혈체에 의한 이근육의 연급성 가성긴장과 혈영부족으로 인한 자생열로 생긴 복통은 小建中湯證이기에 小建中湯으로 고친다.

비고(備考)

*夫男子平人脈大爲勞,極虛亦爲勞,宜小建中湯 (虛勞)
*男子面色薄者,主渴及亡血,卒喘悸脈浮者,裏虛也,宜小建中湯 (虛勞)
*男子脈虛沈弦.無寒熱,短氣裏急,小便不利,面色白,時目瞑,兼衄,少腹滿,此爲勞使之然,宜小建中湯 (虛勞)
*勞之爲病,其脈浮大,手足煩,春夏劇,秋冬瘥,陰寒精自出,酸削不能行,宜小建中湯 (虛勞)
*男子脈浮弱而濇,爲無子,精氣清冷,宜小建中湯 (虛勞)

*男子平人,脈虛弱細微者,喜盜汗也,宜小建中湯 (虛勞)

*人年五六十,其病脈大者,痺侠背行,若腸鳴馬刀侠癭者,皆爲勞得之,宜小建中湯 (虛勞)

*脈沈小遲名脫氣,其人疾行則喘喝,手足逆寒,腹滿甚則溏泄,食不消化也,宜小建中湯 (虛勞)

*脈弦而大,弦則爲減,大則爲芤,減則爲寒,芤則爲虛,虛寒相搏,此名爲革,婦人則半産漏下,男子則亡血失精,宜小建中湯 (虛勞.下血.婦人雜病.辨脈法)

*肺與大腸(六脈俱不足)虛寒乏氣,少腹拘急,腰痛羸瘠百病 (千金肺臟門 第二虛勞)

*男女因積勞虛損(積冷氣滯)或大病後不復常,苦四體沈滯(四肢沈重)骨肉疼酸(痠疼),吸吸少氣,行動喘,或腹拘急(行動喘乏胸滿氣急)腰背强痛,心中虛悸,咽乾脣燥,面體少色,或飮食無味,陰陽廢弱,悲憂慘戚(脇肋腹脹頭重不擧)多臥少起,久者(甚者)積年,輕者百日,漸致瘦削(瘦弱)五臟氣竭,則難可復振 (復常)(千金腎臟門第八虛勞)

*傷寒脈浮而緩,手足自溫者,繫在太陰,太陰當發身黃,若小便自利者,不能發黃,至七八日,雖暴煩,下利日十餘行,必自止,以脾家實,腐穢當去故也 (太陰.陽明)

*太陰之爲病,腹滿而吐食不下,自利益甚,時腹自痛(若下之,必胸下結硬),宜本方 (太陰)

*太陰中風,四肢煩疼,宜本方(陽微陰濇而長者,爲欲愈) (太陰)

비교(比較)

桂枝加芍藥湯

小柴胡湯

桂枝加龍骨牡蠣湯

八味丸

炙甘草湯

黃芪建中湯

黃芪建中湯 桂枝6. 芍藥12. 生姜6. 大棗6. 甘草4. 黃芪4. 膠飴40.

於小建中湯內加黃芪一兩半[4]. 餘依上法. 氣短胸滿者加生姜. 腹滿者去棗加茯苓一兩半[4]. 及療肺虛損不足. 補氣加半夏三兩[6].

榮衛不和의 虛證[桂枝湯]

↓

腸血滯[桂枝加芍藥湯]

↓

血營不足 + 水抱容不能 + [煩熱]
小建中湯[虛勞]

↓

表의 氣血이 虛하여 表水滯
黃芪建中湯[虛勞]

↓

自汗. 盜汗. 夜尿. 皮膚病[瘙痒性, 漏水性 濕疹]. 中耳炎. 痔漏. 身重.

虛勞裏急. 諸不足. 黃芪建中湯主之. [虛勞病]

병리(病理)

榮衛不和의 虛證 + 裏血滯 + 血營不足 + 表氣血虛에 의한 表水滯證.

1. 營衛不和의 虛證으로 표열증이 나타날 수도 있고 나타나지 않을 수도 있다. ⇒ 桂枝湯證
裏血滯에 의한 이근육의 연급성 가성긴장이나 이완성 연약무력증. ⇒ 桂枝加芍藥湯證
血營不足에 의한 수포용불능으로 熱이 자생 그리고 虛勞. ⇒ 小建中湯證
表의 氣分 血分이 不足하여 表水滯
⇒ 自汗. 盜汗. 夜尿. 皮膚病 (潰瘍性.漏水性 濕疹) 中耳炎. 痔漏. 身重. 肉瞤. 身瞤
桂枝加黃芪湯證을 이해하면 된다.

小建中湯證에 黃芪證이 겹친 것.

방후(方後)

桂枝 三兩 芍藥 六兩 生薑 三兩 大棗 三兩 甘草 三兩 膠飴 一升 黃耆 一兩半 (6 12 6 6 4 40 4)
右六味,以水七升,煮取三升,去滓內飴,更上微火消解,溫服一升,日三服短氣胸滿者,加生薑,腹滿者,去棗,加茯苓,及療肺虛損不足,補氣加半夏

桂枝 芍藥 生薑 大棗 甘草 黃芪 여섯 가지 약재에 물 七升을 넣고 달여 三升을 얻는다. 찌꺼기와 건더기를 없앤 다음 膠飴를 넣는다. 약한 불로 덥히며 잘 저어 교이가 골고루 잘 녹게 한다. 약 一升을 따뜻하게 하루 세 번 복용한다.

원전(原典)

① 虛勞裏急, 諸不足, 黃芪建中湯主之 (虛勞)

虛勞 裏急에 모든 것이 不足한 것 黃芪建中湯으로 主之한다.

裏急性 虛勞에 表의 氣分 血分 부족으로 인한 表水滯證이 黃芪建中湯證이다.

當歸建中湯

當歸建中湯 桂枝6、芍藥12、生姜6、大棗6、甘草4、當歸8、

右六味、以水一斗、煮取三升、分溫三服、一日令盡、若大虛加飴糖六兩(12) 湯成內之、於火上暖令飴消、若去血過多、崩傷內衄不止、加地黃六兩(12)、阿膠二兩(4) 合八味、湯成內阿膠、若無當歸、以芎藭代之、若無生薑、以乾薑代之。

榮衛不和 3 虛証 [桂枝湯]
↓
腸血滯 [桂枝加芍藥湯]
↓
裏血凝結 [裏強急=拘急]
當歸建中湯
↓
虛勞 [若大虛者] → 加飴糖
去血過多 崩傷內衄不止 → 加地黃六兩 阿膠二兩。

↓
小便自利

裏血凝結 [裏筋肉強急=拘急]

① 婦人產後、虛羸不足、腹中刺痛不止、[產後腹痛、虫垂炎、腹膜炎、經痛、]、吸吸少氣 [大息不能]、少腹拘急、痛引腰背 [攣急、裏之拘急、麻痺、引脇痛、引背痛、引腰痛、胃盤炎、]、不能食飮 [虛勞]、大便裏急、脫肛、痔疾、子宮出血、經難痛、腸出血、

〔千金〕內補當歸建中湯, 治婦人產後虛羸不足, 腹中刺痛不止, 吸吸少氣, 或苦少腹拘急, 痛引腰背, 不能食飮, 產後一月, 日得服四五劑爲善, 令人强壯. 〔產後病〕.

盡 다할진, 於 어조사어 여기어, 緩 느릴완, 消 사라질소 꺼질소, 去 버릴거 내쫓을거,
芎 궁궁이궁, 藭 궁궁이궁 천궁궁, 薑 생강강, 飴 엿이, 糖 엿당 사탕당, 拘 잡을구,
凝 엉길응 굳을응, 結 맺을결, 崩 산무너질붕 황제가죽을붕 무너질붕, 傷 다칠상 상할상, 羸 파리할리 약할리,
刺 찌를자 가시자 바늘자, 吸 숨들이쉴흡 마실흡, 引 이끌인 인도할인, 攣 손발구부러질련 손발병신련,
劑 약재료제 나눌제, 壯 장할장 굳셀장 왕성할장.

병리(病理)

榮衛不和의 虛證 + 裏血滯證 + 裏血凝結證 + 血營不足證.

營衛不和의 虛證 ⇒ 桂枝湯證
裏(腸)筋肉의 血滯 ⇒ 桂枝加芍藥湯證
裏血凝結 (裏强急=拘急) ⇒ 當歸證
虛勞(血營不足) ⇒ 膠飴證
去血過多 崩傷內衄血不止 ⇒ 地黃. 阿膠

營衛不和의 虛證으로 表氣水血滯나 表氣血滯가 생긴다. 裏筋肉의 혈체는 주로 腸血滯를 의미한다.

裏血凝結은 흔히 瘀血이라 하고 血凝結에 의해서 裏筋肉의 强急狀과 拘急狀이 나타난다.

이 裏血凝結을 푸는 약재는 當歸, 川芎, 牧丹皮 등이 대표적이고 이를 求瘀血劑라 한다.

表血凝結도 瘀血이지만 그냥 表血凝結이라 한다. 이를 푸는 약재는 葛根이다. 虛勞 즉 裏筋肉의 血滯와 血凝結에 의해 혈영부족으로 생긴 허로에는 膠飴를 가한다. 去血過多 崩傷內衄血不止는 혈영부족으로 혈맥내 수분포용부족이 생겨 혈맥내 열이 발생하고 이 열에 의한 압력 때문에 혈관이 터져 출혈이 생기는 것이다.

이때 쓰는 地黃은 수분을 보충하고 阿膠는 점착하는 물리적 성질을 이용한다. 地黃은 부족한 수분을 끌어들여 자생열을 없애고 阿膠는 출혈이 생긴 부위에 점착하여 피가 나가는 것을 멎게 한다.

裏血凝結 즉 裏筋肉의 强急狀, 拘急狀으로 少腹拘急, 吸吸少氣, 痛引腰背, 産前後痛, 生理痛, 大息不能 등이 생긴다.
吸吸少氣 : 숨을 아랫배까지 들이키지 못하는 것으로 호흡량이 적은 것을 大息不能이라 한다. 裏血凝結에 의해 호흡에 관계된 근육이 제 역할을 다하지 못하고 자생열이 폐에 들어차기 때문에 생긴다.
少腹拘急 : 소복 즉 아랫배가 꽃꽃해지는 것으로 근육이 안으로 당겨지는 느낌이 든다. 裏血滯에 의한 이근육의 연급상보다 심해서 아랫배 즉 소복까지 강급상이 나타난다.
痛引腰背 : 이근육의 강급상으로 말미암아 나타난 통증으로 이완성 통증이 아닌 강급성 통증을 말한다. 즉 허리근육을 움직일 순간 혈응결이 생긴 근육에 격통이 나타나 꼼짝 못하게 된다.
産後腹痛 : 姙娠腹痛은 같은 원리로 임신을 하면 태아가 커가면서 자궁근육도 같이 커져야하는데 裏血凝結이 있으면 이근육에 강급이 오기 때문이다. 또한 산후에는 자궁근육이 점차로 수축하여 원위치로 돌아와야 하는데 血凝結에 때문에 자궁수축이 제대로 이루어지지 않으면서 통증이 나타난다. 이로 말미암아 유산이 되거나 불임이 되기도 한다.
月經難痛 : 달거리(월경) 때 자궁근육 수축이완이 제대로 되지 않기에 나타난다.

방후(方後)

桂枝 三兩 芍藥 六兩 生薑 三兩 大棗 十二枚 甘草 二兩 當歸 四兩 (6 12 6 6 4 8)
右六味,以水一斗,煮取三升,分溫三服,一日令盡,若大虛,加飴糖六兩,湯成內之,於火上緩令飴消,若去血過多,崩傷內衄不止,加地黃六兩,阿膠二兩,合八味,湯成內阿膠,若無當歸,以芎藭代之,若無生薑,以乾薑代之,治婦人産後,虛羸不足,腹中刺痛不止,吸吸少氣,或苦少腹中急摩(拘急), 痛引腰背,不能食飮,産後一月,日得服四五劑爲善,令人强壯 (産後病)

桂枝 芍藥 生薑 大棗 甘草 當歸 여섯 가지 약재에 물 한 말(十升)을 넣고 달여 三升을 얻는다. 이를 삼등분하여 하루 세 번 따뜻하게 복용한다. 만약 몸이 무척 허약하면(血營不足) 飴糖(膠飴)을 더한다. 飴糖을 먼저 달인 탕에 넣어 불로 따뜻하게 하고 잘 저어 飴糖이 녹아 고루 섞이게 한다. 만약 출혈이 있고 또는 하혈을 하거나 코피를 흘리면 地黃과 阿膠를 쓴다. 그리고 當歸가 없으면 芎藭(川芎)을 쓰고 生薑이 없으면 乾薑을 대신 쓰면 된다.

出血에 阿膠와 地黃을 쓰는 것은 이미 앞에서 언급했다.
地黃은 생지황을 써도 되고 건지황을 써도 된다. 그러나 생지황은 쉽게 변질되거나 상하기 때문에 보관하기가 어렵고 구하기 또한 어려워 일반적으로 건지황을 널리 쓴다. 그러나 건지황도 또한 일반 약재보다 쉽게 상하기에 잘 보관해야 한다. 수분흡수력이 다른 약재보다 강하기 때문이다. 當歸가 없으면 川芎을 대신 써도 되는 것은 같은 求瘀血材이기 때문이다. 그리고 生薑이 없을 때 强熱藥인 乾薑을 써도 된다. 생강을 말린 것이 건강이기 때문이기도 하고 이 처방(當歸建中湯)에 수분을 혈맥내로 끌어들인 다음 이를 가두어 수분부족으로 자생한 열을 식힐 수 있는 혈체를 없애는 芍藥이 많이 들어있기 때문이다.

원전(原典)

①內補當歸建中湯,治婦人產後,虛羸不足,腹中刺痛不止,吸吸少氣,或苦少腹中急摩(少腹拘急),痛引腰背,不能食飮,產後一月,日得服四五劑爲善,令人强壯 (產後病)

內補當歸建中湯은 婦人產後에 虛羸不足으로 腹中刺痛이 그치지 않고 吸吸少氣하고 혹 少腹拘急과 痛引腰背와 음식물을 먹지 못할 때 그리고 애를 낳은 지 한 달 안에 사오일 분을 복용하면 좋다. 사람을 강하고 건장하게 만든다.

當歸建中湯은 산후에 쓰기도 한다. 산후에도 영위불화의 허증의 몸에 이혈체와 이혈응결이 있는 경우에 쓰는 것으로 이급과 소복구급에 의한 허로 즉 허리부족에 쓰는 처방이다.
腹中刺痛은 배가 뭔가 찌르듯이 아픈 것으로 이혈응결에 의한 이근육의 강급성 동통이다.

當歸四逆湯

當歸四逆湯 當歸6、桂皮6、芍藥6、細辛6、大棗6、甘草4、通草4、
右七味、以水八升、煮取三升、去滓、溫服一升、日三服。

榮衛不和의 虛証

↓

表血寒에 依한 血滯와 血凝結

表血虛寒 → 手足厥寒、脈細欲絶、

↓

易感冒、手足冷、凍傷

脫疽 [部分組織이 死滅하여 機能을 잃음]

瘀 등창저

瘀血

惡寒 頭痛 [寒性]

手足厥寒、脈細欲絶、當歸四逆湯主之。[厥陰病]

厥 그칠 궐 그릇칠 궐 짧을궐 절할궐、 細 가늘세、세밀할세、 欲 하고싶을욕 하고자할욕、

絶 끊을절 자를절、

병리(病理)

영위불화의 허증 + 한에 의한 표혈응결증.

營衛不和의 虛證 ⇒ 桂枝湯證
表血寒에 의한 血滯와 血凝結 ⇒ 當歸. 細辛證
表血虛寒에 의한 手足厥寒과 脈細欲絶
易感氣. 手足冷. 凍傷. 脫疽(局部組織이 死滅하여 기능을 잃은 것). 鬱血. 惡寒. 寒性(冷性)頭痛

營衛不和의 虛證으로 表氣水血滯나 表氣血滯가 생겨 표열증이 나타날 수 있다. 그러나 陰證이기 때문에 열보다 寒과 冷이 자각적으로나 타각적으로도 두드러지게 나타난다.
氣血水가 각각 혹은 양자간 또는 삼자간 평형이 무너지면 表氣水血滯나 氣血滯가 생긴다.
表血寒은 기혈수 삼자간 상대적 평형이 깨져 나타나거나 추위나 冷 때문에 기혈수 상대적 평형이 무너져 表血寒이 생긴다.
表血寒에 의해서 血滯와 血凝結이 생겨 사지가(온몸(全身)) 차거나 차게 느끼는 四肢厥寒(四肢厥冷)이란 病的症狀이 생기고 氣의 흐름이 원활하지 못해 맥이 끊어질 듯한 脈細欲絶이란 脈狀이 나타난다.

易感氣 : 氣候의 변화나 溫度變化, 過勞, 疲勞, 마음씀씀이로도 쉬 感氣에 걸린다.
手足冷 : 팔다리가 차갑거나 차게 느껴진다.
凍傷 : 몸의 일부가 어는 것으로 주로 사지말단(기혈수 순환의 끝자리)에서 잘 생긴다. 얼음이 든다고도 한다. 차갑고 저리며 아프기도 하며 가려울 수도 있고 화끈거리기도 한다.
脫疽 : 기혈수 순환이 좋지 않아 세포 조직이나 신체일부가 기능을 잃고 사멸하는 것. 특히 동상에 걸린 뒤에 나타나는 경우가 많고 동상이 걸리지 않아도 나타날 수 있다.
鬱血 : 기혈수의 순환이 매우 어렵기에 나타난다. 살이 푸르죽죽하게 보인다.
惡寒 : 발열과 오한이 같이 와도 오한이 발열보다 강하게 나타나고 오한만 나타날 수 있다. 表血寒(冷寒)에 의해서 생긴 血滯와 血凝結에 의해 나타난다.
冷性頭痛 : 차거나 싸늘해지며 머리가 아픈 것으로 춥거나 차면 쉽게 나타나며 더욱 심하게 되는 것이 특징으로 表血寒에 의한 表血滯와 表血凝結로 나타난다.

방후(方後)

當歸 三兩 桂枝 三兩 芍藥 三兩 細辛 三兩 甘草 二兩 通草 二兩 大棗 二十五枚(十二枚) (6 6 6 6

4 4 6)
右七味,以水八升,煮取三升,去滓,溫服一升,日三服

當歸 桂枝 芍藥 細辛 甘草 通草 大棗 등 일곱 가지 약재에 물 八升을 넣고 달여 三升을 얻는다. 찌꺼기와 건더기를 없앤 다음 一升씩 하루 세 번 따뜻하게 복용한다.

약리(藥理)

細辛은 열약으로 寒과 冷을 제거한다.
通草(木通)은 血寒에 의해 체한 수분을 제거한다.

원전(原典)

①手足厥寒,脈細欲絶,當歸四逆湯主之 (厥陰)

手足이 厥寒하고 脈이 가늘며 끊어질 듯이 나타나는 것은 當歸四逆湯으로 주지한다.

手足이 厥寒한 것은 寒이나 冷에 의해서 체표에 血凝結이 생겨 혈분이 순환하지 못해서 나타난 병적증상으로 체표 특히 사지말단이 차고 냉하게 된다. 그리고 기혈수의 정상순환이 제대로 되지 않기에 가늘면서 끊어질 듯한 맥이 나타난다. 물론 기분이나 혈분의 절대량 부족으로도 혈분의 체내순환이 제대로 이루어지지 않아 사지가 궐냉해지고 맥이 가늘며 끊어질 듯하게 된다.

當歸四逆加吳茱萸生薑湯

當歸四逆加吳茱萸生薑湯

當歸6、桂枝6、芍藥6、細辛6、大棗6、甘草4、通草4、吳茱萸8、生薑12、
右九味、以水六升、清酒六升、和煮取五升、去滓、溫分五服。

榮衛不和의 虛證

↓

表血寒에 依한 血滯와 血凝結 [當歸四逆湯].
[表血虛寒] → 手足厥寒、脈細欲絶.

↓

裏寒水에 依한 久寒 [當歸四逆加吳茱萸生薑湯].
[內有久寒]

內有久寒
- 上焦 : 頭冷痛、寒에 依한 背膊強直、舌強直、四肢強直、惡寒、手足痛、冷汗出、
- 中焦 : 乾嘔、胸脇攣急、脇下引痛、吐痰血、咳嗽、食飲不下、腹滿痛、胸滿嘔吐、
- 下焦 : 五更瀉、疝腹痛、婦人寒性痛、寒性蕁麻疹、脫腸、急慢性虫垂炎、腰脚酸麻、鐵腰、脫疽、凍傷、坐骨神經痛、下腹部牽引痛、

呼吸器症狀 : 寒性痰咳.
消化器症狀 : 胃酸 胃擴張.
腸症狀 : 下利、便秘、腸鳴.
生殖器症狀 : 帶下、不感症.
腰脚症狀 : 腰痛、脚痛、轉筋.

手足厥寒 脈細欲絶者、當歸四逆湯主之。若其人內有久寒者、宜當歸四逆加吳茱萸生薑湯。[厥陰]

병리(病理)

당귀사역탕증 + 裏寒水에 의한 久寒證.

榮衛不和의 虛症 ⇒ 桂枝湯證
表血寒에 의한 血滯와 血凝結
表血虛寒에 의한 手足厥寒. 脈細欲絶 ⇒ 當歸四逆湯證
裏寒水에 의한 久寒 (當歸四逆加吳茱萸生薑湯) 內有久寒

上焦
頭冷痛 : 머리가 차면서 아프다. 추워지거나 찬바람을 맞으면 더욱 아파진다.
背膊强直 : 어깨와 등이 결리고 아프며 뻣뻣해진다.
舌强直 : 혀가 굳어지는 것으로 말을 하지 못하거나 음식을 잘 넘기지도 못한다.
四肢强直 : 온몸이 뻣뻣해진다. 추워지면 특히 손발이 곱다.
惡寒 : 表血寒과 內久寒에 의해서 表筋肉의 血滯와 血凝結로 나타난다.
手足痛 : 血滯와 血凝結에 의해서 攣急性 疼痛과 强直性 痛症이 나타난다.
冷汗出 : 땀이 나면서 그 부위가 유난히 싸늘하고 차다. 이는 땀이 날 때 水分만 나오기 때문이다.

中焦
乾嘔 : 裏寒水에 의한 久寒으로 생체기능이 떨어져서 나타난다. 즉 위장기능이 떨어져서 생긴 병적증상으로 속이 미식 거리고 울렁대며 느글거리나 토하지는 않는 헛구역질을 말한다.
胸肋攣急 : 裏寒水에 의한 血滯와 血凝結 그리고 寒水가 胸部에 몰려 나타난다. 이는 柴胡劑의 胸脇苦滿과 비슷하나 柴胡劑는 熱性이고 이것은 寒性이다.
肋下引痛 : 胸脇部나 肋骨部分이 당기면서 아프다.
吐痰血 : 氣管支나 肺 그리고 胃腸의 機能이 약해져서 피고름을 토한다.
咳嗽. 喘息 : 久寒에 의한 한성수분이 흉부에 체하여 기침과 숨이 찬 것이 나타난다.
飮食不下 : 消化器系의 소화흡수기능이 떨어져서 나타난다. 음식물을 넘기지 못한다.
腹滿痛 : 배가 부르면서 갑갑하고 통증이 같이 나타난다.
胸滿嘔吐 : 가슴이 답답하며 음식물을 올린다. 물론 속이 느글대기도 하고 그렇지 않기도 하다.

下焦
五更寫 : 새벽에 설사가 난다. 주변환경과 신체가 가장 차가워질 때 설사가 난다. 五更은 하룻밤을 다섯

으로 나눈 시각(時刻)의 통틀어 일컬음. 곧 초경(初更)・이경(二更)・삼경(三更)・사경(四更)・오경(五更)으로 나눠 새벽 네 시 전후를 말한다.

疝腹痛 : 배가 차가워져 나타나는 복통으로 배를 따뜻하게 하면 통증이 가라앉거나 없어진다.

婦人寒性痛 : 주로 부인에게 나타나나 일반 남성에게도 나타난다. 寒性에 의해서 나타나며 따뜻하게 하면 덜해지거나 없어진다.

寒性蕁麻疹 : 추위나 冷에 의해 나타나는 皮膚炎.

脫腸 : 腸의 일부가 몸 밖으로 나온다.

急慢性虫垂炎 : 일명 盲腸炎으로 寒과 冷으로 나타난다.

腰脚酸痲 : 寒과 冷 때문에 허리나 다리가 시리고 아프다.

微腫 : 寒性으로 몸이 붓는 것 .

脫疽 : 身體의 一部機能이 정지되어 썩어 문드러지는 것.

凍傷 : 신체와 신체 일부분에 얼음이 배는 것 즉 어는 것.

坐骨神經痛 : 좌골 신경이 눌려 저리고 아픈 것.

下腹部牽引痛 : 當歸四逆加吳茱萸生薑湯證으로 특이하게 나타나는 증상.

呼吸器症狀 : 寒性痰咳

消化器症狀 : 胃酸過多症. 胃潰瘍. 抵酸症

腸症狀 : 下利. 便秘. 腸鳴

生殖器症狀 : 帶下. 不感症

腰脚症狀 : 腰痛. 脚痛. 轉筋

앞 증상은 裏寒水에 의한 久寒으로 血滯와 血凝結이 생겨 生體 모든 器官의 활성이 저하되어 기능이 떨어져 나타나는 병적증상이다. 寒이나 冷이 심해지면 증상이 더욱 심해지고 따뜻하게 하거나 추위나 冷이 사라져 온기가 생기면 증상이 나아지거나 없어진다.

약리(藥理)

細辛은 열약으로 주로 체표의 血寒을 다스린다.

吳茱萸는 열약이나 주로 속의 寒과 冷을 없앤다.

木通(通草)은 水分을 循環시키는 藥으로 寒과 冷에 의해 처진 수분을 처리한다.

生薑을 많이 쓰는 까닭은 차서 순환하지 못한 수분은 정상적 수분이 아닌 병적 수분이기에 이것이 빠지면 정상순환에 필요한 수분이 부족해지기에 이 부족한 수분을 보충하기 위해서이다. 그리고 한과 냉에 의해서 위장의 소화흡수기능이 심하게 떨어지기에 특히 수분의 소화 흡수기능이 떨어지기 때문이다.

방후(方後)

當歸 三兩 桂枝 三兩 芍藥 三兩 細辛 三兩 甘草 二兩 通草 二兩 大棗 二十五枚(十二枚) 吳茱萸 二升 生薑 半斤 (6 6 6 6 4 4 6 8 12)
右九味,以水六升,淸酒六升,和煮取五升,去滓,溫分五服

當歸 桂枝 芍藥 細辛 甘草 通草(木通) 大棗 吳茱萸 生薑 아홉 가지 약재에 물 六升을 넣고 淸酒 六升을 부어 잘 섞은 뒤 달여 五升을 얻는다. 찌꺼기와 건더기를 없앤 다음 이를 나눠 하루 다섯 번 따뜻하게 복용한다.

이 湯을 마신 뒤에 갈증이 생길 수 있는데 이 갈증은 이 병증이 모두 없어지고 필요량 이상 복용하여 열이 생겨 나타날 수 있으나 치료하는 중간에 갈증이 나타나는 것은 병적수분과 생체에 필요한 수분을 바꾸기 위한 생체현상이다. 따라서 이때는 따뜻한 물을 조금씩 자주 마셔 물을 보충해야 한다.
當歸四逆加吳茱萸生薑湯을 달일 때 淸酒를 넣는 이유는 약성분을 빠르고 잘 추출하기 위해서다. 하루에 다섯 번 나눠서 복용하라는 것은 자주 먹으라는 뜻이다.

원전(原典)

①手足厥寒,脈細欲絶者,當歸四逆湯主之,若其人內有久寒者,宜當歸四逆加吳茱萸生薑湯 (厥陰)

손발이 차고 가늘면서 끊어질 듯한 脈이 나타나는 것은 當歸四逆湯으로 고치고 속에 오래된 寒, 冷, 寒水가 있는 것은 當歸四逆加吳茱萸生薑湯으로 주지한다.

桂枝加龍骨牡蠣湯

桂枝加龍骨牡蠣湯 桂枝6、芍藥6、生薑6、大棗6、甘草4、龍骨6、牡蠣6、

右七味、以水七升、煮取三升、分溫三服。

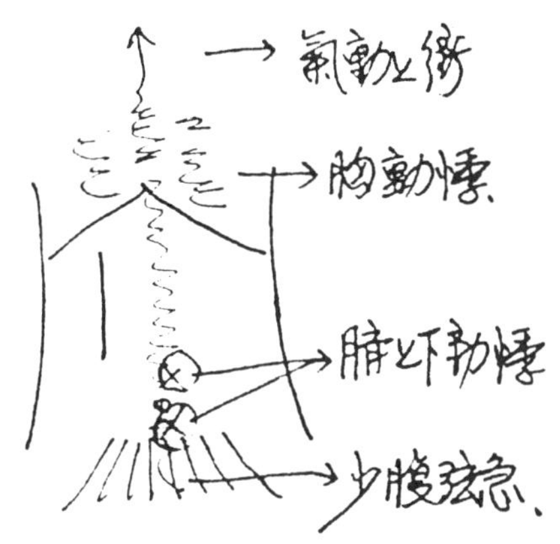

榮衛不和의 虛証

↓

腎虛性虛勞[氣動上衝]

腎虛性虛勞、 上焦：上氣、面赤、目眩、髮落、頭汗

中焦：胸腹動悸、息切。

下焦：少腹弦急、陰頭寒、清穀下利、小便初出時惡、小便無力、遺尿、夜尿、早漏、無精子、遺精、精自出、陰莖強直、夢交、性過勞、

全身：身体虛弱、無精氣、手足煩、四肢倦怠、易興奮、易疲勞、易驚、健忘、不眠症、動脈、芤遲脈、極虛脈

夫失精家、少腹弦急、陰頭寒、目眩、髮落、脈極虛芤遲、為清穀亡血失精、脈得諸芤動微緊、男子失精女子夢交、桂枝加龍骨牡蠣湯主之。[虛勞病]

髮 머리카락 발、 芤 파 규 맥동은 맥가운데 비는것、 穀 곡식 곡、

병리(病理)

營衛不和의 虛症 + 動氣證.

營衛不和의 虛症 ⇒ 桂枝湯證
動氣에 의한 腎虛性虛勞(氣動上衝)

動氣란 氣가 正常循環軌道로 순환하지 못하고 습관적으로 순환궤도를 벗어나 병적 것으로 바뀐 것을 말한다. 물론 순환궤도를 이탈하여 氣로서 역할을 다하지 못하나 미약하나마 氣로 작용한다. 따라서 이 動氣를 없애는 처방을 쓰면 처음에는 기운이 빠져 몽롱하거나 나른하게 되나 곧 氣分이 水分, 血分과 相對的平衡을 유지하여 정상적으로 순환하게 되기에 이러한 증상은 곧 사라진다.

動氣는 비유가 적절한지 몰라도 집을 나갔다 들어왔다 반복하는 가출 청소년을 이해하면 알기 쉽다. 이들은 개별적으로 집을 나왔지만 끼리끼리 모여 집단생활을 한다. 그러나 규율이나 질서는 없다. 모이면 중구난방으로 항상 소란스럽다. 그리고 모였다 갑자기 확 흩어지기도 한다. 또한 주로 밝고 깨끗한 장소가 아닌 허름하고 음침한 공간에 거주한다. 動氣는 이와 같이 胸腔이나 腹腔에 모인다.

動氣에 의해서 꿈이 많아지고 잘 놀라면서 가슴이 두근거리는 心悸가 생긴다.
꿈은 주로 좋지 않은 내용으로 기분이 좋은 상큼한 꿈이 결코 아니다. 현실 가능성이 전혀 없거나 나를 몹시 괴롭히거나 아주 무섭거나 또는 기분을 상하게 하는 꿈을 꾼다. 동기에 의해 어떤 이는 잠시 자는 사이에도 꿈을 꾼다. 그리하여 현실인지 꿈인지 헷갈리기도 한다. 물론 꿈을 꾼다는 것은 지극히 정상적이다. 그러나 動氣에 의한 꿈은 병적이다. 이처럼 동기증으로 잠을 잘 경우 꿈 때문에 깊은 잠을 자지 못하기에 잠을 자고 나도 개운함과 상쾌함을 느끼지 못하고 늘 피로를 느낀다. 그리고 번잡스런 생각이 끊이지 않아 마음을 집중하기가 쉽지가 않다. 심하면 주의력 결핍으로 나타난다. 즉 주변상황에 어울리지 않고 번잡스럽게 행동하기도 한다. 그리고 기억력이 떨어져 조금 전 일들을 기억해내지 못하거나 물건을 잃어버리기도 하여 본인 스스로 치매를 의심하기도 한다. 아무리 슬퍼도 슬프지 않고 아무리 기뻐도 기쁘지 않은 감정이 메마르기도 한다. 반대로 사소한 것에 감정이 폭발적으로 일어나 쉽게 감격하고 쉬 흥분하기도 한다. 이것이 심해지면 정신신경과적 질환으로 고통을 받을 수 있다.

動氣가 있다는 證據는 배꼽 언저리나 心臟 밑에서 벌렁벌렁 맥이 뛰듯이 뛰는 悸가 나타난다. 심한 사람은 손을 대지 않아도 벌떡벌떡 뛰는 것이 보이기도 한다.
腎虛性 虛勞는 이 동기가 腹腔 즉 하복부에 거주하고 활동하여 이 부위의 장기가 제 역할을 다하지 못

하기 때문에 생긴다. 물론 이 경우 동기가 사라지거나 없어지면 장기의 활성은 되살아 난다.

上焦

上氣 : 熱이 갑자기 얼굴과 머리 위로 달아오른다. 動氣가 열로 변하여 나타난다.
面赤 : 얼굴이 벌겋게 달아오르는 증상. 연지를 바른 듯이 볼만 발갛게 나타나기도 한다.
目眩 : 눈이 어질어질한 것. 동기와 이것이 변한 熱때문에 나타난다. 눈이 침침해진다고도 한다.
髮落 : 머리카락이 빠지는 증상으로 動氣와 이것이 변한 열이 머리에 올라와 나타난다. 圓形脫毛症으로도 나타나 머리 전체나 일부분이 빠진다. 머리에 손을 대거나 머리를 감을 때 한주먹씩 힘없이 빠지기도 한다.
頭垢 : 머리 때를 의미한다. 즉 비듬을 말하는 것으로 이는 동기에 의한 번열 때문에 나타난다.

中焦

胸腹動悸 : 가슴 특히 심하부와 배꼽주위에서 두근거림이 나타난다.
息切 : 흉부에 있는 동기와 열에 의해서 숨을 들이고 내쉬는 것이 어려워 숨이 멎는 것으로 한꺼번에 숨을 내쉬고 들이는 것이 한숨으로 나타난다. 이로 말미암아 숨찬 것이나 기침, 답답함, 번민이 나타날 수 있다.

下焦

少腹弦急 : 아랫배가 꼿꼿한 것으로 판때기를 댄 것처럼 느낀다. 이것은 動氣에 의해서 軟弱無力狀이 나타나야 하는데 假性緊張으로 나타난 것이다.
陰頭寒 : 남자의 성기나 음부가 차갑다. 자각적으로 또는 타각적으로 나타난다.
淸穀下利 : 동기에 의해서 腎虛가 생겨 소화가 되지 않은 것이 배설된다. 하초의 기능이 극도로 떨어져 나타나는 병적증상으로 하초성 허로의 대표적 병적증상이다.
小便初出時要 : 오줌을 보려고 할 때 한참 있다 오줌이 나온다.
小便無力 : 오줌을 볼 때 바로 앞에 오줌이 떨어져 옷가지가 젖을 정도로 오줌에 힘이 없는 것.
遺尿 : 오줌을 보아도 본 것 같지 않은 것으로 소변을 보고나서도 곧 다시보고 싶어진다.
夜尿 : 밤에 자다가 오줌을 싸는 것으로 잠을 자다 여러번 소변을 보러 일어나 일을 보게 된다.
早漏 : 일찍 사정하는 것으로 하초기능이 떨어져 나타난다.
無精子症 : 동기에 의한 下焦機能 低下로 정액에 정자가 없는 병적증상.
遺精 : 사정을 해도 정액이 모두 나가지 않고 남아 있는 병적증상.
精自出 : 정액이 정상적으로 나가지 않고 소변으로 나가는 것으로 제대로 제어되지 못하는 것.
陰莖强直 : 음경이 작은 자극에도 민감하게 반응하지만 실제로는 오래가지 않고 제대로 기능을 발휘

하지도 못한다. 그러나 가성긴장상태가 계속되어 병적으로 나타나는 경우도 물론 있다.

夢交 : 성행위가 꿈속에서 이루어지는 것으로 꿈이 뒤숭숭하고 이후에는 기운이 떨어지고 쏙 빠진다.

性過勞 : 작은 자극에도 흥분되지만 일단 행위가 일어난 뒤에는 힘이 쭉 빠진다. 그래서 성행위를 멀리하거나 아예 하지 않는 경우도 있다. 물론 가성긴장상태가 지속적으로 이어져 불에 뛰어드는 불나방처럼 성행위로 몸의 모든 기운을 다 빼는 경우도 있다.

全身

身體虛弱 : 動氣에 의한 下焦性 虛勞로 몸은 일반적으로 마르고 피로를 쉽게 많이 그리고 크게 느낀다.

無潤氣 : 윤기가 없이 건조하고 파리해진다. 이는 동기에 의한 虛勞와 煩熱로 말미암아 나타난다.

手足煩 : 煩熱이 신체의 말단부위에서 쉽게 잘 체하기 때문에 나타난다. 손바닥, 발바닥이 벌겋게 되거나 손바닥이나 발바닥에 땀이 난다. 관절염으로 나타나기도 한다.

四肢倦怠 : 허로로 팔다리 온 몸이 나른하기에 꼼짝하기도 싫어한다.

易興奮 : 조그만 일에도 쉽게 흥분하여 전혀 다른 사람으로 보인다.

而疲勞 : 조금만 신경을 쓰거나 조금만 움직여도 그리고 조금만 놀래도 풍선에 바람 빠지듯 몸에서 기운이 다 빠져나가 없어진 듯 피로하거나 땅으로 몸이 빨려들거나 빠져드는 피로를 느낀다.

易驚 : 쉬 놀래는 것으로 이는 動氣가 놀라는 것으로 意識이 놀라는 것이 아니다. 전화소리나 아는 사람의 기척에도 쉬 놀라는 것으로 놀라고 나면 몸의 기가 아래로 내달려 털석 주저앉거나 온몸의 기운이 밑으로 쏙 빠진다. 그러나 기가 위로 오르면 흥분하여 전혀 다른 사람으로 변한다. 보통 놀라고 나면 가슴이 두근거리는 심계가 지속된다. 자다가 몸을 움찔움찔 움직거리기도 한다.

健忘 : 動氣가 머리에서 활동하여 기억을 하지 못하거나 기억을 잃어버리는 것으로 치매를 의심하기도 한다. 건망증은 마음을 한 곳에 집중하지 못하는 정신산만으로도 나타난다.

不眠症 : 잠을 이루지 못하는 것으로 몸은 몹시도 피로해 자고 싶으나 이리저리 뒤척거리며 잡생각으로 잠에 들지도 못하고 잠을 자지도 못한다. 잠이 매우 옅어 작은 자극에도 잠을 깨고 잠을 깨면 잠에 들지 못한다.

動脈 : 구렁이가 담을 넘는 듯 또는 구슬이 굴러가는 것처럼 벌벌대며 굴러가는 듯이 느껴지는 脈으로 動氣와 이에 의한 虛熱 때문에 나타난다. 즉 동기와 허열의 동요성으로 나타난다. 일반적으로 격렬하게 운동을 한 뒤나 혹은 몸을 혹사시켜 몹시 피로를 느낄 때에도 나타난다.

芤遲脈 : 양파를 손으로 가볍게 누르거나 대면 폭 꺼지 듯이 힘이 없어지며 느리게 흐르는 맥. 속이 텅 빈 것으로 緊脈과 비교하면 알기 쉽다.

極虛脈 : 虛勞로 인해서 나타난다. 脈이 힘이 없고 가늘며 느리게 나타난다.

약리(藥理)

龍骨 牡蠣는 動氣를 잡아 없앤다. 가출한 청소년의 마음을 사로잡는 중후하고 따뜻한 인품과 이들을 꼼짝 못하게 사로잡는 강인함을 갖춘 선생과 같은 것이다. 어정쩡하면 대들고 우습게 알지만 이런 사람을 만나면 개가 꼬리를 내리듯 순한 양이 되어 잘 따르게 된다. 용골 모려는 동기에 이처럼 작용한다. 龍骨은 動物化石이고 牡蠣는 조개껍데기가 아니라 굴 껍데기를 말한다. 그중에도 강굴 껍데기가 좋다.

방후(方後)

桂枝 三兩 芍藥 三兩 生薑 三兩 大棗 十二枚 甘草 二兩 龍骨 三兩 牡蠣 三兩 (6 6 6 6 4 6 6)
右七味,以水七升,煮取三升,分溫三服

桂枝 芍藥 生薑 大棗 甘草 龍骨 牡蠣 일곱 가지 약재에 물 七升을 넣고 물이 三升이 될 때까지 달인다. 이를 하루 세 번 나누어 따뜻하게 복용한다.

비고(備考)

①夫失精家,少腹弦急,陰頭寒,目眩(目眶),髮落,脈劇虛芤遲,爲淸穀亡血失精,本方主之 (虛勞)
②脈得諸芤動微緊,男子失精,女子夢交,本方主之 (虛勞)
③男子脈浮弱而濇,爲無子,精氣冷,宜本方 (虛勞)
④勞之爲病,其脈浮大,手足煩,春夏劇,秋冬瘥,陰寒精自出,酸削不能行,宜本方 (虛勞)
⑤脈弦而大,弦則爲減,大則爲芤,減則爲寒,芤則爲虛,虛寒相搏,此名爲革,婦人則半産漏下,男子則亡血失精, 宜本方 (虛勞.下血.婦人雜病.辨脈法)

營衛不和의 虛症에 動氣에 의한 下焦性(腎虛性) 虛勞를 알아야 이해할 수 있다.
動氣는 선생님(金汪鎬)이 쓰신 용어로 기의 병적인 형태를 말한다.

비교(比較)

救逆湯
六味丸
柴胡加龍骨牡蠣湯

桂枝去芍藥湯

桂枝去芍藥湯 桂枝6. 甘草4. 生薑6. 大棗6.

右四味. 以水七升. 煮取三升. 去滓. 溫服一升。

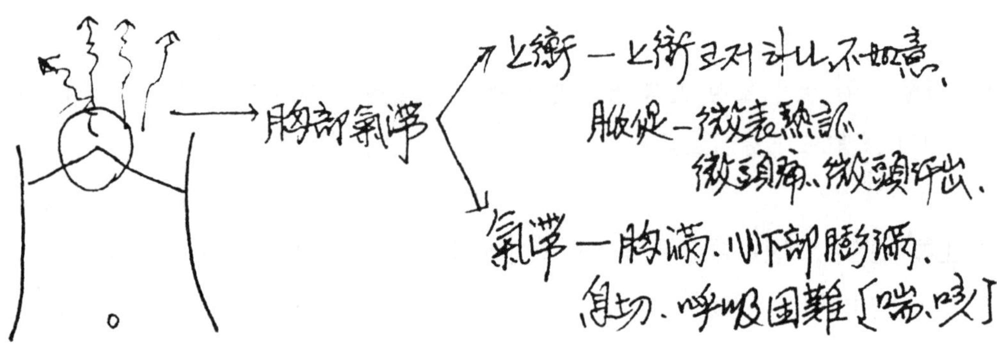

太陽病, 下之後, 脈促胸滿者, 桂枝去芍藥湯主之. [太陽上].

促 빠를촉. 재촉할촉. 짧을촉.　膨 배불룩할팽.

병리(病理)

胸部의 氣滯證.

桂枝湯에서 芍藥을 제거한 것으로 桂枝湯보다 實證이거나 虛症이다.
이는 단순히 芍藥의 血滯가 없다는 意味가 아니다.
胸部에 氣滯를 말한다. 흉부에 기가 체한 것은 外人, 內因, 不內外因으로 기분이 순환하지 못하고 흉부에 체한 것으로 열로 변하지 않은 상태를 말한다. 傷寒論에서는 太陽病에 下法을 써서 胸部에 氣滯가 생겼다고 했으나 흉부기체는 여러 요인에 의해 나타날 수 있는 것이다.

胸部氣滯로는 열로 변하지 않은 것으로 기가 상충하고자 하나 여의치 못해 類似 表熱症으로 나타나는데 이는 發熱 惡寒과 같은 太陽病의 형태나 往來寒熱의 少陽熱의 형태도 아닌 것으로 나타난다. 또한 胸部에 체한 기가 상충하여 두통이 생기고 머리에서 땀이 날 수도 있다.

脈促 : 가슴에 모인 기가 서로 빠져나가기 위해 몸부림쳐 맥이 쫓기듯이 나타난다.
胸滿 : 가슴이 답답하다, 가슴이 터질 것 같다, 가슴이 그득하다라고 말한다.
心下部膨滿 : 명치끝이 팽팽하게 부르고 답답하다고 표현한다.
息切 : 흉부의 기체로 인해 숨쉬기가 불편하여 숨이 멎을 것 같다. 이때문에 숨을 한꺼번에 몰아 내쉬는 것이 한숨으로 나타난다.
呼吸困難 : 흉부의 기체로 숨을 쉬는 것이 힘이 든다. 咳嗽 喘息이 나타나기도 한다.

방후(方後)

桂枝 三兩 生薑 三兩 大棗 十二枚 甘草 二兩 (6 6 6 4)
右四味,以水七升,煮取三升,去滓,溫服一升

桂枝 芍藥 生薑 大棗 甘草 네 가지 약재에 물 七升을 넣고 三升이 될 때까지 달인다. 거품과 찌꺼기를 없애고 一升씩 하루 세 번 따뜻하게 복용한다.

원전(原典)

①太陽病,下之後,脈促胸滿者,桂枝去芍藥湯主之 (太陽上)

太陽病에 下法을 쓴 뒤 맥이 促하고 胸滿의 병적증상이 나타나면 桂枝去芍藥湯을 쓴다.

太陽病은 汗解法으로 고쳐야 하나 下法을 쓴 것은 误治가 되고 逆治도 된다.
原典에서 氣가 胸部에 체한 것을 이렇게 표현하였으나 氣血水 순환이상은 外因, 內因, 不內外因 그 어느 것에 의해서도 나타날 수 있다. 胸部의 氣滯에 의해서 促脈과 胸滿이라는 병적증상이 나타난다. 쉽게 생각하자면 太陽病 즉 表에 滯한 氣를 下法을 써서 억지로 밑으로 내려 胸部에 걸리게 되었다고 표현했다. 즉 가슴팍에 강압적으로 모인 氣가 열로 변하지 않은 것이란 점을 깊이 새겨야 한다.

桂枝去芍藥加蜀漆牡蠣龍骨救逆湯 (略稱 救逆湯)

桂枝去芍藥加蜀漆牡蠣龍骨救逆湯[略稱、救逆湯].

桂枝6、甘草4、生姜6、大棗6、牡蠣10、蜀漆6、龍骨8、

右七味、以水一斗二升、先煮蜀漆、減二升、內諸藥、煮取三升、去滓、溫服一升。

氣動上衝 — 熱發[煩熱、煩躁]顔紅、亡陽[汗出]、驚狂[腦症]火邪 自汗、頭汗、

動氣가 胸部에 滯 — 心中煩悶、臥起不安.

氣動下腹 — 臍上下動悸.

① 傷寒、脈浮、醫以火迫劫之、亡陽、必驚狂、臥起不安.

桂枝去芍藥加蜀漆牡蠣龍骨救逆湯主之。[太陽中].

② 火邪者、桂枝去芍藥加蜀漆牡蠣龍骨救逆湯主之。[驚悸、吐衄].

邪 간사할 사, 사기 사　躁 성급할 조, 바시댈 조、　亡 없어질 망, 죽을 망、　驚 두려울 경, 놀랄 경、

狂 미칠 광、사나울 광、정신 잃을 광.　煩 번열증 날 번、번망할 번、번거로울 번、괴로울 번.　卧 臥 누울 와, 쉴 와.

臍、膌 배꼽 제.

병리(病理)

胸部에 動氣가 滯한 證.

救逆湯證은 胸部에 체한 氣가 모두 動氣로 변했거나 動氣가 흉부에 체한 상태를 말한다.
흉부에 체한 動氣에 의해서 여러 병적증상이 나타난다. 물론 桂枝湯證보다 虛證이거나 實證이다.

氣動上衝

發熱 : 거의 나타나지 않으나 表熱證처럼 發熱惡寒이 동시에 나타나지 않는다.
煩熱 : 動氣는 병적인 氣이지만 기는 氣이기에 이것이 열로 변하면 煩熱(화닥열)로 나타난다.
煩燥 : 動氣에 의해서 나타나는 肉體的, 精神的 熱感(煩熱).
顔紅 : 動氣에 의한 번열로 얼굴이 빨갛게(벌겋게) 달아오르거나 紅潮가 나타난다.
亡陽(汗出) : 陽 즉 氣가 없어진다는 뜻으로 여기서는 動氣가 과도하게 땀으로 나가는 상태를 말한다.
驚狂(腦症) : 작은 자극에도 動氣가 움직여 쉽게 놀라고 흥분하여 전혀 다른 사람으로 보인다.
火邪 : 불을 보면 놀래서 몸서리치는 것으로 무엇을 보고 그 무엇 때문에 놀래서 氣가 動하면 다음에는 그것을 보거나 생각하는 것만으로도 動氣가 움직여 精神的, 肉體的으로 이상이 생긴다.

動氣의 胸部滯

心中煩悶 : 動氣가 마음을 산란하게 하여 내 마음이 나의 마음이 아닌 것이 된다.
臥起不安 : 앉으나 서나 근심 걱정이 떠나지 않고 즐거운 일이나 기쁜 일에도 즐겁거나 기쁘지 않은 상태가 되고 마음이 무미건조해지며 좋지 않은 생각만 떠오른다.

動氣下陷

臍上下動悸 : 배꼽주변이 動氣에 의해서 맥이 뛰듯이 벌렁거린다.

약리(藥理)

蜀漆은 常山이라고 하는 조팝나무를 말한다.
洗去腥 상산을 물로 씻어 냄새를 제거한다.
특별히 蜀漆은 氣血水 어느 것에 어떻게 작용하는지 알 수 없다.

방후(方後)

桂枝 三兩 生薑 三兩 大棗 十二枚 甘草 二兩 牡蠣 五兩 熬 龍骨 四兩 蜀漆 三兩 洗去腥 (6 6 6 4 10 8 6)
右七味,以水一斗二升,先煮蜀漆,減二升,內諸藥,煮取三升,去滓,溫服一升,日三服

먼저 蜀漆을 물로 씻어 냄새를 없앤 다음 물 한말 二升(十二升)에 넣고 二升만큼 줄 때까지 달인다. 그 다음 桂枝 生薑 大棗 甘草 牡蠣 龍骨 여섯 가지 약재를 모두 넣고 물이 三升이 될 때까지 다시 달인다. 찌꺼기와 건더기를 없앤 다음 一升씩 하루 세 번 따뜻하게 마신다.

원전(原典)

①傷寒脈浮,醫以火迫劫之,亡陽必驚狂,臥起不安者,桂枝去芍藥加蜀漆牡蠣龍骨救逆湯主之 (太陽中)

傷寒으로 脈이 浮한 사람에게 醫者가 불로 이를 處理하면 亡陽과 驚狂이 생기고 앉으나 서나 不安하게 된다. 이럴 때에는 救逆湯으로 이를 다스린다.

傷寒脈浮는 傷寒 즉 太陽病으로 表氣水血滯證이나 表氣水滯證으로 땀이 없거나 나지 않는 무한으로 完全 表熱證을 뜻한다. 이 때는 汗解法으로 다스려야 하는데 오히려 불로서 이를 치료하고자 하면 오히려 氣가 놀라고 動해서 動氣가 생길 수 있고 만일 動氣가 생기면 亡陽, 驚狂, 臥起不安 등의 병적증상이 나타난다.

②火邪者 桂枝去芍藥加蜀漆牡蠣龍骨救逆湯主之 (驚悸.吐血)

火邪者는 求逆湯으로 치료한다.

③太陽病,以火熏之,不得汗,其人必躁,到經不解,必清血,名爲火邪

太陽病에 불로 구워 땀이 나지 않아 躁症이 생긴다. 이것이 풀리지 않고 피가 서늘해진다. 이를 火邪라 한다.

太陽病을 불로 다스리면 땀으로 풀리지 않고 오히려 기가 놀라 動氣로 변하거나 動氣가 생겨 이것이 가슴팍에 몰려 병적증상을 만든다. 이때 땀이 나지 않으면 동기가 더욱 요란을 핀다. 피가 서늘해지는 것이 아니라 끓게 된다. 즉 동기가 모이면 열이 나타나고 동기가 갑자기 흩어지면 상대적으로 일시에 서늘함을 느끼게 된다.

비교(比較)

桂枝加龍骨牡蠣湯
柴胡加龍骨牡蠣湯

炙甘草湯（一名 復脈湯）

炙甘草湯〔一名復脈湯〕

甘草炙8、生薑6、人參4、乾地黃16、桂枝6、阿膠4、麥門冬去心10、
大棗15、麻仁8、

右九味、以淸酒七升、水八升、先煮八味、取三升、去滓、內膠烊消盡、
溫服一升、日三服。

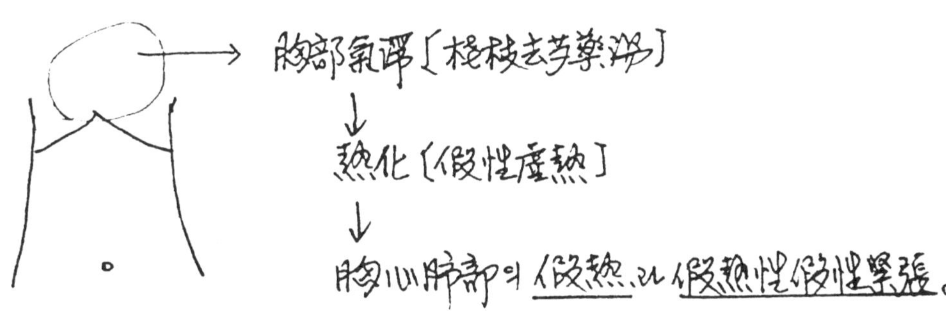

桂枝去芍藥湯〈 脈促 / 胸滿 〉假性虛熱〈 脈結代 / 心動悸 〉炙甘草湯、虛勞、

假性虛熱
- ① 煩熱〈 煩熱、手足煩熱、高熱、譫語、目眩、耳鳴、口內炎、舌炎、消渴
- ② 熱燥〈 自汗、盜汗、皮膚乾燥、呼吸困難、息切、便秘、口渴、口燥、音聲混濁、發聲難、胃液混濁、〔涎唾多、心下痞硬、心中溫溫液液〕、心下悸、
- ③ 假性緊張、〈 多談、高血壓

① 傷寒、脈結代、心動悸、炙甘草湯主之。[太陽下].

② 千金翼、炙甘草湯、治虛勞不足、汗出而悶、脈結、悸、行動如常、不出百日危、急者十一日死。[虛勞].

③ 外台、炙甘草湯、治肺痿涎唾多、心中溫溫液液者。[肺痿]。

炙 고기구이자 / 김쏘일자　結 맺을결、　代 대신대 / 맥이순조롭지못할대、

動 움직일동、 / 마음진정치 않을동、　悸 두근거릴계、　悶 민망할민 / 번민할민

痿 습병의 / 잘름거릴위、　涎 침연、　唾 침타、　溫 따뜻할온 / 데울온、　液 물액 / 진액、

병리(病理)

胸部에 滯한 氣가 모두 熱로 변한 證.

胸部氣滯(桂枝去芍藥湯證)가 모두 熱(假性虛熱)로 변한 것.
이 假性虛熱로 胸心肺部의 假熱과 이로 인한 假性緊張이 나타난다(***肝部位도 물론 포함됨***).
그 결과 結代脈과 心動悸가 생긴다.

假性虛熱이라고 한 것은 大黃, 石膏, 黃芩, 黃連을 써서 한꺼번에 붙잡아 꺼주는 열이 아니라 水分을 끌어들이는 乾地黃, 麥門冬, 大棗를 써서 식히는 熱이기 때문에 假性虛熱이라 한다. 이 虛熱로 인해 胸部의 臟器들이 영향을 받아 기능이 무력해지고 저하되기도 하며 假性緊張으로 기능이 항진되기도 한다.

結代脈은 結脈과 代脈으로 이루어졌다.
結脈은 遲而一止脈으로 脈搏이 한번 쉬는 맥이다. 예민한 사람은 心臟이 덜컹 쉰다고 한다.
代脈은 脈의 强度, 速度, 高低 등이 바뀌는 不整脈을 말한다.
따라서 結代脈은 한번 쉴(끊어질) 때 맥상이 바뀌는 즉 强度, 速度, 高低가 변하는 맥이다.
心動悸는 假性虛熱로 인해서 자기도 모르게 心臟이 두근거리거나 놀래거나 신경을 쓰거나 또는 과로로 피곤하면 심장이 불규칙하게 두근거리는 심장박동을 느끼는 것을 말한다.

一名 復脈湯이라 불리는 것은 結代脈 즉 不整脈을 정상으로 되돌려주기 때문이다. 결대맥이 나타날 경우 병원검사에서 심장구조에 문제가 있을 때에도 이 탕을 주면 맥이 정상화될 것인지 아닌지를 실행해보고 생각해보길 바란다. 선생님(金汪鎬)은 人間의 役事 즉 神이 인간에게 부여한 役事를 우리는 믿어야 하고 인간이 겪는 병을 氣血水循環이란 관점에서 이를 이치적으로 알고 이해하면 이를 반드시 풀 수 있다고 역설하셨다.

假性虛熱은 煩熱, 熱燥, 假性緊張을 만든다.
煩熱 : 화닥열로 주로 가슴팍이 답답하거나 열감을 느끼고 얼굴이나 머리 혹은 온몸에도 나타난다.
手足煩熱 : 손발이 화끈거리거나 손과 발바닥이 벌겋게 되면서 땀이 나기도 한다.
高熱 : 비록 虛熱이지만 섭씨 39도 40도의 熱로 나타나기도 한다.
譫語 : 헛소리로 혼자 중얼중얼 거린다. 잠을 잘 때 즉 정신이 없거나 정신이 있을 때에도 나타난다.
目眩 : 눈이 어질어질 한 것으로 虛熱의 동요성에 의해서 나타난다.
耳鳴 : 虛熱의 동요성으로 귀에서 소리가 나는 것.
口內炎.舌炎 : 입안과 혀가 헐고 炎症이 생기는 것. 虛熱에 의해서 나타난다.
浮腫 : 熱性 부종으로 熱이 삭으면 부종도 사라진다. 소극적 부종이다.

熱燥
自汗 : 虛熱이 체표에서 땀으로 나간다.
盜汗 : 虛熱이 체표로 방출되는 것으로 잠을 자거나 의식이 없을 때 나오는 땀을 말한다.
皮膚乾燥 : 虛熱에 의해 피부가 마른다. 땀이 날 경우는 나아지다 땀이 나지 않으면 푸석푸석해진다.
呼吸困難 : 熱이 肺部에 들어가면 공기의 출입이 곤란해져 숨 쉬는 것이 어려워진다.
短期 : 호흡시간이 짧은 것. 흉부에 열이 체하여 나타난다.
息切 : 呼吸이 잠깐 멎는 것으로 한숨(몰아 숨쉬기)으로 나타난다.
喘.咳 : 熱이 폐부에 모여 나타나는 증상으로 보통 심장성 천식, 기침으로 진단한다.

便秘 : 흉부의 열이 腸에도 미쳐 장의 수분이 말라서 나타난다. 물론 裏急後重은 없다.

口燥.口渴 : 흉부의 허열이 상충하여 입안이 마른다. 물로 자주 목안이나 입안을 축이거나 혀를 놀려 입안과 입술에 침을 자주 적신다.

咽乾 : 흉부 허열이 상충하는 통로가 숨통이기에 이 부위가 건조해지고 염증도 쉽게 생긴다.

音聲混濁 : 허열로 인후부와 성대가 건조해 지고 진액이 마르기에 말을 조금만 해도 목이 쉬고 음성이 갈라지거나 탁해지며 가라앉기도 한다. 심한 경우 말이 나오지 않기도 한다. 목에서 쇳소리가 난다. 목소리가 껄끄럽다. 목소리를 자주 가다듬는다.

發聲難 : 말 나오는 것이 힘이 들고 아예 말을 하지 못하는 경우도 있다. 목을 축여야 말을 할 수 있다.

胃液混濁 : 흉부의 열이 위장의 진액을 마르게 하여 혼탁해진다.

涎唾多 : 침이 많다는 것은 허열 때문에 입안이 마르고 혀도 마르기에 침을 묻혀 가며 말을 하기에 결과적으로 침을 튀어가며 말을 하게 된다. 허열로 인해 진액이 밀려 올라오는 것으로 이해해도 된다.

心下痞硬 : 허열이 위액까지 마르게 하여 나타날 수 있으나 실은 소화기능은 떨어지지는 않는다. 즉 심하부 명치끝이 더부룩한 느낌은 있으나 음식물을 소화하는 데 지장은 없다.

心中溫溫液液 : 허열로 흉부와 위장부위의 진액이 말라서 속이 느글거리거나 니글대며 또는 울렁거린다.

心下悶 : 명치끝이 더부룩한 느낌 즉 명치 밑에 뭔가 들어차는 느낌으로 허열이 위장에 들어차서 나타나는 자각적 느낌을 말한다.

喀血.吐血.出血 : 虛熱에 의한 압력과 진액 고갈로 인해서 피가 난다.

假性緊張

多語 : 胸部에 쌓인 虛熱을 잊기 위해 말을 많이 한다. 말을 할 경우 입에 침을 튀기며 틈틈이 물을 축이거나 혀로 침을 발라 입안이 마르는 것을 막으려 한다. 말을 하지 않을 경우 허열에 의한 허로이기에 몸이 파김치가 된다. 말을 많이 하지 않으면 일명 틱장애라는 작고 자잘한 행동(例 : 다리떨기, 잔 손가락질)을 계속하게 된다.

高血壓 : 허열에 의한 압력이 고혈압으로 나타나기도 한다. 물론 허로이기에 저혈압으로 나타나기도 한다.

방후(方後)

桂枝 三兩 炙甘草 四兩 生薑 三兩 人蔘 二兩 阿膠 二兩 大棗 三十枚 生地黃 一斤(乾地黃 16) 麥門冬(去心) 半斤 麻子仁 半升 (6 8 6 4 4 15 16 10 8)

右九味,以清酒七升水八升,先煮八味,取三升,去滓,内膠烊消盡,溫服一升,日三服

桂枝 炙甘草 生薑 人蔘 大棗 乾地黃 麥門冬 麻子仁 여덟 가지 약재와 청주 七升과 물 八升을 넣고 三升이 될 때까지 달인다. 찌꺼기와 건더기를 없앤 뒤 아교를 넣고 불로 약간 덥히며 고루 저어 제대로 녹인다. 하루 세 번 一升씩 따뜻하게 복용한다.

원전(原典)

①傷寒,脈結代,心動悸,炙甘草湯主之 (太陽下)

傷寒을 앓은 뒤 結代脈과 心動悸가 있으면 炙甘草湯으로 주지한다.

②千金翼,炙甘草湯,治虛勞不足,汗出而悶,脈結,悸,行動如常,不出百日危,急者十一日死 (虛勞)

千金翼方의 炙甘草湯은 虛勞不足을 고친다. 땀이 나면서 명치 밑과 가슴이 거북하고 結代脈과 心悸가 나타나면 행동이(몸이) 평상시와 같을지라도 백 일 안에 위험에 처하고 급하면 십 일 안에 죽는다.

결대맥이 흉부허열에 의해서 나타나면 심장이 갑자기 멈추는 突然死의 위험이 매우 크다. 특히 한여름 외부 기온이 높을 때 즉 태양의 열기가 온 사방에 맹위를 떨치면 흉부의 열도 극성을 부려 특히 결대맥이 있었거나 결대맥이 나타나거나 생긴 노약자가 사망하는 경우가 많다.

千金翼方

唐나라 孫思邈(손사막)이 682년에 지었다고 알려져 있으며 자신이 저술한 備急千金要方(비급천금요방)을 보충하여 지은 책이다. 권1은 약물의 중요한 것을 모아서 적어 놓은 것으로 약물 채취 시기 · 약재 이름 · 산지 및 약물 사용법 등을 총론하였다. 권2~4는 본초를, 권5~8은 산부인과 질병을, 권9~10은 상한병을, 권11은 어린아이 질병을, 권12~15는 양생 · 벽곡 · 퇴거 · 보익을, 권16~17은 중풍을, 권18~20은 잡병을, 권21~22는 온갖 질병과 비련을, 권23~24는 창옹을, 권25는 색맥을, 권26~28은 침구를, 권29~30은 금경을 설명하고 있어서 종합 의학서적이라고 부를 수 있을 만큼 방대한 내용이 수록되어 있다. 이 외에도 인도, 고구려의 의학에 대해서도 수록되어 있다. 千金要方(천금요방)과 함께 千金方(천금방)으로 불린다.

③外臺,炙甘草湯,肺痿涎唾多,心中溫溫液液者 (虛勞)

外臺秘要에 실린 炙甘草湯은 肺痿로 침과 가래가 많으며 속이 느글거리는 것을 治療한다.

外臺秘要

당대(唐代)의 왕도(王燾)가 752년에 저술한 것으로, 이 책은 당초(唐初)와 당(唐)이전의 의학 서적을 모은 것임. "凡古方纂得五六十家, 新撰向數千百卷."(自序)이라 하였는데, 이를 가려서 정리한 것임.

권1~2는 상한(傷寒)이고, 권 3~6은 천행(天行), 온병(溫病), 학병(栖病), 곽란(霍亂)등이며, 권 7~20은 심통(心痛), 담음(痰飮), 해수(咳嗽)등 내과 잡병(雜病)이고, 권21~22는 눈, 귀, 코, 치아(齒牙)의 제병(諸病)이며, 권 23~24는 영류(瘤), 옹저(癰疽)등이고, 권 25~27은 치(痔), 리(痢), 외음제병(外陰諸病)이며, 권 28~30은 중오(中惡),금창(金瘡), 악질(惡疾)등이고, 권 31~32는 채약(採藥), 환산(丸散), 면부제병(面部諸病)이며, 권33~34는 부인병(婦人病)이고, 권 35~36은 소아병(小兒病)이며, 권 37~38은 유석(乳石)이고, 권 39~40은 명당구법(明堂灸法)이다.

전서(全書)는 모두 11~4문(門)으로 되어있으며, 의방(醫方) 약 6천여방이 실려있음. 책속에 인용된 모든 글들은 모두 출처를 밝히고 있어서 중국의 당(唐) 이전의 의학을 연구하는 데에 중요한 참고 문헌이 됨. 왕씨가 매우 풍부하게 수록(收錄)하여 전서(全書)의 내용이 매우 광범위함. 1069년 이 책을 북송(北宋)의 교정의서국(校正醫書局)에서 교정하여 간행하였으며, 1640년에 또 정연도(程衍道)가 교감(校勘)함.

비고(備考)

肺痿

問曰,熱在上焦者,因咳爲肺痿,肺痿之病,從何得之,師曰,或從汗出,或從嘔吐,或從消渴,小便利數,或從便難,又被快藥下利,重亡津液,故得之,曰,寸口脈數,其人咳,口中反有濁唾涎沫者何,師曰,爲肺痿之病,若口中辟辟燥,咳卽胸中隱隱痛,脈反滑數,此爲肺癰,咳唾膿血,脈數虛者爲肺痿,數實者爲肺癰

비교(比較)

桂枝加龍骨牡蠣湯
桂枝去芍藥加蜀漆牡蠣龍骨救逆湯(救逆湯)
三黃瀉心湯

상한론 Q & A

傷寒雜病論은 傷寒만 다루었는가?

雖未能蓋(盡)諸病 庶可以見病知源 즉 모든 병의 理致를 논하였음. 고로 상한만을 다룬 것이 상한론이라고 입을 놀리는 者(놈)는 世醫거나 이치를 따지지도 못한다고 스스로 인정하는 것이다. 病皆與方相應 隨證治之 즉 모든 병에는 이를 치료할 처방이 반드시 있고 이치에 따른 합당한 증거에 따라 세상의 온갖 병을 치료할 수 있다.

傷寒論에는 秘方(妙方,特效方)이 따로 있는가?

傷寒雜病論을 氣血水相對論으로 이해하면 이것에 실린 하나하나의 方이 特效方이고 妙方이며 秘方이다.

桂枝去芍藥加茯苓白朮湯

桂枝去芍藥加茯苓白朮湯

桂枝6 甘草4 生薑6 大棗6 茯苓6 白朮6.

右六味. 以水八升. 煮取三升. 去滓. 溫服一升. 小便利則愈。

水

胸氣滯 [桂枝去芍藥湯].

↓ 氣上衝

胃內停水

↓ 水上衝

氣水의 上衝 → 氣水의 表滯 → 表熱証.

表熱証 <
- 頭痛. 發熱. 惡寒. 惡風. 身疼痛.
- 無汗. 鼻水. 鼻塞. 噴嚏. 目水. 耳水.
- 眼水痛. 耳聾. 咽腫.

胃水의 上衝 <
- 心下滿微痛.
- 小便不利.

服桂枝湯. 或下之. 仍頭項强痛. 翕翕發熱. 無汗 心下滿. 微痛. 小便不利者. 桂枝去芍藥加茯苓白朮湯主之 [太陽上].

仍 그대로임, 실망한 모양임. 項 목뒤항, 목덜미항. 翕 합할흡, 모을흡. 微 작을미, 가늘미, 희미할미.

병리(病理)

胃內停水가 상충하여 表氣水滯가 되어 完全表熱證을 이룬 證.

桂枝去芍藥湯證의 몸 즉 桂枝湯證이 아닌 몸에 胃內停水(循環하지 못하고 정체된 胸部.腹部의 정체수)가 기가 상충함에 따라 같이 상충하여 체표에서 서로 어우러져 체한 상태를 말한다. 즉 표에 氣水滯가 되어 完全表熱證을 이룬 상태를 말한다.

이때는 不汗의 조건 즉 無汗의 조건이 되어야만 된다.
만일 땀이 나면 表氣水滯가 이루어 질 수 없기에 이 湯證이 아닌 것이다.
體內 停滯水(胃內停水)를 위로 끌어 올리는 기의 상충으로 小便不利가 나타난다.

惑 어떤 책에서는 桂枝去桂枝加茯苓白朮湯으로 되어있으나 이는 理論的으로 불가능하고 불가한 처방이다. 즉 이것은 선생님(金汪鎬)의 이론이라야만 이해할 수 있다.

表熱證(表氣水滯)
完全表熱證(太陽熱證)
頭痛 : 表氣水滯로 나타난다.
發熱 : 表氣滯가 熱로 변해서 나타난다.
惡風 : 바람을 싫어하는 증상으로 氣의 表滯로 새로운 氣가 뻗어나가지 못해서 나타난다.
惡寒 : 오한은 血滯로 생기는 증상으로 表氣水滯에 의한 것이기에 비록 선생님이 언급하였으나 이는 이론적으로나 실제적으로도 나타날 수 없는 것이기에 이 탕증에서는 결코 나타나지 않는다.
身疼痛 : 온몸이 아픈 것으로 이 또한 表氣水滯로 나타나는 증상이다. 삭신이 쑤시고 아프다.
無汗 : 땀이 날만한 조건에서도 땀이 나지 않는 것으로 만일 땀이 나면 표기수체증이 없어지고 나타나날 수도 없다. 따라서 이 탕증에 이 탕을 마시면 땀이 나며 소변이 시원하게 나오면서 병증이 풀린다.

胃內停水(胸部 胃腸部位의 停滯水)의 상충
氣가 상충하는 힘으로 水分이 상충한다.
心下滿微痛 : 胃內停水로 명치밑이 그득하고 아프기도 한다. 꼬르륵 꼬르륵 물이 흐르는 소리가 난다. 특히 배가 고플 경우 즉 속이 비어 있을 때 더욱 잘 나타난다.
小便不利 : 기상충따라 수분도 상충하기에 소변보는 것이 시원하지 않다.
鼻水 : 콧물

鼻塞 : 콧물이 나면서도 코가 막히는 증상.
噦(嚏) : 재채기를 말한다.
目水 : 눈물을 말한다. 그냥 눈이 시다고도 하고 빛에 눈이 시어 눈물이 난다고도 한다.
耳水 : 귀에서 물이 나오는 것. 中耳炎의 형태로도 오기도 한다.
眼水痛 : 눈이 氣와 水分의 압력으로 아프다. 이로 말미암아 안과질환을 앓기도 한다.
耳鳴 : 귀에서 소리가 난다. 氣와 水分이 상충하고 이들의 동요성으로 나타난다.
浮腫 : 氣分과 水分이 상충하나 이들이 체표로 외발하지 못하기에 주로 상반신에 나타난다.
心悸. 目眩. 頭眩 : 기분과 수분의 동요성에 의해서 나타난다.

약리(藥理)

茯苓은 순환하지 못하고 공간(胸腔.腹腔)에 정체된 水分을 순환시켜 소변으로 나가게 한다.
白茯苓, 赤茯苓 가리지 않고 茯苓으로 쓴다.

白朮은 표리근육에 배긴 수분을 순환시켜 소변으로 나가게 한다.
蒼朮, 白朮 모두 白朮로 여기고 쓰면 된다.

茯苓과 白朮은 정체된 수분을 순환시켜 소변으로 배출시킨다.

방후(方後)

桂枝 三兩 生薑 三兩 大棗 十二枚 甘草 二兩 茯苓 三兩 白朮 三兩 (6 6 6 4 6 6)
右六味,以水七升,煮取三升,去滓,溫服一升,小便利則愈

桂枝 生薑 大棗 甘草 茯苓 白朮 여섯 가지 약재에 물 七升을 넣고 三升으로 될 때까지 달인다. 찌꺼기와 건더기를 없애고 하루 세 번 一升씩 따뜻하게 복용한다. 소변이 많이 나오면 병이 바로 낫는다.

원전(原典)

①服桂枝湯,或下之,仍頭項强痛,翕翕發熱,無汗,心下滿微痛,小便不利者,本方主之 (太陽上)

桂枝湯을 服用하거나 下法을 쓴 다음에 頭項强痛이 그대로 있고 熱이 나며 땀이 나지 않고 명치 밑이 더부룩하며 약간 아프면서 小便이 시원하지 않은 사람은 本方으로 주지한다.

桂枝湯을 복용하거나 下法을 썼다는 것은 太陽病에 汗解法을 썼다는 것이고 下法을 썼다는 것은 誤治 즉 逆治를 했다는 것이다. 이것으로 인해서 氣가 움직여 즉 반동하여 상충하게 된다. 頭項强痛과 發熱, 無汗, 心下滿微痛, 小便不利는 순환하지 못하고 명치 밑에 고인 정체수가 氣分이 상충함에 따라 같이 상충하여 땀으로 나가지 못하고 體表에 氣分과 水分이 서로 엉켜 表氣水滯證를 형성하여 完全表熱證으로 나타난다. 이 기수상충으로 오줌이 시원하게 나오지 않는 小便不利가 나타난다.

桂枝甘草湯

桂枝甘草湯　桂枝8、甘草4、

右二味、以水三升、煮取一升、去滓、頓服。

→ 氣와水의 上衝 → 外發〔汗出〕.

氣逆의 氣上衝 〉→ 氣外發
水逆의 水上衝 〉→ 水外發.

↓

心下悸、欲得按者.

發汗性心悸亢進、呼吸促迫 又는 急迫、
및 汗出、 小便不利는 要點。
小兒急癎、

發汗過多、其人叉手自冒心、心下悸、欲得按者、桂枝甘草湯主之。〔太陽中〕.

叉 손길잡을차, 양갈래차　冒 가릴모, 쓰개모、欲 탐낼욕, 욕심낼욕、하고자할욕、得 얻을득、
按 누를안, 살필안, 어루만질안、

병리(病理)

氣分이 上衝하여 땀으로 外發됨.

氣分의 상충으로 몸의 水分이 상충하여 체표에서 땀으로 外發(汗出)된다.
이로 말미암아 여러 병적증상이 나타난다.
桂枝甘草湯證은 桂枝湯보다 虛證이거나 實證이다.

心下悸 : 氣分과 水分의 動搖性으로 인하여 心臟이 두근거리는 증상이 나타난다.
汗出(多汗) : 氣分과 水分이 상충하여 땀으로 나가는 현상으로 움직이거나 식사하는 동안 땀을 많이 흘려 병적으로 보이기도 한다.
發汗性心悸亢進 : 기분의 상충으로 체내 수분이 요동쳐 나타난다.
呼吸促迫(急迫) : 氣水上衝으로 나타나는 증상. 心悸로 말미암아 숨을 쉬는 것이 어렵다.
小便不利. 小便難 : 氣水의 상충으로 소변이 시원하게 나오지 않는다.
小兒急間 : 氣水의 상충으로 땀을 뻘뻘 흘려가며 心臟이 두근거려 癎疾로도 나타난다.

桂枝甘草湯은 桂枝湯證 보다 實證이거나 虛證이다.
實證은 기수혈의 상대적 평형에 의해 혈분이 많고 따라서 水分도 많다.
虛證은 기수혈의 상대적 평형에 의해서 水分이 순환하지 못하고 많이 처진다.
心悸는 虛證인 사람이 實證인 사람보다 상대적으로 더욱 심하게 느낀다.

桂枝甘草湯은 桂枝湯과 桂枝去芍藥湯처럼 여러 가지 처방의 기본이 되는 方이다.

방후(方後)

桂枝 四兩 甘草 二兩 (8 4)
右二味,以水三升,煮取一升,去滓,頓服

桂枝 甘草 두 가지 약재에 물 三升을 넣고 一升이 되도록 달인다. 그리고 난 다음 찌꺼기와 건더기를 걸어 없애고 一升을 마신다. 頓服한다.

頓服은 한번 쓰고 그치는 것으로 병이 급하거나 위험이 큰 약재를 쓸 때 쓰는 약 복용법이다. 물론 한번 복용하고 병이 나으면 더는 먹지 않고 병이 낫지 않으면 다시 복용한다.

원전(原典)

①發汗過多,其人叉手自冒心,心下悸,欲得按者,桂枝甘草湯主之 (太陽中)

땀을 많이 흘리면서 손은 깍지를 끼고 가슴에 대어 心臟이 두근대는 것을 억누르려고 하는 사람에게는 桂枝甘草湯을 쓴다.

땀이 많이 난다는 것은 桂枝湯證 보다는 實證이거나 더욱 虛證인 사람에게서 氣가 상충하면 그 몸의 水分도 같이 상충하여 체표로 나가기에 나타나는 현상이다. 그리고 이로 말미암아 水分과 氣分이 강하게 요동쳐 心臟이 몹시 두근거리게 된다. 따라서 손으로 가슴을 눌러 이를 진정하고자 한다.

桂枝甘草龍骨牡蠣湯

桂枝甘草龍骨牡蠣湯. 桂枝2. 甘草4. 龍骨4. 牡蠣4.
右四味. 以水五升. 煮取二升半. 去滓. 溫服八合. 日三服。

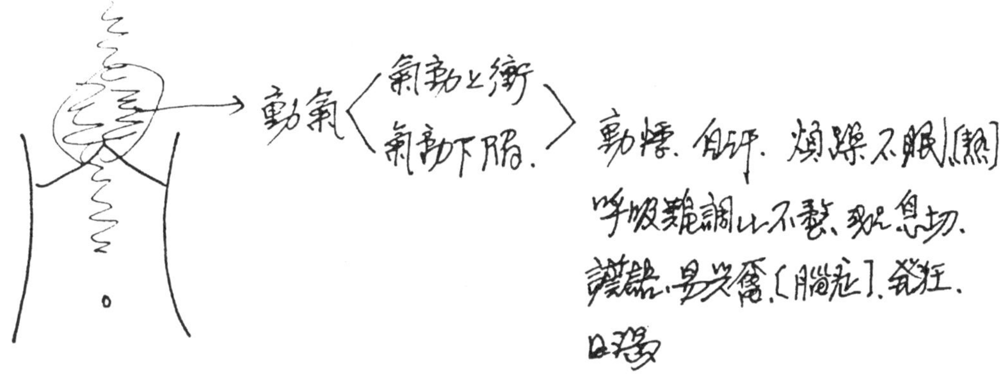

火逆下之. 因燒鍼煩躁者. 桂枝甘草龍骨牡蠣湯主之。[太陽中].

병리(病理)

桂枝甘草湯證 + 動氣證.

桂枝甘草湯證에 龍骨 牡蠣의 動氣證이 더해진 湯證.

動氣가 下陷하거나 上衝하여 병적증상이 나타난다.

動悸 : 가슴(心臟)이 뛰는 병적증상으로 氣上衝과 動氣의 動搖性이 원인이다.

自汗 : 땀이 나는 것. 氣(動氣)가 상충하여 체표로 水分과 氣分이 發散되는 것 즉 外發되는 것.

煩燥 : 動氣가 熱로 변하여 나타나는 증상으로 화닥증과 번민으로 나타남. 가슴이 답답한 것. 가슴이 터질 것 같다. 가슴이 불같다. 내 마음이 나의 마음이 아니다.

不眠 : 잠을 이루지 못하는 것으로 깨면 다시 잠이 들기가 어렵고 깊게 자지도 못한다. 이는 동기가 뇌를 자극해서 나타나는 병적증상으로 動悸가 있으면 더욱 심해진다.

呼吸困難. 呼吸亂調. 息切. 喘. 咳 : 동기가 흉부에 체하면 새로운 공기의 출입(호흡)이 나빠지기에 숨쉬기가 힘들고 고르지 않으며 숨이 차다. 기침으로도 나타난다. 숨 쉬는 것이 몹시 힘들어져 호흡이 잠시 멎는 것이 숨을 한꺼번에 몰아쉬는 한숨의 형태로 나타나는 것이 息切이다.

譫語 : 헛소리로 의식이 없을 때나 있을 때도 나타난다. 동기에 의한 병적 증상으로 본인 스스로 이 헛소리에 놀라기도 한다.

易興奮 : 작은 자극에도 쉽게 흥분하는 것으로 동기가 원인이다. 그러나 작은 위로에도 쉬 감격하고 고마워하며 눈물을 흘리기도 한다. 동기가 상충할 때는 얼굴이 벌겋게 달아오른다.

妄想 : 동기가 동요하여 실재적이지 않고 비현실적인 온갖 이상하고 잡스런 생각이 생긴다.

發狂 : 동기가 상충하여 뇌를 자극하는 정도가 심하면 본인도 모르게 미친 사람으로 변한다. 이때는 동기가 폭발적으로 상충하기에 추위를 타지 않고 옷을 거의 걸치지도 않는다.

口渴 : 동기의 열이 위로 솟는 길목이 咽喉部이기에 咽乾, 口燥가 나타난다.

多夢 : 꿈이 많은 것으로 동기에 의해서 나타나며 비현실적이고 나에게 상큼하지도 않고 본인이 괴로운 꿈을 꾸게 된다. 꿈을 자주 꾸기에 잠을 깊게 자지 못하여 자고 난 뒤에도 몸이 무겁고 피곤하다. 심한 경우는 하루 온종일 자도 피곤하다고 표현하고 틈만 나면 잠을 자려 한다. 잠시 잠깐 잠을 자는 경우에도 꿈을 꾸다보면 꿈인지 현실인지를 모르게 된다.

易驚 : 작은 자극에도 동기가 쉽게 놀라 그 몸이 놀라는 것으로 놀란 뒤에는 가슴이 두근거리는 심동계와 氣가 몸에서 빠져나가 몸이 땅에 끌려가 쫙 달라붙거나 몸이 짜부러지는 느낌과 피로가 온다.

방후(方後)

桂枝 一兩 甘草 二兩 牡蠣 二兩 熬 龍骨 二兩 (2 4 4 4)
右四味,以水五升,煮取二升半,去滓,溫服八合,日三服

桂枝 甘草 牡蠣 龍骨 네 가지 약재에 물 五升을 넣고 二升半이 될 때까지 달인다. 그런 다음 찌꺼기와 건더기를 걷어내고 약 八合을 하루 세 번 따뜻하게 복용한다.

원전(原典)

①火逆下之,因燒針煩躁者,桂枝甘草龍骨牡蠣湯主之 (太陽中)

불로 말미암아 氣가 하강하였거나 燒鍼으로 번조가 생긴 사람은 본방으로 다스린다.

불로 劫迫하면 氣가 놀라 밑으로 내리 달리고 반작용으로 기분이 다시 위로 치솟게 된다. 그리고 불로 겁을 주면 氣가 놀라 동기가 생기기도 한다. 燒鍼은 본래 발한(땀내기)의 목적으로 쓰지만 의도와 다르게 기가 놀라 상충하거나 下陷하고 정상순환궤도를 벗어나 돌아오지 못하는 動氣로 변하기도 한다. 桂枝甘草湯證의 기상충과 가슴팍의 동기에 의해서 煩燥가 생기면 桂枝甘草龍骨牡蠣湯을 쓴다.

비교(比較)

桂枝加桂湯
桂枝加龍骨牡蠣湯
桂枝去芍藥加蜀漆牡蠣龍骨救逆湯(救逆湯)
柴胡加龍骨牡蠣湯

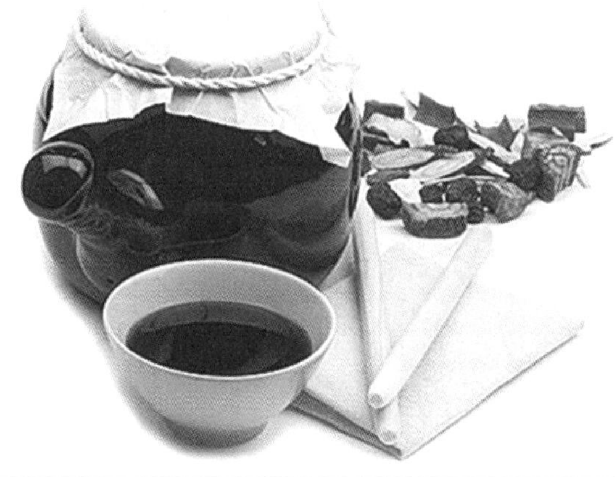

茯苓劑

茯苓甘草湯

茯苓甘草湯 茯苓4. 桂枝4. 甘草2. 生薑6.

右四味. 以水四升. 煮取二升. 去滓. 分溫三服。

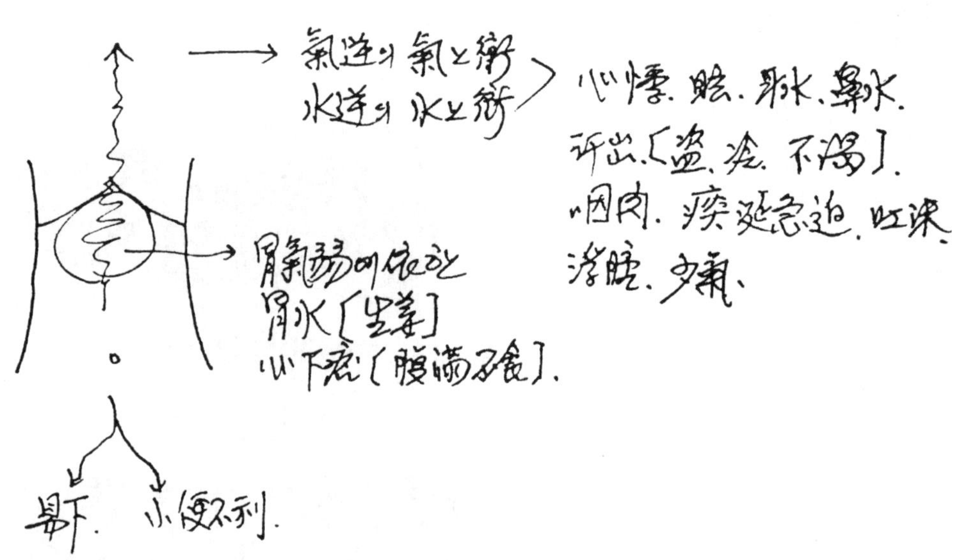

① 傷寒. 汗出而渴者. 五苓散主之. 不渴者. 茯苓甘草湯主之 [太陽中].

② 傷寒. 厥而心下悸. 宜先治水. 當服茯苓甘草湯. 却治其厥. 不爾水漬入胃. 必作利也. [厥陰病]

痞 더부룩할 비 기질릴 비. 속결릴 비.　眩 아찔할 현 어두울 현.　鳴 울 명 새울은 명.　厥 그 궐. 그것 궐. 짧을 궐. 절할 궐.

卻 물리칠 각 도리어 각.　爾 어조사 이. 말어. 그러할 이.　漬 물거품 지. 담글 지. 적실 지.

병리(病理)

氣逆의 氣上衝과 그에 따른 水逆의 水上衝과 胃氣弱에 의한 胃內停水.

胃腸의 氣가 弱하여(氣血水循環에 異狀이 생겨 위장의 기능이 약해지고) 水分이 胃腸에서 소화 흡수되지 못하여 정상적으로 순환하지 못하기 때문에 정체되어 위내정수가 생긴 것이다.
이 胃內停水가 氣分이 위로 솟을 때 기분의 推動力에 의해서 함께 상충하여 병적증상이 나타난다.

氣가 胃內停水를 끌고 上衝할 때 생기는 病的症狀
心悸 : 氣分과 水分의 상충으로 나타난다. 즉 기분과 수분의 動搖性에 의해 심장이 두근거린다.
眩 : 氣分과 水分의 상충으로 즉 기분과 수분의 동요성으로 나타나는 어지러움. 高所恐怖症과 흔들리는 것(바이킹, 배, 그네)을 타면 더욱 어지러워져 이를 피한다. 걷다 발을 헛딛는다. 머리가 어지러운 것을 頭眩이라 하고 눈이 어찔거리고 어지러운 것은 目眩이라 한다.
耳鳴 : 귀에서 소리가 나는 것으로 기분과 수분의 동요성에 의해서 나타난다.
耳水 : 귀에 물이 차거나 물이 흘러나오는 것으로 中耳炎으로 나타나기도 한다.
鼻水 : 콧물이 나거나 코에 물이 찬다. 蓄膿症이나 재채기, 코막힘 등이 나타난다.
目水 : 눈물이 많아진다. 눈이 시다. 눈이 부시다. 그러나 기상충이 늘 일어나지 않고 수분이 부족해 질 때도 있기에 眼球乾燥症이 나타나기도 한다.
汗出. 多汗. 盜汗. 冷. 不渴 : 胃內停水가 氣上衝으로 위로 치솟아 體表로 外發하여 땀으로 나간다. 의식이 없을 때(잠을 잘 때) 나가는 땀이 盜汗이다. 결코 冷汗(氣分없이 水分만 나가는 땀)은 아니다. 胃內停水가 있으면 胃部位의 반대편 즉 등쪽에 큰 손바닥 크기의 부위에 통증이 있고 찬 느낌이 있다. ⇒(夫心下有留飮,其人背寒冷,如手大(痰飮)). 不渴은 갈증이 없는 것으로 체내 氣血水 循環 軌道로 순환하지 못하고 정체된 위내정수가 있기 때문이다. 그러나 心下腹滿과 胸滿으로 답답함이 생기고 이를 잊기 위해 찬 물을 찾는다. 허나 물을 마셔도 잠시 목안만 시원해질 뿐 물이 위장에서 흡수되지 못하고 체하기에 속은 더욱 답답해진다.
咽肉 : 胃內停水가 氣上衝으로 기분과 같이 상충하다 인후부에서 걸리기에 나타나는 것으로 목에 작은 고깃덩이나 생선가시가 걸린 듯하게 느낀다. 또는 가래가 걸린듯하기도 하다.
痰涎急迫 : 咽肉과 같은 원리로 나타나고 목에 痰(水分)이 걸려 숨통을 막아 숨을 쉬려고 아둥바둥 발버둥 치게 된다. 심하면 癎疾로 나타나기도 한다.
吐沫 : 胃內停水가 氣上衝으로 상충하여 입안에 물이 고이고 이것이 차고 넘쳐 침을 뚝뚝 흘리기도 한다. 입안과 혓바닥에 물이 흥건하고 말을 할 때 침이 사방으로 마구 튄다.
浮腫 : 胃內停水가 氣上衝 따라 상충하여 땀으로 제대로 나가지 못하여 나타난다. 주로 上體나 上半身

(눈, 얼굴, 손, 上腹部)에 나타난다.

身重 : 몸에 수분이 체하면 몸이 무거워진다. 이로 말미암아 피로가 오고 몸이 뒤틀리기도 한다.

少氣 : 숨을 쉬는 호흡량이 적은 것. 호흡하는 것이 힘들기도 하다. 위내정수가 흉부를 압박하고 흉부에 정체수가 차오르기 때문이다. 따라서 서있는 것이 편하고 엎드리거나 누우면 정체수가 흉부를 압박하기 때문에 앉아 있거나 서 있으려 한다. 눕거나 엎드리면 가슴이 답답하고 숨이 차기에 不眠에 시달리기도 한다.

心下痞 : 명치 밑이 더부룩하고 갑갑하며 거북한 것을 말한다. 명치 밑 위속에 정체된 수분에 의해서 나타나는 병적 증상으로 위장기능이 약화되어 수분이 위장에서 소화 흡수되지 못하고 고인 것이다. 수분은 위장에서 흡수되어 氣分의 推動力에 의해서 혈맥을 따라 전신을 돈다. 그 다음에는 대부분 腎臟과 膀胱을 통해 소변으로 나가고 적은 양은 체표의 땀구멍을 통해 땀으로 나간다. 명치 밑에 고인 胃內停水는 당연히 소변으로 풀어야 윗배가 꺼지면서 더부룩한 증상이 사라진다.

腹滿 : 윗배가 부른 것으로 위내정수로 말미암아 나타난다. 胃腸機能의 약화로 음식물을 먹어도 소화가 되지 않고 헛배가 부르고 물만 그득 차 거북하다. 복만을 이루는 정체수분과 가스가 흉부를 압박하여 즉 가슴이 답답하고 터질 것 같은 胸滿이란 병적증상도 나타난다. 서 있으면 편하고 눕거나 앞으로 꾸부리고 앉으면 胃內停水가 윗배와 가슴부위를 압박하기에 몹시 불편해 한다.

不食 : 식사를 하면 이를 소화시키지 못하고 물이 차고 가스가 들어차기에 음식물을 먹지 못한다. 上腹滿으로 더부룩함과 숨참, 갑갑함, 무기력 등의 병적증상이 나타난다.

易下 : 순환하지 못하고 정체된 위내정수가 한꺼번에 밑으로 쏟아져 내리는 것이 설사다.

小便不利 : 위내정수가 기가 상충함에 따라 수분도 올라가기에 소변이 시원하지 않은 것이다. 정체된 수분은 체내로 순환시킨 다음 소변으로 풀리게 해야 올바른 治療法이다. 혹은 정체수가 藥을 복용한 뒤 한꺼번에 설사로 풀리는 경우가 있다. 이는 冥顯現象이다.

방후(方後)

茯苓 二兩 桂枝 二兩 甘草 一兩 生薑 三兩 （４４２６）

右四味,以水四升,煮取二升,去滓,分溫三服

茯苓 桂枝 甘草 生薑 네 가지 약재에 물 四升을 넣고 二升이 될 때까지 달인다. 찌꺼기와 건더기를 없앤 뒤 이를 세 번에 나눠 따뜻하게 하여 복용한다.

원전(原典)

①傷寒汗出而渴者,五笭散主之,不渴者,茯苓甘草湯主之 (太陽中)

傷寒으로 땀이 나면서 갈증이 있으면 五苓散으로 갈증이 없으면 茯苓甘草湯으로 치료한다.

五苓散證은 혈맥내 수분부족으로 갈증이 있고 이 갈증에 의해 마신 물이 체하여 위내정수가 생긴다. 이것이 땀으로도 나가는데 땀이 나면 기혈수 상대적 평형에 의해 더욱 열이 생겨 위중건이 심해져 갈증이 많이 난다. 그리고 혈맥내 수분부족으로 열이 생겨 이 열이 太陽病을 이루기도 한다. 따라서 小便不利와 渴症이 반드시 나타난다. 그러나 茯苓甘草湯證은 위장기능 저하로 수분이 체하는 것이기에 즉 혈맥내 수분부족이 아니기에 갈증은 없고 上腹滿과 不食이란 주된 병적증상이 나타나는 것이다. 小便不利는 기상충에 의해 수분이 상충하기 때문에 나타난다.

②傷寒厥而心下悸,宜先治水,當服本方,却治其厥,不爾水漬入胃,必作利也 (厥陰)

傷寒으로 몸이 썰렁하게 차면서 心悸가 있으면 먼저 滯한 水分을 茯苓甘草湯으로 처리한다. 오히려 몸이 썰렁하며 차다고 하여 熱藥을 쓰면 水分이 胃를 적시지 못하여 설사를 일으킨다.

茯苓甘草湯證에서 厥은 실제 기가 부족하여 陰證으로 나타나는 것이 아니라 순환하지 못하고 체한 위내정수로 인해 나타난다. 이 胃內停水에 의해 몸이 서늘하면서 차게 느껴지는 것이다. 즉 물의 특성이 나타난 것이다. 이때 오히려 熱藥을 쓰면 氣를 움직이거나 水分을 격동시켜 설사가 생긴다.

茯苓桂枝白朮甘草湯(苓桂朮甘湯)

茯苓桂枝白朮甘草湯. 茯苓8. 桂枝6. 白朮4. 甘草4.

右四味. 以水六升. 煮取三升. 去滓. 分溫三服. 小便則利.

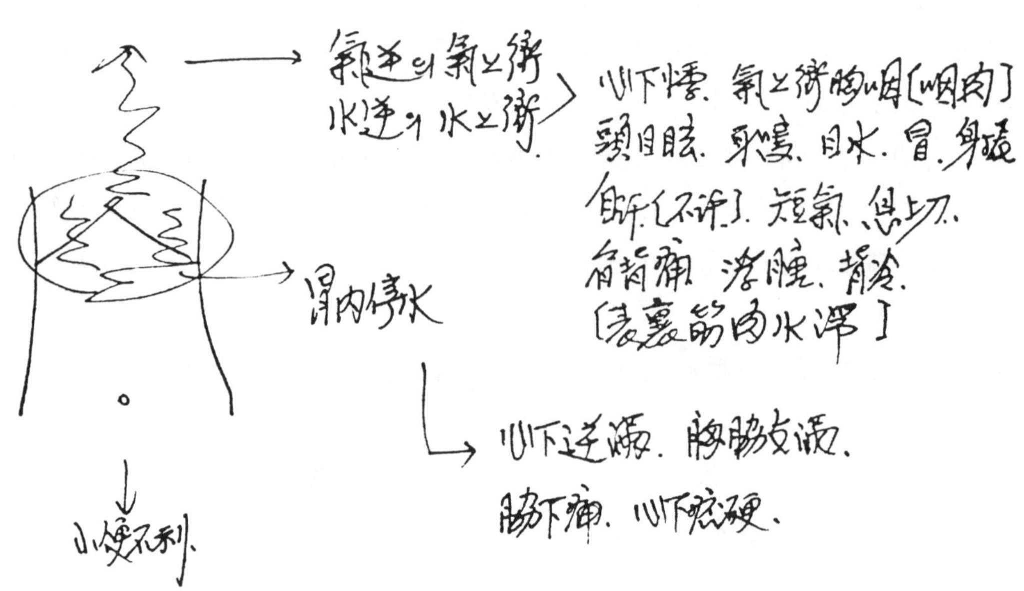

① 傷寒. 若吐. 若下後. 心下逆滿. 氣上衝胸. 起則頭眩.
脈沈緊. 發汗則動經. 身爲振振搖者. 苓桂朮甘湯主之.[太陽中].

② 心下有痰飮. 胸脇支滿. 目眩. 苓桂朮甘湯主之.[痰飮].

③ 夫短氣有微飮. 當從小便去之. 苓桂朮甘湯主之. [痰飮].

咽 목구멍 인. 삼킬 연. 목멜 열.
冒 가릴 모. 쓰개 모. 무릅쓸 모.
振 떨칠 진. 진동할 진. 움직일 진.
逆 거스릴 역. 배반할 역. 어지럽게 할 역.
支 고일 지. 버틸 지. 지탱할 지. 초목의 가지 지. 나누어질 지.
脇. 脅. 갈비 협. 겨드랑 협.

병리(病理)

氣逆의 氣上衝 이로 인한 水逆의 水上衝 + 胃內停水 + 表裏筋肉의 水滯.

胃內停水가 기상충으로 위로 솟아 나타나는 병적증상과 表裏筋肉의 水滯로 나타나는 병적증상이 있다. 단 위내정수가 있을지라도 음식물 소화흡수에는 전혀 문제가 없다.

위내정수가 기상충으로 위로 솟아 나타나는 병적증상은 茯苓甘草湯을 참조하면 된다.
心下悸. 頭目眩. 耳水. 鼻水. 耳鳴. 目水. 咽肉. 冒. 身振. 自汗(不汗). 短氣. 息切. 喘. 咳. 痰涎急迫. 背冷. 浮腫. 身重. 小便不利
冒 : 모자나 보자기를 뒤집어 쓴 것처럼 멍해지고 머리가 무겁게 눌리는 증상이 나타난다.
身振 : 몸이 움찔 떨리는 것으로 몸의 水分이 출렁거려 몸이 떨리는 것으로 나타난다. 水分의 動搖性으로 걷다 발을 헛딛거나 잘 넘어진다. 바이킹을 타거나 높은 곳에 올라가면 기분이 동해서 수분이 상충하여 어질어질함을 느끼게 된다. 흐르는 물을 보면 꼭 빨려드는 느낌이 오기도 한다. 수분이 체표에 체하면 신체는 이 병적 수분을 없애기 위해 먼지를 털듯이 몸과 살을 떨게 된다. 이것이 肉瞤이다. 눈가가 떨리고 손을 떨며 머리를 앞 뒤 옆으로 떨기도 하고 근육의 일부가 파르르 떨리기도 한다. 그리고 신체 모두가 떨리는 것을 身瞤이라 한다.

表裏筋肉의 水滯
心下痞硬 : 水分이 胃臟筋肉에 체하여 假性緊張狀態로 나타나나 실제 소화하는 것에는 아무런 문제가 없다. 心下痞硬이 아닌 것이 心下痞硬처럼 보인다.
胸脇支滿 : 가슴부위 옆구리가 뭉쳐 결린다. 마치 柴胡劑의 胸脇苦滿으로 잘못 알 정도로 비슷하나 정체수가 근육에 배여 나타났기에 熱的 증상이 전혀 나타나지 않는다.
肋下痛 : 옆구리 밑이 아픈 것으로 근육에 수분이 체하여 나타난다. 흔히 담이 들린 것으로 표현한다.
心下逆滿 : 위내정수가 기가 상충할 때 같이 치올라 받히고 근육에 수분이 체하여 근육이 緊張狀態가 되기에 나타난다. 명치아래가 치받히며 갑갑한 증상으로 윗배를 오므리지 못하고 자주 윗배를 앞으로 쭉 내밀며 허리를 펴야 편하다.
肩背痛. 筋肉痛. 身重. 浮腫 : 위내정수가 기상충으로 상충하다 어깨부분에서 구조적으로(병목현상) 체하기 때문에 그리고 근육에 수분이 체하여 어깨가 아프며 결리게 된다. 정체된 水分이 표리근육에 체하기에 근육이 아프고 몸이 무겁게 되며 찌뿌둥하며 뒤틀리게 된다. 그리고 몸이 붓기도 한다.

방후(方後)

茯苓 四兩 桂枝 三兩 白朮 二兩 甘草 二兩 (８６４４)
右四味,以水六升,煮取三升,去滓,分溫三服,小便則利 (痰飮)

茯苓 桂枝 白朮 甘草 이 네 가지 약재에 물 六升을 넣고 三升이 될 때까지 달인다. 찌꺼기와 건더기를 없앤 뒤 一升씩 하루 세 번 따뜻하게 복용한다. 小便으로 풀린다.

원전(原典)

①傷寒,若吐,若下後,心下逆滿,氣上衝胸,起則頭眩,脈沈緊,發汗則動經,身爲振振搖者,本方主之 (太陽中)

傷寒病에 만일 吐法을 쓰고 또는 下法을 쓴 다음 명치 밑이 치받히며 답답하고 기가 흉부로 상충하여 일어날 때 어지럼증이 생기고 脈이 가라앉고 팽팽하다. 發汗을 시키면 血脈을 움직여 몸이 흔들흔들 움직이거나 어질어질 흔들거리는 사람은 苓桂朮甘湯으로 주지한다.

傷寒病에 吐法이나 下法을 쓰면 이는 誤治로 逆治도 되기에 氣를 激動시켜 상충하게 한다. 이 氣가 상충함에 따라 위내정수도 상충하여 心下逆滿이 나타나고 또한 기분과 수분의 동요성으로 몸이 떨리고 움찍움찍하게 된다.

②心下有痰飮,胸脇支滿,目眩,苓桂朮甘湯主之 (痰飮)

명치 밑에 痰飮이 있고 이 痰飮에 의해 가슴과 옆구리가 결리고 답답하며 눈이 어지러운 것은 苓桂朮甘湯으로 주지한다.

명치 밑에 순환하지 못하고 처진 정체수가 氣가 상충함에 따라 같이 상충하고 이 수분이 표리근육에 박혀 근육이 긴장하여 胸脇支滿이 생기고 기분과 수분의 동요성으로 눈이 어질한 目眩이 생긴다.

③夫短氣有微飮,當從小便去之,苓桂朮甘湯主之 (痰飮)

痰飮이 있어 숨을 짧게 쉬는 것은 마땅히 小便으로 치료한다. 苓桂朮甘湯으로 주지한다.

痰飮이 肺를 범하면 숨쉬기가 힘들어 喘息이나 기침 한숨(息切)으로 나타난다.
이 痰飮(停滯水)은 몸 밖으로 바로 내보내거나 체내 기혈수 순환궤도로 진입시켜 정상순환하게 하여 小便으로 내보내는 것이 바른 치료법이다.

비고(備考)

*傷寒吐下後發汗,虛煩,脈甚微,八九日心下痞硬,脇下痛,氣上衝咽喉,眩冒,經脈動惕者,久而成痿,宜苓桂朮甘湯 (太陽下)

1. 問曰,夫飮有四,何謂也,
 師曰,有痰飮,有懸飮,有溢飮,有支飮
 問曰,四飮何以爲異
 師曰,其人素盛今瘦,水走腸間,瀝瀝(漉漉)有聲,謂之痰飮
 飮後水流在脅下,咳唾引痛,謂之懸飮
 飮水流行歸於四肢,當汗出而不汗出,身體疼重,謂之溢飮
 咳逆倚息,短氣不得臥,其形如腫,謂之支飮
2. 水在心,心下堅築,短氣,惡水不欲飮
 水在肺,吐涎沫,欲飮水
 水在脾,少氣身重
 水在肝,脅下支滿,嚏而痛
 水在腎,心下悸
3. 夫心下有留飮,其人背寒冷,如手大,留飮者,脅下痛引缺盆,咳嗽則輒已(轉甚),胸中有留飮,其人短氣而渴,四肢歷節痛,脈沈者,有留飮
4. 膈上病痰,滿喘咳吐,發則寒熱,背痛腰疼,目泣自出,其人振振身瞤劇,必有伏飮
5. 夫病人飮水多,必暴喘滿,凡食少飮多,水停心下,甚者則悸,微者短氣,脈雙弦者寒也,皆大下後喜虛 (裏虛),脈偏弦者飮也
6. 肺飮不弦,但苦喘短氣,支飮亦喘而不能臥,加短氣,其脈平也,病痰飮者,當以溫藥和之
7. 久咳數歲,其脈弱者可治,實大數者死,其脈虛者必苦冒,其人本有支飮在胸中故也,治屬飮家
 * 脈浮而細滑,傷飮
 * 脈弦數,有寒飮,冬夏難治

茯苓桂枝甘草大棗湯(略稱 苓桂甘棗湯)

茯苓桂枝甘草大棗湯〔略稱、苓桂甘棗湯〕

茯苓16、桂枝8、甘草4、大棗8、

右四味、以甘爛水一斗、先煮茯苓、減二升、內諸藥、煮取三升、去滓、溫服一升、日三服。

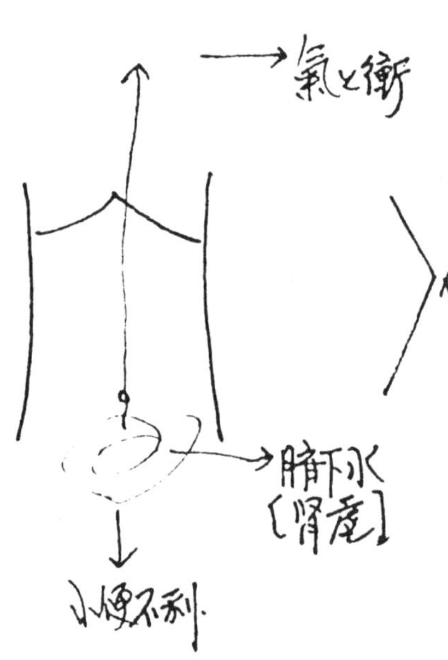

① 急激한 氣水上衝、
奔豚病、〔氣閉腹急、人事不省〕、
汗出、强頭痛、

② 緩慢한 氣水上衝、
强頭痛、吐疾、痰涎急迫、
心下悸

③ 氣水上衝이 없을때.〔澼囊病〕
下腹蠕動不安、臍下悸、
押時는 痛과 水声이 放散、

發汗後、其人臍下悸者、欲作奔豚、苓桂甘棗湯主之〔太陽中〕、
〔奔豚病〕、

奔 달아날분 분주할분、 澼、창자사이물벽、 囊 주머니낭 자루낭、 蠕 꿈질거릴유、벌레기는유、

병리(病理)

臍下水分(腎虛性 停滯水)이 氣分따라 急激하게 上衝하여 나타나는 病證과 臍下水 그 自體로 나타나는 病證.

1. 急激한 氣水上衝

奔豚病(牙關緊急.人事不省) : 臍下水가 기상충따라 올라와 머리를 강타하여 의식을 잃고 쓰러진다. 제하수가 없어지거나 기가 상충하는 것이 멈추어야 입으로 토하는 물이 없어지며 발작이 멈춘다. 만약 胃臟에 음식물이 있으면 臍下水까지 치솟게 하는 기가 이를 함께 치올려 토하게 되고 心臟을 자극하여 두근거림 즉 心悸가 생긴다. 그러나 심계는 순간에 일어나기에 미처 느끼지 못할 수 있다.

牙關緊急 : 發作이 시작되면 頭痛이 强烈하게 나타나기에 이를 악물고 버티게 된다.

人事不省 : 발작이 시작되어 강두통이 생긴 뒤에 의식을 잃게 된다.

2. 緩慢한 氣水上衝

强頭痛 : 氣水가 완만하게 상충하더라도 머리가 무척 아프게 된다. 이는 氣分과 水分이 머리를 강하게 압박하여 나타난다.

吐痰 : 臍下水가 기상충에 의해서 올라오는 것이기에 입안에 물이 흥건하게 고이고 입으로 넘쳐흐르게 된다. 와락 물을 토하기도 한다.

痰涎急迫 : 상충하는 氣分과 水分이 咽喉部를 막으면 호흡이 힘들어져 나타나는 것으로 꼭 숨이 넘어갈 듯 괴로워 몸부림치게 된다. 이로 인해 의식을 잃을 수도 있다.

心下悸 : 기상충과 이에 따른 臍下水가 심장을 자극하여 두근거리게 된다.

眩 : 기상충으로 올라오는 臍下水로 인해 눈과 머리가 어지러운 증상으로 머리가 무겁거나 흔히 무엇인가 머리를 뒤집어씌운 듯한 느낌과 무엇인가에 내리 눌린 듯한 느낌 그리고 눈과 머리가 어찔어찔 어지럽거나 뇌가 흔들리는 느낌이 나타나기도 한다.

3. 氣上衝이 없을 때 (澼囊病)

배꼽 주위나 배꼽 밑에 순환하지 못하고 고인 물에 의해서 澼囊病이 생긴다. 제하수가 오래 있으면 피부도 얇아지고 그 부위의 장기기능도 떨어진다.

下腹部蠕動不安 : 下腹部에 고인 물에 의해서 장기능이 저하되어 뱀이 꿈틀거리듯이 아랫배가 출렁거리며 꾸륵꾸륵 물소리가 난다. 일반적으로 뱃가죽이 매우 얇아진다.

臍下悸 : 배꼽 주위에서 脈이 뛰듯이 벌떡이는 증상으로 하복부에 정체된 수분에 의해서 나타나고 뱃살이 얇을수록 더욱 두드러지게 나타난다.

押時 痛과 水聲이 放散 : 아랫배를 누를 때 통증과 물소리가 난다. 臍下水에 의해 장기의 기능이 떨어져 假性緊張이 생기고 이를 누를 경우 통증이 나타난다. 軟弱無力狀이 나타나면 풍선에 물을 넣은 것처럼 뱃살이 얇은 솜이나 비닐처럼 느껴지고 그 속에 고인 물을 쉽게 느끼고 알 수도 있다.

방후(方後)

茯苓 半斤 桂枝 四兩 甘草 二兩 大棗 十五枚 (16 8 4 8)
右四味,以甘爛水一斗,先煮茯苓,減二升,內諸藥,煮取三升,去滓,溫服一升,日三服

甘爛水 一斗(十升)에 먼저 茯苓을 넣고 물이 二升이 줄 때까지 달인다. 그 뒤에 桂枝 甘草 大棗를 마저 넣고 물이 三升이 될 때까지 달인다. 그리고 난 뒤에 찌꺼기와 건더기를 없앤다. 一升씩 하루 세 번 따뜻하게 복용한다.

甘爛水(甘瀾水) : 곽란(급성 위장병)을 치료하는 데 쓰이며, 또한 방광경으로 들어가서 분돈증(배 속에 딱딱한 덩어리가 뭉친 것)도 낫게 한다. 이 물을 만드는 방법은 다음과 같다. 물을 1말 정도 큰 동이에 부은 다음 바가지로 그 물을 퍼 올렸다가는 쏟고 퍼 올렸다가 쏟기를 물 위에 구슬 같은 거품방울이 5~6천개 정도 생길 때까지 하여 떠서 쓴다. 이것을 일명 백로수(百勞水)라고도 한다. 이 물은 조개껍질을 달빛에 비추어 가지고 거기에서 받은 물[방제수]과 같다. 맛이 달고[甘] 성질이 따뜻하며[溫] 부드럽기 때문에 상한음증(傷寒陰證)을 치료하는 약을 달이는 데 쓴다.

原典처럼 해도 되나 실은 네 가지 약재를 일반적인 물에 달여 복용해도 된다.

원전(原典)

①發汗後,其人臍下悸者,欲作奔豚, 苓桂甘棗湯主之 (太陽中)

發汗한 뒤 배꼽 밑이 두근두근하며 奔豚을 일으키는 것은 苓桂甘棗湯으로 주지한다.

發汗後는 땀은 본래 수분과 함께 기가 체표로 나가는 것이기에 氣가 상충하여 수분을 끌고나갔다는 것을 말한다. 배꼽(아랫배) 주위에 정체된 수분과 이 정체수를 끌어 올리는 기분의 동요성으로 배꼽 주변이 벌렁대고 심장이 두근거리는 것이 나타난다. 즉 기분의 급격하고 강력한 상충이 아랫배에 고인 물을 위로 치솟게 하여 정신을 잃고 허겁지겁 허둥거리게 만들고 몸을 쓰러지게 하는 奔豚을 만드는 것이다. 이럴 때는 苓桂甘棗湯으로 다스린다.

비교(比較)

桂枝加桂湯
葛根湯
奔豚湯
五苓散

상한론 Q & A

仲景師(張仲景)는 傷寒雜病論에서 陰陽五行을 다루었는가?

陰陽虛實은 다루었으나 陰陽五行은 다루지 않았다. 혹자는 夫天布五行 以運萬類 人稟五常 以有五臟 經絡府兪 陰陽會通 玄(元)冥幽微 變化難極 自非才高識妙 豈能探其理致哉 위의 문장을 보고 음양오행을 바탕으로 傷寒雜病論을 만들었다고 하나 이는 인간생명체의 몸에서 이루어지는 모든 현상 즉 생화학적 대사과정이나 마음의 변화등과 같은 모든 것을 인간의 능력으로 파악하기 힘이 든다는 뜻이다. 그러나 인간생명체의 몸과 마음에서 일어나는 모든 것이 아닌 일부분이라도 理致的으로 파악하여 학문적으로 정리하여 만든 것이 傷寒雜病論이다. 따라서 傷寒雜病論 서문에 雖未能蓋(盡)諸病 庶可以見病知源 若能尋余所集 思過半矣라 쓴 것이다.

茯苓桂枝五味子甘草湯(略稱 苓桂味甘湯)

茯苓桂枝五味甘草湯[略稱苓桂味甘湯]、

茯苓8、桂枝8、甘草6、五味子6。

右四味、以水八升、煮取三升、去滓、分溫三服。

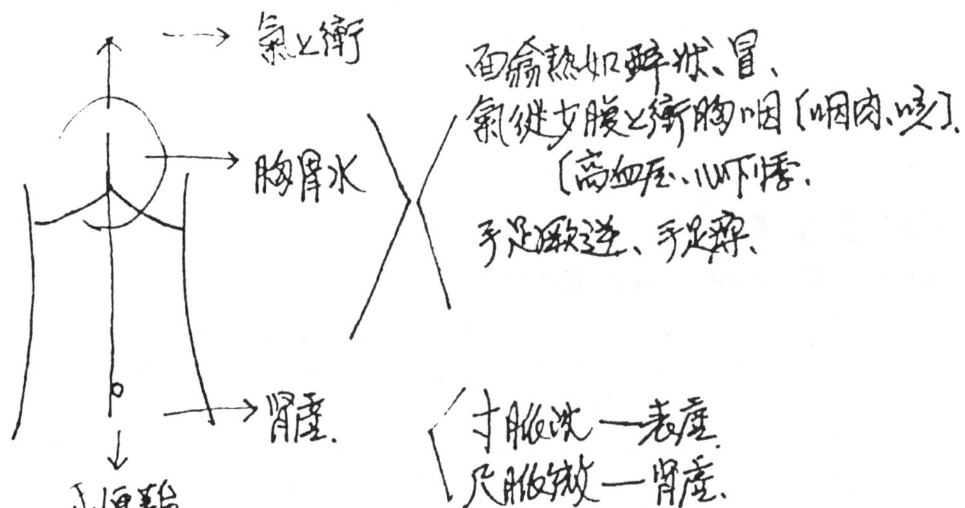

青龍湯下已、多唾口燥、寸脈沈、尺脈微、手足厥逆、氣從小腹上衝胸咽、手足痺、其面翕熱如醉狀、因復下流陰股、小便難、時復冒者、與茯苓桂枝五味甘草湯、治其氣衝[痰飮、咳嗽]。

已 이미 이、從 따를 종、부터 종、좇을 종、痺 저릴 비、翕 합할 흡、당길 흡、모을 흡、

然 그럴 연、그렇다 할 연、그렇듯 할 연、그러나 연、因 인할 인、까닭 인、말미암을 인、復 다시 부、회복할 부、또 부、거듭할 부、

醉 술취할 취、股 다리 고、難 어려울 난、冒 가릴 모、쓰개 모、

병리(病理)

胸胃의 정체수 + 氣의 반복적 上衝.

胸胃에 정체된 水分이 氣上衝 따라 위로 치솟아 병적증상이 나타난다.
그리고 五味子는 氣가 짧은 시간에 반복적이고 잇달아 오르내리는 것을 다스린다.
즉 桂枝甘草湯證의 기상충과는 다르다.
苓桂味甘湯證은 氣가 급격히 상충하는 것과 지속적이고 반복적인 오르내림으로 정체수가 같이 급상승하기도 하고 다람쥐 쳇바퀴 돌듯이 오르내리게 되어 이것에 의해서 병적증상이 나타난다.

氣의 급격한 상충과 氣의 규칙적이고 반복적인 상충으로 수분이 상충하기에 面翕熱如醉狀, 不眠, 冒, 咽肉, 咳, 高血壓, 心下悸, 手足厥逆, 手足痹, 小便難 등이 나타난다.

面翕熱如醉狀 : 氣의 지속적이고 반복적인 상충으로 기가 열로 변해서 얼굴이 술에 취한 것처럼 벌겋게 달아 오른다. 볼만 벌겋게 되기도 하고 온 얼굴이 그런 경우도 있다.
不眠 : 氣의 반복적이고 지속적인 오르내림으로 인해 熱이 받히거나 기부족 상태가 이어져 그리고 정체된 수분이 윗배와 가슴팍을 압박하여 답답함을 만들어 불면이 나타난다. 정체수의 위치적 상대성에 의해서 눕거나 허리를 구부리면 더욱 심해지고 서 있거나 앉으면 덜해진다. 咽肉에 의한 기침 천식도 이치가 이와 같다. 눕거나 엎드리거나 앞으로 구부리면 기침과 천식, 답답함이 더욱 심해져 서있거나 앉아 있으려 한다.
冒 : 머리에 보자기를 씌운 것처럼 뭔가 뒤집어 쓴듯하고 내리 눌리는 것처럼 느낀다. 갑자기 머리가 멍해지기도 하며 머리가 텅 빈 것처럼 느끼기도 한다. 이는 기분과 수분이 서로 어우러져 생기는 병적 증상이다.
咽肉 : 목안에 고깃덩어리가 낀 듯한 느낌(목안에서 깃털이 바람에 살랑거리듯이 간질간질한 느낌과 가시가 걸린 듯한 느낌)을 말하며 이를 없애려 침을 삼켜보기도 하고 헛기침을 하기도 한다. 그러나 이것은 기상충으로 인해 수분이 상충하다 咽喉에서 걸린 것이기에 이 병적 기분과 수분이 없어져야만 사라진다. 이 咽肉은 五味子와 桂枝甘草證의 특징에 의해 매우 動的이다. 즉 간질거리는 것이 어느 한 곳에만 있지 않고 여기저기 옮겨 다닌다. 이것으로 기침이 나타난다. 기침을 할 때에는 기상충이 더욱 심해지기에 얼굴이 시뻘겋게 달아오르게 된다.
高血壓 : 기분과 수분의 지속적이고 반복적으로 오르내림으로 인해 혈관의 압력이 높아져 혈압이 높게 나오기도 한다.
心下悸 : 기분이 상충함에 따라 정체된 수분이 상충하여 심장을 자극하기에 두근거리는 증상이 나타

난다. 수분과 기분의 동요성을 이해하면 된다.
手足厥逆 : 손발이 싸늘하며 창백해지는 현상.
手足痹 : 손발이 저리며 쥐가 나는 증상.
小便難 : 오줌을 보는 것이 힘이 든다. 소변량이 매우 적고 자주 보며 찔끔찔끔 보기도 하고 질금거리기도 하며 속옷이 쉬 젖기도 한다. 한마디로 오줌을 시원하게 보지 못한다.
手足厥逆. 手足痹. 小便難 : 기분이 상충하다 下陷하다를 지속적으로 반복하기에 말단과 하반신에 상대적 氣分不足을 불러 이러한 병적증상들이 나타난다.

기분의 상충으로 인한 수분의 상충으로 인한 증상(茯苓 桂枝 甘草가 있는 處方證)은 기본적으로 苓桂味甘湯證에서도 나타난다. 즉 心悸, 目眩, 頭眩, 耳水, 耳鳴, 鼻水, 鼻塞, 嚔, 目水, 汗出, 咽肉, 痰涎急迫, 浮腫, 喘, 少氣, 短期, 息切, 身重, 肩背痛, 小便不利, 易下, 心下痞 등이 나타난다.

방후(方後)

茯苓 四兩 桂枝 四兩 五味子 半升 甘草 三兩 （８８６６）
右四味,以水八升,煮取三升,去滓,分溫三服

茯苓 桂枝 甘草 五味子 네 가지 약재에 물 八升을 넣고 달여 三升을 얻는다. 찌꺼기와 건더기를 없앤 뒤에 一升씩 하루 세 번 따뜻하게 복용한다.

원전(原典)

①青龍湯下已,多唾口燥,寸脈沈,尺脈微,手足厥逆,氣從少腹上衝胸咽,手足痺其,面翕熱如醉狀,因復下流陰股,小便難,時復冒者,與茯苓桂枝五味子甘草湯,治其氣衝 (痰飮)

青龍湯을 복용한 뒤 침이 많아지고 입안이 마르며 寸脈이 가라앉고 尺脈은 매우 가늘면서 손발이 차며 창백하게 나타난다. 氣가 아랫배에서 목구멍까지 올라와 손발이 저리며 마비가 되고 얼굴은 술에 취한 듯이 벌겋게 된다. 이 상충한 기가 아래로 내려가면 오줌을 보기가 매우 어려워진다. 그리고 때때로 머리가 뭔가 뒤집어 쓴 것처럼 무겁고 멍해진다. 이러할 때는 苓桂味甘湯을 주어 氣가 상충하는 것을 없앤다.

여기서 青龍湯은 大青龍湯이 아닌 小青龍湯을 일컫는다.
小青龍湯에는 熱藥인 乾薑, 細辛이 들어가 이 약재의 효과로 열이 나서 침이 많아지고 입안이 마른다.

즉 小靑龍湯證에 小靑龍湯을 너무 많이 써서 다른 證으로 넘어간 것이다.

陰陽五行論이나 臟腑論에서는 寸脈은 表 즉 上焦를 關脈은 胸胃部位 즉 中焦를 보고 尺脈은 大腸, 腎臟, 膀胱, 生殖器 즉 下焦를 보기에 寸脈이 沈하고 尺脈이 微하다고 한 것은 표에는 기가 없어 열이 없고 腎臟이 허하다고 한다. 그러나 이것은 그냥 그렇다고 한 것이지 절대적이지 않은 것이다. 仲景師의 글이 아닐 것으로 추측되는 文句다.
手足厥逆은 氣가 아랫배에서 시작하여 목구멍까지 치솟아 이로 인해 咽肉과 얼굴이 벌겋게 달아오르는 현상이 생기고 하체나 말단에는 상대적 기부족 상태가 지속되기에 손발이 서늘하고 차진다. 原典에서 상충한 기가 하체 즉 고관절로 내려가면 이 氣分이 水分을 짜내기에 小便難이 생긴다고 표현 했으나 실은 아래쪽은 기가 상대적으로 부족해지기 때문에 小便難이 나타난다.

苓桂味甘湯은 기가 상충하는 것을 치료한다 했으나 기상충뿐만 아니라 기상충으로 같이 올라온 흉위부위에 정체된 수분도 함께 치료한다.

비고(備考)

① 問曰,病者苦水,面目身體四肢皆腫,小便不利,脈之不言水,反言胸中痛,氣上衝咽,狀如炙肉,當微欬喘,審如師言,其脈何類,師曰,寸口脈沈而緊,沈爲水,緊爲寒,沈緊相搏,結在關元,始時當微,年盛不覺,陽衰之後,榮衛相干,陽損陰盛,結寒微動,腎氣上衝,喉咽塞噎,脇下急痛,醫以爲留飮,而大下之,氣擊不去,其病不除,後重吐之,胃家虛煩,咽燥欲飮水,小便不利,水穀不化,面目手足浮腫,又與葶藶丸下水,當時如小差,食飮過度,腫復如前,胸脇苦痛,象若奔豚,其水揚溢則浮欬喘逆,當先攻擊衝氣令止,乃治欬,欬止其喘自差,先治新病,病當在後 (痰飮)
② 少陰脈不至,腎氣微,少精血,奔氣促迫,上入胸膈,宗氣反聚,血結心下,陽氣退下,熱歸陰股,與陰相動,令身不仁,此爲尸厥,宜苓桂味甘湯 (平脈)
③ 傷寒吐下後發汗,虛煩,脈甚微,八九日心下痞硬,脇下痛,氣上衝咽喉,眩冒,經脈動惕者,久而成痿,宜苓桂味甘湯 (太陽下)

비교(比較)

茯苓甘草湯. 苓桂朮甘湯
苓桂甘棗湯. 半夏厚朴湯
黃連阿膠湯.

茯苓桂枝五味子甘草去桂枝加乾薑細辛湯(一名 苓甘薑味辛湯)

苓甘五味薑辛湯 [略稱, 苓甘姜味辛湯].
茯苓8、甘草6、乾姜6、細辛6、五味子6、

右五味, 以水八升, 煮取三升, 去滓, 溫服半升, 日三服。

浮越 [溢] → 痰、喘、咳、胸滿、鼻水、

胸寒水.

[乾姜熱溢、下衝病]、

小便自利

衝氣即低、而反更咳、胸滿者, 用桂苓五味甘草湯去桂加乾姜細辛, 以治其咳滿. [痰飮, 咳嗽].

越 넘을월, 건널월, 떨칠월, 날릴월. 溢 넘칠일 넘을일, 痰 가래담, 咳 기침해 침뱉을해,

喘 숨찰천 헐떡거릴천, 衝 찌를충 충돌할충, 충동할충, 低 낮을저 값쌀저, 更 다시할갱 고칠갱,

병리(病理)

胸位에 寒性水分滯證.

胸寒水가 浮越(溢)하여 痰, 喘, 咳, 胸滿, 鼻水, 鼻塞, 嚔, 浮腫, 小便自利가 나타난다.

胸部에 寒性 수분이 정체되어 이로 말미암아 가슴이 차지고 찬바람이 나기도 한다.
추위를 타고 추워지거나 냉해지면 병적증상들이 더욱 심하고 강열하게 나타난다.

胸寒水가 폐에 들어차면 호흡하는 것이 힘들어져 가래가 뭉글뭉글 나오고 기침이 나며 숨도 차게 된다. 그리고 콧물이 주르륵 흐르면서 막히기도 하고 재채기도 나타난다. 無表熱證으로 하체 즉 가슴아래에는 어떤 병적증상도 나타나지 않는다.

胸寒水가 나타나는 원인은 일반적으로 땀을 너무 많이 흘리거나 추위에 노출되어 혹은 기분이 부족하여 나타날 수 있다. 그러나 內因, 外因, 不內外因으로 기혈수 체내순환에 이상이 생기는 것이기에 순환이상이 된 기혈수를 찾는 것이 먼저고 이것을 일으키는 요인을 찾는 것은 그 다음이다.

小便自利는 차가운 수분이나 차가워진 수분은 생명체에서 정상적으로 순환하지 못하고 밑으로 처지게 된다. 그리고 이것이 기혈수 체내순환에 걸림돌이 되기에 생명체는 이를 내보내려 한다. 처진 수분이 많아지면 밑으로 처지는 것도 한계가 있어 위로 차오르게 된다. 이것을 浮越, 浮溢이라 일컫는다.

겨울날 밖에서 추위에 떨고 나면 오줌을 평소보다 자주 보게 된다. 물론 소변량도 늘어난다.
오줌의 양이 많아지고 더욱 자주 보게 되어 혹 小便不利로 잘못 알 수도 있다. 그러나 소변을 시원하게 보기 때문에 분명 小便自利다.

약리(藥理)

乾薑과 **細辛**은 熱藥(열을 내 기혈수가 제대로 순환하게 하는 것으로 이것 스스로 기를 보태거나 더하지는 않는다)으로 冷과 寒을 내쫓는다. 桂枝가 없다는 것은 기상충이 없는 것이기에 가슴팍에 찬 정체수가 기상충과 더불어 상충하지 않고 가슴팍에 들어차 흘러넘치는 것이다. 이 寒性 정체수를 乾薑과 細辛이 따뜻하게 하고 茯苓이 循環시켜 오줌으로 내보내 처리한다.

방후(方後)

茯苓 四兩 乾薑 甘草 細辛 各三兩 五味子 半升(8 6 6 6 6)
右五味,以水八升,煮取三升,去滓,溫服半升,日三服

茯苓 乾薑 甘草 細辛 五味子 다섯 가지 약재에 물 八升을 넣고 달여 三升이 되도록 한다. 찌꺼기와 건더기를 없앤 다음 一升씩 하루 세 번 따뜻하게 복용한다.

원전(原典)

①青龍湯下已,多唾口燥,寸脈沈,尺脈微,手足厥逆,氣從少腹上衝胸咽,手足痺其,面翕熱如醉狀,因復下流陰股,小便難,時復冒者,與苓桂味甘湯,衝氣卽低,而反更欬,胸滿者,與本方,以治其欬滿 (痰飮)

苓桂味甘湯을 주어 상충하는 기분과 수분을 가라 앉혔는데도 또다시 기침을 하고 가슴이 그득하고 답답한 것은 가슴팍에 한성수분이 체하여 나타나는 병적 증상이다. 따라서 苓甘薑味辛湯으로 가슴팍에 고인 한성수분을 없애 기침과 胸滿을 다스린다.

이는 苓桂味甘湯證의 原典에 이어진 것으로 글자 그대로 苓桂味甘湯을 쓴 다음 苓甘薑味辛湯證으로 가는 것은 아니다. 즉 苓甘薑味辛湯證은 胸部에 고인 寒性水分에 의해서 기침과 흉만이란 병적증상이 나타난다. 苓桂味甘湯證의 기침과 흉만과는 전혀 다르다.

비교(比較)

小青龍湯
桂枝去芍藥加茯苓白朮湯
葶藶大棗瀉肺湯
麻黄附子細辛湯

桂苓五味甘草去桂加乾薑細辛半夏湯(略稱 苓甘薑味辛夏湯)

桂苓五味甘草去桂加乾姜細辛半夏湯〔略稱 苓甘姜味辛夏湯〕.

茯苓8. 甘草6. 細辛6. 乾姜6. 五味子6. 半夏10.

右六味. 以水八升. 煮取三升. 去滓. 溫服半升. 日三服。

浮越 → 痰. 喘. 咳. 胸滿. 鼻水.

↑

寒飮水〔支飮〕 → 冒. 嘔.〔半夏〕.

↓

小便自利.

咳滿卽止. 而更復渴. 衝氣復發者. 以細辛乾薑爲熱藥也. 服之當遂渴. 而渴反止者. 爲支飮也. 支飮者. 法當冒. 冒者必嘔. 嘔者復內半夏. 以去其水〔痰飮咳嗽〕.

粘 붙을점. 붙일점. 끈끈할점.　　遂 마침내수〔드디어〕.

병리(病理)

苓甘薑味辛湯證 + 粘稠水證.

胸部에 停滯된 寒性水分과 胸胃部位에 循環하지 못한 粘稠水가 滯한 것이다.
이것으로 인해서 病的症狀이 나타난다.

흉부에 정체된 한성수분에 의한 苓甘薑味辛湯證에 한성 점조수가 겹친 증이다.
점조수는 흉부장기의 마찰을 줄이기 위해 필요한 점성을 지닌 수분으로 생체에 반드시 있어야만 한다. 그러나 이것이 정상순환하지 못하고 체하여 고이면 이것이 병적증상을 만든다. 흔히 차멀미나 배멀미 그리고 술을 마신 뒤 속 내용물을 다 토해도 끈적끈적한 속물이 또다시 나오는 경우가 있다. 바로 이 끈끈한 점액이 바로 半夏證의 점조수다. 病的(순환하지 못하고 체한) 점조수는 혈맥내로 들여보내 순환시키려 해도 그리되지 못하고 토하려 해도 토해지지도 않는다. 또한 소변이나 대변으로 내보내고자 해도 나가지 못한다. 이로 말미암아 속이 니글니글 거리며 왝왝대고 울렁거리며 느글거리고 구역질이 나타난다. 구역질로 인해 머리가 멍해지고 뭔가 뒤집어씌운 것처럼 무겁고 짓누르는 느낌이 나타난다. 이것이 冒症이다. 순환하지 못하고 흉위부위에 머문 점조수를 원전에서는 支飮으로 표현했다. 이 支飮은 半夏를 써서 정상 순환시켜 일반적으로 소변으로 푼다. 이 병적 점조수가 차게 되면 점성이 떨어져 맑은 물처럼 되고 열을 받으면 점성이 커져 끈적이는 끈끈이처럼 된다. 병적 점조수가 차지든지 열을 받든지 생명체 속에 있으면 嘔逆과 冒가 나타난다.

약리(藥理)

半夏 : 끼무릇을 말한다. 흔히 생강즙에 담근 것이나 생강즙에 침한 반하를 불에 구워 초반하를 쓴다고 하나 이는 모두 잘못으로 끼무릇(생반하)을 건조한 것을 쓴다. 반하의 독성은 생강즙에 담근다고 결코 없어지지 않는다. 상한론에서는 이 반하의 독성을 그대로 이용하는 것이다. 즉 반하증에 반하를 쓰면 독성이나 부작용이 결코 나타나지 않는다. 증개념만 제대로 있으면 되는 것이다. 상한론에 반하와 생강을 같이 쓰는 경우가 있는데 이는 병적 점조수와 위장 소화흡수기능이 약해진 증이 있기 때문인 것이다.

방후(方後)

茯苓 四兩 乾薑 甘草 細辛 各三兩 五味子 半升 半夏 半升 (8 6 6 6 6 10)

右六味,以水八升,煮取三升,去滓,溫服半升,日三服

苓甘薑味辛湯의 方後와 같다. 단지 半夏가 더 들어 갔다.

半夏는 날 것을 입속에 넣으면 혀와 구강점막이 헐어 버릴 만큼 독성이 강하다. 이 독성을 없애려고 생강즙에 담가 사용하는데 이것으로 반하의 독한 성질이 결코 없어지지 않는다. 半夏證(粘稠水)에는 반하의 성질(毒性)을 이용해야만 하는 것이다. 즉 半夏證이 없는 것에 반하를 쓰면 副作用(毒性을 包含)이 나타난다. 처방에 생강을 쓰는 것은 반하의 독성과 전혀 관계가 없고 위장 소화흡수 기능촉진이란 생강 본래의 성질 때문이다.

원전(原典)

①青龍湯下已,多唾口燥,寸脈沈,尺脈微,手足厥逆,氣從少腹上衝胸咽,手足痺其,面翕熱如醉狀,因復下流陰股,小便難,時復冒者,與笭桂味甘湯,衝氣卽低,而反更欬,胸滿者,與苓薑甘味辛湯,以治其欬滿,若欬滿卽止,而更復渴,衝氣復發者,以細辛乾薑爲熱藥也,服之當遂渴,而渴反止者,爲支飮也,支飮者,法當冒,冒者必嘔,嘔者復內半夏,以去其水 (痰飮)

苓甘薑味辛湯을 복용한 뒤 기침과 흉만이 없어졌다. 이후에 다시 갈증이 나타나고 기가 또다시 상충하는 것은 乾薑과 細辛이 열약이기 때문이다. 이것을 사용했기에 당연히 渴症이 생기는 것이다. 그런데 이 갈증이 반대로 없는 것은 支飮이 있기 때문이다. 이 支飮으로 冒症과 嘔症이 나타난다. 이때는 半夏를 써서 支飮 즉 병적 점조수를 없앤다.

비교(比較)

小半夏湯
小半夏加茯苓湯
溫經湯
麥門冬湯
小青龍湯
黃芩加半夏生薑湯

苓甘五味加薑辛半夏杏仁湯(略稱 苓甘薑味辛夏仁湯)

苓甘五味加薑辛半夏杏仁湯〔略稱. 苓甘薑味辛夏仁湯〕.

茯苓8. 甘草6. 五味子5. 乾薑6. 細辛6. 半夏10. 杏仁6.

右七味. 以水一斗. 煮取三升. 去滓. 溫服半升. 日三服.

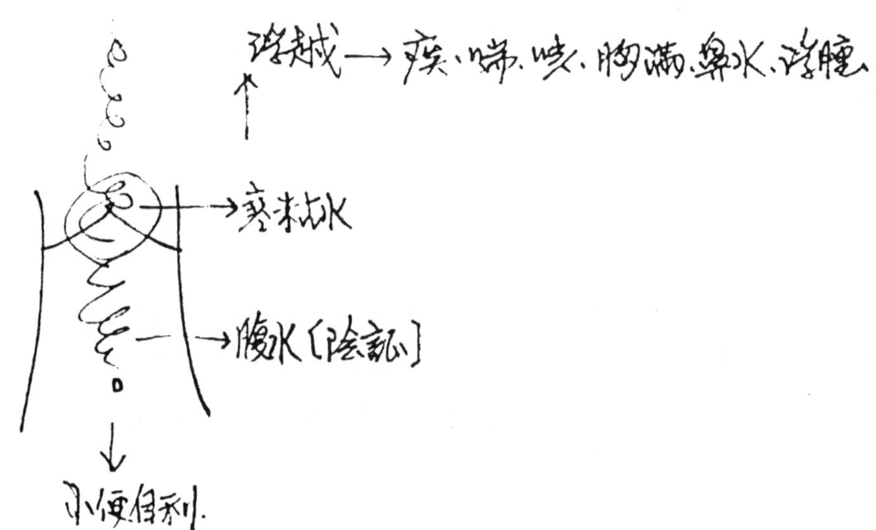

水去嘔止. 其人形腫者. 加杏仁主之. 其證應内麻黃. 以其人遂痺. 故不内之. 若逆而内之者. 必厥. 所以然者. 以其人血虛. 麻黃發其陽故也. 〔痰飮. 咳嗽〕.

去 가다. 내쫓다. 버리다. 形 형상. 형체. 나타내다. 腫 부스럼. 붓다 應 응할응. 응당응.

병리(病理)

苓甘薑味辛夏湯證 + 表水滯證.

苓甘薑味辛夏湯證에 表水滯證이 겹친 것.
表水滯에는 麻黃을 써야 하나 이것을 쓰면 수분만 外發하는 것이 아니라 기분도 외발하기에 흉부의 寒證(冷證) 즉 氣不足證이 더욱 심해져 厥證으로 빠질 수 있기 때문에 꿩 대신 닭처럼 麻黃을 쓰지 않고 胸位에 濕狀의 수분을 처리하는 杏仁을 대신 쓴다. 表水滯로 인해 몸이 무겁고 찌뿌둥하며 뒤틀리는 身重感과 얼굴과 손이 특히 잘 붓는 부종이 나타난다.

방후(方後)

茯苓 四兩 乾薑 甘草 細辛 各三兩 五味子 半夏 杏仁 各半升 (8 6 6 6 6 10 6)
右七味,以水一斗,煮取三升,去滓,溫服半升,日三服

苓甘薑味辛夏湯에 杏仁을 더한 것으로 苓甘薑味辛夏湯의 方後와 같다.

원전(原典)

①青龍湯下已,多唾口燥,寸脈沈,尺脈微,手足厥逆,氣從少腹上衝胸咽,手足痺其,面翕熱如醉狀,因復下流陰股,小便難,時復冒者,與苓桂味甘湯,衝氣卽低,而反更欬,胸滿者,與苓甘薑味辛湯,以治其欬滿,若欬滿卽止,而更復渴,衝氣復發者,以細辛乾薑爲熱藥也,服之當遂渴,而渴反止者,爲支飮也,支飮者,法當冒,冒者必嘔,嘔者復内半夏,以去其水,若水去嘔止,其人形腫者,加杏仁主之.其證應内麻黃,以其人遂痺,故不内之,若逆而内之者,必厥,所以然者,以其人血虛,麻黃發其陽故也 (痰飮)

半夏를 써서 支飮을 만드는 수분을 제거하여 嘔症이 멈추었다. 그런데도 몸이 부은 때는 杏仁을 쓴다. 이 證에는 마땅히 麻黃을 써야 하나 마황으로 수분을 처리할 때 수분만 처리하는 것이 아니라 기분까지 외발되어 氣不足證 즉 厥로 빠지게 된다. 이러한 까닭에 麻黃을 쓰지 않고 杏仁을 쓴다.

위 조문에서 以其人血虛는 氣虛 즉 以其人氣虛로 바꿔야 한다.

비교(比較)

桂枝加厚朴杏子湯
麻黃湯
還魂湯

▶▶ 상한론 Q & A

氣血水論에서의 陰陽虛實은?

수분과 혈분에 대한 기분의 상대성에 의해 陰陽이 구분되고 기분과 수분에 대한 혈분의 상대성의 의해 虛實이 구분된다. 그리고 病의 陰陽虛實과 병을 앓는 그 몸의 陰陽虛實이 있다. 즉 循環異狀이 된 氣血水의 相對性에 의한 음양허실과 그 몸에서 정상적으로 평형을 이루어 순환하는 기혈수(正常的循環)의 상대성에 의한 음양허실이 같을 수 있고 다를 수도 있다. 그러므로 이를 잘 살펴야 한다. 만약 그렇지 않으면 수술은 성공 했는데 사람이 죽는 경우가 있는 것처럼 병은 고쳤는데 다른 병이 생기거나 죽음으로 이끄는 경우가 생긴다.

苓甘五味加薑辛半杏大黃湯(略稱 苓甘薑味辛夏仁黃湯)

苓甘五味加薑辛半杏大黃湯〔略稱、苓甘薑味辛夏仁黃湯〕

茯苓8、甘草6、五味子6、乾薑6、細辛6、半夏10、杏仁6、大黃6、

右八味、以水一斗、煮取三升、去滓、溫服半升、日三服。

熱水浮越 → 痰、喘、咳、胸滿、鼻水、浮腫、熱熏面、

↑

胸胃粘寒水、

胃熱 → 面熱如醉〔胃熱上衝熏其面〕

小便自利、

若面熱如醉、此爲胃熱上衝熏其面、加大黃以利之、〔痰飲 欬嗽〕.

熏 불기운、지짐(炒)
연기오를 훈、熏風、

병리(病理)

苓甘薑味辛夏仁湯證 + 胃腸熱證.

胸部의 寒性水分과 寒性 粘稠水에 의해서 생긴 苓甘薑味辛夏仁湯證에 胃熱이 겹친 證.
大黃은 胃와 腸熱(陽明熱)을 다스린다. 여기서는 주로 胃熱을 다스린다.

비록 胸部에 寒性水分이 있더라도 胃熱이 이를 뚫고 위로 치솟아 얼굴을 들들 지져 술에 취한 듯이 벌겋게 달아오르게 된다. 비록 寒症, 冷症 즉 陰證이지만 胃熱이 있을 수 있다. 이처럼 서로 다른 陰證과 陽證이 한 몸에서 동시에 같이 나타날 수 있다.
이처럼 기혈수 순환이상과 순환이상이 생긴 위치적 상대성에 의해서 병적증상이 다양하게 나타난다. 따라서 病者의 병적증상을 보고 기혈수 순환장애를 알아내야 하고 알아낼 수 있다. 이것이 이치를 따지는 醫學이다.

방후(方後)

茯苓 四兩 乾薑 甘草 細辛 各三兩 五味子 半夏 杏仁 各半升 大黃 三兩 (8 6 6 6 6 10 6 6)
右八味,以水一斗,煮取三升,去滓,溫服半升,日三服

苓甘薑味辛夏仁湯에 大黃을 더한 것으로 苓甘薑味辛夏仁湯證의 方後와 같다.

大黃은 용량범위가 매우 넓다. 胃熱의 강도와 환자의 상태에 따라 쓰는 양을 달리해야만 한다.

원전(原典)

① 青龍湯下已,多唾口燥,寸脈沈,尺脈微,手足厥逆,氣從少腹上衝胸咽,手足痺其,面翕熱如醉狀,因復下流陰股,小便難,時復冒者,與苓桂味甘湯,衝氣卽低,而反更欬,胸滿者,與苓甘薑味辛湯,以治其欬滿,若欬滿卽止,而更復渴,衝氣復發者,以細辛乾薑爲熱藥也,服之當遂渴,而渴反止者,爲支飮也,支飮者,法當冒,冒者必嘔,嘔者復内半夏,以去其水,若水去嘔止,其人形腫者,加杏仁主之.其證應内麻黃,以其人遂痺,故不内之,若逆而内之者,必厥,所以然者,以其人血虛,麻黃發其陽故也,若面熱如醉,此爲胃熱上衝熏其面,加大黃以利之 (痰飮)

만일 얼굴이 술에 취한 듯 벌겋게 열로 달아오르면 이것은 위열이 상충하여 얼굴을 지지고 구운 것이기에 大黃을 써서 위열을 내린다.

이처럼 大黃을 쓰려면 반드시 苓甘薑味辛夏仁湯에 大黃을 더해야만 하는 것이 아니다. 즉 苓甘薑味辛湯證에 半夏나 杏仁을 사용할 證이 없으면 이를 빼고 써야한다.
證에 따라 병적증상이 다르게 나타나기에 이 병적증상을 취합해 이치를 따져 병증을 알 수 있다. 병증을 찾으면 바로 이 이 병증에 맞는 처방이 있고 처방대로 약을 쓰면 반드시 병을 고칠 수 있다. 이것이 중경사가 주창한 隨證治之 病皆與方相應의 정신이다.

비교(比較)

桂枝加大黃湯
大黃附子湯

八味丸 (六味丸 一名 腎氣丸)

八味丸 乾地黃16. 山藥8. 山茱萸8. 澤瀉6. 茯苓6. 牡丹皮6. 桂枝2. 附子2-4.

右八味. 末之. 煉蜜和丸梧子大. 酒下十五丸, 加至二十五丸. 日再服。

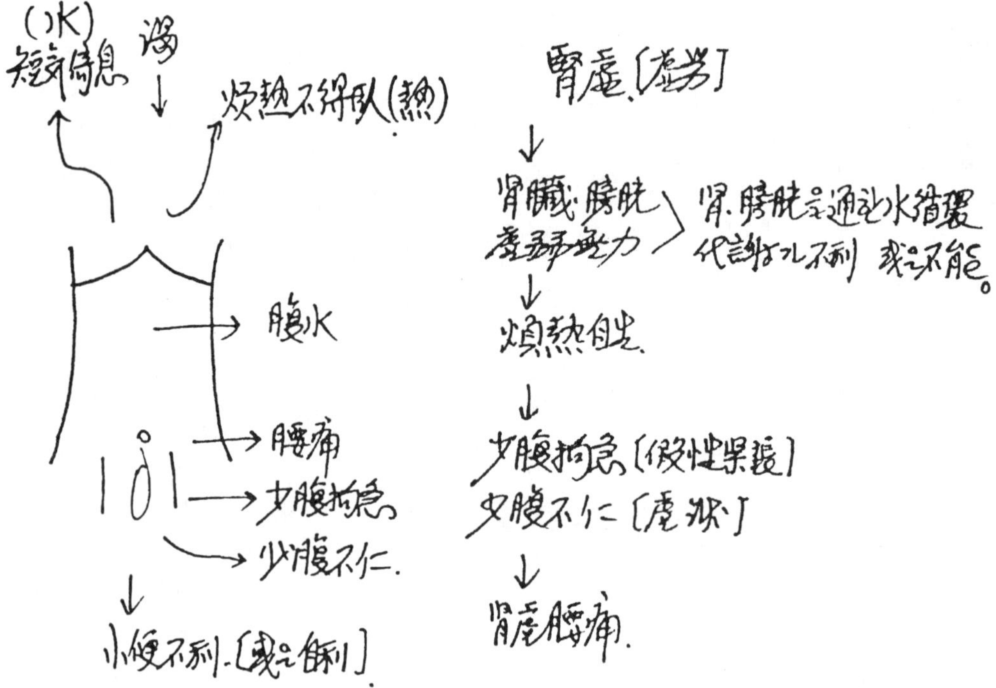

① 水循環代謝不利. — 小便無力. 不利. 頻數. 遺尿. 夜尿. 腹水. 短氣.

② 水循環代謝不能 — 小便自利. 渴. 消渴. 煩熱 [氣血水平衡異常].

① 虛勞. 腰痛. 少腹拘急. 小便不利者. 八味丸主之.〔虛勞〕.

② 夫短氣有微飮. 當從小便去之. 苓桂朮甘湯主之. 腎氣丸亦主之〔痰飮〕.

③ 崔氏八味丸. 治脚氣上入. 少腹不仁。〔中風歷節〕.

④ 男子消渴. 小便反多. 以飮一斗. 小便亦一斗. 八味丸亦主之.〔消渴〕.

⑤ 問曰. 婦人病. 飮食如故. 煩熱不得臥. 而反倚息者. 何也.
師曰. 此名轉胞. 不得溺也. 以胞系了戾. 故致此病. 但利.
小便則愈. 宜腎氣丸主之。〔婦人雜病〕.

煉 반죽할련. 從 따를종, 부터종. 去 갈거, 버릴거, 내쫓을거. 脚 종아리각, 다리각, 발각.

消 다할소, 사라질소, 풀릴소, 해어질소. 倚 기댈의, 의지할의. 轉 구를전, 돌아누울전, 넘어질전, 돌전.

胞 한배포, 태보포, 동포포, 排尿管. 溺 오줌뇨, 빠질닉. 系 이을계, 혈통계. 了 드디어료.

戾 휘어질려. 致 이룰치. 仁 어질인, 사람된 근본인, 착할인, 열매씨인.

不仁 어진마음이 없는 殘忍. 몸이 痲痺되어 擧動이 不便.

병리(病理)

腎臟. 膀胱. 生殖器 軟弱無力 (腎虛).

腎臟 膀胱을 통한 水分循環代謝가 不利 혹은 不能 이로 인해 熱이 自生.
腎虛性 腰痛 (少腹拘急 (假性緊張). 少腹不仁 (軟弱無力虛狀)).
腎虛性 虛勞.
*** 八味丸(六味丸)은 선생님(金汪鎬님)께서 藥理를 명확하게 설명하지 못하였으나 病理만큼은 명약관화하게 설명하셨다. 나는 매우 어리석어 아직 깨우치지 못하였으니 후학들이 약리를 정확히 밝혀주길 간절히 바라는 바이다. ***

1. 水分循環代謝不利 : 小便無力. 不利. 要時. 遺尿. 夜尿. 腹水
小便無力 : 오줌발이 약하다. 오줌이 새는 것 같다. 웃을 때나 기침을 할 때 또는 말을 할 때 심한 경우 자신도 모르게 오줌이 샌다. 질금질금 오줌이 나오기도 한다.
小便不利 : 오줌을 시원하게 보지 못한다. 오줌을 누고도 눈 것 같지 않다.
要時 : 오줌을 볼 때 한참 뒤 나온다. 심한 경우 小便을 보려고 해도 나오지 않는다.
遺尿 : 오줌을 보고나도 오줌보에 남아 있는 듯하다. 따라서 小便을 보자마자 또 본다.
夜尿 : 잠을 자다 실례하는 경우와 잠을 자다 오줌이 마려워 여러 번 일어나 일을 보는 경우를 뜻한다. 일반적으로 밤에 잠이 들면 아침에 일어나 소변을 보는 것이 정상이다.
腹水 : 아랫배에서 물이 고여 아래가 다 차게 되면 점차 위로 차오르게 된다. 이것이 흉부까지 차올라 가슴을 압박하기도 한다.

2. 水分循環代謝不能 : 小便自利. 渴. 消渴. 煩熱. 短氣倚息. 煩熱不得臥
小便自利 : 오줌이 그대로 나온다. 물을 마시면 胃腸에서 흡수되어 혈맥으로 들어가 온몸을 돈 다음 腎臟 膀胱을 거쳐 밖으로 나오게 된다. 그러나 수분대사기능이 불능상태에 빠져 제대로 온몸을 순환하지 못하고 물을 마시자마자 바로 나온다. 原典에는 물 한말을 먹고 바로 오줌을 한말 본다고 했다.
渴 : 수분대사기능 불능으로 수분이 혈맥 속에 오래 머물지 못해 바로 몸 밖으로 빠지기에 기혈수상대적 평형이 깨져 열이 생긴다. 혈맥내 수분부족과 자생열에 의해서 갈증이 생긴다. 자생열에 의해 입안과 목안도 마르게 된다. 평소 특히 말을 하는 동안 입안이 말라 침을 축이거나 물을 마시게 된다.
消渴 : 갈증이 심한 것을 말하고 갈증으로 물을 마시게 되나 마신 물이 소변이나 땀으로 나가는 것을 알 수 없는 것을 말한다. 소갈은 小便自利가 아닌 小便不利다.
煩熱 : 自生熱이 가슴에 모여 화닥증으로 나타난다.

短氣倚息：자생열과 정체된 수분이 가슴에 모여 숨을 쉬는 것이 어려워 짧게 숨을 쉰다. 눕거나 엎드리면 열과 수분이 위치적 상대성에 의해 가슴을 더욱 압박하기에 앉거나 서 있어야 편하게 된다. 息切, 少氣, 喘, 咳嗽도 이와 같다.

煩熱不得臥：자생열에 의한 번열로 눕기가 불편하고 심하면 잠을 이루지 못한다. 자생열과 정체수가 가슴을 눌러 눕거나 엎드리면 위치적 상대성으로 더욱 답답하게 되어 앉거나 서 있게 된다. 또한 허리를 굽히면 가슴을 더욱 조이기에 가슴을 자주 펴게 된다.

少腹不仁：하초허약 즉 腎臟.膀胱.生殖器의 허약으로 연약무력이 나타난다. 아랫배 단전부위가 말랑말랑하다. 솜처럼 폭신폭신 힘이 없다. 아랫배가 힘없이 쑥 들어가 있어 舟狀陷沒狀으로 나타난다.

少腹拘急：假性緊張 상태로 나타난다. 當歸建中湯證의 腹證은 이와 비슷하나 이근육의 강급으로 나타난다.

*** 少腹不仁과 少腹弦急이 같이 나타나기도 하고 따로 나타나기도 한다 ***

腰痛：허리가 느슨하게 아프다. 서면 앉고 싶고 앉으면 눕고 싶어지며 서 있거나 앉아 있을 때 허리를 오래 꼿꼿하게 세우지 못하고 자주 뒤틀게 된다. 또한 허리를 굽히고 있다 이를 피려면 곧 피지 못하고 등을 두드리며 천천히 펴게 된다. 사람이 나이가 들면서 腎臟(下焦)機能이 떨어지면 허리가 굽어져 꼬부랑 노인이 된다. 그리고 반대로 허리가 뒤로 재껴지기도 한다. 이 경우 배꼽과 단전이 짧게 나타나고 배꼽을 기준으로 배에 층이 다르게 나타난다. 신장기능이 약해지면 허리와 허리 아래가 무거워지고 느슨해지며 무릎도 약해진다.

腎虛性 虛勞：腎臟, 膀胱, 生殖器 機能이 약해져 몹시 피로를 느낀다. 無力感, 倦怠感, 性的(精力)能力低下, 疲勞感, 손가락 하나도 굽히고 피는 것도 힘들고 숨 쉬는 것조차 버겁게 느껴진다.

방후(方後)

乾地黃 八兩 山藥(薯蕷) 山茱萸 各四兩 茯苓 澤瀉 牧丹皮 各三兩 桂枝 附子 各一兩

(16 8 8 6 6 6 2 2)

右八味,末之,煉蜜和丸梧子大,酒下,十五丸,加至二十五丸,日再服

乾地黃 山藥 山茱萸 茯苓 澤瀉 牧丹皮 桂枝 附子 여덟 가지 약재를 찧고 빻아 가루로 만들고 꿀로 골고루 섞어 반죽을 만든다. 그 다음 오동나무 큰 씨 크기로 환을 빚어 열다섯 개에서 스물다섯 개를 하루 두 번 술로 복용한다.

八味丸에 附子證 (氣不足證)이 없으면 附子, 桂枝를 빼서 六味丸으로 쓴다. 八味丸(六味丸)은 丸으로 만들어 먹어도 되고 湯으로 달여 마셔도 된다. 丸을 술로 복용하라는 것은 약발이 빠르고 잘 받게 하기 위해서다.

원전(原典)

①虛勞腰痛,少腹拘急,小便不利者,八味丸主之 (虛勞)

腎虛性 虛勞로 요통이 있고 少腹弦急과 小便不利가 있으면 본방으로 주지한다.

②夫短氣有微飮,當從小便去之, 苓桂朮甘湯主之,八味丸主之 (痰飮)

무릇 微飮(痰飮)으로 短氣가 있으면 마땅히 소변을 통해 푼다. 苓桂朮甘湯, 八味丸으로 주지한다.

痰은 수분이 순환하지 못하고 고여 병으로 된 것을 말한다. 이 담에 의해 숨쉬기가 힘들어지면 이를 순환궤도로 이끌어 정상순환시켜 오줌으로 내보내면 된다. 원전 조문에서는 이 담을 푸는 처방을 苓桂朮甘湯, 八味丸이라 했지만 담을 푸는 처방은 무척 많기에 證을 확인하여 쓰면 된다.

③崔氏八味丸,治脚氣上入,少腹不仁 (中風歷節)

崔氏 八味丸은 脚氣가 소복까지 올라와 少腹不仁이 되는 것을 치료한다.

각기는 다리가 아픈 것 모두를 말하며 특히 다리가 저리고 아프며 쥐가 나는 것을 말한다. 각기가 위로 올라 少腹不仁이 되는 것이 아니고 腎虛로 하초(腎臟, 膀胱, 生殖器가 있는 부위)가 연약무력해져 주상함몰상으로 아랫배가 푹 들어가 말랑말랑해진 것이 소복불인이다. 그리고 이 까닭에 허리가 약해지고 다리 특히 무릎이 약해진다.

④男子消渴,小便反多,以飮一斗,小便一斗,八味丸亦主之 (消渴)

남자의 消渴症에 물을 한 말 먹고 곧 오줌으로 한 말가량 보듯이 소변이 반대로 많은 때는 八味丸을 쓴다.

消渴은 小便不利나 八味丸證은 반대로 小便自利다. 腎臟 膀胱의 수분대사기능이 불능상태로 빠지면 수분이 체내 혈맥내로 제대로 순환하지 못하고 오줌으로 바로 나오게 된다. 따라서 熱이 생기고 이 煩熱이 어우러져 갈증이 심하게 나타난다. 따라서 한말의 많은 양의 물을 먹고 먹자마자 바로 소변으로 나가게 된다.

⑤問曰婦人病,飮食如故,煩熱不得臥,而反倚息者也,師曰,此名轉胞,不得溺也,以胞系了戾,故致此病,但利小便則愈,宜腎氣丸主之 (婦人雜病)

묻기를 婦人病 중에서 음식물을 먹고 소화하는데 이상이 없는데 번열로 인해 눕지 못하고 앉아서 숨을 쉬는 것은 어찌된 것입니까? 이에 선생은 이것은 轉胞란 것으로 오줌을 제대로 보지 못해서 생긴 것이다. 排尿官系이 구부러져 이 병에 이른 것으로 신기환을 써서 오줌을 시원하게 보게 하여 푼다.

八味丸證은 먹고 마시는 것에는 아무런 문제가 없다. 번열과 체한 수분이 가슴을 눌러 喘과 咳, 短氣, 少氣, 息切, 胸滿이 나타난다. 이 수분과 열이 머문 위치적 상대성에 의해서 눕거나 엎드리면 병적증상이 더욱 심해져 앉거나 서 있으려 한다. 따라서 수분대사 기능을 정상으로 되돌리면 수분이 제 순환궤도로 들어가 정상순환하여 腎臟, 膀胱을 거쳐 밖으로 나가 병적 수분과 열이 같이 없어진다.

비고(備考)

*男子脈虛沈弦,無寒熱,短氣裏急,小便不利,面色白,時目瞑,兼衄,少腹滿,此爲勞使之然,宜本方 (虛勞)
*勞之爲病,其脈浮大,手足煩,春夏劇,秋冬瘥,陰寒精自出,酸削不能行,宜本方 (虛勞)
*夫失精家,少腹弦急,陰頭寒,目眩,髮落,脈極虛芤遲,爲淸穀亡血失精,宜本方 (虛勞)
*尺寸俱沈者,少陰受病也,當五六日發,以其脈貫腎,絡於肺,繫舌本,故口燥舌乾而渴,宜本方 (傷寒例)
*夫水病人,目下有臥蠶,面目鮮澤,脈伏,其人消渴,病水腹大,小便不利,其脈沈絶者,有水,可下之,宜本方 (水氣)
*心水者,其身重而少氣,不得臥,煩而躁,其人陰腫,宜本方 (水氣)

*** 오랜 시간 설사 등으로 水分이 腎臟과 膀胱을 거치지 않고 바로 밖으로 나가면 수분대사기능이 떨어져 八味丸證(六味丸證)이 오기도 한다.***

선생님(金汪鎬)은 설사병으로 오래 고생하셨다고 한다. 이를 고치려 한방을 공부하셨고 결국 팔미환으로 설사가 멎었으나 다시 설사병이 나타났고 이를 계지가작약탕을 써서 설사병을 결국 고쳤으나 오래 설사를 했기에 기분이 전체적으로 부족하여 음허증으로 됐다고 하셨다.

비교(比較)

五苓散

茯苓桂枝甘草劑 (茯苓甘草湯.苓桂朮甘湯.苓桂味甘湯.苓桂甘棗湯)

當歸建中湯

桂枝加龍骨牡蠣湯

▶▶ 상한론 Q & A

傷寒雜病論에 언급된 모든 方을 仲景師(張仲景)가 만든 것인가?

乃勤求古訓 博采衆方 撰用 素問九卷 八十一難 陰陽大論 胎臚藥錄 并平脈辨證 爲傷寒雜病論 이 문장으로 보아 물론 아니다. 그러나 어느 것이 創方이고 어느 것이 인용된 것인지를 分揀할 방법은 현재로선 없다.

傷寒雜病論의 價值는?

病이 무엇이고 각각의 병과 이 병이 생긴 理致와 治療法을 설명한 最高(最古)의 醫書이다. 즉 陰陽五行과 같은 空理空論으로 상상해서 傷寒雜病論을 만든 것이 아니라 수많은 병을 관찰하여 이치를 깨우쳐 만든 실전적이고 체계적이며 이치에 합당한 가장 실재적이고 과학적인 의서가 傷寒雜病論인 것이다.

五苓散

五苓散 猪苓6、澤瀉10、白朮6、茯苓6、桂枝4.

右五味、擣爲散、以白飲和、服方寸匕、日三服、多飲煖水、汗出愈、如法將息

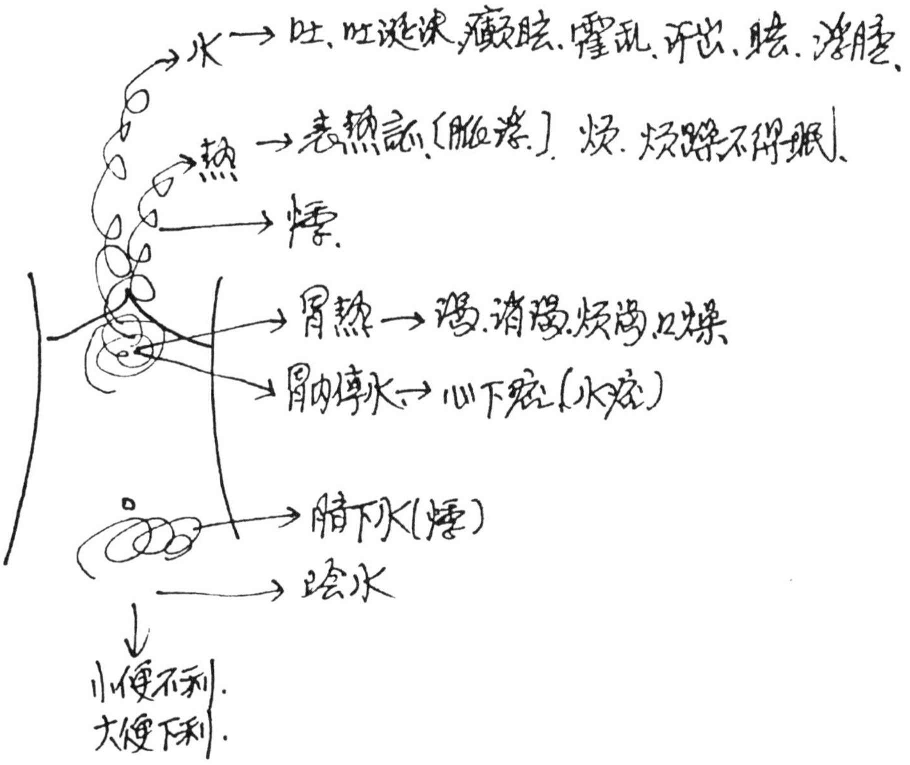

水 → 吐、吐涎沫、癲眩、霍亂、汗出、眩、浮腫.

熱 → 表熱證[脈浮]、煩、煩躁不得眠.

→ 悸.

→ 胃熱 → 渴、消渴、煩渴、口燥

→ 胃內停水 → 心下痞(水痞)

→ 臍下水(悸)

→ 陰水

↓

小便不利.
大便下利.

胃熱[胃中乾]

- 熱 → 表熱證[脈浮]、煩、煩躁不得眠.
- 渴 → 渴、消渴、煩渴、口燥.

↓

水 → 胃內停水、臍下水、陰水、浮腫.

↓

吐、吐涎沫、癲眩、霍亂、汗出、[浮腫].

眩、悸、臍下悸、小便不利、大便下利.

① 太陽病. 發汗後. 大汗出. 胃中乾. 煩躁不得眠. 欲得飲水者. 少少與飲之. 令胃氣和則愈. 若脈浮. 小便不利. 微熱消渴者. 五苓散主之。〔太陽中〕.

② 發汗已. 脈浮數. 煩渴者. 五苓散主之。〔太陽中〕.

③ 傷寒. 汗出而渴者. 五苓散主之. 不渴者. 茯苓甘草湯主之。〔太陽中〕.

④ 中風發熱六七日. 不解而煩. 有表裏證. 渴欲飲水. 水入則吐者. 名曰水逆. 五苓散主之。〔太陽下〕.

⑤ 病在陽. 應以汗解之. 反以冷水潠之. 若灌之. 其熱被劫不得去. 彌更益煩. 肉上粟起. 意欲飲水. 反不渴者. 服文蛤散. 若不差者. 與五苓散。〔太陽下〕.

⑥ 太陽病. 醫發汗. 遂發熱惡寒. 因復下之. 心下痞. 按之濡. 其脈關上浮者. 大黃黃連瀉心湯主之. 心下痞. 而復惡寒汗出者. 附子瀉心湯主之. 本以下之故心下痞. 與瀉心湯. 痞不解. 其人渴而口燥煩. 小便不利者. 五苓散主之.〔太陽下〕.

⑦ 脈浮. 小便不利. 微熱消渴者. 宜利小便發汗. 五苓散主之。〔消渴〕.

⑧ 假令. 瘦人. 臍下有悸. 吐涎沫而癲眩. 此水也. 五苓散主之.〔痰飲〕.

⑨ 霍亂. 頭痛. 發熱. 身疼痛. 熱多欲飲水者. 五苓散主之. 寒多不用水者. 理中丸主之.〔霍亂病〕.

擣 찧을도 다질도. 煖 더울난 따뜻할난. 應 응당응 꼭응. 以 써이, 쓸이 까닭이.

潠 물머금어뿜을손. 灌 물댈관, 적실관, 물따를관. 被 이불피 덮힐피.

劫 위협할겁, 겁탈할겁. 彌 오랠미. 粟 조속. 按 누를안, 살필안 어루만질안.

復 다시부, 회복할복 되풀이할부, 갚을복. 濡 막힐유, 적실유, 젖을유. 痞 더부룩할비, 속결릴비.

故 예고 그러므로고 燥 마를조, 재미없을조, 물기없을조. 宜 옳을의 마땅할의.

瘦 파리할수 여윌수. 癲 미칠전. 眩 어지러울현. 霍 빠를곽 곽란곽.

병리(病理)

수분의 위장(胃腸)에서 혈맥내(血脈內)로 불통증(不通證).

인간 생명체에서 수분대사는 마신 물이 위장에서 소화흡수되어 혈맥내로 들어가 온몸을 순환한다. 인체 각 조직과 세포를 돈 뒤 주로 腎臟과 膀胱을 거쳐 몸 밖으로 나간다. 또한 적지 않은 수분이 체표 피부를 통해 땀으로 그리고 대변을 통해서 나간다.

五苓散證은 수분이 위장에서 혈맥내로 이동하는 통로가 막힌 것이다. 이것을 胃中乾으로 원전에는 표현했다. 땀이 나면 체표근육의 수분이 먼저 나가고 혈맥내 수분은 그 다음이고 내장근육의 수분 특히 위장근육의 수분이 맨 나중에 나간다. 그래서 수분부족으로 열이 나 위중건이라 표현한 것이다. 이러한 까닭으로 첫째, 혈맥내 수분부족으로 생긴 열에 의해서 여러 병적증상이 나타난다. 둘째, 위장에서 흡수되지 못한 수분으로 여러 병적증상이 나타난다.

위장에서 혈맥내로 수분이 이동하지 못하면 혈맥내 수분부족이 생겨 갈증이 나타나고 소변량이 줄어

小便不利가 생기며 기혈수 상대적 평형에 의해서 병적 열이 생긴다. 이에 渴症, 煩渴, 消渴, 小便不利, 口燥, 咽乾, 表熱證, 煩熱(煩燥), 心悸, 煩燥不得眠 등이 나타난다.

渴症. 消渴. 煩渴 : 혈맥내에 수분이 부족하여 물을 찾게 되나 물을 마셔도 위장에서 혈맥내로 들어가지 못하기에 목구멍까지 물이 차도 갈증을 느끼게 된다.
小便不利 : 혈맥내 수분의 절대량 부족으로 오줌으로 걸러져 나가는 수분이 모자라기에 나타난다.
口燥. 咽乾 : 혈맥내 수분부족으로 기혈수 상대적 평형에 의해서 열이 생기고 이 열이 위로 올라 목안과 입안이 마르게 된다. 갈증에 의해 물을 들이키기에 혀에는 물이 흥건할 수 있다.
表熱證 : 자생열이 위로 올라 표에 체하여 發熱, 惡風, 身疼痛, 頭痛 등이 나타난다.
煩熱 : 자생열이 흉부에 체하여 화닥증으로 나타난다.
心悸 : 자생열과 갈증으로 마신 물이 체하고 이 정체수가 넘쳐 심장을 격동시켜 두근거림이 나타난다.
煩燥不得眠 : 자생열에 의한 번열과 정체수가 위로 차올라 흉부를 압박하여 답답함으로 잠이 들지 못한다. 눕거나 엎드리면 위치적 상대성에 의해 더욱 심해지기 때문에 앉거나 서있으려 한다.

혈맥내 수분부족으로 갈증이 생겨 물을 마시게 되나 위장에서 이를 흡수하지 못하기 때문에 이 물이 순환하지 못하고 고여 병적증상이 나타난다. 즉 갈증이 나서 물을 마셔도 수분이 고이고 혈맥내 수분부족이 계속 이어져 갈증과 열이 더욱 생긴다. 또다시 물을 마시고 수분이 체하는 악순환이 이어진다. 정체된 수분에 의해서 吐, 吐涎沫, 吐瀉癨亂, 目眩, 頭眩, 癲眩, 瞤, 汗出, 浮腫, 身重, 臍下水, 陰水,心悸 등의 병적증상이 나타난다.

吐. 吐涎沫. 吐瀉癨亂 : 갈증에 의해 마신 물이 위장에서 혈맥내로 들어와 돌지 못하고 체하고 이 정체수분에 의해 병적증상이 나타난다. 물을 와락 토하기도 하고 입안에 거품이 생기기도 하며 침이 가득 고이기도 한다. 정체된 수분이 위로 토해져 나오고 동시에 밑으로 설사로 와락 나오기도 한다. 이것이 토사곽란이다. 토사곽란이 있을 때 표열증이 같이 나타 날 수도 있다.
目眩. 頭眩. 癲眩 : 눈이 어질어질 하고 머리가 어지러운 것을 말한다. 이는 수분과 열에 의해서 나타나는 것으로 기상충과 이에 따른 수상충에 의해서 나타나는 것이 아니고 정체수가 위장부위로 부터 차올라 나타난다. 따라서 가만히 서있거나 앉아 있어도 심지어 가만히 누워 있어도 나타난다. 이것이 심하면 어지러워 미칠 지경까지 즉 癎疾까지 이른다.
瞤. 浮腫. 身重. 汗出 : 정체된 수분이 浮越하여 체표 즉 땀구멍을 통하여 땀으로 나간다. 만일 땀으로 나가지 않으면 체표에 수분이 머물러 근육이 꿈적이고 살이 바르르 떨리며 움직이는 肉瞤과 몸이 움찍거리거나 몸이 떨리는 身瞤이 나타난다. 또한 몸이 찌뿌둥하고 뒤틀리며 무거운 신중이 나타난다. 그리고 특히 위장이 있는 상복부, 상반신, 얼굴, 손, 하반신, 온몸이 부어 푸석푸석한 부종도 나타난다.

臍下水. 陰水. 心下悸. 臍下季 : 수분이 명치 밑부터 고이기 시작하여 배꼽 밑(下腹部)에 차기도 하고 상복부 흉부까지 차 오르기도 한다. 이 수분과 자생번열에 의해서 명치 밑과 배꼽 주변이 벌렁벌렁 뛰는 心下悸와 臍下悸가 나타난다.
陰水 : 생식기에 물이 고이는 병적증상.
下利 : 정체된 수분이 밑으로 한꺼번에 쏟아져 설사로 나타난다.

약리(藥理)

猪苓 : 위장에서 혈맥내로 수분이 이동할 수 있게 통로를 여는 역할을 한다.
澤瀉 : 頭部에 체한 수분을 순환시켜 소변으로 풀어 준다.
白朮 : 표리근육에 박힌 수분을 순환시켜 소변으로 푼다.
茯苓 : 순환하지 못하고 胸腔과 腹腔 같은 공간에 고인 수분을 순환시켜 소변으로 푼다.
桂枝 : 表에 체한 氣(熱)를 확산한다. 五苓散證에서는 氣(熱)를 확산시켜 表熱證을 없앤다.

방후(方後)

猪苓 十八銖 澤瀉 一兩六銖 白朮 十八銖 茯苓 十八銖 桂枝 半兩去皮 (6 10 6 6 4)
右五味, 擣爲散,以白飮和,服方寸匕,日三服,多飮煖水,汗出愈,如法將息

猪苓 澤瀉 白朮 茯苓 桂枝 다섯 가지 약재를 빻고 갈아 가루로 만든 다음 한 숟가락만큼의 양을 물에 풀어 하루 세 번 복용한다. 따뜻한 물을 자주 많이 마시고 땀을 내면 낳는다. 피해야 할 것과 복용방법은 桂枝湯證에 따른다.

*** 五苓散은 약재를 빻고 갈아 가루로 만들어 복용해도 되고 탕으로 달여 복용해도 된다.

원전(原典)

①太陽病,發汗後,大汗出,胃中乾,煩躁不得眠,欲得飮水者,少少與飮之,令胃氣和則愈,若脈浮,小便不利,微熱消渴者,五苓散主之 (太陽中)

太陽病에 發汗法을 쓴 뒤에 땀을 많이 흘려 위가 말랐다. 이 때문에 나타난 번열로 잠을 자지 못하게 되고 갈증이 나타나 물을 찾는다. 이때는 물을 조금씩 마셔 위기를 조화시켜야 낫는다. 만약 맥이 부하고 소변불리와 미열 그리고 소갈이 있으면 五苓散으로 주지한다.

태양병은 한해법으로 푼다. 땀을 낸다는 것은 기분과 수분이 체표 밖으로 나간다는 뜻이고 기혈수 상대적 평형에 의해 수분이 기분에 비해 상대적으로 많이 나가면 열이 생기게 된다. 이 열로 胃中乾이 생긴다. 이로 말미암아 수분이 위장에서 혈맥내로 들어가지 못하는 것으로 표현했다. 반대로 위장에서 수분이 혈맥내로 들어가지 못해 혈맥에서 수분부족으로 열이 발생하여 즉 위장에 열이 나기도 하는 것이다. 이것이 병의 악순환이다. 그리고 혈맥내 수분부족으로 소변양이 적어지고 갈증과 열이 나타난다.

②發汗已,脈浮數,煩渴者,五苓散主之 (太陽中)

발한이 있은 뒤 맥이 부하고 번갈이 있으면 오령산으로 주지한다.

③傷寒,汗出而渴者,五苓散主之,不渴者,茯苓甘草湯主之 (太陽中)

상한으로 땀이 난 뒤에 갈증이 있으면 五苓散으로 갈증이 없으면 茯苓甘草湯으로 주지한다.

茯苓甘草湯證 原典 ① 條文을 참조…

④中風發熱六七日,不解而煩,有表裏證,渴欲飮水,水入則吐者,名曰水逆,五苓散主之 (太陽下)

태양중풍으로 열이 난지 육칠일이 지나도 풀리지 않고 번열이 있고 표증과 이증이 같이 나타나 갈증으로 물을 마시게 된다. 그러나 물을 마시자마자 토하는데 이를 水逆이라 한다. 오령산으로 주지한다.

五苓散證은 혈맥내 수분부족으로 열이 나며 갈증이 생긴다. 이 열에 의해 표열증까지 나타나고 목에 물이 차도 갈증을 느끼게 된다. 그래서 表證과 裏證이 동시에 나타날 수 있는 것이다. 물을 먹자마자 토할 수도 있고 조금 있다 토할 수도 있다. 여하튼 마신 물은 정상적으로 소변이나 땀으로 나와야 하는데 위로 토하는 것은 逆이 되기에 水逆이라 한다.

⑤病在陽,應以汗解之,反以冷水潠之,若灌之,其熱被劫不得去,彌更益煩,肉上粟起,意欲得水,反不渴者,服文蛤散,若不差者,與五苓散 (太陽下)

태양병은 당연히 한해법으로 풀어야 한다. 그러나 반대로 냉수를 몸에 뿜거나 적시면 표열이 풀어지지 않고 증이 바뀐다. 이로 인해 번열이 더해지고 피부에 좁쌀처럼 뭔가 돋아나고 물을 마시고자 하는 것은 오령산으로 치료하고 갈증이 없는 것은 文蛤散으로 치료한다.

태양병은 땀으로 푸는 한해법을 쓴다. 표에 걸린 氣(熱)를 제대로 풀지 못하면 여러 병증으로 변하여 나타난다. 五苓散證은 갈증에 의해 마신 물이 순환하지 못하고 정체된 수분과 자생열이 어우러져 피부병이 생기기도 한다.

⑥太陽病,醫發汗,遂發熱惡寒,因復下之,心下痞,按之濡,其脈關上浮者,大黃黃連瀉心湯主之,心下痞,而復惡寒,汗出者,附子瀉心湯,本以下之故心下痞,與瀉心湯,痞不解,其人渴而口燥,煩,小便不利者,五苓散主之(太陽下)

태양병에 醫子가 발한법을 썼는데도 發熱과 惡寒이 남아 있는데 다시 하법을 써서 명치 밑이 더부룩하고 만지면 딱딱하지 않고 關脈이 부하면 大黃黃連瀉心湯으로 주지한다. 명치 밑이 더부룩하며 다시 오한이 나며 찬 땀이 나면 附子瀉心湯으로 주지한다. 하법을 써서 명치 밑이 더부룩하게 된 것이기에 瀉心湯을 준다. 그런데 심하비가 풀리지 않고 갈증이 나며 입이 마르고 번열이 나타나며 소변불리가 있으면 五苓散으로 주지한다.

태양병은 한해법으로 푼다. 한해법을 써도 풀리지 않으면 풀릴 때까지 또다시 한해법을 써야한다. 그런데 하법을 쓴다는 것은 誤治이자 逆治가 된다. 이 때문에 증이 바뀌게 된다. 하법을 써서 氣(熱)가 명치 밑에 고이면 명치 밑이 더부룩하고 답답해진다. 이를 熱痞(氣痞)라 하며 大黃黃連瀉心湯으로 풀어준다. 그런데 기가 전체적으로 부족한데도 氣(熱)가 명치 밑에 고여 心下痞와 冷汗, 惡寒이 나타나면 附子瀉心湯을 쓴다. 氣痞(熱痞) 즉 기나 열이 가슴팍에 체하여 가슴과 명치 밑이 더부룩하며 갑갑한 것은 瀉心劑로 풀어야 하는데 氣(熱)를 풀어 주는 瀉心劑를 써도 없어지지 않는 心下痞는 水痞 즉 수분이 체하여 나타난 것이기 때문에 이 순환하지 못하고 정체된 수분을 없애야 한다. 그 중 五苓散證은 갈증과 소변불리를 반드시 확인해야만 한다. 태양병증에 汗出이 되거나 하리(설사)가 생기면 기혈수 상대적 평형에 의해서 기분이 수분과 혈분에 비해 상대적으로 많이 나가면 기부족(열부족)이 되기에 음증이 되고 수분이 기분과 혈분에 비해 상대적으로 많이 나가면 열이 생긴다. 이 열이 가슴팍에 고이면 소양열증이 되고 복부(胃腸)에 머물면 양명열증이 되는 것이다. 또한 체표에 체하면 태양열증으로 된다. 胃臟에 열이 체해 위중건이 생겨 혈맥내로 수분이 들어가는 것이 차단되면 이것이 바로 오령산증인 것이다.

⑦脈浮,小便不利,微熱消渴者,宜利小便發汗,五苓散主之 (消渴)

맥이 뜨면서 소변불리가 있고 또한 미열과 소갈이 있으면 소변이 잘 나오게 하고 발한시켜야 한다. 五苓散으로 주지한다.

오령산증은 자생열과 수분이 체한 것이 어우러진 것이기에 소변이 시원하게 나오며 열이 땀으로 풀려야 된다. 그러나 근본적으로 혈맥내 수분부족이 풀려야 자생열과 정체수가 땀과 소변으로 풀린다.

⑧假令瘦人,臍下有悸,吐涎沫,而癲眩,此水也,五苓散主之 (痰飮)

假令 마른 이에게 배꼽 밑에 두근거리는 것이 있고 입으로 침과 물거품을 토하며 어지러워 미칠 것 같은 것은 정체된 물이 원인이다. 오령산으로 주지한다.

五苓散證은 허실과 관계없이 나타나기에 마른 사람 살찐 사람 모두에게 나타난다. 물이 위장으로부터 고인 물이 아래로 위로 차올라 병적증상들이 나타난다. 따라서 이때 나타나는 어지러움은 움직이면 더욱 심해지고 가만히 있어도 나타난다. 더욱이 이것이 심해지면 간질발작으로도 나타난다.

⑨霍亂,頭痛, 發熱,身疼痛,熱多欲飮水者,五苓散主之,寒多不用水者,理中丸主之. (霍亂)

토사곽란에 두통 발열 몸살이 있고 열이 많으며 갈증으로 물을 마시고자 하는 사람은 오령산으로 주지하고 寒이 많고 갈증이 나지 않아 물을 찾지 않으면 理中丸으로 주지한다.

오령산증에서 정체된 수분이 위아래로 병적으로 나갈 수 있는데 동시에 나가는 것이 토사곽란이다. 또한 자생열이 체표에 체하여 태양병으로 나타나 發熱, 惡風, 頭痛, 身疼痛 등의 병적증상이 나타난다. 혈맥내 수분부족으로 물을 마시고 마셔도 그리하여 그 물이 목에 차 넘쳐도 그치지 않는 갈증이 나타난다. 理中丸證은 寒性心下痞硬이 있는 것으로 위장이 차져(氣分이 不足(寒과 冷에 노출되어)) 수분이 고이고 위장근육에 배기나 혈맥내 수분이 부족하지 않기에 갈증이 나타나지 않는다. 그리고 理中丸證에는 표열증이 결코 나타나지 않는다. 만약 표열증이 있는 경우는 桂枝人蔘湯證이다.

비고(備考)

*傷寒汗出而渴者,本方主之 (太陽中)

*本以下之,故心下痞,與瀉心湯,痞不解,其人渴而口燥煩,小便不利者,本方主之 (太陽下)

*太陽病,寸緩關浮尺弱,其人發熱汗出,復惡寒,不嘔,但心下痞者,此以醫下之也,如其不下者,病人不惡寒而 渴者,此轉屬陽明也,小便數者,大便必硬,不更衣十日,無所苦也,渴欲飮水,少少與之,但以法救之,渴者,宜本 方 (陽明)

*蝕於下部則咽乾,宜本方 (狐惑)

*病人,或從呼吸,上蝕其咽,或從下焦,蝕其肛陰,蝕上爲惑,蝕下爲狐,狐惑病者,猪笭散主之 (狐惑)

*** 이 處方은 一名 猪苓散으로 불리기도 한다. 猪苓湯은 이와 전혀 다른 처방이다. ***

비교(比較)

八味丸(六味丸)

茯苓桂枝甘草劑(茯苓甘草湯.苓桂朮甘湯.茯苓甘草湯.苓桂味甘湯)

理中丸(人蔘湯)

猪苓湯

甘草瀉心湯

茯苓澤瀉湯

茯苓澤瀉湯 茯苓10、澤瀉8、甘草4、桂枝4、白朮6、生姜8.

右六味，以水一斗，煮取三升，内澤瀉，再煮取二升半，溫服八合，日三服。

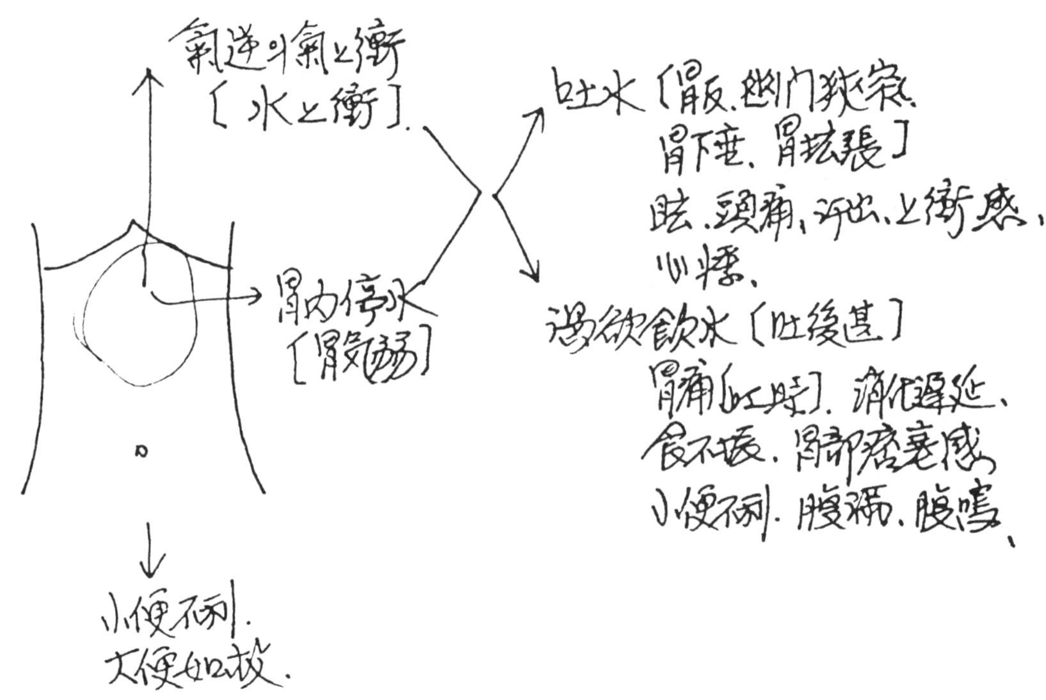

胃反吐而渴，欲飲水者，茯苓澤瀉湯主之。[嘔吐噦]

병리(病理)

胃氣가 약해져 생긴 위내정수가 기상충따라 올라 頭部와 表裏筋肉에 체하여 나타난 病證.

첫째 위내정수로 위기가 약해지거나 內因, 外因, 不內外因에 의해서 위내정수가 나타난다. 여하튼 결과적으로 위내정수와 胃氣弱이 동시에 나타난다.

둘째 위내정수가 기상충따라 상충하여 나타나는 병적증상과 두부에 상충한 수분과 근육에 배기는 수분에 의해 병적증상이 나타난다.

胃氣弱에 의해 胃痛, 消化遲延, 食不振, 胃部痞塞感, 腹滿, 胃反, 幽門狹窄, 胃下垂, 胃擴張, 胃炎, 胃潰瘍, 心下痞, 腹鳴, 腹冷(背冷) 등의 병적증상이 나타난다.

위내정수가 기가 상충함에 따라 위로 치솟아 頭眩, 目眩, 頭痛, 上衝感, 汗出, 浮腫, 身重, 肩背痛, 心悸, 肉瞤, 小便不利 등이 나타난다.

胃痛 : 위가 아픈 증상으로 윗배가 아프다. 攣急狀이나 强急狀은 아니다.
消化遲延 : 밥을 먹고 한참 지나서도 소화가 더디어 배가 꺼지지 않고 속이 그득한 증상.
食不振 : 소화가 안 되다 보니 아예 밥 생각을 하지도 않고 때가 되어도 굶는 것이 편하다. 식사를 하는 것이 시원치 않고 입맛도 없다.
胃部痞塞感 : 위에 가스나 음식물 그리고 위내정수가 가득 차있어 더부룩하고 갑갑하다. 이것이 심해지면 식도 전체에서도 느낄 수 있다.
腹滿 : 배가 더부룩한 증상으로 위기능이 약해져 가스가 차고 위내정수와 소화가 덜된 음식물이 그득 차 나타난다. 주로 아랫배가 아닌 윗배에서 나타난다.
胃反 : 음식물과 위내정수를 토하는 증상. 위로 들어온 음식물은 정상적으로 아래로 내려가 나중에는 소변 대변으로 나가야 하는데 정반대로 위로 나오기 때문에 胃反 또는 反胃라 한다.
幽門狹窄症 : 위기능이 약해져 유문이 좁아져 쪼그라드는 증상.
胃下垂 : 위의 기능이 저하되어 제대로 제 기능을 다하지 못하여 위가 아래로 처지는 증상.
胃擴張 : 위하수와 마찬가지로 위가 정상보다 부풀고 커지는 증상.
胃炎, 胃潰瘍 : 위벽이 위산에 의해서 허는 증상. 본시 위액은 분비되어야 하는 것으로 위장이 제 기능을 다하면 위산이 많이 나오든 적게 나오든 위장이 처리한다. 그러나 위기능이 약화되면 위산을 제때 제대로 처리하지 못하여 胃炎, 胃潰瘍, 胃穿孔 등이 나타난다. 그리고 胃酸過多症이나 抵酸症으로도 나타난다.
心下痞 : 명치 밑이 더부룩하고 답답한 것으로 위내정수에 의해서 나타난다.
腹鳴 : 배에서 꾸룩 꾸룩 꾸루룩 물소리가 나는 것으로 위내정수가 있어 나타난다. 특히 배가 고플 때나 누워 있을 때 잘 나타난다.
腹冷(背冷) : 물의 성질에 의해 차갑게 느껴진다. 특히 위내정수가 있으면 위가 있는 명치 밑 윗배가 차게 느껴지고 반대쪽 등도 차갑게 느껴진다. 또한 위내정수가 많으면 차게 느끼는 부위가 커지고 찬 정도도 심해진다.
頭痛 : 기가 상충하여 위내정수도 위로 치솟아 수분이 머리까지 차고 넘치고 기와 수분이 두부를 압박하여 나타난다. 더더욱 頭部 表筋肉에 수분이 체하여 두통이 나타난다.

頭眩. 目眩. 頭痛. 上衝感. 汗出. 浮腫. 身重. 肩背痛. 心悸. 肉瞤 . 小便不利
위의 병적증상은 茯苓桂枝甘草가 들어간 證에 자세히 설명하였다.

여기서 大便如故라 한 것은 기상충이 심하여 위내정수가 상반신에서만 병적증상을 만들고 하반신 쪽으로는 내려오지 못해 병적인 증상이 나타나지 않아 大便如故라 했다.
*** 기상충이 없을 경우는 위내정수가 설사로 쏟아져 내릴 수 있다.***

방후(方後)

茯苓 半斤 澤瀉 四兩 白朮 三兩 桂枝 二兩 甘草 二兩 生薑 四兩 (10 8 6 4 4 8)
右六味,以水一斗,煮取三升,內澤瀉,再煮取二升半,溫服八合,日三服

茯苓 白朮 桂枝 甘草 生薑 다섯 가지 약재에 물 한말(十升)을 넣고 三升이 되도록 달인다. 여기에 澤瀉를 넣고 다시 달여 二升半을 얻는다. 八合씩 하루 세 번 따뜻하게 복용한다.

여기서 여섯 가지 약재를 한꺼번에 다 넣고 달여도 된다.

• (原典)

①胃反吐而渴,欲飮水者,茯苓澤瀉湯主之 (嘔吐)

胃反으로 토하고 난 뒤 갈증이나 물을 들이키고자 하는 것은 茯苓澤瀉湯으로 주지한다.

음식물을 토하는 것을 胃反(反胃)이라 하는데 위장기능 저하로 나타난다. 이로 말미암아 위장 속에 정체수나 가스 그리고 소화가 덜 된 음식물이 들어차게 되고 이를 토하는 것이다. 특히 반하의 점조수가 없기에 속이 니글거리는 것이 없이 와락 토하게 되고 토하고 난 뒤에도 니글거리는 嘔症이 없고 끈적이는 胃液(粘稠水)도 나오지 않는다. 시원하게 토하고 난 뒤에 갈증이 생기는 것은 혈맥내 수분부족이나 胃腸에 기나 열이 체하여 진액이 고갈되어 나타나는 것이 아니기에 진정한 갈증이 아닌 것이다. 즉 위장 속에 가스나 위내정수 그리고 소화가 덜된 음식물이 꽉 차있다 와락 토하여 속이 텅 비기 때문에 이에 대한 반작용으로 이 공간을 다시 채우고자 하는 신체반응이 갈증으로 나타나는 것이다. 토하기 전에는 위내정수가 있기에 갈증이 나타나지 않으나 토한 뒤 갈증이 생기는 것은 진짜 갈증이 아닌 가짜 갈증이다. 혈맥내 수분부족으로 갈증이나 물을 마시고 이 물을 토할 정도로 차올라도 결코 그치지도 멈춰지지도 않는 갈증이 나는 것이 五苓散證이다.

茯苓飲

茯苓飲 茯苓6. 人參6. 白朮6. 枳実4. 橘皮5. 生姜8.

右六味. 水六升. 煮取一升八合. 分温三服. 如人行八九里進之.

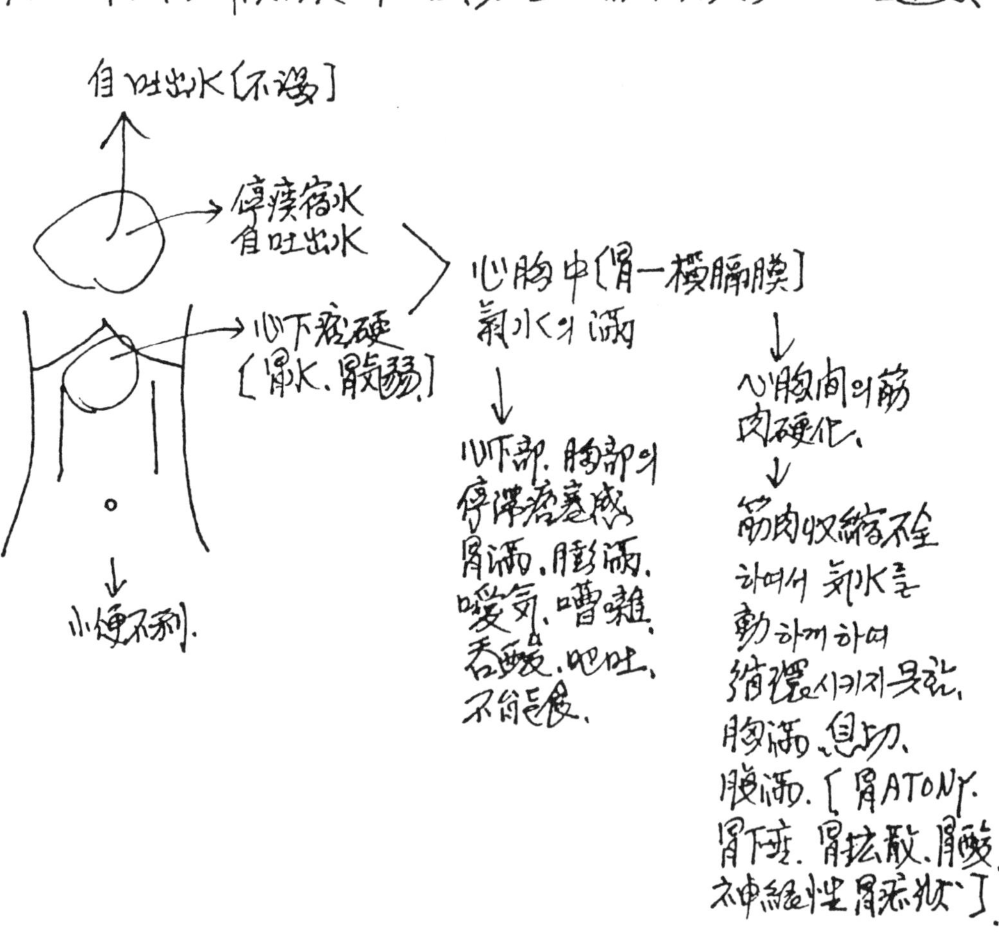

外臺茯苓飲. 治心胸中有停痰宿水. 自吐出水後.

心胸間虚. 氣滿不能食. 消痰氣令能食。[痰飲].

停 머무를정 늦어질정. 痰 담담 가래담. 宿 잘숙 머무를숙. 噯 숨내쉴애 = 噫.

병리(病理)

實證에 위장기능 약화로 心下痞硬과 停滯水가 나타나는 病證.

위장기능 약화로 생긴 心下痞硬 (또는 心下痞硬에 의한 위장기능 약화)
胃下垂. 胃擴張. 胃酸過多. 胃酸缺乏. 神經性 胃腸病. 胃炎. 胃潰瘍. 噯氣. 嘈囃. 呑酸. 嘔吐 不能食. 幽門狹窄. 消化不良. 食慾不振. 食不振. 痞塞感.

噯氣. 呑酸. 嘈囃 : 가슴이 답답하며 시금털털하며 트림이 올라온다.

筋肉硬化와 정체수 그리고 기분이 흉부와 위장에 체하여 위장과 흉부 장기를 격동시킨다.
胸滿. 胸部와 心下部의 停滯痞塞感. 心下部 膨滿感. 胸滿. 喘. 息切.

약리(藥理)

枳實은 근육이 너무 발달하여 딱딱해진 것을 고친다. 즉 實證으로 芍藥證의 虛證과는 전혀 다르다. 작약증은 표리근육의 혈체에 의해서 근육의 가성긴장 상태나 연약무력상이 나타난다. 枳實證과 芍藥證은 모두 소변자리다. 그리고 지실은 작고 단단한 것이 더욱 효과가 좋다.

橘皮는 기가 오르는 것을 다스리는데 마치 구름 버섯에 물방울이 살포시 닿으면 버섯포자가 꼭 먼지가 일어나듯 기가 피어오르는 것을 다스린다. 하나 더 덧붙이면 사이다나 콜라를 마시고 나서 크! 하며 입과 코로 트림이 나듯이 기가 톡 터져 오르는 것을 다스린다.
橘皮와 陳皮는 다르니 구별하여 쓰고 만일 귤피를 구할 수 없으면 부득불 진피를 쓴다.

방후(方後)

茯苓 人蔘 白朮 各三兩 枳實 二兩 橘皮 二兩半 生薑 四兩(6 6 6 4 5 8)
右六味,以水六升,煮取一升八合,分溫三服,如人行八九里進之

茯苓 人蔘 白朮 枳實 橘皮 生薑 여섯 가지 약재에 물을 六升 넣고 달여 一升 八合이 되도록 한다. 이를 셋으로 나눠 따뜻하게 복용한다. 사람이 八九里를 갈 시간마다 약을 복용한다.

湯名이 茯苓湯이라 하지 않고 茯苓飮이라 한 것은 자주 마시라고 한 것에서 알 수 있다.
사람이 팔 구리를 걸어갈 시간은 사십 분에서 오십 분 정도 걸리고 넉넉하게 잡아도 한 시간이다.

원전(原典)

① 外臺茯苓飮,心胸中有停痰宿水,自吐出水後,心胸間虛,氣滿不能食,消痰氣令能食,治之 (痰飮)

外臺秘要에 실린 茯苓飮은 심흉에 있는 停痰과 宿水에 의해 물과 먹은 음식물을 토하게 되고 토한 뒤에도 心胸部에 다시 기와 수분이 들어차서 음식물을 먹지 못하는 것을 이 담과 기분을 없애 음식물을 잘 먹게 한다.

猪苓湯

<u>猪苓湯</u>. 猪苓去皮、茯苓、澤瀉、阿膠、滑石碎、各一兩、
右五味、以水四升、先煮四味、取二升、去滓、内阿膠烊消、
温服七合、日三服。

表熱 — 脈浮、発熱 [不悪寒、反悪熱]
咽燥、口苦.

胸熱 — 咳、嘔、渇、心煩不得眠、

氣水의結

① 炎症、結石 [尿出血、膀胱出血、
小便頻数不利、尿点滴、
尿痛、尿難、尿閉、尿出血、
腸出血、肛門出血、子宮出血.

② 熱発 [表熱、胸熱]

③ 水結 [下焦 小便不利의下利、脈浮
不沈、身重、腹満、浮腫、喘].

① 陽明病, 脈浮而緊, 咽燥口苦, 腹滿而喘, 發熱汗出, 不惡寒, 反惡熱, 身重. 若發汗則躁, 心憒憒, 反譫語. 若加燒鍼, 必怵惕, 煩躁不得眠, 若下之, 胃中空虛, 客氣動膈, 心中懊憹, 舌上胎者, 梔子豉湯主之. 若渴欲飲水, 口乾舌燥者, 白虎加人參湯主之. 若脈浮發熱, 渴欲飲水, 小便不利者, 猪苓湯主之. [陽明]

② 陽明病, 汗出多而渴者, 不可與猪苓湯. 以汗多胃中燥, 猪苓湯復利其小便故也. [陽明].

③ 少陰病, 下利六七日, 欬而嘔渴, 心煩不得眠者, 猪苓湯主之。

烊 구울양, 猪 돼지저. 苓 복령령 저령령, 緊 팽팽할긴 요긴할긴, 咽 목구멍인,
惡 나쁠오 미워할오, 憒 심란할궤, 譫 중얼거릴섬 헛소리할섬, 怵 두려워할출 슬플출,
惕 근심할척 두려워할척, 客 손객 부칠객, 懊 한할오 번뇌할오, 원망할오,
憹 심란할농, 復 거듭할복,

병리(病理)

수분의 위장(胃腸)에서 혈맥내(血脈內)로 불통증(不通證).

下焦(주로 腎臟, 膀胱, 尿路 등의 泌尿器系)에 염증이 있어 수분이 혈맥으로 들어오는 과정이 억제되어 혈맥내 수분부족으로 생긴 열과 염증의 열이 병적으로 나타난다.

1. 熱 : 표열과 흉열로 나타난다. 그러나 裏熱이기에 不惡寒 反惡熱의 형태 즉 태양열이 아닌 형태로 표에 나타나고 소양열의 형태(口燥, 口苦)로도 나타난다. 그리고 양명열로도 나타난다. 嘔. 渴. 心煩不得眠

2. 炎症. 結石 : 하초에서 나타난다. 尿出血. 膀胱出血. 小便頻數不利. 尿點滴. 尿痛. 尿難. 尿閉. 腸出血. 肛門出血. 子宮出血. 內臟出血

3. 水結 : (小便不利에 의한 下利, 不汗, 身重, 腹滿, 浮腫, 喘, 胸滿)

그리고 땀은 반드시 不汗이다. 혈맥내 수분부족과 이에 의한 열이 나타나고 염증에 의한 열이 겹치는데 땀이 나면 기혈수 상대적평형에 의해서 수분이 기분이 비해 많이 나가 열이 더욱 나기에 땀이 나면 안 되는 것이다. 만일 땀이 나오게 되면 위가 심하게 건조해진다(胃中乾)고 원전은 표현했다. 실제로 땀이 나는 환자에게 이 탕을 주게 되면 오줌을 따라 기운이 쏙 빠져나가는 느낌이라고 말하기도 한다.

소변은 보기가 매우 힘들 정도다. 즉 소변불리 중에도 小便難이다.
이는 하초에서 특히 비뇨기계 쪽의 출혈이나 염증이기에 소변이 이 부위를 통과하면 통증과 증상이 더욱 심해지기에 小便難이 생기는 것이다. 즉 생체의 항상성유지를 위한 생체의 몸부림이다. 急性盲腸炎에 대편불통이 생기는 것도 이와 같다. 물론 혈맥내 수분부족이란 것도 小便難의 원인이 된다. 따라서 猪苓湯證은 오줌이 시원하게 나오면서 병이 풀어진다.

약리(藥理)

阿膠 : 물리적 성질을 이용하여 파열된 혈관에 들러붙어 더 이상의 출혈을 막아 지혈시킨다.
* 當歸建中湯證의 方後 참고
滑石 : 비누처럼 미끄러운 촉감을 주는 것으로 비누석(스테아타이트)이라 불린다. 이 湯證에서는 滑石

의 이러한 물리적 성질을 이용한다. 즉 아교가 출혈이 생긴 혈관에 들러붙어 지혈이 되면 그 부위에 작용하여 표면을 매끈하게 만들어 혈분과 수분의 순환을 원활하게 한다.

방후(方後)

猪苓 去皮 茯苓 澤瀉 阿膠 滑石 碎 各等分(6 6 6 6 6)
右五味,以水四升,先煮四味,煮取二升,去滓,内阿膠,烊消,溫服七合,日三服

猪苓 茯苓 澤瀉 滑石 네 가지 약재에 물 四升을 넣고 二升이 될 때까지 달인다. 찌꺼기와 건더기를 건져 없앤 다음 여기에 阿膠를 넣고 잘 저어 녹인다. 이를 七合씩 하루 세 번 따뜻하게 복용한다.

원전(原典)

①陽明病,脈浮而緊,咽燥口苦,腹滿而喘,發熱汗出,不惡寒,反惡熱,身重,若發汗則躁,心憒憒反譫語,若加燒鍼,必怵惕,煩躁不得眠,若下之則胃中空虛,客氣動膈,心中懊憹,舌上胎者,梔子豉湯主之,若渴欲飮水,口乾舌燥者,白虎加人蔘湯主之,若脈浮,發熱,渴欲飮水,小便不利者,猪苓湯主之 (陽明)

양명병증으로 맥이 浮緊하고 목이 마르며 입이 쓰다. 그리고 배가 부르며 숨이 차다. 또한 열이 나며 땀을 흘린다. 오한은 없고 오히려 열을 싫어한다. 몸이 무겁게 된다. 그런데 이 양명병에 발한을 하게 되면 燥症이 생겨 마음이 심란해지고 헛소리가 나오게 된다. 그리고 燒鍼을 쓰면 반드시 두려워 떨게 되고 화닥증이 생겨 잠을 이루지 못한다. 그리고 만약 하법을 쓰면 虛氣가 생겨 공허해지고 이 虛氣가 흉부를 자극하여 마음이 뒤숭숭하고 번뇌하게 된다. 또한 혀에 白苔가 끼게 된다. 이러할 때는 梔子豉湯으로 주지한다. 그리고 만일 갈증이 나서 물을 찾게 되고 입안이 마르며 혀가 건조해지면 白虎加人蔘湯으로 주지한다. 또 맥이 뜨고 열이 나며 갈증이 나타나 물을 마시고 소변불리까지 있으면 猪苓湯으로 주지한다.

양명병의 일반증상은 脈浮緊, 咽燥口苦, 腹滿而喘, 發熱汗出, 不惡寒, 反惡熱, 身重, 譫語 등이다. 즉 腹部(上腹部(胃臟) 下腹部(腸))에 기가 많이 체하여 열로 변하여 이 열이 전신적으로 강열하게 나타난다. 복부라는 위치적 상대성에 의해서 태양열이나 소양열보다 체하는 양이 많게 된다.

태양병에 발한을 하거나 燒鍼(溫針)을 쓰고 또한 하법을 걸면 기혈수 상대적 평형에 의해서 열이 더욱 발생하여 소양병으로 또는 양명병으로 진행하거나 기부족으로 음증으로 빠질 수 있다. 물론 血病이나 水病(痰飮)으로 가기도 한다.

猪苓湯은 기혈수의 순환이상이 하초에 나타나 출혈성 염증과 혈맥내 수분부족을 일으키거나 출혈성 염증과 수분부족으로 기혈수 순환이상이 나타나는 것이다. 악순환인 것이다. 그러나 猪苓湯으로 혈맥내로 수분을 끌어들이고 하초의 출혈성 염증을 고쳐 기혈수 순환이상을 정상화하면 되는 것이다.

②陽明病,汗出多而渴者,不可與猪笭湯,以汗多胃中燥,猪笭湯復利其小便故也 (陽明)

양명병으로 땀을 흘리며 갈증이 나면 猪苓湯을 줄 수 없다. 땀이 많으면 위액이 마르기 때문이다. 猪苓湯證은 소변불리를 고쳐야 풀린다.

땀이 날 때 저령탕을 쓰지 말라고 한 것은 한출로 기분과 수분이 나가면 수분이 기분과 혈분에 비해 상대적으로 많이 나가면 열이 생겨 양명열증이 더욱 심해지기 때문이다. 만일 땀이 나면 저령탕증에 다른 병증이 겹치거나 저령탕증이 아닌 것이다.

③ 少陰病,下利六七日,欬而嘔渴,心煩不得眠者,本方主之 (少陰)

소음병처럼 설사를 육칠일이나 하고 기침, 구역질과 갈증이 있고 화닥증이 나타나 잠을 자지 못하면 猪苓湯으로 주지한다.

猪苓湯證은 소음병증이 결코 아닌 양명병증에 속한다. 그러나 下利가 少陰病의 대표적 병증이기에 이렇게 표현했다. 하초에 출혈성 염증과 혈맥내 수분부족으로 열이 하초에서부터 나타난다. 이 열이 위로 솟아 가슴(少陽位)을 지나 체표로 분출된다. 그래서 맥이 뜨고 헛구역질과 입이 쓴 것이 나타난다. 또한 咽乾, 口燥, 目眩이란 대표적 소양병증도 나타난다. 그리고 양명열의 대표적 증상(脈浮而緊, 咽燥口苦, 腹滿而喘, 發熱汗出, 不惡寒, 反惡熱, 身重)도 또한 나타난다. 이 탕증의 설사는 혈맥내로 들어오지 못한 물과 갈증으로 마신 물이 정상적으로 순환하지 못하고 한꺼번에 밑으로 내리 쏟아져 나타난 것이다. 그리고 병적 열과 수분이 가슴을 짓눌러 잠을 자지 못하는 不眠도 나타난다.

비고(備考)

*陽明病,脈浮而緊,咽燥口苦,腹滿而喘,發熱汗出,不惡寒,反惡熱,身重 (陽明)
*少陰病,八九日,一身手足盡熱者,以熱在膀胱,必便血也 (少陰)
*下利脈數而渴者,今自愈,設不差者,必清膿血,以有熱故也 (厥陰)

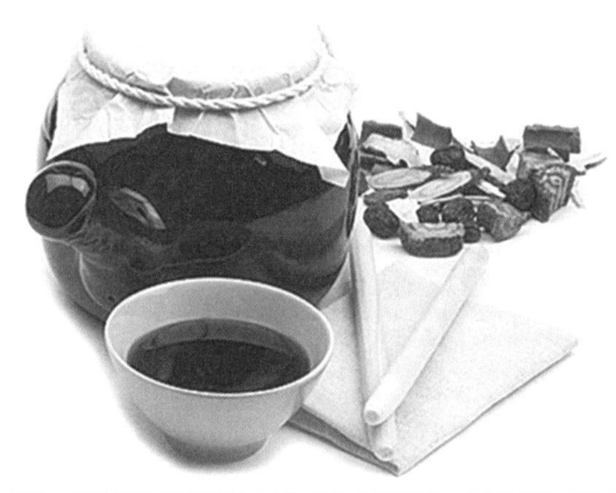

麻黃劑

麻黃湯

麻黃湯　麻黃6、桂枝4、甘草2、杏仁6、

右四味、以水九升、先煮麻黃減二升、去上沫、內諸藥、煮取二升半、去滓、溫服八合、覆取微似汗、不須啜粥、餘如桂枝法、將息。

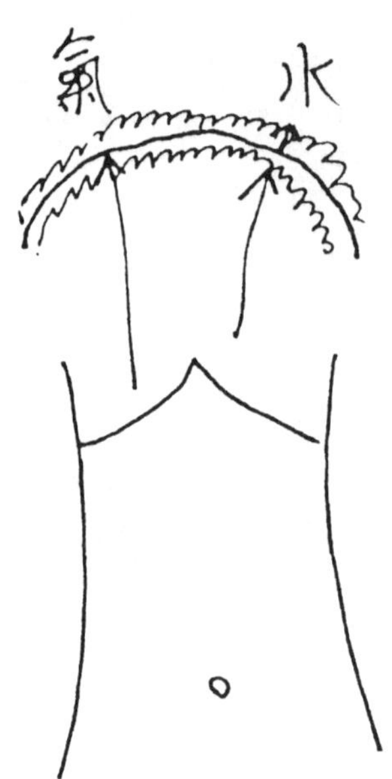

表氣水帶 — 頭痛、發熱、惡寒、惡風、身疼痛、脈浮緊數、不汗、腰痛、骨節疼痛、煩、喘、胸滿、目瞑、衄、鼻塞、蕁麻疹、

① 太陽病, 頭痛, 發熱, 身疼, 腰痛, 骨節疼痛, 惡風, 無汗而喘者, 麻黃湯主之。[太陽中].

② 太陽病, 脈浮緊, 無汗, 發熱, 身疼痛, 八九日不解, 表證仍在, 此當發其汗, 服藥已須臾, 微除, 其人發煩, 目瞑, 劇者必衄, 衄乃解, 所以然者, 陽氣重故也, 麻黃湯主之。[太陽中].

③ 傷寒, 脈浮緊, 不發汗, 因致衄者, 麻黃湯主之。[太陽中].

④ 脈浮者, 病在表, 可發汗, 宜麻黃湯。[太陽中].

⑤ 脈浮而數者, 可發汗, 宜麻黃湯 [太陽中].

⑥ 太陽病, 十日已去, 脈浮細而嗜臥者, 外已解也, 設胸滿脇痛者, 與小柴胡湯, 脈但浮者, 與麻黃湯 [太陽中].

⑦ 陽明病, 脈浮, 無汗而喘者, 發汗則愈, 宜麻黃湯 [陽明].

⑧ 太陽與陽明合病, 喘而胸滿者, 不可下, 宜麻黃湯。[太陽中].

須 기다릴 수. 瞑 눈흐릴 명, 눈감을 명. 仍 그대로 잉. 臾 잠깐 유.

除 버릴 제, 다스릴 제. 致 이를 치. 嗜 즐길 기, 좋을 기. 設 베풀 설, 설령 설, 가령 설.

병리(病理)

表氣水滯에 의한 完全表熱證과
胸位의 濕狀水滯에 의한 喘, 胸滿.

체표에 기분과 수분이 강력하게 서로 어우러져 체하면 땀이 나지 않는 無汗이 된다.
만일 땀이 나면 체표에 체한 기분과 수분이 함께 나가기에 병이 풀리게 된다.

체표에 기분과 수분이 체하면 부분표열증이 아닌 완전표열증 즉 상한의 태양병을 앓게 된다. 완전표열증은 頭痛, 發熱, 惡風, 身疼痛, 脈浮緊數이 모두 나타난다. 또한 鼻塞도 나타난다.
頭痛. 身疼痛. 腰痛. 骨節疼痛 : 체표에 많은 양의 기분과 수분이 강하게 얽혀 나타난다.
發熱 : 체표에 기분과 수분이 강력히 체하고 이렇게 체한 기분이 열로 변해서 나타난다.
惡風 : 체표에 기분과 수분이 강력하게 체하여 새로운 기가 뻗어나지 못하여 순간 기부족으로 나타난다.
脈浮緊數 : 체표에 기분과 수분이 체하여 열이 나 浮數脈이 나타나고 無汗으로 緊脈이 나타난다.
腰痛 : 체표와 기의 상충성에 의해서 상반신에 기분과 수분이 강력하게 얽히기 때문에 허리가 아프다.
骨節疼痛 : 요통과 같이 체표에 많은 양의 수분과 기분이 강력하게 서로 얽히고 엉켜서 뼈 마디마디가 매우 욱신거리고 아프다. 이 또한 땀이 나면 표기수체가 풀리기에 사라진다.
鼻塞 : 코가 막히는 것으로 표열에 의해 비점막이 팽창하여 나타난다.
目瞑 : 눈앞이 갑자기 캄캄해지는 것으로 표열에 강할 때 나타난다.
蕁麻疹 : 표에 기분과 수분이 체하여 나타난다. 주로 수분이 오래 체하면 변질되고(속담에 반가운 손님도 생선과 같다) 이것 때문에 피부에 문제가 생긴다. 무엇가에 피부가 살짝 긁히거나 슬쩍 스쳐도 벌겋게 부풀어 오르기도 하며 가려워지기도 한다.
喘 : 숨이 찬 것으로 가래가 없는 기침과 息切이 나타나기도 한다.
胸滿 : 가슴이 답답하고 그득한 느낌이 드는 것으로 습상수분이 흉부에 체하여 나타난다.

麻黃湯證이 실증인 까닭
많은 양의 기분과 수분이 체표에 서로 얽히고 엉켜야 땀이 나올 만한 조건에서도 땀이 전혀 나지 않기 때문이다. 만일 땀이 나게 되면 표기수체가 풀리고 기분과 수분의 양이 적으면 오히려 혈분까지 체하여 표기수혈체가 되기 때문이다. 수분의 양이 많으려면 혈분의 양도 많아져야 하기 때문이다. 혈영과 혈영이 수용할 수 있는 수분과의 관계는 산술적이 아니라 기하급수적이다. 따라서 많은 양의 혈분은 더욱 많은 수분을 포용할 수 있다. 그러나 너무 많은 것은 기혈수순환의 관점에서 좋지 않다. 체내 기혈수 정상순환에 방해가 되기 때문이다. 따라서 기분, 혈분, 수분이 많으면 기분, 수분, 혈분의 많은 양이 한꺼번에 순환이상이 될 수 있기에 병의 정도도 심해진다.
따라서 실증의 사람은 평소 땀을 많이 내야 몸이 가볍게 되고 기혈수 체내순환도 원활하게 된다. 땀이 나면 표혈체가 그대로 남거나 더욱 심해지는 허증의 계지탕증과는 전혀 다르다. 허증의 사람은 땀을 흘리면 몸이 무거워지고 찌뿌둥해지며 피로를 느끼게 된다.

* 완전표열증은 상한의 태양병으로 표기수체나 표기수혈체로 체표에 열이 나타나는 것이다. 이때는 땀이 나지 않기 때문에 맥이 浮緊數으로 나타난다.
發熱, 惡寒, 惡風, 頭痛, 身疼痛, 不汗, 脈浮緊數 등의 병적증상이 모두 나타나는 표기수혈체증 즉 상한의 계지탕증이 있고 체표혈체가 없기에 오한이 나타나지 않는 發熱, 惡風, 頭痛, 身疼痛, 不汗, 脈浮緊數 등이 모두 나타나는 표기수체증의 상한 즉 마황탕증이 있다. 이때 어찌되었든 땀이 나면 표기수혈체인 상한의 계지탕증은 혈체가 그대로 남거나 더욱 심해지기에 부분표열증 즉 중풍의 태양병을 앓게 된다. 마황탕증은 땀만 나면 표기수체가 모두 풀리기에 상한의 태양병이 모두 없어진다. 그리고 이때 열에 의한 압력으로 코피를 흘리게 되면 이 모든 것이 풀린다.

약리(藥理)

麻黃 : 체표에 체한 수분을 외발시키거나 정상순환시킨다. 일반적으로 마황의 주성분은 에페드린(Ephedrine)이고 이것의 주작용이 기침을 멎게 하는 진해작용이 있기에 마황탕증의 喘息, 咳嗽를 이 마황으로 고친다고 하나 이는 기혈수이론과는 달라도 엄청 다르다. 즉 傷寒論에서 마황은 다른 약재와 함께 달이지 않고 이것만 먼저 달여 거품을 없앤 뒤 여타 약재를 넣고 다시 달이게 되어 있다. 걷어내는 거품에는 에페드린(Ephedrine)이 있기에 거품을 없앤다는 것은 이 성분을 제거하고 쓴다는 의미다. 즉 마황은 기침이나 숨이 찬 것을 없애기 위해 쓰는 것이 결코 아닌 체표에 머문 수분을 위치적 상대성에 의해서 땀으로 또는 정상순환시켜 없애는 것으로 실증에 쓴다. 허증에 쓰면 혈체가 생기거나 기부족(陰證)으로 빠질 수 있다.
杏仁 : 흉위의 습상수분을 순환시킨다. 따라서 이것에 의해서 나타나는 숨참과 기침, 胸滿을 고친다.

방후(方後)

麻黃 三兩 杏仁 七十箇 桂枝 二兩 甘草 一兩 (6 6 4 2)
右四味,以水九升,先煮麻黃減二升,去上沫,内諸藥,煮取二升半,去滓,溫服八合,覆取微似汗,不須啜粥,餘如桂枝法,將息

물 九升에 마황을 먼저 넣고 七升이 되도록 달이고 약을 달이는 동안 생긴 거품을 걷어내 없앤다. 그 뒤에 杏仁 桂枝 甘草를 모두 넣고 물이 二升半이 될 때까지 다시 달인다. 찌꺼기와 건더기를 없앤 다음 八合을 따뜻하게 하여 마시고 이불을 덮어 땀이 약간 나오게 한다. 굳이 따뜻한 죽을 먹을 필요는 없다. 이후 약 복용방법과 피해야 할 것은 계지탕과 같다.

많은 양의 기분과 수분이 체표에 체했더라도 마황탕을 먹고 난 뒤에는 땀을 많이 낼 까닭은 없고 살짝 땀을 내면 된다. 너무 많은 땀을 철철 흘리면 기혈수상대적 평형에 의해서 다른 증으로 변할 수 있다.

*마황은 다른 약재보다 먼저 달인 뒤 거품을 없애야만 한다. 만일 그렇지 않으면 잠이 오지 않거나 心臟이 두근거리는 증상이 나타나기도 한다. 즉 거품을 제거하는 것은 에페드린(Ephedrine)을 없애는 것이다.

원전(原典)

①太陽病,頭痛發熱,身疼腰痛,骨節疼痛,惡風,無汗而喘,麻黃湯主之 (太陽中)

太陽病으로 머리가 아프고 열이 나며 몸살이 있고 허리도 아프며 뼈마디가 욱신거리며 아프다. 그리고 惡風이 있으면서 땀이 날만한 조건에서도 땀이 나지 않고 숨이 차면 麻黃湯으로 주지한다.

표기수체에 의한 완전표열증과 습상수분이 흉위에 체하여 나타난 병적증상이다.

②太陽病,脈浮緊無汗,發熱身疼痛,八九日不解,表證仍在,此當發其汗,服藥已須臾,微除,其人發煩,目瞑,劇者必衄,衄乃解,所而然者,陽氣重故也,麻黃湯主之 (太陽中)

태양병으로 맥이 浮緊하며 땀이 없으며 열이 나고 몸살이 있는 것이 팔구일이 지나도 풀리지 않고 표열증이 그대로 있으면 마땅히 한해법으로 풀어야 한다. 약을 마시고 잠시 기다린 뒤에 아주 조금 증상이 가시게 되면 번열이 나타나 눈앞이 깜깜해진다. 이 증상이 심하게 되면 코피를 흘리게 된다. 코피를 흘리면 표열증이 풀어진다. 이는 많은 양의 기분과 수분이 체표에 체하였기 때문이다. 따라서 이는 麻黃湯으로 주지한다.

태양열병(表熱證)은 한해법으로 푸는데 계지탕증(표기수혈체증, 표기혈체증)은 止汗法으로 마황탕증(표기수체증)은 發汗法으로 푼다.
目瞑은 열이 세서 나타나는 증상으로 눈이 어지럽고 눈앞이 캄캄해지며 심하면 아무것도 보이지 않게 된다. 따라서 눈에 열이 나는 것을 느낄 수 있다. 반드시 目瞑이 있고 나서 코피를 흘리는 것은 아니고 열에 의한 압력으로 코피가 날 수 있는 것이다. 마황탕증에 코피가 나면 혈분과 수분 기분이 모두 나가기에 표기수체가 풀린다. 그러나 계지탕증은 코피가 나면 오히려 표혈체가 남기에 湯證은 줄곧 남게 된다.

③傷寒,脈浮緊,不發汗,因致衄者,麻黄湯主之 (太陽中)

상한의 태양병으로 맥이 뜨고 팽팽하며 땀이 나지 않으면 이로 말미암아 코피가 난다. 이처럼 상한의 태양병에는 마황탕을 쓴다.

상한의 태양병은 표기수혈체에 의한 계지탕증과 표기수체에 의한 마황탕증이 있는데 모두 땀이 나지 않는다. 이때는 표열증의 병적증상이 모두 나타나게 된다. 그러나 완전표열증이나 부분표열증 또는 열이 나는 소양열이나 양명열이 있어도 이 열에 의한 압력에 의해서 코피는 날 수 있다. 물론 麻黃湯證에 코피가 나게 되면 이 코피로 말미암아 표기수체가 풀리기 때문에 병적증상이 모두 사라져 없어진다.

④脈浮者,病在表,可發汗,宜麻黄湯 (太陽中)

맥이 뜨는 것은 병이 체표에 있는 것으로 마황탕을 쓴다.

손을 살짝 얹어도 나타나는 맥이 浮脈이다. 이 부맥이 나타나는 것은 체표에 기가 체한 것으로 즉 태양병(표열증)으로 이는 한해법을 써서 풀어야만 한다. 한해법중 발한법은 마황제가 지한법은 계지제가 제격이다.

⑤脈浮而數者,可發汗,宜麻黄湯 (太陽中)

맥이 뜨면서 빠르면 麻黃湯으로 발한시킨다.

脈浮數은 체표에 기가 체하여 浮脈이 나타나고 열이 나는 것으로 數脈이 나타난다. 이는 太陽熱病이다. 표열병인 태양병은 한해법으로 푸는데 지한법의 桂枝劑와 發汗法의 麻黃劑가 대표적이다.

⑥太陽病十日以去,脈浮細而嗜臥者,外已解也,設胸滿脇痛者,與小柴胡湯,脈但浮者,與麻黄湯 (太陽中)

태양병을 앓은 지 십여 일이 지나 맥이 뜨고 가늘며 자주 눕기를 좋아하는 것은 外證이 풀린 것이다. 혹 胸脇苦滿이 있으면 小柴胡湯으로 단지 脈이 뜨면 麻黃湯으로 푼다.

자주 눕고 누워 있기를 좋아하는 것은 기혈수 순환이 원활하지 않은 것이다. 혹 胸脇苦滿이 있으면 柴胡劑證이기에 柴胡劑를 쓴다. 隨證治之의 大原則이다. 마황탕증은 표기수체로 인해 몸살이 몹시 심하여 뼈속까지 아프고 惡風이 심하여 이불을 뒤덮고 누워 끙끙 앓게 된다. 물론 몸이 엄청 무겁게 느껴진다. 혹 꾀병으로 보이기도 하지만 실은 무척 아프다.

⑦陽明病,脈浮,無汗而喘者,發汗則愈,宜麻黃湯 (陽明)

양명병처럼 맥이 뜨고 땀이 날 조건에서도 땀이 나지 않으면서 숨이 찬 것은 땀을 내면 바로 풀리게 된다. 麻黃湯으로 주지한다.

麻黃湯의 喘은 행인이 처리하는 습상수분이 흉위에 체하여 나타나는 병적증상으로 陽明病의 腹滿而喘이란 대표적 병적증상과 원인이 전혀 다르다.

⑧太陽與陽明合病,喘而胸滿者,不可下,宜麻黃湯 (太陽中)

태양병으로 양명병의 증상으로 보이는 것으로 숨이 차며 가슴이 답답한 것은 하법을 쓰면 안 되고 麻黃湯으로 한해해야만 한다.

숨이 찬 것은 양명병증의 대표적 병적증상이다. 그러나 습상수분에 의해 나타나는 가슴 답답함과 함께 나타나는 숨찬 것(喘而胸滿)은 원인이 전혀 다른 것이다. 즉 양명병의 천은 복부에 기가 체하여 腹部와 胸部로 엄청난 熱이 들어차기에 배가 부르며 숨이 찬(腹滿而喘) 것으로 나타난다.
陽明病의 치료법은 하해법이고 표기수체에 의한 태양병은 마황탕을 쓰는 한해법 즉 발한법이 바른 치료법이다.

비고(備考)

*脈浮而緊,浮則爲風,緊則爲寒,風則傷衛,寒則傷榮,榮衛俱病,骨節煩疼,可發其汗,宜本方(辨脈.可發汗.太陽中)

*脈浮而數,浮爲風,數爲虛,風爲熱,虛爲寒,風虛相搏,則洒淅惡寒也,宜本方 (辨脈)

*脈浮緊者,法當身疼痛,宜而汗解之(宜本方)假令尺中遲者,不可發汗,何以知然,以榮氣不足,血少故也 (辨脈)

*陽明中風(脈弦浮大而短氣,腹都滿,脇下及心痛,久按之氣不通,鼻乾不得汗,嗜臥,一身及面目悉黃,小便難,有潮熱,時時噦,耳前後腫刺之小差,外不解,病過十日,脈續浮者,與小柴胡湯)脈但浮,無餘證者,與麻黃湯(若不尿,腹滿加噦者不治) (陽明)

비교(比較)

桂枝湯
還魂湯
甘草麻黃湯

葛根湯

葛根湯 葛根8, 麻黃6, 桂枝4, 生姜6, 甘草4, 芍藥4, 大棗6.

右七味, 以水一斗, 先煮麻黃葛根, 減二升, 去白沫, 內諸藥, 煮取三升, 去滓, 溫服一升, 覆取微似汗, 不須啜粥, 餘如桂枝法, 將息及禁忌。

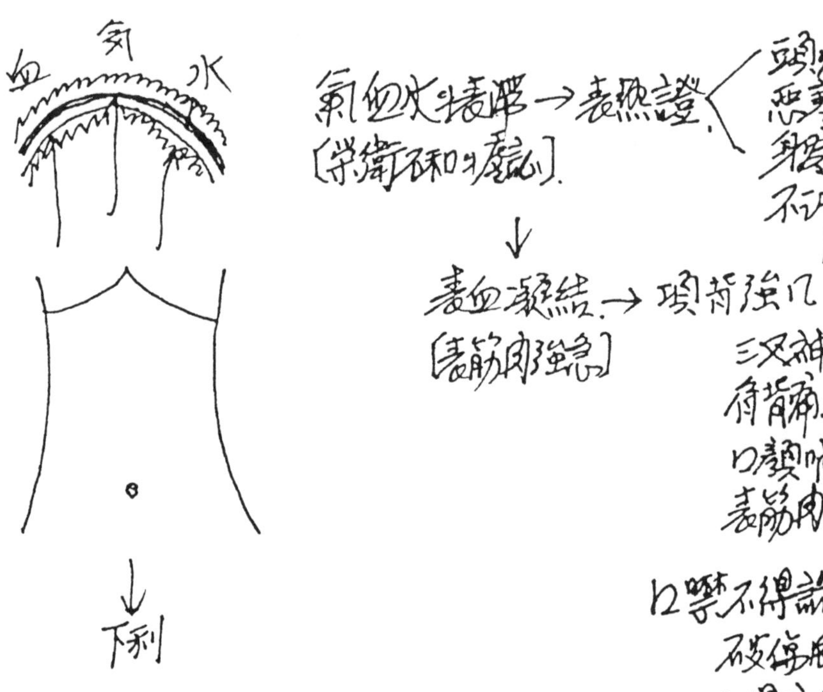

三叉神經痛, 上腕痛,
肩背痛, 腰痛, 扁桃腺,
表筋肉強直痛.

口噤不得語, 欲作剛痙,
破傷風, 小兒驚風,
小兒麻痺,

①太陽病. 項背强几几. 無汗. 惡風. 葛根湯主之。[太陽中].

②太陽與陽明合病者, 必自下利. 葛根湯主之。[太陽中].

③太陽病. 無汗而小便反少. 氣上衝胸. 口噤不得語. 欲作剛痓. 葛根湯主之。[痓病].

几 안석궤 책상궤. 진중할궤. 須 반드시수. 기다릴수. 모름지기수. 叉 양갈래차 손길잡을차.

脘 밥통완. 喎 입삐뚜러질괘. 斜 갈아당길사 흩어질사.

噤 입다물금. 잠잠할금. 剛 굳셀강. 굳을강. 꼬장할강. 痓 중풍들경 목뻣뻣할경.

병리(病理)

營衛不和의 虛證 (表氣水血滯에 의한 表熱證)
實證의 表水滯
表血凝結證 (表筋肉의 强急).

營衛不和의 虛證과 實證의 表水滯로 땀이 나기도 땀이 나지 않을 수도 있다. 이로 인해 완전표열증이 나타나기도 하고 부분표열증이 나타나기도 한다.

表血凝結에 의한 표근육의 强急으로 項背强几几 , 三叉神經痛, 上腕痛, 肩背痛, 眼痛, 扁桃腺炎, 口眼喎斜(口顔咼斜), 表筋肉强直痛, 口噤不得語, 欲作强痙, 破傷風, 小兒驚風, 小兒痲痺 등이 생길 수 있다.

체표에 체한 수분이 땀으로 나가지 않고 대신 설사로 나갈 수 있다. 설사가 날 때는 체표에 체한 수분이 나기에 땀이 잘 나지 않는다. 또한 表水滯로 피부에 여러 병적증상이 나타날 수 있다. 물론 땀이 나면 좋아지고 땀이 나지 않으면 더욱 심해진다.

방후(方後)

葛根 四兩 麻黃 三兩 桂枝 二兩 芍藥 二兩 甘草 二兩 生薑 三兩 大棗 十二枚 (8 6 4 4 4 6 6)
右七味,以水一斗,先煮麻黃葛根,減二升,去白沫,內諸藥,煮取三升,去滓,溫服一升,覆取微似汗,不須啜粥,餘如桂枝法,將息及禁忌

물 한말(十升)에 葛根과 麻黃을 먼저 넣고 물 二升이 줄 때까지 달인다. 거품을 걷어낸 다음 桂枝 芍藥 甘草 生薑 大棗를 모두 넣고 三升이 될 때까지 다시 달인다. 건더기와 찌꺼기를 없앤 뒤 一升을 따뜻하게 마신다. 몸에 이불을 덮어 몸을 따뜻하게 하여 약간 땀이 나게 한다. 그러나 米飮(죽)을 먹을 필요는 없다. 복용방법과 금해야 할 것은 桂枝湯과 같다.

원전(原典)

①太陽病,項背强几几,無汗惡風,葛根湯主之 (太陽中)

太陽病으로 뒷덜미가 뻣뻣하여 꼭 큰 새가 목을 쭉 내밀고 내달려 날려는 모양을 하고 있고 땀이 나지 않으며 바람을 싫어하는 것은 갈근탕으로 주지한다.

태양병은 표기수혈체에 의해 완전표열증으로 나타난 것이다. 물론 無汗이어야 된다. 項背强几几는 表血凝結에 의해서 생긴 표근육의 강급으로 나타난 병증이다. 無汗은 땀이 날 만한 조건에서도 땀이 나지 않는 것이다. 그리고 惡風은 표기수혈체에 의한 새로운 기가 뻗어나가지 못하여 순간 기부족이 생겨 바람을 몹시 싫어하는 것이다. 바람을 쐬거나 찬바람을 맞으면 强急은 더욱 심해진다.

②太陽與陽明合病者,必自下利,葛根湯主之 (太陽中)

太陽病과 陽明病이 같이 나타나 반드시 설사를 한다. 葛根湯으로 주지한다.

葛根湯證의 설사는 표에 체한 수분이 땀 대신 밑으로 쏟아져 내리는 것이다. 이때 표열증이 나타날 수 있고 나타나지 않을 수도 있으나 표혈응결증은 반드시 있어야 한다. 太陽與陽明合病이라 한 것은 營衛不和의 虛證과 實證의 表水滯에 의해 태양병이 나타나고 설사라는 太陰이나 陽明의 대표적 병적증상이 나타나기에 이렇게 말한 것이다.

③太陽病,無汗而小便反少,氣上衝胸,口噤不得語,欲作剛痓,葛根湯主之 (痓病)

太陽病으로 땀이 나지 않으며 소변이 반대로 적어지는 것은 기가 가슴 위로 치솟아 입을 악다물어 말을 하지 못하는 강한 발작을 하려는 것이다. 葛根湯으로 주지한다.

기가 치솟아 표기수혈체가 되고 表血凝結로 强急이 나타나 표근육이 뒤틀려 마치 癎疾의 모양으로 발작이 나타나는 것을 말한다. 이럴 때는 땀이 나야 표근육의 경련이 멈추나 혈체와 혈응결은 완전히 풀리지 않아 다시 연급과 강급이 나타날 수 있는 것이다. 無汗은 기상충으로 표에 기수혈체와 혈응결이 나타난 것이고 小便不利는 기상충으로 下焦(下半身)에는 기부족 상태가 되기에 오줌이 적어지는 것이다.

剛痙(痓)은 桂枝加葛根湯證의 柔痙(痓)과 비교되는 것이다.

비고(備考)

*太陽病,發熱無汗,反惡寒者,名曰剛痓 (剛痙)
*太陽病,發熱汗出而不惡寒,名曰柔痓 (柔痙)

葛根加半夏湯

葛根加半夏湯 葛根8、麻黃6、甘草4、芍藥4、桂枝4、生薑6、大棗6、半夏10、

右八味，以水一斗，先煮葛根麻黃，減二升，去白沫，內諸藥，

煮取三升，去滓，溫服一升，覆取微似汗。

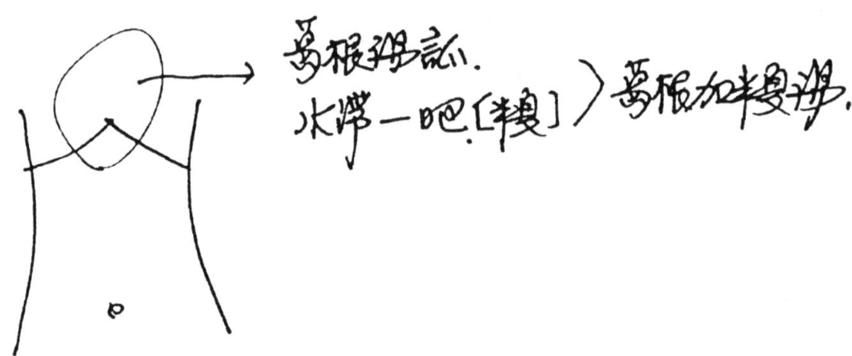

太陽與陽明合病，不下利，但嘔者，葛根加半夏湯主之。[太陽中]

병리(病理)

葛根湯證에 病的 粘稠水가 더해진 證.

점조수는 혈맥내로 흡수되기 힘들고 위장에서 흡수되기도 어렵기에 또한 이를 토하려 해도 토해지지 않고 설사나 대변으로 내보내려고 해도 그러지 못하기에 嘔를 만든다. 그리고 속이 미식거림(울렁거림. 니글거림)이 있기에 머리가 멍해지거나 머리에 뭔가 덮어씌운 듯한 느낌인 冒가 나타난다. 그러나 점조수의 끈적이는 성질에 의해서 체표에 체한 水分이 한꺼번에 밑으로 내려가는 下利(泄瀉)는 나타나지 않는다.

방후(方後)

葛根 四兩 麻黃 三兩 桂枝 二兩 芍藥 二兩 甘草 二兩 大棗 十二枚 生薑 三兩 半夏 半升
(8 6 4 4 4 6 6 10)
右八味,以水一斗,先煮葛根麻黃,減二升,去白沫,內諸藥,煮取三升,去滓,溫服一升,覆取微似汗

물 한말(十升)에 먼저 葛根과 麻黃을 넣고 물 二升이 줄도록 달인다. 그리고 거품을 걷어내 없앤 다음 桂枝 生薑 芍藥 大棗 半夏 등 나머지 약재를 넣고 三升이 되도록 다시 달인다. 건더기와 찌꺼기를 없앤 뒤에 一升을 따뜻하게 마신다. 그리고 이불을 덮어 약간 땀이 나게 한다.

원전(原典)

①太陽與陽明合病,不下利,但嘔者,葛根加半夏湯主之 (太陽中)

太陽病에 陽明病證이 겹친 것임에도 下利(泄瀉)는 없고 단지 속이 울렁거리고 니글거리는 구증이 있으면 葛根加半夏湯으로 주지한다.

태양병과 양명병이 겹친 것이 아닌 태양병증에 병적 점조수증이 겹친 것이다.

小青龍湯

小青龍湯 麻黃4、芍藥4、細辛4、乾薑4、甘草4、桂枝4、五味子4、半夏10、

右八味、以水一斗、先煮麻黃減二升、去上沫、內諸藥、煮取三升、去滓、溫服一升。若渴者、去半夏加括蔞根三兩[6]、若微利、去麻黃加蕘花如一雞子、熬令赤色、若噎者、去麻黃、加附子一枚炮、若小便不利、少腹滿者、去麻黃、加茯苓四兩[8]、若喘、去麻黃加杏仁半升、去皮尖。

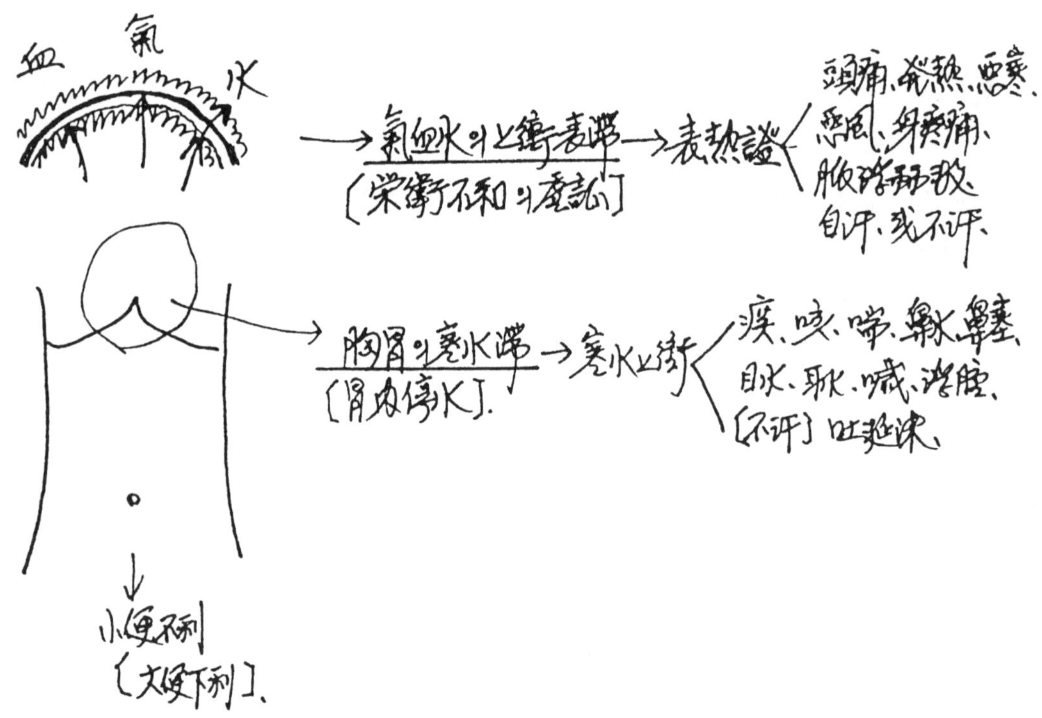

①傷寒表不解，心下有水氣，乾嘔，發熱而咳，或渴，或利，或噎，或小便不利，少腹滿，或喘者，小青龍湯主之。[太陽中]

②傷寒心下有水氣，咳而微喘，發熱不渴，服湯已渴者，此寒去欲解也，小青龍湯主之。[太陽中]

③咳逆倚息不得臥，小青龍湯主之。[痰飮咳嗽]

④病溢飮者，當發其汗，大青龍湯主之，小青龍湯亦主之。[痰飮咳嗽]

⑤婦人吐涎沫，醫反下之，心下卽痞，當先治其吐涎沫，小青龍湯主之，涎沫止，乃治痞，瀉心湯主之。[婦人雜病]

熬 볶을오，
噎 목쉴열，목멜열，
炮 그슬릴포，싸서구울포，
尖 뾰족할첨，날카로울첨，
噦 재채기할얼，외지꺼리할얼，
溢 넘칠일，찰일，
倚 기댈의，
息 숨쉴식，한숨쉴식，
涎 침연
沫 침말，물끓는거품말，

병리(病理)

營衛不和의 虛證 (桂枝湯證)
實證의 表水滯證 (麻黃證)
胸胃의 寒性粘稠水滯證 (乾薑. 細辛. 半夏證).

1. 영위불화의 허증으로 표열증이 생길 수 있다. 즉 發熱, 惡寒, 惡風, 身疼痛, 頭痛 등이 모두 나타나는 완전표열증과 이 증상 일부분이 나타나는 부분표열증이 나타날 수 있다.
완전표열증이 있을 때는 표기수혈체로 땀이 나지 않은 상태로 맥이 浮緊數으로 나타난다. 부분표열증은 표기혈체나 표혈체로 땀이 나거나 난 상태로 맥은 浮弱이나 浮弱數으로 나타난다.

2. 한성점조수가 胸胃에 있으면 이것으로 嘔, 嘔吐, 胸滿, 心下滿, 心下痞, 喘, 咳, 痰, 鼻水, 鼻塞, 目水, 耳水, 噎(噦), 浮腫, 吐涎沫, 耳鳴 등의 병적증상이 나타난다.
점조수가 차지면 점성이 떨어져 물처럼 되나 결코 점조수 자체의 성질은 없어지지 않는다. 그리고 점조수가 열을 받으면 점성이 더욱 커져 끈적끈적 해진다.

3. 실증의 표수체 즉 麻黃證은 땀이 여간해서 나지 않으나 땀이 나도 표에 수분이 체하는 것으로 이것으로 浮腫이나 蕁麻疹등 피부질환이 생긴다.

위의 세 가지가 어우러지면 병적증상이 더욱 복잡하게 나타나게 된다.

소변은 기상충이 있으면 小便不利로 나타나고 이것이 없으면 小便自利로 나타난다.
대변은 흉위의 한성수분(점조수)가 한꺼번에 밑으로 쏟아질 때는 下利(泄瀉)가 나타나고 천천히 내려오면 묽은 변(軟便)으로 나타난다. 따라서 딱딱한 변(硬便)이 결코 나타나지 않는다.

방후(方後)

麻黃 桂枝 芍藥 乾薑 細辛 甘草 各三兩 半夏 半升 五味子 半升 (4 4 4 4 4 4 10 4)
右八味,以水一斗,先煮麻黃,減二升,去上沫,內諸藥,煮取三升,去滓,溫服一升

물 한말(十升)에 먼저 麻黃을 넣고 물이 二升만큼 줄도록 달인다. 그 뒤 거품을 걷어 없애고 桂枝 芍藥 乾薑 細辛 甘草 半夏 五味子 모두를 넣고 三升이 될 때까지 다시 달인다. 찌꺼기와 건더기를 없앤 뒤 一升을 따뜻하게 마신다.

원전(原典)

①傷寒表不解,心下有水氣,乾嘔發熱而欬,或渴,或利,或噎,或小便不利,少腹滿,或喘者,小靑龍湯主之(太陽中)

傷寒으로 표가 풀리지 않고 명치 밑에 정체수가 있으며 속이 느글거리며 헛구역질이 나고 열이 나며 기침이 난다. 혹 갈증과 설사 그리고 목이 쉬거나 소변이 시원치 않고 아랫배가 뭔가 그득 찬 듯하며 숨이 찬 것은 小靑龍湯으로 주지한다.

營衛不和의 허증에서 표열증이 나타날 수 있고 없을 수도 있는데 상한은 표기수혈체증으로 땀이 나지 않는 것으로 완전표열증으로 나타난다. 心下有水氣는 흉위에 있는 한성점조수를 말한다. 이는 腹診時 명치 밑에서 물이 고인 것을 꾸르륵 거리는 소리로 느낄 수 있다. 환자 스스로 꼬르륵 하는 소리를 들을 수 있으나 위가 아닌 흉부에만 있을 때는 명치 밑을 문지르고 누른 다음 오 분이나 십 분 뒤에 다시 눌러보면 물소리를 확인 할 수 있다.
乾嘔는 헛구역질로 한성점조수와 기상충으로 나타나며 한성점조수기에 토할 수도 있다. 갈증은 흉위에 한성점조수가 정체되어 있기에 나타나지 않아야 하나 한성점조수가 몰려 있기에 실제 생체에 필요한 수분이 부족하여 혹 나타날 수도 있다. 下利는 흉위에 고인 한성점조수가 한꺼번에 밑으로 쏟아내려 나타나는 현상이다. 따라서 소청룡탕증은 무른 변(軟便)이나 설사가 나타나지 결코 딱딱한 硬便은 있을 수 없다. 목이 쉬는 것은 표열증과 흉위한성점조수가 올라와 나타나고 소변불리는 기상충으로 나타난다. 少腹滿은 흉위한성점조수가 아래로 처져 혹 나타날 수 있다. 喘은 喘息을 말하며 흉위한성점조수에 의해서 나타난다. 이는 누우면 위치적 상대성에 의해서 더욱 심해지고 서있거나 앉으면 덜해진다.

②傷寒心下有水氣,欬而微喘,發熱不渴,服湯已渴者,此寒去欲解也,小靑龍湯主之 (太陽中)

傷寒으로 명치 밑에 정체수가 있고 기침이 나며 숨이 찬 증상이 나타나고 열이 나면서 갈증이 없는데 소청룡탕을 먹고 나서 갈증이 나타나는 것은 흉위부위에 있는 한성점조수가 없어져 병이 풀리려고 하는 것이다.

小靑龍湯의 細辛과 乾薑은 열약이다. 이는 열을 보태 따뜻하게 하여 기혈수가 정상적으로 순환하게 하는 약재다. 胸胃의 한성점조수가 반하, 세신, 건강에 의해 정상적으로 순환하게 되었는데 더 쓰면 이 약재에 의한 열이 갈증을 만들고 기혈수 정상순환을 방해한다.

③欬逆倚息,不得臥,小青龍湯主之 (痰飲)

기침을 심하게 하면서 의자에 기대어 숨을 쉬며 눕지 못하는 것은 소청룡탕으로 주지한다.

기침이 매우 심한 것을 咳逆이라 한다. 이는 흉위에 고인 한성점조수에 의해서 나타나며 눕거나 엎드리는 것보다 앉아 있는 것이 편한 것은 한성점조수가 있는 위치적 상대성 때문이다.

④病溢飲者,當發其汗,大青龍湯主之,小青龍湯亦主之 (痰飲)

溢飲은 마땅히 땀으로 푸는데 大靑龍湯으로 주지하고 小靑龍湯으로도 주지한다.

마신 물은 血脈을 따라 전신을 순환하여 소변이나 땀으로 나가야 하는데 땀으로 나가지 못하고 팔다리에 머물러 온몸이 붓고 무겁고 통증이 있는 것을 일음이라 한다. 이때는 땀이 나지 않아서 나타난 것이므로 당연히 땀으로 풀어야 한다. 이때 대청룡탕과 소청룡탕을 쓸수 있다. 그러나 이 또한 證에 따라 써야만 한다. 이것이 古方의 隨證治之의 精神이다.

*飮水流行歸於四肢,當汗出而不汗出,身體疼重,謂之溢飮

⑤婦人吐涎沫,醫反下之,心下卽痞,當先治其吐涎沫,小青龍湯主之 (婦人雜病)

婦人이 침과 맑은 물을 토하는 것은 醫者가 반대로 下法을 써서 명치 밑이 답답하고 거북해진 것이기에 마땅히 이 토하는 침과 맑은 물을 小靑龍湯으로 고친다.

침과 맑은 거품 같은 물을 토하는 것은 흉부에 한성점조수가 넘쳐흐른 것으로 이 한성점조수로 말미암아 명치 밑이 더부룩하고 거북하며 답답해진다. 혀를 보면 물기가 흥건히 흐르고 하이타이(세제)를 푼 것처럼 거품이 있기도 한다.

비고(備考)

*留飲者,脇下痛引缺盆,欬嗽則輒已,宜本方 (痰飲)

*夫心下有留飮,其人背寒冷,如手大,宜本方 (痰飮)

*胸中有留飮,其人短氣而渴,四肢歷節痛,脈沈者,有留飮,宜本方 (痰飮)

*膈上病痰,滿喘欬吐,發則寒熱,背痛腰疼,目泣自出,其人振振身瞤劇,必有伏飮,宜本方 (痰飮)

*欬逆倚息,氣短不得臥,其形如腫,謂之支飮,宜本方 (痰飮)

*上氣喘而躁者,屬肺脹,欲作風水,發汗卽愈,宜本方 (肺痿)

*夫有支飮家,欬煩,胸中痛者,宜本方 (肺痿)

*水在肺,吐涎沫,欲飮水,宜本方 (肺痿)

*風水,其脈自浮,外證骨節疼痛,惡風,宜本方 (水氣)

*脈浮而洪,浮則爲風,洪則爲氣,風氣相擊,身體洪腫,汗出乃愈,惡風則虛,此爲風水(不惡風者,小便通利,上焦有寒,其口多涎,此爲黃汗),宜本方 (水氣)

* 痛在骨節,欬而喘,不渴者,此爲肺脹,其狀如腫,發汗卽愈,宜本方 (水氣)

* 問曰,病下利後,渴飮水,小便不利,腹滿因腫者何也,答曰,此法當病水,(若小便自利,及汗出者,自當愈),宜本方 (水氣)

*問曰,病者苦水,面目身體四肢皆腫,小便不利,脈之不言水,反言胸中痛,氣上衝咽,狀如炙肉,當微欬喘,審如師言,其脈何類,師曰,寸口脈沈而緊,沈爲水,緊爲寒,沈緊相搏,結在關元,始時當微,年盛不覺,陽衰之後,榮衛相干,陽損陰盛,結寒微動,腎氣上衝,喉咽塞噎,脇下急痛,胸脇苦痛,象若奔豚,其水揚溢則浮欬喘逆,當先攻擊衝氣令止,乃治欬,欬止其喘自差,宜本方 (水氣)

*肺癰胸滿脹,一身面目浮腫,鼻塞淸涕出,不聞香臭酸辛,欬逆上氣,喘鳴迫塞,此先服本方 (肺癰)

*夫中寒家喜欠,其人淸涕出,發熱色和者,善嚔,宜本方 (腹滿)

비교(比較)

桂枝去芍藥加茯苓白朮湯

葶藶大棗瀉肺湯

苓甘薑味辛湯

小靑龍加石膏湯

五苓散

苓桂味甘湯

麻黃杏仁甘草石膏湯(略稱 麻杏甘石湯)

麻黃杏仁甘草石膏湯. [略稱 麻杏甘石湯].
麻黃8. 杏仁4. 甘草4. 石膏16.

右四味. 以水七升. 煮麻黃. 減二升. 去上沫. 內諸藥. 煮取二升. 去滓. 溫服一升.

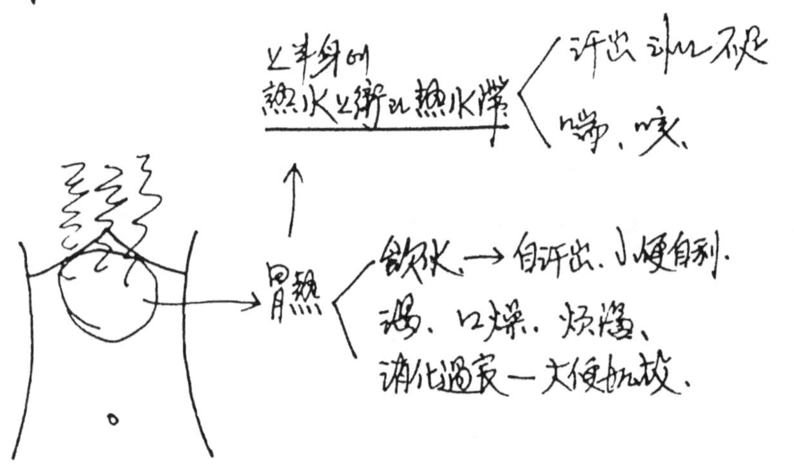

① 發汗後. 不可更行桂枝湯. 汗出而喘. 無大熱者. 可與麻杏甘石湯. [太陽中].

② 下後. 不可更行桂枝湯. 若汗出而喘. 無大熱者. 可與麻杏甘石湯. [太陽下].

병리(病理)

胃熱(石膏의 陽明熱)에 의해 체표(주로 上半身)로 熱水(습상의 수분)가 상충하나 땀으로(汗出) 모두 나가지 못하고 체표에 체한 證.

이 熱水에 의해 汗出, 多汗, 喘, 咳가 나타난다. 이때 땀은 위열에 의해 속에서 밀려 올라오는 땀이다. 즉 근원이 표가 아니라 속이다. 따라서 땀이 걸거나 끈적이고 냄새가 나기도 한다.

胃熱에 의해서는 渴症과 口燥, 煩渴 등이 나타난다. 한겨울에 얼음을 씹어 먹어도 될 정도다.
이 위열의 특징(石膏證)은 위장기능이 저하되는 것이 아니라 오히려 항진되어 消化過張(먹고 또 먹을 정도로 소화가 잘 된다)이 나타난다. 그리고 小便自利와 大便如故 즉 소변과 대변에 이상이 없다. 즉 설사나 변비는 없다.

그리고 위열이 올라와 땀으로 나가는 것이기에 표에는 열이 체하여 표열증으로 결코 나타나지 않으나 열감은 느낄 수 있다. 그래서 類似表熱이라 한다.

약리(藥理)

石膏는 위열(陽明熱)을 싸잡아 꺼준다. 그래서 淸熱劑라 한다. 이 위열이 혹 속에만 딸딸 뭉치는 壅滯熱로 나타나더라도 체표에는 어떤 형태라도 나타난다. 손톱 발톱이 찌그러지고 허옇게 변형되거나 피부의 일부가 변형되기에 이런 것들을 잘 살펴야만 한다. 그리고 위열의 정도에 따라 大黃과 附子처럼 석고를 쓰는 용량(用量)범위가 매우 넓다.

방후(方後)

麻黃 四兩 杏仁 五十箇 甘草 二兩 石膏 半斤 (8 4 4 16)
右四味,以水七升,先煮麻黃,減二升,去上沫,內諸藥,煮取二升,去滓,溫服一升

물 七升에 먼저 麻黃을 넣고 물이 二升이 줄 때까지 달인다. 그런 뒤 거품을 걷어내고 나머지 杏仁 甘草 石膏를 모두 넣고 二升될 때까지 다시 달인다. 건더기와 찌꺼기를 없앤 다음 一升을 따뜻하게 복용한다.

원전(原典)

①發汗後,不可更行,桂枝湯,汗出而喘,無大熱者,可與麻杏甘石湯 (太陽中)

땀을 낸 뒤 다시 땀을 내는 것을 피해야 한다. 그런데 오히려 桂枝湯을 써서 땀이 나면서 숨이 차고 열이 많이 나지 않으면 麻杏甘石湯을 쓴다.

땀을 낸 뒤 오히려 계지탕을 써서 표에 걸린 기분이 위장에 걸려 위열로 나타나고 상충하여 땀으로 나가기에 많은 열이 나지 않는다. 그리고 수분은 위열로 인해 습상의 형태로 상충하다 흉부에 걸치면 숨이 찬 증상을 만들고 기분과 같이 땀으로 나간다.

②下後,不可更行,桂枝湯,若汗出而喘,無大熱者,可與本方 (太陽下)

下法을 쓴 다음 다시 하법을 쓰는 것은 피해야 한다. 그런데 오히려 桂枝湯을 써서 땀이 나면서 숨이 차며 많은 열이 없으면 麻杏甘石湯을 쓴다.

땀을 낸 다음 또 땀을 내거나 하리가 있은 다음 다시 하리를 하게 되면 기분과 수분이 몸 밖으로 나가게 된다. 이때 기분과 혈분에 비해 상대적으로 수분이 많이 나가면 열이 생기고 이 열이 위장에 체하여 위열증이 생긴다. 위장열과 이 열에 의해 달아오른 수분이 상충하여 喘과 類似表熱이 나타나고 땀도 우러나게 된다.

먼저 原典 條文에 汗法 대신 下法을 쓴 것에 지나지 않는다. 이는 仲景師가 병의 흐름을 즉 병이 생기는 과정을 설명하는 상투적 화법이다. 물론 일부는 병적증상을 설명하기도 한다. 따라서 우리는 여기서 기혈수 상대적 평형과 위치적 상대성에 의해서 기혈수 순환장애를 찾아야만 하는 것이다.

원전 그대로 땀을 낸 다음 다시 계지탕을 써서 땀을 내거나 (사실 계지탕은 止汗으로 나타난다) 下法을 쓴 다음(혹 설사를 한 다음) 다시 계지탕을 써서 이 탕증이 오는 경우도 있다. 그러나 다른 원인으로도 얼마든지 올 수 있다. 즉 外因, 內因, 不內外因으로 기혈수 순환장애가 나타나는 것이기에 우리는 기혈수 순환장애가 병이고 병의 본질이라는 점을 깨달아야만 한다.

麻黃杏仁薏苡甘草湯 (略稱 麻杏薏甘湯)

麻黃杏仁薏苡甘草湯〔略稱. 麻杏薏甘湯〕.

麻黃8. 杏仁4. 薏苡仁12. 甘草4.

右四味. 㕮咀. 以水五升. 煮取二升. 分再服. 汗出即愈.

一身外表筋肉의 水滯 或은 水結.

↓

一身外表筋肉痛.〔一身盡疼〕. 神經痛. 筋肉痛. 류마티스. 發熱〔日晡所劇者〕. 項疣. 口緣. 肌膚甲錯. 落屑狀. 乾癬. 贅疣. 汗疱. 水疱. 水痘. 水虫. 進行性角皮症. 凍傷. 頭垢. 濕疹.

病者. 一身盡疼. 發熱日晡所劇者. 名風濕. 此病. 傷於汗出當風. 或久傷取冷所致也. 可與 麻黃杏仁薏苡甘草湯.〔痙濕〕.

晡 申時포 해질포. 屑 조촐한설. 가루설. 가벼이볼설. 疱 부풀포 부르틀포(膨疱) 贅 모을췌. 군더더기췌 사마귀췌. 혹췌.

疣 혹우. 垢 때구 더러울구. 於 어조사어 여기어. 致 이를치 이르킬치.

병리(病理)

體表筋肉의 水滯 혹은 水結 證.

이로 인해 땀이 나지 않고 神經痛, 筋肉痛, 류마치스, 頭强, 口眼喎斜(口顔喎斜), 皮膚(肌膚)甲錯, 乾癬, 乾痒, 贅疣, 汗疱, 水泡, 水痘, 水虫, 進行性角皮症, 凍傷, 頭垢, 濕疹 등 여러 병적증상이 나타난다.

體表의 水滯 혹은 水結로 땀이 어지간히 나오지 않는다. 즉 땀이 날만한 조건에서도 나오지 않는 것이다. 이 증은 실증의 많은 수분이 체표에 강력하게 체하여 땀이 나지 않으면서 수결상태까지 이르게 되어 여러 병적증상이 나타나는 것이다. 물론 허증도 음증도 아니다.

贅疣는 무사마귀, 티눈을 말한다.
水虫은 발의 무좀을 뜻한다.
頭垢는 비듬을 일컫는다.

약리(藥理)

薏苡仁 : 음증 양증 모두의 표리수체나 표리수결을 다스린다.
杏仁 : 外位(胸位)의 습상의 수분체를 다스리나 麻杏薏甘湯證은 흉부에 습상의 수분체가 없어 병적증상이 나타나지 않는다. 그러나 흉부에서 습상의 수분을 순환시키는 행인을 쓰면 표수체나 수결을 한결 쉽게 풀 수 있기에 이를 쓰는 것이다. 苓甘薑味辛夏仁湯을 참조하면 된다.

방후(方後)

麻黃 四兩 杏仁 二兩 薏苡仁 半升 甘草 二兩 (8 4 12 4)
右四味㕮咀,以水五升,煮取二升,分再服,汗出卽愈

麻黃 杏仁 薏苡仁 甘草 네 가지 약재를 입으로 씹은 뒤 물 五升에 넣고 달여 二升을 얻는다. 이를 둘로 나누어 하루 두 번 마신다. 약을 마신 뒤 땀이 나면 병이 바로 낫는다.

약재를 굳이 입으로 씹을 필요는 물론 없다. 마황 감초는 기구로 절단하고 杏仁과 薏苡仁은 기구로 분말형태로 갈아서 쓰면 약을 쉽게 우려낼 수 있다. 麻杏薏甘湯證은 표수체나 표수결인 상태로 땀이 나지 않는 상태이기에 약을 마신 뒤 땀이 나면 병적증상을 만드는 表水滯나 表水結이 풀린다.

원전(原典)

①病者一身盡疼,發熱日晡所劇者,名風濕,此病傷於汗出當風,或久傷取冷所致也,可與麻杏薏甘湯 (濕病)

병자의 온몸이 아프며 해질 무렵 열이 더욱 심해지는 것을 風濕이라 한다. 이 병은 땀이 날 때 바람을 맞거나 찬 곳에서 오랜 시간 있어 생긴 것이다. 麻杏薏甘湯으로 고친다.

風濕은 체표에 수분이 체하거나 수결상태가 되어 표의 근육과 피부에 병적증상이 나타나는 것을 말한다. 풍습에는 여러 형태의 풍습이 있다. 즉 표에 수분이 체하는 형태가 다르기에 병이 다르다. 따라서 이를 푸는 처방도 물론 다른 것이다. 원전에서와 같이 땀이 날 때 바람을 맞거나 추운 곳에서 오래 있으면 주리가 닫혀 땀구멍이 막히기 때문에 風濕病이 생기고 麻杏薏甘湯으로 주리를 풀면 땀구멍이 열려 땀이 나는 것으로 흔히들 말한다. 그러나 이는 극히 일부만 알 뿐으로 순환의 의미를 전혀 알지 못하고 생명체 안에서 일어나는 역사에 대해서 전혀 알지 못하는 것이다. 땀을 흘리다 바람을 맞거나 추운 곳에서 오랫동안 있거나 어찌 되었건 체표에 수분이 체하거나 수결이 된 상태를 말하고 이로 인해 풍습이라는 병적증상이 나타나는 것이다. 약은 인간 생명체에 가장 합당한 방법으로 일부는 땀으로 내보내기혈수가 정상순환하게 하는 것이다. 주리를 풀어 땀구멍을 연다고 모든 것이 일시에 해결 되는 것은 결코 아니다.
온몸이 쑤시고 아프며 해가 질 무렵 발열이 심해지는 것은 표에 체한 수분과 수결을 없애기 위한 생체의 몸부림으로 보아야 한다. 즉 기가 발동하여 이를 땀으로 내보내거나 체순환으로 끌어 들이려하나 여의치 않기에 기가 체하여 열로 나타나는 것이고 해질 무렵에 기의 순환이 순조롭지 못하게 되기 때문이기도 하다.

비고(備考)

*太陽病,關節疼痛而煩,脈沈而細(緩)者,此名濕痺(中濕),濕痺之候,小便不利,大便反快,但當利其便
*濕家之爲病,一身盡疼(疼煩),發熱,身色如熏黃也
*濕家,其人但頭汗出,背强,欲得被覆向火,若下之早則噦,或胸滿,小便不利(小便利),舌上如胎者,以丹田有熱,胸上有寒,渴欲得飮而不能飮,則口燥煩也
*濕家,下之,額上汗出,微喘,小便利(不利)者死,若下利不止者亦死
*風濕相搏,一身盡疼痛,法當汗出而解,値天陰雨不止,醫云,此可發汗,汗之病不愈者,何也,蓋發其汗,汗大

出者,但風氣去,濕氣在,是故不愈也,若治風濕者,發其汗,但微微似欲出汗者,風濕俱去也.
*風濕病,身疼發熱,面黃而喘,頭痛鼻塞而煩,其脈大,自能飮食,腹中和無病,病在頭中寒濕,故鼻塞,內藥鼻中則愈

비교(比較)

桂枝加黃耆湯
防己黃芪湯
麻黃加朮湯
桂枝附子湯
白朮附子湯
甘草附子湯

越婢湯

越婢湯 麻黃12、石膏16-30、生薑6、大棗8、甘草4、

右五味、以水六升、先煮麻黃、去上沫、內諸藥、煮取三升、分溫三服、惡風者、加附子一枚炮。

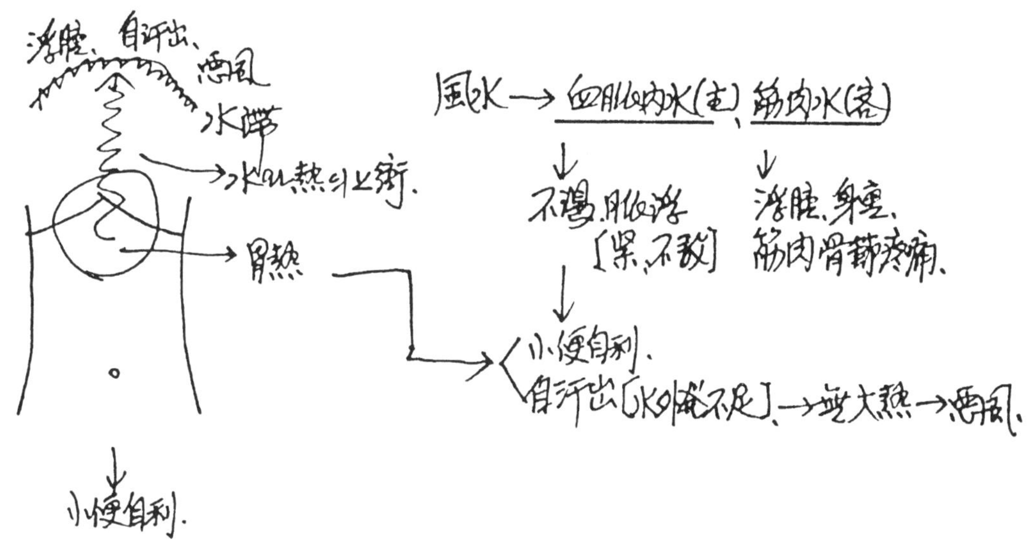

風水惡風、一身悉腫、脈浮不渴、續自汗出、無大熱者、越婢湯主之。[水氣]、

※風水其脈自浮、外證、骨節疼痛、惡風。[水氣]

悉 다할 실
다 실.

병리(病理)

胃熱에 의해 수분과 열이 상충(浮越)하여 체표로 외발하여도 체표에 체하여 風水病이 생긴다. 혈맥내 수분이 主가 되고 근육에 체한 수분은 客이 된다.

胃熱에 의해 습상수분과 열이 상충하여 체표에서 땀으로 나가나 모두 나가지 못하고 체표근육에 머물고 체표에 있는 혈맥내에도 체하여 풍수병을 일으킨다.
혈맥내로 수분이 머물러 있기 때문에 脈이 浮하며 緊하게 나타나며 갈증이 없는 不渴이다. 물론 위열에 의해서 갈증이 나타나나 풍수로 인해 상대적으로 갈증을 덜 느낄 뿐이다. 소극적 갈증이다.
맥이 뜨는 것은 胃熱로 열과 수분이 위로 흘러 넘쳐나기에 나타난다. 땀이 나도 눌러도 팽팽한 緊脈이 나타나는 것은 많은 양의 열과 체내수분이 올라오기 때문이다. 그리고 체표에 큰 열이 없는 까닭은 위열에 의해서 밀려 올라온 열과 수분이 땀으로 나가 체표에 머물러 있지 못하기 때문이다. 만일 不汗 無汗처럼 땀이 나지 않으면 큰 열이 생길 수 있다.

體表筋肉에 수분이 머물러 浮腫과 身重, 筋肉骨節疼痛이 나타난다.
浮腫 : 주로 윗몸의 살가죽에(上半身의 體表) 나타나며 實證의 부종이다. 즉 부은 것인지 안 부은 것인지를 구분하기 어렵고 단단하여 근육으로 착각 할 수도 있다. 누르면 잘 들어가지도 않고 누른 자국이 쉽게 생기지도 않으며 생기더라도 곧 없어진다.
身重 : 몸이 무거운 것으로 체표에서 열과 수분이 땀으로 외발하여도 그래도 상당량이 체하기 때문에 몸이 찌뿌드드하다, 몸이 무겁다, 몸이 뒤틀린다, 내 몸이 내 몸이 아닌 것 같다고 호소한다.
筋肉骨節疼痛 : 열과 수분이 체하여 관절이 아프기도 하다. 물론 실증의 부종이 동시에 나타나기도 한다. 그리고 위열에 의해서 열과 수분이 상충하여 땀으로 나가더라도 체표에 체하기에 피부색이 거무틱틱하거나 얼굴을 씻거나 닦아도 씻지 않거나 닦지 않은 듯 지저분하게 보인다.
惡風 : 체표에 수분이 체하여 나타나는 현상으로 물(수분)의 본질이 바깥 기온에 민감하게 반응하기에 쉬 차게 되거나 쉬 더워져 바람과 찬바람을 싫어하게 되고 더우면 힘에 부치게 된다. 한여름에도 선풍기 바람이나 에어컨 찬바람을 싫어하게 된다.

방후(方後)

麻黄 六兩 石膏 半斤 生薑 三兩 甘草 二兩 大棗 十五枚 (12 16-30 6 4 8)
右五味,以水六升,先煮麻黄,去上沫,内諸藥,煮取三升,分溫三服,惡風者,加附子一枚炮

물 七升에 먼저 麻黃을 넣고 달이고 거품을 없앤 다음 나머지 石膏 生薑 大棗 甘草 네 가지 약재를 넣고 三升이 될 때 까지 다시 달인다. 이를 셋으로 나눠 一升씩 하루 세 번 따뜻하게 복용한다. 만약 惡風이 있으면 附子를 더한다.

이때 惡風은 기분의 절대량 부족을 뜻한다. 越婢湯證 자체는 기의 절대량 부족이 아닌 것으로 체표에 수분이 체하여 나타나는 것이기에 오풍이 있다고 부자를 쓰면 안 된다. 즉 越婢湯證은 陽證이지 陰證이 결코 아니다. 기부족으로 즉 전체적으로 기가 부족한 상태에서 월비탕증이 있을 때 부자를 써야하는 것이다.

원전(原典)

①風水惡風,一身悉腫,脈浮不渴,續自汗出,無大熱,越婢湯主之 (水氣)

風水病으로 惡風있고 그 몸 전체가 붓고 脈이 浮하면서 갈증이 없으며 또한 계속해서 땀이 나면서 큰 열이 없으면 월비탕으로 주지한다.

*風水脈自浮,外證,骨節疼痛,惡風 (水氣)

越婢加朮湯

越婢加朮湯 麻黄12. 石膏16-30. 生薑6. 大棗8. 甘草4. 白朮8.

右六味, 以水六升. 先煮麻黄, 去上沫, 內諸藥, 煮取三升. 分溫三服.

惡風者加附子一枚炮。

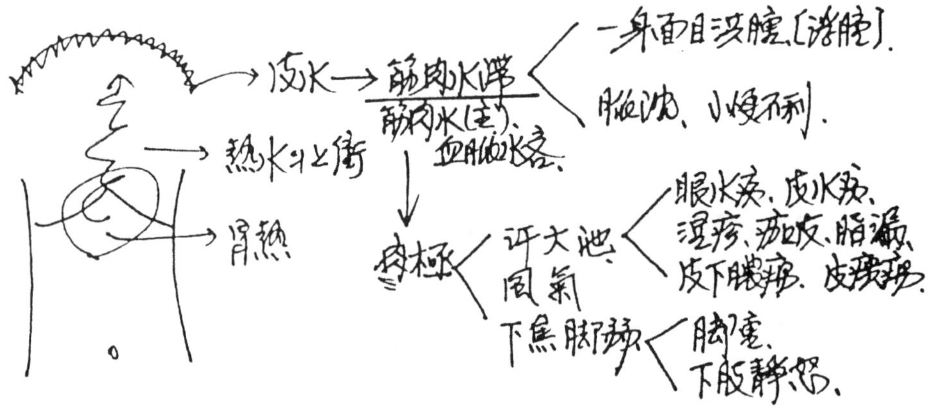

① 裏水[外台, 引范汪云 皮水], 越婢加朮湯主之, 甘草麻黄湯亦主之。[水気].

② 裏水者[脈經注, 一云皮水] 一身面目黄腫, [脈經, 黄作洪是].

其脈沈, 小便不利. 故令病水, 假如小便自利. 此亡津液, 故令渴也.

越婢加朮湯主之。[水気].

③ 千金方, 越婢加朮湯. 治肉極, 熱則身体津脱, 腠理開,

汗大泄, 厲風氣, 下焦脚弱。[中風歷節].

極: 넘어질극, 다할극, 곤할극, 지극할극. 腠: 피부주, 살결주. 泄: 내칠예, 설사설. 厲: 떨칠려, 엄할려.

병리(病理)

胃熱에 의해 열과 濕狀의 熱水分이 상충하여 근육에 체하여 肉極이 나타남.

筋肉의 水滯가 主고 血脈內 水分이 客이기에 一身面目洪腫(浮腫), 脈沈, 小便不利가 나타난다.
一身面目洪腫(浮腫) 온몸이 붓는 것으로 얼굴과 눈이 다른 부위보다 특히 자주 붓고 더욱 붓는다.
脈沈 : 脈이 가라앉는 것으로 근육수체로 근육이 딴딴하게 나타나고 피부에 부종이 생겨 혈관이 숨어 들어가 맥을 찾기 어려워져 이렇게 나타난다. 그러나 脈이 가라앉더라도 수분이 체했기에 팽팽한 緊脈으로 나타난다.
小便不利 : 石膏證은 소변자리나 근육의 수체와 체표에 수체로 부종이 생긴 정도에 비해서 소변량이 적게 나타나기에 소변불리라 한 것이지 진정한 소변불리가 결코 아니다.

肉極으로 眼水病, 皮水病, 濕疹, 痂皮, 脂漏, 皮下膿瘍, 皮潰瘍이 나타나고 下焦脚弱으로 脚腫, 下肢靜怒가 나타난다.
眼水病 : 눈이 심하게 퉁퉁 붓거나 붓기를 느낀다.
皮水病 : 온몸이 붓는 것으로 표수체와 근육수체로 나타난다.
濕疹. 痂皮. 脂漏 : 피부의 수체로 수분이 변질되어 피부에 병변이 나타난다. 濕疹은 병변에 수분이 흥건하게 고이는 형태로 나타난다. 痂皮는 허옇게 각질이 일어나며 얇은 껍질이 생긴다. 脂漏는 진물이 흐르면서 가피가 생긴다.
皮下膿瘍. 皮潰瘍 : 피부에 염증이 생기는 것으로 심하면 세포나 조직이 죽는다.
下焦脚弱 : 하반신이 허약해지고 특히 다리(무릎)가 힘없이 약해진다.
脚腫 : 다리가 붓는 것으로 특히 무릎이 잘 붓는다.
下肢靜怒 : 下肢靜脈怒張으로 종아리나 오금에 정맥이 부풀어 오른 모양을 일컫는다. 온몸과 신체일부에서 이와 같은 증상이 나타날 수 있다. 이는 表筋肉이 水滯로 부풀어 정맥을 내밀고 표수체로 정맥혈관이 부풀어 나타나는데 결코 瘀血에 의한 것이 아니다.

방후(方後)

麻黄 六兩 石膏 半斤 生薑 三兩 甘草 二兩 大棗 十五枚 白朮 四兩 (12 16-30 6 8 4 8)
右六味,以水六升,先煮麻黄,去上沫,内諸藥,煮取三升,分溫三服,惡風者,加附子一枚炮

越婢湯에 白朮을 더한 것으로 越婢湯에 준하면 된다.

원전(原典)

①裏水 (皮水),越婢加朮湯主之,甘草麻黄湯亦主之 (水氣)

裏水는 越婢加朮湯으로 주지하고 甘草麻黃湯으로도 역시 주지한다.

裏水는 胃熱에 의해서 밀려 올라온 열과 수분이 표와 표근육에 체하여 나타난 것이므로 裏水나 皮水 모두 옳다. 즉 체표와 표근육에 체한 수분과 열이 결과이므로 이 결과에 의해서 피수라고 해야 옳고 이 수분이 위열에 의해 속으로부터 올라온 것이기에 裏水라 해도 옳은 것이다. 그러나 甘草麻黃湯證은 體表皮(주로 上體)에 체표수분이 체하여 나타난 것이기에 皮水라야 옳은 것이다.

②裏水者(皮水),一身面目洪腫,其脈沈,小便不利,故令病水,假如小便自利,此亡津液,故令渴也,越婢加朮湯主之 (水氣)

裏水者는 온몸과 얼굴, 눈이 많이 붓고 맥이 가라앉으며 소변불리가 있다. 이는 수분이 병을 일으킨 것으로 만약 소변자리가 되면 진액이 빠져나가 고갈된다. 따라서 갈증이 나타난다. 裏水는 越婢加朮湯으로 주지한다.

小便不利는 몸이 부은 부종에 비해서 소변량이 상대적으로 적은 것으로 小便自利로 나타나고 소변으로 진액이 빠져나가 갈증이 나타나는 것이 아니라 胃熱(石膏熱)로 말미암아 갈증이 나타난다. 만일 소변으로 수분이 많이 빠지면 기혈수 상대적 평형에 의해 열이 생겨 위열이 심해져 갈증이 더욱 강하게 나타난다.

③千金方, 越婢加朮湯,治肉極,熱則身體津脫,腠理開,汗大泄,厲風氣,下焦脚弱 (中風.曆節)

千金方에서는 越婢加朮湯을 肉極을 치료하는데 쓴다. 肉極은 열이 있으면 신체의 진액이 없어지고 살가죽의 땀구멍이 열려 땀이 내쳐흐른다. 이때 바람이 들어 下焦와 다리가 약해진다.

胃熱에 의해서 열과 열수가 체표로 흘러넘쳐 땀이 많이 나나 열과 수분이 체표에 체하고 체표근육에도 체하여 肉極이 나타난다. 열의 특성이 위로 치솟는 상향성과 동요성으로 말미암아 상체(상반신)는 발달해 보이나 하체는 상체에 비해 상대적으로 덜 발달해 보인다.

越婢加半夏湯

越婢加半夏湯 麻黄12、石膏16-30、生薑6、大棗8、甘草4、半夏10.
右六味、以水六升、先煮麻黄、去上沫、内諸藥、煮取三升、分温三服。

→ 熱水 粘稠水 上衝 → 上氣(熱)、咳(水、粘稠水)
肺脹(熱、水、粘稠水)
喘、(水、粘稠水)、脈浮(水)
目脱(熱水)

→ 粘稠水、
→ 胃熱

欬而上氣、此為肺脹、其人喘、目如脱狀、脈浮大者、

越婢加半夏湯主之。〔肺痿、肺癰、欬嗽〕.

병리(病理)

胸胃의 粘稠水가 위열과 어우러져 상충하여 나타난 病證.

胃熱이 上衝하여 上熱感, 喘, 咳, 肺脹, 脈浮, 目脫 등이 나타난다.
粘稠水에 의해서 咳, 喘, 嘔, 冒 등이 나타난다.

점조수가 열을 받으면 점성이 더욱 강해져 끈적이게 된다. 점성이 커진 점조수가 기관지나 장부, 혈관, 세포 등 온몸 곳곳에 들러붙을 수 있게 된다. 특히 폐와 기관지에 들러붙으면 이로 말미암아 숨이 찬 것과 기침이란 병적증상이 나타난다. 물론 이 점조수에 의해서 嘔와 冒란 병적증상도 나타난다.
강력하게 기관지에 들러붙은 점조수와 위열에 의해서 그리고 흉부라는 위치적 상대성에 의해서 기침이 심하게 나오게 된다. 이와 같은 기침 때문에 발작적으로 열이 오르고 기상충이 겹쳐 얼굴이 벌겋게 달아오르고 눈이 튀어나올 듯이 아파지기도 한다.

上熱感 : 열이 달아오르는 것을 느끼는 것으로 얼굴이 벌겋게 달아오르기도 한다.
脈浮大 : 위열이 상충하고 여기에 기침으로 기와 열성 점조수가 발작적으로 상충하기에 맥이 엄청나게 떠서 나타난다.
肺脹 : 가슴에 열과 점조수가 체하여 가슴이 답답하고 팽팽하며 빵빵하고 터질 것 같다고 호소한다.

방후(方後)

麻黃 六兩 石膏 半斤 生薑 三兩 甘草 二兩 大棗 十五枚 半夏 半升 (12 16-30 6 4 8 10)
右六味,以水六升,先煮麻黃,去上沫,内諸藥,煮取三升,分溫三服

越婢湯에 生半夏를 더한 것으로 越婢湯에 준한다

원전(原典)

①欬而上氣,此爲肺脹,其人喘,目如脫狀,脈浮大者, 越婢加半夏湯主之 (肺痿.肺癰.咳嗽)

기침을 하며 열이 상충하는 것을 肺脹이라 한다. 폐창으로 숨이 차며 눈이 빠져나올 듯이 아프며 맥이 엄청나게 浮하면 越婢加半夏湯으로 주지한다.

비고(備考)

*問曰,熱在上焦者,因咳爲肺痿,肺痿之病,從何得之,師曰,或從汗出,或從嘔吐,或從消渴,小便利數,或從便難,又被快藥下利,重亡津液,故得之,曰,寸口脈數,其人咳,口中反有濁唾涎沫者何,師曰,爲肺痿之病,若口中辟辟燥,咳卽胸中隱隱痛,脈反滑數,此爲肺癰,咳唾膿血,脈數虛者爲肺痿,數實者爲肺癰

*問曰,病咳逆,脈之,何以知此爲肺癰,當有膿血,吐之則死,其脈何類,師曰,寸口脈微而數,微則爲風,數則爲熱,微則汗出,數則惡寒,風中於衛,呼氣不入,熱過於榮,吸而不出,風傷皮毛,熱傷血脈,風舍於肺,其人則咳,口乾,喘滿,咽燥不渴,時唾濁沫,時時振寒,熱之所過,血爲之凝滯,畜結癰膿,吐如米粥,如萌可捄 (救),膿成則死

*上氣,面浮腫,肩息,其脈浮大,不治,又加利,尤甚

*上氣,喘而躁者,屬肺脹,欲作風水,發汗則愈

비교(比較)

小青龍加石膏湯
炙甘草湯
麥門冬湯
射干麻黃湯
厚朴麻黃湯
甘草乾薑湯
生薑甘草湯
葦莖湯

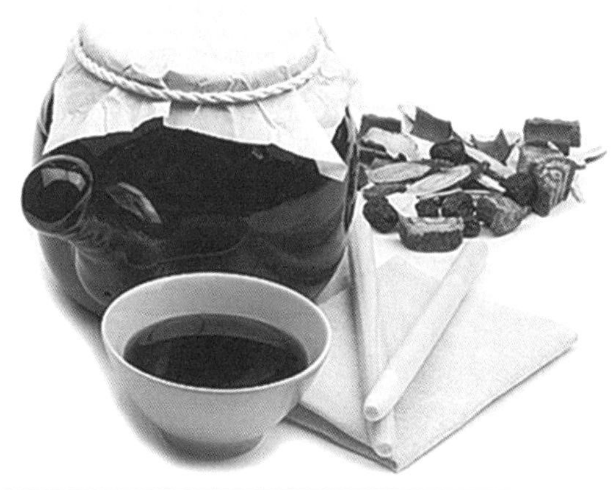

甘草劑

甘草湯

甘草湯. 甘草二兩.

右一味. 以水三升. 煮取一升半. 去滓. 溫服七合. 日二服。

甘草
- 氣逆(氣急)
- 血逆(血急)
- 水逆(水急)

→ 急迫
- 疼痛、筋肉痛、咽痛、腹痛、
- 呼吸促迫、心悸、上逆、
- 氣逆、四逆、厥逆、咳逆、
- 煩、乾嘔、少氣、窒息、

桂枝甘草湯

芍藥甘草湯

甘草麻黃湯

大黃甘草湯

桔梗湯

少陰病二三日. 咽痛者. 可與甘草湯. 不差者. 與桔梗湯[少陰病].

병리(病理)

氣血水의 逆 즉 急迫證.

藥材 한가지로 湯證이 되는 것으로 氣分, 血分, 水分의 逆 즉 정상 순환궤도 이탈을 잡아 급박을 다스린다. 기분 혈분 수분에 작용하기에 藥方에 甘草란 말처럼 널리 쓴다. 흔히들 감초의 단맛으로 다른 약재의 맛을 화하게 한다고 하나 이는 급박이란 말 자체를 모르는 것과 같다.

氣逆을 氣急이라 하고 血逆은 血急이라 한다. 그리고 水逆은 水急이라 한다.
이 급박에 의해서 疼痛, 筋肉痛, 咽痛, 腹痛, 呼吸促迫, 心悸, 上逆, 氣逆, 四逆, 厥逆, 咳逆, 煩, 乾嘔, 少氣, 窒息, 噦 등의 병적증상이 나타나기도 한다.

桂枝甘草湯은 氣逆의 氣上衝과 이 기상충에 따른 체내 수분 상충을 다스린다.
芍藥甘草湯은 血逆의 血滯에 의한 表裏筋肉의 攣急과 軟弱無力狀을 다스린다.
甘草麻黃湯은 水逆의 水上衝으로 表水滯를 다스린다.
大黃甘草湯은 熱逆의 熱上衝을 다스린다.
桔梗湯은 氣血水 變調에 의한 化膿性 炎症을 다스린다.
甘草乾薑湯은 寒逆에 의한 熱上衝을 다스린다.

방후(方後)

甘草 二兩 (4)
右一味,以水三升,煮取一升半,去滓,溫服七合,日二服

甘草를 물 三升에 넣고 달여 一升半을 얻는다. 그 뒤 건더기와 찌꺼기를 없앤 뒤 七合씩 하루 두 번 따뜻하게 복용한다.

원전(原典)

①少陰病,二三日,咽痛者,可與甘草湯,不差與桔梗湯 (少陰)

少陰病으로 이틀 사흘이 지나 뒤 목안이 아픈 사람에게 甘草湯을 주고 차도가 없으면 桔梗湯을 준다.

일반적으로 목안이 아픈 것을 少陰病이라 하는데 왜 그런지는 정확하게 모르겠다. 先生님(金汪鎬)께서는 이는 太陽 少陽 陽明 少陰 太陰 厥陰을 나누는 三陽三陰의 일반적 기준을 벗어난 것이다고 언급하셨다. 만약 갑자기 고함을 치거나 말을 많이 하는 등 급박에 의해서 목안이 아픈 것에는 甘草湯을 적용할 수 있고 기혈수 변조에 의한 화농성 염증 때문에 목안이 아픈 것에는 桔梗湯을 적용한다. 이것을 쓰고 듣지 않으면 저것을 쓴다는 것은 이치를 전혀 따지지 않는 것으로 仲景師의 취지를 벗어난 것임을 늘 명심해야 한다. 이런 경우에는 더욱더 기혈수 순환이란 기준으로 이치를 따져야만 하는 것이다.

*肺痿,涎唾多,出血,心中溫溫液液者,甘草湯主之 (肺痿)

桔梗湯

桔梗湯. 桔梗2、甘草4.

右二味、以水三升、煮取一升、去滓、分溫再服.〔則吐膿血也.〕.

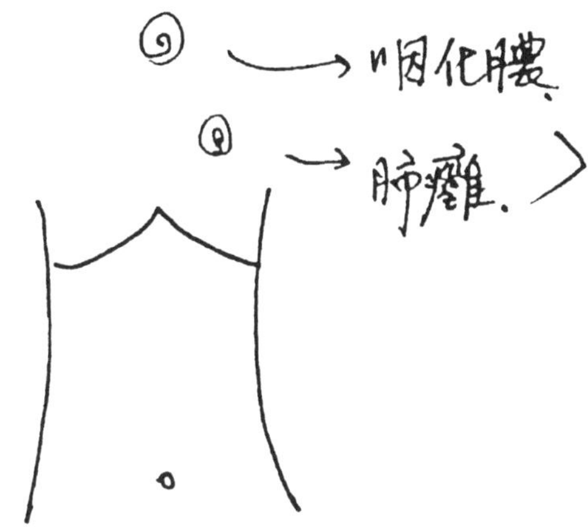

咳、胸滿、振寒、脈數、
咽乾不渴、濁唾、腥臭、
吐膿、

① 少陰病二三日、咽痛者、可與甘草湯、不差者、與桔梗湯。

② 咳而胸滿、振寒脈數、咽乾不渴、時出濁唾腥臭、
久久吐膿如米粥者、爲肺癰、桔梗湯主之。〔肺癰〕.

癰 등창옹 헌데옹、 振 성할진、흔들릴진、떨칠진、 濁 흐릴탁 더러울탁、 腥、비릴성 비린내성、

병리(病理)

氣血水變調에 의한 化膿性 炎症.

화농성염증이 인후부나 肺에 생겨나 肺癰으로 나타난다. 물론 인체의 다른 부위에 나타 날 수도 있다.
肺癰으로 咳, 胸滿, 振寒, 脈數, 咽乾不渴, 濁唾, 腥臭, 吐膿 등의 병적증상이 나타난다.
폐에 나타난 화농성 염증을 폐옹이라 한다. 현대의학에서는 폐결핵이나 폐렴으로 진단한다.

이 처방은 다른 처방과 더불어 쓰는 경우가 흔하다. 그만큼 기혈수 변조에 의한 화농성 염증이 많이 있다는 증거다. 일반적으로 항생제를 쓸 경우를 생각하면 되는데 모든 염증에 이 처방을 쓰는 것은 결코 아니고 기혈수 변조에 의한 화농성 염증을 확인해야만 쓸 수 있다.

방후(方後)

桔梗 一兩　甘草 二兩　(2 4)
右二味,以水三升,煮取一升,去滓,分溫再服,則吐膿血也

桔梗과 甘草 두 가지 약재에 물 三升을 넣고 달여 一升을 얻는다. 건더기와 찌꺼기를 없앤 뒤 이를 둘로 나눠 五合씩 하루 두 번 복용한다. 복용한 즉시 膿血(피고름)을 토하게 된다.

복용후 피고름을 토한 다는 것은 약이 병에 딱 들어맞은 증거다. 일종의 瞑眩現象이다.

원전(原典)

①少陰病,二三日,咽痛者,可與甘草湯,不差與桔梗湯 (少陰)

甘草湯증 原典 ① 條文을 참조.

②欬而胸滿,振寒脈數,咽乾不渴,時出濁唾腥臭,久久吐膿如米粥者,爲肺癰,桔梗湯主之 (肺癰)

기침을 하며 가슴이 답답하고 떨리며 맥이 빠르다. 그리고 목안이 마르며 갈증이 없다. 때때로 비린내가 나는 거른 침을 뱉어내고 이것이 오래 되면 죽같이 걸쭉한 피고름을 토한다. 이를 肺癰이라 하고 桔梗湯으로 주지한다.

여기서 肺癰은 肺臟에 기혈수가 변조되어 화농화 된 것 즉 피고름이 폐에 가득 찬 것을 말한다. 기혈수가 변조되어 피고름이 생기면 이것으로 인해서 맥이 빨라지는 數脈이 나타난다. 그리고 피고름 특유의 비릿한 비린내가 나타난다.

비고(備考)

* 治血痺 (肺癰)

* 金櫃要略의 肺痿.肺癰.咳嗽上氣篇

1. 問曰,熱在上焦者,因咳爲肺痿,肺痿之病,從何得之,師曰,或從汗出,或從嘔吐,或從消渴,小便利數,或從便難,又被快藥下利,重亡津液,故得之,曰,寸口脈數,其人咳,口中反有濁唾涎沫者何,師曰,爲肺痿之病,若口中辟辟燥,咳卽胸中隱隱痛,脈反滑數,此爲肺癰,咳唾膿血,脈數虛者爲肺痿,數實者爲肺癰
2. 問曰,病咳逆,脈之,何以知此爲肺癰,當有膿血,吐之則死,其脈何類,師曰,寸口脈微而數,微則爲風,數則爲熱,微則汗出,數則惡寒,風中於衛,呼氣不入,熱過於榮,吸而不出,風傷皮毛,熱傷血脈,風舍於肺,其人則咳,口乾,喘滿,咽燥不渴,時唾濁沫,時時振寒,熱之所過,血爲之凝滯,畜結癰膿,吐如米粥,如萌可拺(救),膿成則死
3. 上氣,面浮腫,肩息,其脈浮大,不治,又加利,尤甚
4. 上氣,喘而躁者,屬肺脹,欲作風水,發汗則愈

비교(比較)

小靑龍湯
葦莖湯
桔梗白散
葶藶大棗瀉肺湯

排膿湯 · 排膿散

排膿湯 甘草4. 桔梗6. 生薑2. 大棗5.

右四味. 以水三升. 煮取一升. 溫服五合. 日再服。[瘡癰].

排膿散 枳實10 芍藥6. 桔梗2.

右三味. 杵爲散. 取雞子黃一枚. 以藥散與雞黃相等. 揉和. 令相得. 飮和服之. 日一服。[瘡癰].

筋肉以炎膿의 混合狀
- 開放型 [中間] — 排膿湯.
- 閉鎖型 [傷寒] — 排膿散.

瘡 부스럼창 상처창. 杵 공이저. 방망이저. 揉 주물유. 부드럽게 할유.

< 排膿湯 >
排膿湯은 기혈수의 변조에 의한 瘡癰에 사용한다.

방후(方後)

甘草 二兩 生薑 一兩 桔梗 三兩 大棗 十枚 (4 2 6 5)
右四味,以水三升,煮取一升,溫服五合,日再服 (瘡癰)

甘草 生薑 桔梗 大棗 네 가지 약재에 물을 三升 넣고 一升이 되도록 달인다. 이를 五合씩 하루 두 번 따뜻하게 복용한다.

瘡癰은 부스럼이나 腫氣, 惡瘡 등을 말한다.

< 排膿散 >
排膿散은 기혈수 변조에 의한 瘡癰에 사용한다.

방후(方後)

枳實 十六枚 桔梗 二分 芍藥 六分 (10 2 6)
右三味,杵爲散,取雞子黃一枚,以藥散與雞黃相等,雞和令相得,飮和服之,日一服 (瘡癰)

枳實 芍藥 桔梗 세 가지 약재를 찧어 고은 가루로 만든다. 계란 노른자에 이 가루를 탄 다음 골고루 섞이게 잘 젓는다. 이를 물로 하루 한번 복용한다.

비고(備考)

	狀態	虛實	進行	病的症狀
排膿湯	開放型	虛	中風. 慢性	○ 근육이 말랑말랑하고 통증도 그리 심하지 않다. ○ 진물과 고름이 흘러내린다. ○ 부위가 짓물러 있다.
排膿散	閉鎖型	實	傷寒. 急性	○ 근육이 탱탱하고 몹시 통증을 느낀다. ○ 가만히 있어도 아프고 만지면 더욱 아프다. ○ 진물이 거의 나오지 않고 성이 나 있다.

甘草小麥大棗湯 (略稱 甘麥大棗湯)

甘草小麥大棗湯〔略稱 甘麥大棗湯〕

甘草6 小麥28. 大棗5.

右三味. 以水六升. 煮取三升. 溫分三服. 亦補脾氣.

→ 心急迫.

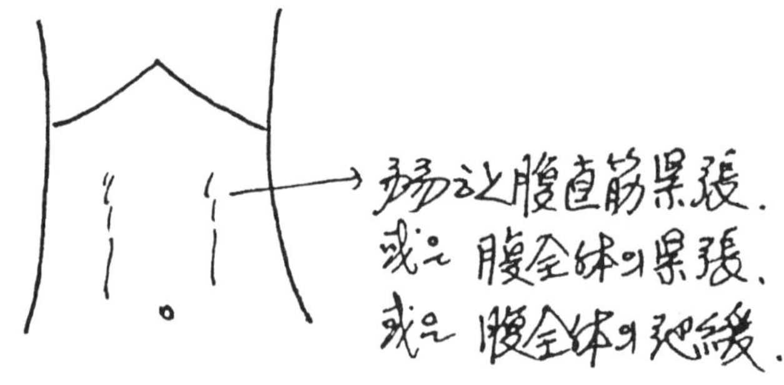

婦人藏躁. 喜悲傷欲哭. 象如神靈所作. 數欠伸.

甘草小麥大棗湯主之.〔婦人雜病〕

脾 지라비 비위비. 藏 감출장 광장. 躁 바시댈조 움직일조. 悲 슬플비. 傷 아플상 근심할상.

哭 울곡 곡례곡. 象 코끼리상 형상할상. 如 같을여 그러할여. 靈 신령령 혼백령. 所 바소 곳소.

作 지을작 이룰작. 欠 하품할흠 기지개켤흠. 伸 펼신 기지개켤신.

병리(病理)

心急迫.

마음의 急迫이 생기면 기혈수 순환에 장애가 생긴다.
이 심급박에 의해서 육체적 정신적 장애가 나타난다. 이를 傷寒論에서는 藏躁라 한다.

이 심급박에 의한 장조에 의해서 喜悲傷欲哭, 象如神靈所作, 數欠伸 등의 병적증상이 나타난다.

喜悲傷欲哭 : 울다가 웃고 웃다가 우는 것으로 喜悲가 교차하고 갑자기 마음이 상하여 울고 싶은 것처럼 감정이 변화무상한 것을 말한다.
象如神靈所作 : 감정이 쉽게 변하며 마치 귀신이 그 몸을 지배하는 것처럼 행동한다.
數欠伸 : 수시로 하품이 나오거나 기지개가 켜진다. 하품은 伸의 작은 모양새다. 몸이나 신체 일부를 뻗대는 형상으로 이해하면 된다. 그리고 다리를 떨거나 눈을 깜빡거리는 것처럼 자잘한 행동이 이어지기도 한다. 흔히 틱장애라는 것도 장조란 관점에서 살펴볼 필요가 있다.
藏躁 : 피해의식에 싸여 있거나 남을 너무 의식하는 사람에게 쉽게 나타난다. 안달이 났거나 심사가 뒤틀리고 남을 몹시 미워하거나 싫어하고 증오하기도 한다. 화가 쉽게 나고 갑자기 서글퍼지거나 근심 걱정이 떠나지 않고 비통한 마음이 들기도 한다. 그리고 무서움을 쉬 타고 恐怖感에 떨기도 하고 생각이 외골수로 빠지기 쉽다. 절대적으로 남을 믿지 못하고 극히 自己本爲的으로 생각하고 행동한다. 반대로 극히 他人本爲的이기도 하다. 이 경우 누군가 잘해주면 쉽게 감격하고 눈물을 흘리고 혹 잘못하면 쉬 마음을 다쳐 슬퍼한다.

藏躁를 흔히 子宮이나 五臟의 진액이 마른 것으로 표현하나 心急迫에 의한 육체적 정신적 장애로 이해하면 된다. 이 藏躁에 의해서 腹直筋緊張, 腹全體의 緊張, 腹全體의 弛緩 등이 나타난다. 물론 表筋肉의 血滯에 의한 것이 결코 아니다.

약리(藥理)

小麥 : 밀로 통밀을 쓴다. 이것은 성질이 차 흥분된 마음을 가라 앉게 한다. 밀을 많이 먹는 中國人들은 흔히 만만디를 떠올릴 만큼 성격이 무척 느긋하여 급하지 않다. 그리고 西洋人들은 어렵고 힘들고 나쁜 것은 쉽게 잊고 마음에 가둬두지 않는다. 그리하여 쉽게 흥분하거나 쉽게 슬퍼하지 않으며 마음이 격정적이지 않다. 물론 일반론이다. 自身이나 他人에게 항상 너그럽고 盡人事待天命이란 마음이 필요

하다.

방후(方後)

甘草 三兩 小麥 一升 大棗 十枚 (6 28 5)
右三味,以水六升,煮取三升,溫分三服,亦補脾氣

甘草 小麥 大棗 세 가지 약재에 물 六升을 넣고 三升이 되도록 달인다. 이를 셋으로 나눠 하루 세 번 따뜻하게 마신다. 이 처방으로 脾氣를 보한다.

이 처방으로 脾氣를 보한다고 하나 이 처방은 오직 心急迫을 다스린다.
이 心急迫으로 脾臟의 활성이 혹 떨어 질 수는 있다. 이때는 비장을 보하는 것이 아니라 원인 즉 심급박을 다스려야 떨어진 비장의 활성을 되찾을 수 있다.

원전(原典)

①婦人藏躁,喜悲傷欲哭,象如神靈所作,數欠伸,甘草小麥大棗湯方主之 (婦人雜病)

婦人이 藏躁로 기뻐하다 슬퍼지고 마음을 다쳐 울고 싶어져 행동하는 것이 꼭 귀신이 사람을 조정하는 것처럼 보인다. 그리고 하품을 자주 하고 기지개도 자주 키게 된다. 이때는 甘草小麥大棗湯으로 주지한다.

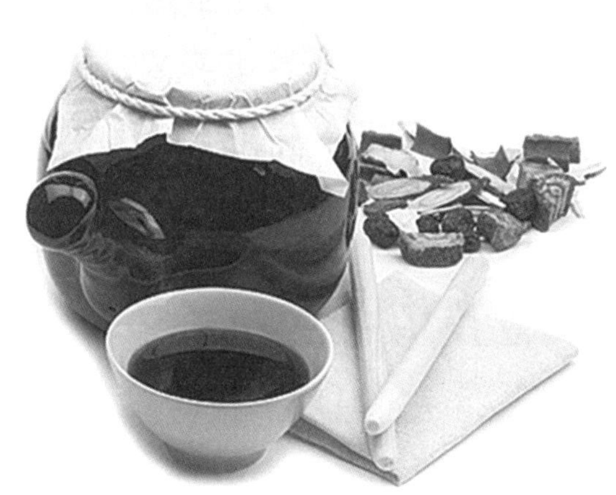

柴胡劑

小柴胡湯

小柴胡湯 柴胡10、半夏10、黃芩6、人參6、生薑6、大棗6 甘草6、

右七味、以水一斗二升、煮取六升、去滓、再煎服三升、溫服一升、日三服、若胸中煩而不嘔者、去半夏人參、加栝樓實一枚(4)
若渴、去半夏加人參合前成四兩半、〔9〕、栝樓根四兩、〔8〕、
若腹中痛者、去黃芩加芍藥三兩〔6〕 若脇下痞硬、去大棗、加牡蠣四兩〔8〕、若心下悸、小便不利者、去黃芩、加茯苓四兩、〔8〕、若不渴、外有微熱者、去人參、加桂枝三兩〔6〕
溫覆微汗愈、若欬者、去人參、大棗、生薑、加五味子半升、〔6〕
乾薑二兩、〔4〕、

熱上向、
悸、喘、咳、肩背痛、上熱感、
眩、耳聾、眼熱、頸項強、身熱、

熱＋水
胸脇苦滿 心煩喜嘔、
往來寒熱 默默不欲食、
嘔而發熱、
諸黃腹痛而嘔、

〔心下痞硬〕→ 腹痛、不可食、不消化、
〔脇下痞硬

熱×血室、
下血、
足掌押痛、

①傷寒五六日、中風、往來寒熱、胸脇苦滿、默默不欲飲食、心煩喜嘔、或胸中煩而不嘔、或渴、或腹中痛、或脇下痞硬、或心下悸、小便不利、或不渴、身有微熱、或欬者、小柴胡湯主之。[太陽中]

②傷寒四五日、身熱、惡風、頸項強、脇下滿、手足溫而渴者、小柴胡湯主之。[太陽中]

③陽脈濇、陰脈弦、法當腹中急痛、先與小建中湯、不差者、小柴胡湯主之。[太陽中]

④凡柴胡湯病證而下之、若柴胡證不罷者、復與柴胡湯、必蒸蒸而振、却復發熱汗出而解。[太陽中]

⑤傷寒五六日、嘔而發熱者、柴胡湯證具、而以他藥下之、柴胡證仍在者、復與柴胡湯、此雖已下之、不為逆、必蒸蒸而振、却發熱汗出而解、若心下滿而鞕痛者、此為結胸也、大陷胸湯主之、但滿而不痛者、此為痞、柴胡不中與之、宜半夏瀉心湯。[太陽中]

⑥太陽病十日以去、脈浮細而嗜臥者、外已解也、設胸滿脇痛者、與小柴胡湯、脈但浮者、與麻黃湯[太陽中]

⑦傷寒十三日不解、胸脇滿而嘔、日晡所發潮熱、已而微利、此本柴胡證、下之以不得利、今反利者、知醫以丸藥下之、此非其治也、潮熱者實也、先宜服小柴胡湯以解外、後以柴胡加芒硝湯主之、[太陽中]。

⑧ 傷寒、中風、有柴胡証、但見一証便是、不必悉具。[太陽中]

⑨ 陽明病、發潮熱、大便溏、小便自可、胸脇滿不去者、小柴胡湯主之。[陽明病]

⑩ 陽明病、脇下硬滿、不大便而嘔、舌上白胎者、可與小柴胡湯。上焦得通、津液得下、胃氣因和、身濈然汗出而解。[陽明]

⑪ 陽明病、下血譫語者、此為熱入血室、但頭汗出者、刺期門、隨其實而瀉之、濈然汗出則愈。[陽明]

⑫ 婦人中風、七八日、續得寒熱、發作有時、經水適斷者、此為熱入血室、其血必結、故使如瘧狀、發作有時、小柴胡湯主之。[太陽下、婦人雜病]

⑬ 婦人中風、發熱惡寒、經水適來、得之七八日、熱除而脈遲、身涼、胸脇下滿、如結胸狀、譫語者、此為熱入血室也、當刺期門、隨其實而瀉之。[婦人雜病]

⑭ 婦人傷寒、發熱、經水適來、晝日明了、暮則譫語、如見鬼狀者、此為熱入血室、無犯胃氣及上二焦、必自愈。[婦人雜病]

⑮ 本太陽病不解、轉入少陽者、脇下硬滿、乾嘔不能食、往來寒熱、尚未吐下、脈沈緊者、與小柴胡湯。若已吐下發汗溫鍼、譫語、柴胡証罷、此為壞病、知犯何逆、以法治之。[少陽病]

⑯ 太陽病過經十餘日、反二三下之、後四五日、柴胡證仍在者、先與小柴胡湯、嘔不止、心下急、鬱鬱微煩者、爲未解也、與大柴胡湯下之則愈。[少陽]

⑰ 嘔而發熱者、小柴胡湯主之。[厥陰]

⑱ 傷寒差以後、更發熱者、小柴胡湯主之、脈浮者、以汗解之、脈沈實者、以下解之。[差後勞復]

⑲ 諸黃腹痛而嘔者、宜小柴胡湯。[黃疸]

⑳ 千金三物黃芩湯、治婦人在草蓐、自發露得風、四肢苦煩熱、頭痛者、與小柴胡湯、頭不痛、但煩者、此湯主之。[產後病]

往 갈 왕, 이따금 왕. 來 올 래. 脇 갈비대 협, 위협할 협. 默 잠잠할 묵, 조용할 묵. 頸 목 경.
澁 깔깔할 삽. 弦 시위 현, 맥박칠 울현. 差 다를 차. 凡 대강 범, 다 범, 무릇 범. 罷 파할 파, 내칠 파.
爲 하여금 위, 어조사 위, 만들 위, 이룰 위, 행할 위, 다스릴 위, 새 위. 蒸 찔 증. 振 떨칠 진, 움직일 진. 却 물리칠 각, 도리어 각. 具 갖출 구, 가질 구.
雖 비록 수. 逆 거스릴 역, 배반할 역. 鞕·硬 단단할 경. 設 가령 설, 설령 설. 便 오로지 편, 같을 변.
是 이 시, 바를 시, 옳을 시. 悉 다 실(皆), 모두 실. 溏 묽을 당, 진흙수렁 당. 澂 빠를 징, 빨리흐를 징.
然 그럴 연, 그러나할 연. 隨 따를 수. 瀉 쏟을 사, 설사할 사. 斷 끊을 단, 조각낼 단. 除 버릴 제.
涼 서늘할 량. 了 마칠 료, 드디어 료. 暮 저물 모, 늦을 모. 犯 범할 범, 침노할 범. 轉 구를 전, 돌아누울 전.
尙 숭상할 상, 오히려 상. 壞 무너뜨릴 괴. 蓐 자리 욕. 露 이슬 로, 들어날 로.

병리(病理)

胸部에 熱과 水(粘稠水)가 엉겨 덩어리를 만든다. ⇒ 胸脇苦滿.

胸熱上衝 ⇒ 悸. 喘. 咳. 肩背痛. 上熱感. 煩. 頭眩. 目眩. 耳鳴. 眼熱. 頸項强. 身熱. 咽乾. 口燥. 脣燥. 咽喉炎. 舌炎. 口內炎. 脣炎

胸脇苦滿 ⇒ 往來寒熱. 嘔而發熱. 諸黃腹痛而嘔. 心煩喜嘔. 黙黙不欲食. 上焦不通

心下痞硬 ⇒ 腹痛. 不可食. 不消化 . 脇下痞硬

熱入血室 ⇒ 下血. 瘀血

足掌押痛

1. **胸脇苦滿** : 少陽位(肺. 肝. 心. 膽. 膵. 脾)에 모인 열과 점조수가 서로 엉켜 덩어리가 생긴다.
熱과 水分이 少陽位를 기준으로 分離되는 上焦不通이 나타난다.
그리고 이 部位에 있는 臟器들이 제 役割과 機能을 다하지 못한다.

①**自覺的 症狀** : 가슴팍(윗배)이 답답하다. 입이 소태같이 쓰다. 토하지 못하고 속이 미식미식 니글니글 거린다.

②**他覺的 症狀** : 胸脇部를 누르면 痛症이 있다

胸脇部를 누르면 위로 뭔가 치받혀 가슴팍이 답답하다. 숨이 꽉 막힌다.

胸脇部를 누르면 다른 부위보다 느낌(感覺)이 다르다.

胸脇部를 누르면 팽팽하거나 딱딱하다.

③**口苦** : 膽囊, 膵臟, 胃液 등이 少陽熱이 위로 올라올 때 이 열과 같이 올라 입이 소태(苦蔘)같이 쓰게 된다. 특히 疲困하거나 神經을 쓰면 더욱 심하게 나타나고 늘 입이 쓴 경우도 있다. 이는 少陽熱이 上衝하여 생긴 것이기에 입안에 냄새가 잘 난다. 특히 담배, 술, 음식물 등의 냄새가 바로 올라와 口臭로 나타난다. 그리고 이 열로 입안과 혀 목안에 炎症이 쉬 생기기도 한다.

2. **往來寒熱** : 虐狀의 熱로 熱과 寒이 交代로 나타난다.
열이 후끈 달아 올랐다 땀이 나고 나서 몸이 써늘해진다. 흔히 여자의 갱년기 장애의 대표적 증상으로 말하나 이는 소양열의 전형적 특징이다.
胸熱이 上衝 ⇒ 發熱로 나타난다. 이때 寒은 없다. 아주 高熱로 나타나기도 한다. 胸熱이 下陷 ⇒ 熱과 粘稠水가 어우러져 胸脇苦滿을 이루는 곳 즉 本據地로 내려와 壅滯된다. 이때는 기의 절대적 부족이 아닌 상대적 열감에 의해서 추워진다. 그리고 몸이 써늘해지기도 한다.

3. 嘔而發熱 : 속이 미식거리며 열이 난다.
이는 반하의 粘稠水에 의해서 나타난다. 그러나 少陽熱과 점조수가 胸脇部에 덩어리를 형성하기 때문에 속 내용물을 왈칵(와락) 吐하지는 않는다. 양치질을 할 때 속이 미식거리거나 차를 탈 경우 멀미기를 느끼기도 한다. 嘔症을 느끼는 것은 순환이 안 된 점조수가 원인이다. 그러나 이 점조수가 열과 어우러져있기에 열이 상충하여 발열이 동시에 나타날 수 있다. 이것으로 胸脇苦滿(熱과 粘稠水가 어우러짐)을 유추할 수 있으나 반드시 腹診으로 흉협고만을 확인해야만 한다. 소시호탕증에서는 嘔가 있으면 반드시 발열이 나타나는 것이 아니란 것과 구증이 나타나지 않을 수도 있다는 것 또한 알아야 한다.

4. 諸黃腹痛而嘔 : 黃疸로 腹痛과 嘔症이 같이 있다.
황달 중에서 복통과 열이 동시에 나타나는 것으로 이 황달은 裏在性 열에 의해서 나타난다. 즉 속의 열이 상충하여 나타나는 것이고 복통은 心下痞硬과 흉협고만에 의해서 나타나기에 상복부와 하복부 따로 아플 수 있고 온 배가 아플 수도 있다. 그리고 胸熱(少陽熱)은 열의 본거지가 胸脇部(胸部)지만 이 열이 혈맥을 타고 전신을 돌기에 복통이 있을 때 열이 더해지면 더욱더 아프게 된다. 嘔症은 胸熱과 心下痞硬에 의해서 나타난다.

5. 心煩喜嘔 : 煩燥症이 있으며 자주 구역질이 난다.
胸脇部의 열 즉 少陽熱이 心臟과 마음에 煩躁를 만든다. 마음의 화닥증 躁症이 나타나면 가슴이 답답하고 터질 것 같으며 심하면 미칠 것 같다. 이것으로 精神的 疾患이 나타날 수 있다. 喜嘔는 소양열이 자주 상충하여 속이 자주 미식거리며 느글거리게 된다. 이때에는 속에 있는 것은 나오지 않는다. 즉 吐症은 없다.

6. 上焦不通 : 熱과 粘稠水가 胸部(胸脇部)에 엉켜 덩어리를 만들기 때문에 水分과 熱이 아래위로 나뉘어 순환하기 어렵게 된다. 또한 마신 수분이나 체내 일정양의 수분이 이 덩어리에 흡수된다. 따라서 水分이 위아래에서 따로 놀아 小便不利가 생기고 기침을 할 경우 가래가 없고 渴症이 생긴다. 그리고 수분이 가슴 밑으로 내려가기 어려워 腸에 수분공급이 쉽지 않게 되어 설사나 묽은 변을 보지 않게 된다.

7. 心下痞硬 : 少陽熱로 말미암아 심하비경이 생길 수 있다.

8. 熱入血室 : 가슴팍 즉 胸部(胸脇部)에 열과 수분이 어우러져 胸脇苦滿이 생긴다. 이 少陽熱이 心臟에서 血脈을 타고 온몸으로 퍼져간다. 인체에서 血分이 가장 많이 모이는 곳을 血室이라 한다. 血室은 일반적으로 肝臟을 뜻하고 특히 女性에게는 子宮을 뜻한다. 따라서 간과 자궁에 열이 들어가면 이 열로 인해 병적증상이 나타난다. 이로 인해 어혈이 생길 수 있다. 여성인 경우 달거리때 육체적, 정신적

고통을 겪는다.

9. 足掌押痛 : 발바닥이 아픈 것으로 흉부에 열이 신체 말단에 체하여 나타난다. 관절부위가 움직일 때 뿌득거리며 소리가 나기도 한다. 족장압통은 특히 발의 뒷꿈치가 주로 아프고 발바닥 전체가 아프기도 하다. 이 부위가 눌릴 경우 통증이 나타나기에 압통이라 하는 것이고 걷거나 서있어도 압력이 가해지기 때문에 통증이 나타난다. 지압봉이나 뾰족한 것으로 발바닥을 누르면 더더욱 아프다. 이 족장압통이 나타날 때는 발바닥이 화끈거리며 열감을 느낀다. 이때는 발을 시원하게 하거나 찬 것으로 주무르면 한결 좋아진다. 더러 발바닥이 아픈 것이 종아리로 올라가며 아프기도 하다. 특히 발목이 접히거나 삐면 통증도 심하고 오랜 시간 고생한다. 물론 골절이 생긴 경우도 오래 앓게 된다. 일반적으로 족장압통을 고통을 겪는 환자가 많은데 현대의학은 이를 제대로 치료하지 못하고 속수무책으로 단지 足低筋膜炎으만 진단하고 있는 것이 현실이다. 이 족장압통은 시호제의 전형적 병증이다.

10. 默默不欲食 : 밥을 먹는 것이 시원치 않다. 밥맛이 없다. 입맛이 없다. 맛을 느끼지 못한다. 이는 胸熱(胸脇苦滿)에 의해서 소화기능이 떨어져 나타나는 증상이다.

胸熱에 의한 병적증상은 熱의 上向性과 上衝性 그리고 動搖性을 이해하면 알기 쉽다.
悸 : 가슴(心臟)이 병적으로 두근거린다.
喘.咳 : 열이 흉부를 압박하여 숨이 차고 가래가 없는 기침이 나온다.
息切 : 숨이 멎는 것으로 숨을 쉬는 것이 힘들어 한꺼번에 숨을 내쉬는 한숨으로 나온다.
肩背痛 : 어깨와 등이 결리며 아픈 것으로 열이 상충하다 인체 구조에 의한 병목현상에 의해서 체하여 나타난다. 흔히 五十肩이로 불리기도 한다.
口燥. 咽乾. 口內炎. 咽喉炎. 舌炎. 口脣炎 : 목안과 입이 마르며 입안과 목안 혀 입술에 염증이 생긴다. 이는 이 부위가 胸熱이 위로 올라오는 통로면서도 출구기도 하기 때문에 열감을 느끼고 진액이 마르기 이러한 병적증상이 나타난다.
上熱感. 面熱 : 얼굴에 열이 후끈 달아오르기도 하고 벌겋게 된다.
煩. 煩燥 : 가슴이 터질 것 같고 가슴이 불같이 뜨겁다. 이로 인해 내 마음이 내 마음이 아닌 것으로 번민이 생긴다. 憂鬱症, 躁鬱症, 閉所恐怖症, 恐慌障碍 같은 정신장애로도 나타난다.
目眩. 頭眩. 耳鳴. 眼熱. 眼充血 : 눈이 어찔어찔하고 머리가 어지럽다. 귀에서 소리가 나고 멍해지기도 한다. 눈에서 열이 나오는 듯하고 눈에 있는 모세혈관이 터지거나 부풀어 올라 벌겋게 된다. 시력이 떨어지기도 하고 침침해지기도 한다. 이는 흉열의 상충성과 동요성에 의해 나타난다.
頸項强 : 뒷덜미와 어깨가 결리고 아프다. 項背强이 나타나는 위치가 다르다. 이는 흉열로 나타난다.

방후(方後)

柴胡 半斤 半夏 半升 黃芩 人蔘 生薑 甘草 各三兩 大棗 十二枚 (10 10 6 6 6 6 6)
右七味,以水一斗二升,煮取六升,去滓,再煎取三升,溫服一升,日三服

柴胡 半夏 黃芩 人蔘 生薑 甘草 大棗 일곱 가지 약재에 물 한말 二升(十二升)을 붓고 달여 六升을 얻는다. 찌꺼기와 건더기를 없앤 다음 이를 다시 달여 三升을 얻는다. 一升씩 하루 세 번 따뜻하게 복용한다.

원전(原典)

①傷寒五六日,中風,往來寒熱,胸脇苦滿,默默不欲飮食,心煩喜嘔,或胸中煩而不嘔或渴,或腹中痛,或脇下痞硬,或心下悸,小便不利,或不渴,身有微熱,或欬者,小柴胡湯主之 (太陽中)

傷寒으로 오륙일 앓은 뒤 中風으로 변해 往來寒熱, 胸脇苦滿, 입맛이 없어 밥을 먹기는 것이 시원치 않고 마음과 심장에 煩躁가 있고 자주 구역질을 해댄다. 혹 가슴팍에 화닥증이 있으며 嘔症이 없고 渴症이 있다. 혹 腹痛이 심하고 혹 옆구리가 거북하며 딱딱한 것이 나타난다. 혹 心臟이 심하게 두근거린다. 혹 小便이 시원하지 않다. 혹 渴症이 없다. 온몸에 微熱이 있다. 혹 기침을 하는 것은 小柴胡湯으로 주지한다.

胸中煩而不嘔或渴은 少陽熱이 한곳에 뭉쳐져 즉 壅滯되면 흉부라는 위치적 상대성에 의해서 가슴팍에 화닥증이 심해지고 가슴이 불같이 뜨겁고 갑갑하며 터질듯 하게 된다. 이 열이 옹체되어 위로 솟지 못하여 嘔症이 나타나지 않는 것이다. 그리고 熱이 가슴에서 강하게 뭉쳐 津液이 마르기 때문에 渴症이 나타난다.

太陽熱證에 傷寒과 中風이 있듯이 柴胡劑證 즉 少陽熱證에도 傷寒과 中風이 있다.

★少陽中風,兩耳無所聞,目赤,胸中滿而煩者,不可吐下,吐下則悸而驚.
★傷寒,脈弦細,頭痛發熱者,屬少陽,少陽不可發汗,發汗則譫語,此屬胃,胃和則癒,胃不和則煩而悸.

②傷寒四五日,身熱惡風,頸項强,脇下滿,手足溫而渴者,小柴胡湯主之 (太陽中)

傷寒으로 오륙일 앓은 뒤 몸에 熱이 있고 惡風, 頸項强, 脇下痛과 손발이 따뜻하고 渴症이 있으면 小柴胡湯으로 주지한다.

手足溫은 胸部에 얽힌 熱이 全身을 돌다 손과 발 즉 身體末端에서 체하여 이 부위가 따뜻하게 나타난다. 손발이 따뜻하다. 뜨겁다. 손발바닥이 화끈댄다. 손발바닥이 벌겋게 된다 등 여러 병적 증상이 나타나는데 이런 증상을 몸과 마음이 정상이 아닌 비정상적으로 느낀다. 즉 손발이 따뜻한 것은 일반적으로 좋지만 소시호탕증에서는 병적으로 이를 싫어하게 된다.

③傷寒,陽脈濇,陰脈弦,法當腹中急痛,先與小建中湯,不差者,小柴胡湯主之（太陽中)

傷寒으로 陽脈이 깔깔하고 陰脈은 팽팽하면 당연히 배가 몹시 아프게 된다. 먼저 小建中湯을 주고 差度가 없으면 小柴胡湯으로 고친다.

배가 몹시 아플 경우 小建中湯을 먼저 써보고 효과가 없으면 小柴胡湯을 쓴다는 것은 仲景師의 뜻에 반하는 것이다. 즉 소건중탕의 腹痛과 소시호탕의 복통은 근본 원인이 다르기에 이 원인을 찾아 풀어야만 한다. 소건중탕의 복통은 裏血滯에 의한 裏筋肉의 攣急性 假性緊張痛에 血營不足으로 인한 水分包容能力 低下 때문에 생긴 自生熱이 겹쳐 생긴 것이고 小柴胡湯의 복통은 胸脇苦滿과 心下痞硬으로 나타난 것이기에 이것을 없애 복통을 다스려야한다.
小建中湯證 原典 ③ 條文을 참조…

④凡柴胡湯病證而下之,若柴胡證不罷者,復與柴胡湯,必蒸蒸而振,却復發熱汗出而解（太陽中)

모든 시호제증에 下法을 쓰고 나서 만약 시호제증이 없어 지지 않아 다시 柴胡劑를 쓰면 몸이 벌벌 떨리다가 오히려 다시 열이 올라 땀이 나고 풀리게 된다.

柴胡劑證은 熱과 粘稠水가 엉켜 胸脇部에 덩어리를 만드는 것으로 下法을 쓰면 이 덩어리가 제대로 풀리지 않는다. 下法을 쓰는 것은 誤治로 逆治는 아니다. 하법을 써서 시호제증이 그대로 남아 다시 柴胡劑를 주어 열과 점조수를 풀면 즉 和解法으로 풀면 이 풀린 熱이 서서히 순환궤도로 들어갈 수도 있지만 갑자기 위로 치솟아 熱이 크게 오를 수 있다. 이것으로 瞑眩現象이 나타나기도 한다. 그러나 이때는 땀이 나기만 하면 열이 풀리기 때문에 병이 풀리게 된다. 이처럼 시호제증은 열이 한꺼번에 풀리는 경우도 있다.

⑤傷寒五六日,嘔而發熱者,柴胡湯證具,而以他藥下之,柴胡證仍在者,復與柴胡湯,此雖已下之,不爲逆,必蒸蒸而振,却發熱汗出而解,若心下滿而硬痛者,此爲結胸也,大陷胸湯主之,但滿而不痛者,此爲痞,柴胡不中與之,宜半夏瀉心湯（太陽中)

傷寒을 앓은 지 오륙일 지난 뒤 속이 미식거리며 열이 나타나면 이것은 柴胡劑證의 조건을 갖추었기에 下劑를 써도 시호제증은 그대로 남게 된다. 따라서 柴胡劑를 다시 쓴다. 이처럼 시호제증에 下法을 쓰더라도 이것은 逆治가 아니다. 시호제증에 시호제를 쓰면 반드시 오돌오돌 떨게 되고 오히려 열이 오르다 땀이 나면서 모든 것이 풀린다. 만일 명치 밑이 더부룩하고 딱딱하며 아프면 이는 結胸이기에 大陷胸湯으로 주지한다. 만일 명치 밑이 그득하기만 하고 통증이 없으면 이것은 痞症으로 시호제를 쓰지 말고 半夏瀉心湯을 쓴다.

시호제증은 흉협부에 열과 점조수가 엉켜 덩어리가 형성된 것이다. 따라서 和解法이 아닌 下解法을 쓰면 이것은 풀리지 않고 그대로 남아 있게 된다. 이는 逆治가 아닌 誤治다. 下法을 쓴 다음 명치 밑(心下)이 더부룩하여 거북하고 딴딴하고 딱딱해져 아프면 이를 結胸이라 한다. 이 결흉은 大陷胸湯으로 풀고 만일 하법을 쓴 다음 단지 명치 밑이 더부룩하고 아프지 않으면 이것은 心下痞라 한다. 이 심하비는 열이 순환하지 못하고 명치 밑에 고인 것이기에 半夏瀉心湯으로 없앤다.

⑥太陽病十日以去,脈浮細而嗜臥者,外已解也,設胸滿脇痛者,與小柴胡湯,脈但浮者,與麻黃湯 (太陽中)

太陽病을 앓은 지 십일이 지난 뒤 脈이 浮하고 가늘며 눕기만 한다면 外證은 이미 풀린 것이다. 만약 가슴이 그득하여 답답하고 갈비뼈가 있는 부위가 아프면 소시호탕을 주고 단지 맥이 浮하면 麻黃湯을 쓴다.

이 條文에서는 嗜臥 즉 눕기를 좋아하는 것은 몸이 좋지 않아 생기는 증상으로 소시호탕과 麻黃湯을 비교했다. 麻黃湯證은 表氣水滯로 나타난 完全表熱證으로 發熱, 惡風, 身疼痛, 頭痛, 腰痛, 無汗 등의 病的症狀이 나타난다. 이 表氣水滯로 氣血水의 循環이 어렵게 되어 嗜臥症이 나타난다. 小柴胡湯證은 흉부에 열과 점조수가 서로 엉켜 덩어리를 만들어 胸脇苦滿이 나타난 것이다. 이로 인해 氣分, 血分, 水分의 循環이 제대로 이루어 지지 않아 자주 눕게 된다. 따라서 마황탕증은 표기수체를 소시호탕증은 흉협고만을 찾아내기만 하면 된다.
麻黃湯證 原典 ⑥ 條文을 참조…

⑦傷寒十三日不解,胸脇滿而嘔,日晡所發潮熱,已而微利,此本柴胡證,下之以不得利,今反利者,知醫以丸藥下之,此非其治也,潮熱者實也,先宜服小柴胡湯以解外,後以柴胡加芒硝湯主之 (太陽中)

傷寒을 앓은 지 십삼일이 지나도 풀리지 않고 胸脇部가 그득하고 답답하며 속이 미식거려 거북하다. 그리고 해질 무렵 열이 밀물처럼 나타나 열을 싫어하고 설사기가 조금 있는 것은 시호제증에 下法을 쓰면 설사가 나타나지 않으나 醫者가 丸藥을 써서 강력하게 下法을 쓴 때문이다. 이것은 제대로 치료한 것이 아니다. 潮

熱이 있다는 것은 陽明熱로 속이 實한 것이기에 먼저 소시호탕을 써서 바깥을 풀고 이어 柴胡加芒硝湯을 써서 속을 푼다.

傷寒은 表氣水血滯나 表氣水滯에 의한 完全表熱證을 말한다. 상한을 십삼일 앓아야 小柴胡湯證이나 柴胡加芒硝湯證시 생기는 것은 물론 아니다. 潮熱과 下利는 결코 小柴胡湯證에서는 나타나지 않는 陽明病의 대표적 病的症狀으로 대부분 陽明熱에 의해 나타난다. 흉협고만과 조열, 하리가 같이 나타나면 先表後裏와 先急後緩의 치료원칙에 의해서 먼저 양명열보다 바깥에 있는 소양열증인 흉협고만을 소시호탕을 써서 表證을 풀고 소양열보다 상대적으로 안에 있는 조열과 하리라는 양명열증을 柴胡加芒硝湯을 써서 裏證을 푼다.
실제 小柴胡湯을 먼저 쓴 다음 柴胡加芒硝湯을 쓰기도 하지만 柴胡加芒硝湯 하나만을 쓰기도 한다.

芒硝는 腹部에 쌓인 열을 조개 아래로 내리는 陽明熱을 꺼주는 강력한 下劑다.

***** 潮熱의 特徵 *****
ㄱ) 全身熱 : 手足腹背的 熱로 열이 미치지 않는 곳이 없이 온몸에 나타난다.
ㄴ) 强熱.太熱 : 강력하고 매우 큰 열로 정신을 잃을 경우도 있다.
ㄷ) 自汗者 熱不潮 : 땀이 나는 경우 水分과 熱이 같이 나가기에 潮熱을 이룰 수 없다.
ㄹ) 下解法 : 이는 下解法으로 풀어야 한다. 만일 汗解法으로 풀면 氣血水 相對性에 의해서 열이 생겨 潮熱이 더욱 심해질 수 있다.
ㅁ) 陽明熱 : 腹部熱證으로 양명열이다. 따라서 반드시 下解法으로 풀어야만 한다.

⑧傷寒中風,有柴胡證,但見一證便是,不必悉具 (太陽中)

소양병의 傷寒이든 中風이든 단 하나의 柴胡劑證이 있으면 모든 증을 갖출 필요는 없다.

胸脇苦滿, 往來寒熱, 嘔而發熱, 諸黃腹痛而嘔, 心煩喜嘔, 默默不欲食 등의 小柴胡湯證 중에서 단 하나의 病的症狀이 나타나면 다른 증상이 나타나지 않아도 小柴胡湯을 쓸 수 있다. 그러나 이들 가운데 가장 중요한 胸脇苦滿이 있으면 다른 증상이 없어도 소시호탕을 쓴다. 즉 소시호탕증에서 胸脇苦滿이 가장 중요하므로 이것을 확인해야만 소시호탕을 쓸 수 있다.

⑨ 陽明病,發潮熱,大便溏,小便自可,胸脇滿不去者,與小柴胡湯 (陽明)

陽病病의 潮熱처럼 열이 밀려오고 대변이 못에 있는 진흙탕처럼 묽으면서도 소변이 순조롭다. 그런데도 흉협고만이 있으면 소시호탕을 쓴다.

潮熱은 양명병의 대표적 병적증상으로 열이 밀물처럼 몰려와 온몸에 열이 나고 열을 싫어하고 한이나 냉을 좋아하게 된다. 그리고 大便은 복부(陽明位)의 열에 의해서 수분이 마르거나 위장기능이 떨어져 熱性便秘나 熱性下利가 생긴다. 그리고 수분이 양명열에 의해 졸아 소변은 냄새가 짙으면서 걸게 나온다. 胸脇苦滿과 潮熱, 下利가 있으면 먼저 소시호탕을 써서 흉협고만을 만드는 소양열을 없애고 그다음 조열과 하리를 만드는 것을 없앤다. 소시호탕증에는 조열과 하리는 나타나지 않는다.

⑩陽明病,脇下硬滿,不大便而嘔,舌上白胎者,可與小柴胡湯,上焦得通,津液得下,胃氣因和,身濈然汗出解(陽明)

肋骨 밑이 딱딱하고 그득하여 답답하며 陽明病처럼 대변을 보지 못하고 속이 미식거리며 혀에 白苔가 끼면 小柴胡湯을 쓴다. 이 湯으로 上焦와 下焦가 서로 통하면 津液이 밑으로 내려갈 수 있기에 衛氣가 和하여 全身에 땀이 나며 病證이 풀린다.

대변을 보지 못하는 것은 양명병의 대표적 병증이다. 소시호탕에서 변을 보지 못하는 것은 흉협부(흉위)에서 열과 점조수가 엉켜 덩어리를 만들기에 수분이 흉부 밑으로 내려가지 못하고 흉부의 덩어리에 흡수된다. 이것이 上焦不通이고 이것에 의해서 수분이 내려가지 못하여 변이 딱딱하게 굳어져 변을 보지 못하는 것이다. 따라서 소시호탕증은 반드시 便秘나 硬便은 아니라도 軟便이나 下利는 결코 나타나지 않는다. 소시호탕으로 흉협고만을 풀면 상초불통이 사라지기에 진액이 위아래로 통하게 되는 것이고 위장에 수분순환이 제대로 이루어지기에 대변과 소변에 이상이 없어진다. 위기가 화하여 전신에 땀이 나는 것이 아니라 엉켜 덩어리를 만든 수분(점조수)과 열이 풀려 이것이 땀으로 나오는 것이다.

⑪陽明病,下血譫語者,此爲熱入血室,但頭汗出者,刺期門隨其實而瀉之, 濈然汗出解 (陽明)

陽明病처럼 下血을 하며 헛소리를 하는 것은 熱이 血室로 들어간 것으로 단지 머리에 땀이 나면 期門에 침을 놓아 實한 정도에 따라 瀉하면 땀이 나면서 풀린다.

下血과 譫語는 陽明病의 대표적 병적증상이다. 그러나 소양열에 의해서도 나타난다. 이것이 나타나는 것은 胸脇部(胸部)에 맺힌 열이 心臟에서 血脈을 타고 전신을 돌아 피가 가장 많이 모이는 곳 즉 血室에 열이 모이고 이로 인해 병적증상이 나타난다. 혈실은 肝臟과 子宮을 뜻한다. 여기서 針과 穴을 언급한 것은 仲景師의 뜻이 아닌 것으로 굳이 침을 놓고 탕을 복용해야만 병증이 사라지는 것이 결코 아니다. 흉협고만을 확인하고 소시호탕을 쓰면 반드시 병증이 사라진다. 이것이 仲景師의 隨證治之 精神이다. 但頭汗出이라 한 것은 소양열의 위치적 상대성으로 인해 흉부의 열이 위로 올라와 上半身과 머리에 땀으로 나가게 되는 것이다. 물론 소양열이 혈맥을 타고 전신을 돌기에 온몸에서 땀이 날 수도 있다.

⑫婦人中風七八日,續得(續來)寒熱,發作有時,經水適斷者,此爲熱入血室,其血必結,故使如瘧狀,發作有時,小柴胡湯主之 (太陽下.婦人雜病)

부인이 中風을 앓은 지 칠팔일이 지나도 寒熱이 이어지고 往來寒熱이 생겨 달거리 때에 月經이 끊기게 된다. 이는 熱이 血室로 들어와 혈분이 엉켜 이로 인해 瘧狀熱이 생긴다. 이처럼 되면 小柴胡湯으로 주지한다.

胸脇部(胸部)에 열과 점조수가 엉켜 덩어리를 이루고 이로 인해서 왕래한열이 나타난다. 이 胸熱이 血室(子宮과 肝)에 들어가기에 자궁에 여러 병적증상을 만들게 된다. 대표적으로 달거리 때에 월경이 끊기기도 하고 달거리 때가 아니어도 月經血이나 下血이 나오기도 한다.

⑬婦人中風,發熱惡寒,經水適來,得之七八日,熱除而脈遲,身涼胸脇下滿,如結胸狀,譫語者,此爲熱入血室也,當刺期門,隨其實而瀉之. (婦人雜病)

부인이 中風을 앓는데 熱과 惡寒이 있으면서 달거리가 마침 나온 지 육칠일이 지나 月經血이 나오면서 熱이 없어지며 脈이 느릿하게 나타난다. 그리고 몸이 서늘해지면서 胸脇 밑이 그득하고 답답한 것이 마치 結胸을 이룬 것 같다. 그리고 헛소리를 하는 것은 열이 血室로 들어간 것이기에 期門穴에 침을 놓고 實한 정도에 따라 瀉한다.

⑪번과 ⑫번 條文을 참고.

⑭ 婦人傷寒,發熱,經水適來,晝日明了,暮則譫語,如見鬼狀者,此爲熱入血室,無犯胃氣及二焦,必者愈 (婦人雜病)

부인이 傷寒으로 열이 나고 달거리가 마침내 왔을 때 낮에는 명료하다 해가 지면 헛소리를 하고 마치 귀신을 본 듯 하는 것은 열이 혈실로 들어간 것이다. 이 열이 胃氣를 범하지 않아 토하지 않고 땀이 나지 않으면 월경혈이 나가는 것으로 낫게 된다.

월경혈이 마침맞게 나온다는 것은 정상적 달거리가 아닌 흉열(소양열)에 의해서 나온 것으로 낮에는 멀쩡하다 밤이 되면 이 열에 의해서 정신적 질환이 나타나기도 한다. 이는 모두 소양열이 血室에 들어가 나타난다. 달거리에 문제가 생기고 달거리 때 정신적장애가 나타나기도 한다.

⑮本太陽病不解,轉入少陽者,脇下硬滿,乾嘔不能食,往來寒熱,尙未吐下,脈沈緊者,與小柴胡湯,若已吐下發汗,溫鍼,譫語,柴胡證罷,此爲壞病,知犯何逆,以法治之 (少陽病)

본래 太陽病인데 少陽病으로 轉入되어 늑골 밑이 딱딱하며 그득하여 거북해지고 속만 미식 거리려 음식물을 먹지 못한다. 그리고 열이 올랐다 추워지는데 아직 吐法이나 下法을 쓰지 않고 脈이 가라앉고 팽팽하면 小柴胡湯을 준다. 만약 吐法과 下法, 汗法을 쓰고 溫鍼까지 써서 헛소리를 하는 것은 柴胡證이 破壞된 것으로 이를 壞病이라 한다. 이때는 어떻게 誤治를 한 것인지 알아서 證에 따라 治療해야 한다.

小柴胡湯證을 포함하여 少陽病의 치료법은 풀어헤치는 和解法이다. 그런데 汗法, 吐法, 下法 거기에 溫鍼까지 쓰면 誤治로 이로 말미암아 病證이 變한다. 이럴 때는 氣血水循環狀의 障碍를 다시 알아내 그것에 의해서 治療해야 한다. 이것이 隨證治之의 精神이다.

⑯太陽病,過經十餘日,反二三下之,後四五日,柴胡證仍在者,先與小柴胡湯,嘔不止,心下急(一云嘔止小安),鬱鬱微煩者,爲未解也,與大柴胡湯下之則愈 (太陽中)

太陽病이 열흘이 지난 뒤 두세 번 下利가 있고 다시 사오일이 지난 뒤에도 小柴胡證이 그대로 있으면 먼저 小柴胡湯을 주고 속이 미식거리는 것이 그치지 않고 心下急이 나타나며 가슴이 답답한 것이 있으면 大柴胡湯으로 下法을 쓰면 낫는다.

心下急은 大柴胡湯證이다. 대시호탕은 시호제이면서도 대황이 들어가 있어 和解劑면서 下解劑기도 하다. 물론 心下急은 胸脇苦滿에 속한다.

⑰嘔而發熱者,小柴胡湯主之 (厥陰)

속이 미식거리면서 熱이 나면 小柴胡湯으로 주지한다.

⑱傷寒差以後,更發熱,小柴胡湯主之,(脈浮者,以汗解之,脈沈實者,以下解之) (差後)

상한으로 차도가 있은 다음 다시 열이 나면 소시호탕으로 주지하고 맥이 뜨면 한해법을 쓰고 맥이 가라앉고 충실하면 하법을 쓴다.

病證이 어떻게 변하든 病은 現實이다. 즉 病證이 나타난 것을 氣血水 循環異狀의 位置的 相對的 相對性으로 알아내 太陽病은 汗解法으로 少陽病은 和解法으로 陽明病은 下解法으로 다스린다.

⑲諸黃腹痛而嘔者,宜小柴胡湯 (黃疸)

腹痛이 있고 속이 미식거리는 모든 黃疸은 小柴胡湯으로 다스린다.

⑳ 千金三物黃芩湯,婦人在草蓐,自發露得風,四肢苦煩熱,頭痛者,與小柴胡湯,頭不痛,但煩者,此湯主之(產後)

千金翼方에서 黃芩湯을 다음과 같이 언급했다. 婦人이 產後에 產後風으로 팔다리가 화끈거리고 머리가 아프면 소시호탕을 주고 머리는 아프지 않으면서 단지 사지가 열로 화끈거리면 三物黃芩湯을 쓴다.

애를 낳는 다는 것은 몸에서 氣血水分이 나가는 것이다. 따라서 產母의 몸에서 氣分, 血分, 水分이 나감으로 氣血水相對的平衡이 변하여 熱이 날 수도 있고 惡寒 즉 冷을 느낄 수도 있으며 또한 瘀血이 생길 수 있다. 열이 생기는 것은 대체로 수분 부족에 의한 自生熱로 煩熱로 나타난다. 이때 찬바람이나 찬 물건을 만지면 實熱이 나는 몸이 아니기에 寒이나 冷이 몸으로 바로 들어가 冷症이 나타난다. 이것으로 產後風이 나타난다. 따라서 產後에는 血分과 水分, 氣分의 循環을 순조롭게 도와야 하는 것이다. 產後에 생긴 병을 產後風이라 하나 氣血水循環異狀을 찾아내기만 하면 그것에 따른 治法이 있기에 반드시 이를 고칠 수 있다.

비고(備考)

*血弱氣盡,腠理開,邪氣因入,與正氣相搏,結於脇下,正邪分爭,往來寒熱,休作有時,默默不欲飲食,藏府相連,其痛必下,邪高痛下,故使嘔也,本方主之 (太陽中)
*得病六七日,脈遲浮弱,惡風寒,手足溫,醫二三下之,不能食而脇下滿痛,面目及身黃,頸項强,小便黃者,與柴胡湯,後必下重,本渴飲水而嘔者,柴胡湯不中與也,食穀者噦 (太陽中)
*傷寒五六日,頭汗出,微惡寒,手足冷,心下滿,口不能食,大便硬,脈細者,此爲陽微結,必有表,復有裏也,脈沈亦在裏也,汗出爲陽微,假令純陰結,不得復有外證,悉入在裏,此爲半在裏,半在外也,脈雖沈緊,不得爲少

陰病,所以然者,陰不得有汗,今頭汗出,故知非少陰也,可與小柴胡湯,設不了了者,得屎而解（太陽下）

*產婦鬱冒,其脈微弱,嘔不能食,大便反堅,但頭汗出,所以然者,血虛而厥,厥而必冒,冒家欲解,必大汗出,以血虛下厥,孤陽上出,故頭汗出,所以產婦喜汗出者,亡陰血虛,陽氣獨盛,故當汗出,陰陽乃復,大便堅,嘔不能食,本方主之（產後）

*陽明中風,脈弦浮大而短氣,腹都滿,脇下及心痛,久按之氣不通,鼻乾不得汗,嗜臥,一身及面目悉黃,小便難,有潮熱,時時噦,耳前後腫,刺之小差,外不解,病過十日,脈續浮者,與本方（陽明）

*少陽中風,兩耳無所聞,目赤,胸中滿而煩者,(不可吐下,吐下則悸而驚),宜本方（少陽）

*服柴胡湯而渴者,屬陽明,以法治之（太陽中）

柴胡桂枝湯

柴胡桂枝湯 柴胡8、半夏8、黃芩4、人參4、桂枝4、芍藥4、生薑4、大棗4 甘草2、

右九味、以水七升、煮取三升 去滓、溫服一升。

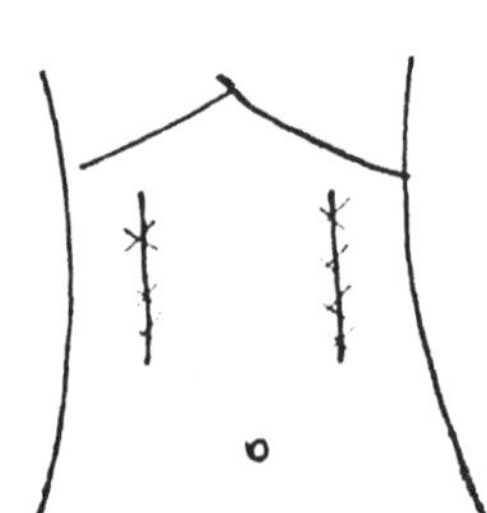

小柴胡湯證 + < 表熱證 / 榮衛不和의 虛證.

= 柴胡桂枝湯證.

① 傷寒六七日、發熱、微惡寒、支節煩疼、微嘔、心下支結、外證未去者、柴胡桂枝湯主之、[太陽下]

② 發汗多、亡陽譫語者、不可下、與柴胡桂枝湯、和其榮衛、以通津液、後自愈 [太陽下]

③ 外台 柴胡桂枝湯方、治心腹卒中痛者。[腹滿寒疝宿食]

支 고일지 버틸지 나누어질지. 節 때절 마디절. 亡 망할망 없을무. 譫 중얼거릴섬 헛소리할섬.

營 다스릴영 경영할영 榮 영화영 피영(血氣) 衛、衛 막을위、호위할위 지킬위. 津 진액진 침진

卒 바쁠졸 별안간졸. 中 마칠중 당할중.

병리(病理)

小柴胡湯證 +桂枝湯證 = 心下支結.

小柴胡湯證 : 胸脇部(胸部)에 熱과 粘稠水가 엉켜 덩어리 형성 ⇒ 胸脇苦滿.
桂枝湯證 : 營衛不和의 虛證으로 表氣水血滯나 表氣血滯로 表熱證.

小柴胡湯證이나 桂枝湯證에도 나타나지 않는 盜汗과 譫語가 나타남.

心下支結은 胸脇苦滿과 表血滯에 의한 表筋肉의 假性緊張으로 胸脇部와 腹直筋 線上에서 緊張과 痛症이 나타나 거북하고 아프다. 특히 腹直筋과 胸脇部가 만나는 곳이 심하다.

表熱인 太陽熱과 胸熱인 少陽熱이 겹치면 自汗에서 盜汗까지 나타난다.

방후(方後)

柴胡 四兩 半夏 二合半 黃芩 人蔘 桂枝 芍藥 各一兩半 生薑 一錢半 大棗 六枚 甘草 一兩
(8 8 4 4 4 4 4 4 2)
右九味,以水一斗六升,煮取三升,去滓,溫服一升

柴胡 半夏 黃芩 人蔘 桂枝 芍藥 生薑 大棗 甘草 일곱 가지 藥材에 물 한 말 六升(十六升)을 넣고 三升이 될 때까지 달인다. 찌꺼기와 건더기를 없앤 뒤 一升씩 따뜻하게 복용한다.

원전(原典)

①傷寒六七日,發熱微惡寒,支節煩疼,微嘔,心下支結,外證未去者,柴胡桂枝湯主之 (太陽下)

傷寒을 육칠일 앓은 뒤 熱과 惡寒이 있으며 팔다리 관절마디가 화끈거리며 아프다. 또한 속이 약간 미식거리며 心下支結이 있으면 外證이 없어지지 않은 것이다. 柴胡桂枝湯으로 주지한다.

營衛不和의 虛證으로 인한 表熱證에 胸脇苦滿에 의한 少陽熱이 겹치면 表證(外證)이 더욱 심하게 나타난다. 表血滯에 의한 筋肉痛에 少陽熱에 의한 關節痛이 더해져 骨節疼痛, 支節煩疼 즉 뼈마디에 열감과 통증이 나타나 뼈마디가 쑥쑥거리며 아프다.
少陽病證의 전형적인 열의 형태는 往來寒熱이고 太陽病證의 열의 전형은 發熱惡寒이다.

***소양열에 의해 支節煩疼이 생기면 關節이 튀어 나오기도 하고 變形이 되기도 한다.

②發汗多,亡陽譫語者,不可下,與柴胡桂枝湯,和其榮衛,以通津液,後自愈 (太陽下)

땀을 많이 내어 氣가 外發하여 亡陽되어 헛소리를 하게 된다. 이때는 下法을 쓰면 안 되고 柴胡桂枝湯을 써서 血營과 衛氣를 和하고 津液이 통하게 하면 낫는다.

땀을 많이 흘린다는 것은 氣分과 水分이 體表로 나가는 것을 말한다. 少陽熱과 太陽熱이 겹치면 盜汗까지 나타난다. 發汗이 많아져 亡陽이 되어 譫語가 나타났다고 하는 것은 太陽熱과 少陽熱이 위로 치솟아 頭部를 壓迫하여 나타나는 것이고 亡陽 즉 단지 기가 부족하여 나타나는 것은 아니다. 營氣와 衛氣를 和한다는 것은 柴胡桂枝湯증에 營衛不和의 虛證이란 즉 桂枝湯證이 있기에 이렇게 표현한 것이다. 津液이 통하게 한다는 것은 小柴胡湯證의 胸脇苦滿에 의해 上焦不通이 되기에 胸部에 있는 열과 수분이 엉킨 덩어리를 풀어 津液이 통하게 한다는 뜻이다.

③外台,柴胡桂枝湯方,治心腹卒中痛者 (腹痛.寒疝.宿食)

外臺秘要에는 柴胡桂枝湯은 心臟과 배가 갑자기 몹시 아픈 것을 고친다고 되어있다.

心腹은 가슴부위 즉 가슴팍(胸脇部 포함)과 배(윗배, 아랫배)를 말한다. 卒中痛은 갑자기 몹시 심하게 아픈 것을 뜻한다. 이 痛症은 특히 心下支結이 있는 부위에서 더욱 심하게 나타난다. 心腹卒中痛이 나타날 때 心下支結을 확인하면 病名이 무엇이든 상관없이 柴胡桂枝湯을 쓰면 이를 쉬 해결할 수 있다.

비고(備考)

*太陽與少陽併病,頭項强痛,或眩冒,時如結胸,心下痞硬者,當刺大椎第一間,肺兪,肝兪,愼不可發汗(宜本方) (太陽下)
*傷寒頭痛,翕翕發熱,形象中風,常微汗出,自嘔者下之益煩,心懊憹如飢,(發汗則發痓,身强難以伸屈,熏之則發黃,不得小便,久則發咳唾),宜本方 (不可發汗)

柴胡桂枝乾薑湯

柴胡桂枝乾薑湯 柴胡8. 桂枝6. 乾薑6. 栝蔞根8. 黃芩6. 牡蠣6. 甘草4.

右七味. 以水一斗二升. 煮取六升. 去滓. 再煎. 取三升. 溫服一升. 日三服。

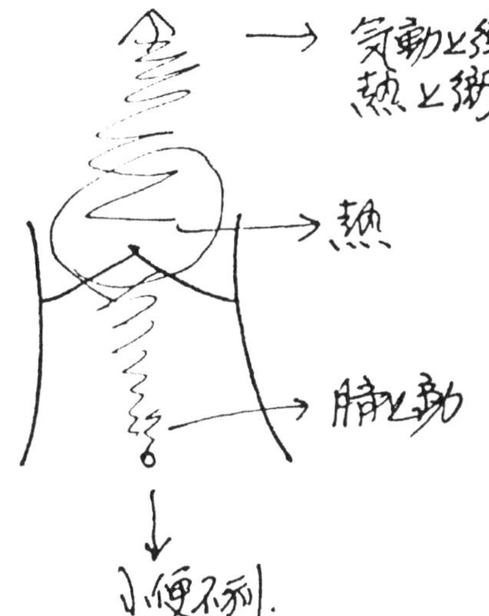

但頭汗出. 盜汗. 咳. 喘. 鼻塞.
煩熱〔面熱赤. 弛緩熱. 神經症狀〕
皮膚乾燥. 多夢.

胸脇滿微結. 渴. 往來寒熱.
瘧.〔寒多 或은 但寒不熱〕
心煩. 心悸. 息切.

① 傷寒五六日. 已發汗而復下之. 胸脇滿微結. 小便不利. 渴而不嘔. 但頭汗出. 往來寒熱. 心煩者. 此爲未解也。柴胡桂枝乾薑湯主之.〔太陽下〕

② 柴胡桂枝湯. 治瘧寒多. 微有熱. 或但寒不熱.〔瘧疾〕

復 되풀이할 복 / 다시 부. 또 부. 結 맺을 결 / 마칠 결. 嘔 게울 구. 但 다만 단 / 오직 단. 瘧 학질 학.

병리(病理)

胸部熱(氣)滯 + 動氣證 = 胸脇滿微結.

胸部에서 열이 점조수와 엉켜 덩어리를 만들지 않고 단지 체한 것에 動氣까지 머물러 열적 증상이 강열하게 나타난다. 또한 흉열이 壅滯되면 단지 寒(冷)만 나타난다.

점조수와 열이 엉켜 덩어리를 만들지 않기에 흉부에서 열감을 더욱 느끼고 열이 덩어리로 흡수되지 않기에 강열하게 상충하여 병적증상을 만든다.
즉 점조수가 없어 덩어리를 형성하지 못하기에 胸脇滿微結이 나타난다.

胸熱이 상충하여 但頭汗出, 盜汗, 咳, 喘, 鼻塞感, 煩熱, 面熱赤, 弛緩熱, 神經症狀, 皮膚乾燥, 往來寒熱, 瘧狀熱(寒多, 但寒不熱), 心煩, 心悸, 息切, 頸項强, 耳鳴, 頭眩, 目眩, 口乾, 咽乾 등의 병적증상이 나타난다. 여기에 動氣가 더해져 열에 의한 병적증상이 더욱 심해진다.

動氣에 의해 多夢, 易興奮, 易疲勞, 心煩, 易驚, 精神疾患 등의 병적증상이 나타난다.

흉열이 강열하게 위로 치솟아 체표로 외발되는 것이 盜汗, 多汗, 但頭汗出의 형태로 나타난다. 즉 흉열이 강하여 체표로 땀으로 발산되기에 심하면 갈증을 만든다. 이는 血脈內 津液이 부족해서 생기는 것이 아니고 흉부에 쌓인 열이 강하고 이 열이 땀으로 다량 나갈 때 많은 양의 水分도 몸 밖으로 나가기에 나타나는 갈증이다. 이 갈증으로 마신 물은 흉부에 열에 의해서 다시 위로 열과 함께 상충하여 땀으로 나가 악순환을 이룬다. 열과 수분이 몸 밖으로 나가는 것은 흉열의 특징 즉 위치적 상대성과 열의 상향성과 동요성에 의해서 상체, 상반신, 머리에서 주로 나타난다. 물론 몸의 특정부위에서만 땀이 나타날 수도 있다.

動氣證은 앞의 桂枝加龍骨牡蠣湯, 求逆湯, 桂枝甘草龍骨牡蠣湯에서 이미 언급됐다.

小便은 수분이 흉열에 의해서 땀으로 나가기에 흉부 밑으로 내려오기가 어려워져 小便不利로 나타난다. 大便은 수분이 가슴팍 밑으로 거의 내려오지 못하기에 硬便이나 便秘로 나타나고 결코 軟便이나 泄瀉로는 나타나지 않는다.

약리(藥理)

括蔞根(栝樓根) : 하눌타리의 뿌리로서 성질이 차고 서늘해 胸熱을 꺼준다. 너무 복용하면 즉 속이 차지거나 서늘하게 되어 陰證으로 빠진다. 따라서 胃腸도 차져 설사가 나타난다.
乾薑 : 熱藥으로 속 즉 흉부나 위장이 차거나 서늘한 冷證과 寒證에 쓰지만 이 湯證에는 속이 차거나 냉해서 쓰는 것이 결코 아니라 括蔞根과 柴胡 그리고 黃芩이 차고 냉한 약재기 때문에 이를 보완하기 위해서 쓴다.

방후(方後)

柴胡 半斤 桂枝 三兩 乾薑 三兩 括蔞根 四兩 黃芩 三兩 牡蠣 二兩 甘草 二兩 (8668664)
右七味,以水一斗二升,煮取六升,去滓,再煎取三升,溫服一升,日三服,初服微煩,復服汗出便愈

柴胡 桂枝 乾薑 括樓根 黃芩 牡蠣 甘草 일곱 가지 藥材에 물 한말 二升(十二升)을 넣고 六升이 될 때까지 달인다. 건더기와 찌꺼기를 없앤 뒤 三升이 되도록 다시 달인다. 이를 따뜻하게 하여 一升씩 하루 세 번 복용한다. 처음 약을 마시고 약간 열이 달아 화끈거리면 다시 마시고 땀이 나면 반드시 쉬 낫는다.

柴胡劑는 和解劑로 열을 풀어 이를 循環시키는 方劑다. 柴胡桂枝乾薑湯證은 덩어리가 있는 것이 아니라 흉부에 열과 동기가 모인 것이기에 이를 풀면 체한 열이 위로 올라 체표에서 땀으로 나가거나 순환궤도로 들어가 정상순환하게 된다. 약을 복용한 뒤 微煩이 생겼다는 것은 열이 풀리는 증거로 약을 더 복용하여 땀이 나게끔 하여 가슴팍에 모인 기와 동기를 더더욱 빨리 풀어 병을 낫게 하라는 뜻이다.

원전(原典)

①傷寒五六日,已發汗而復下之,胸脇滿微結,小便不利,渴而不嘔,但頭汗出,往來寒熱,心煩者,此爲未解也,柴胡桂枝乾薑湯主之 (太陽下)

傷寒을 앓은 지 오육일 지난 뒤 이미 汗解法을 써 땀을 내고 다시 下法을 써서 胸脇滿微結과 小便不利가 생기고 갈증이 나면서도 속이 미식거리지 않고 단지 머리에만 땀이 난다. 열이 났다 오한이 생기며 내 마음이 내 마음이 아닌 것처럼 煩悶이 있는 것은 병이 풀리지 않은 것이다. 柴胡桂枝乾薑湯으로 주지한다.

傷寒은 完全表熱證으로 表氣水滯나 表氣水血滯證으로 땀이 나지 않은 상태다. 여기에 汗法과 下法을 써서 흉부에 열이 순환하지 못하여 체하고 動氣까지 나타나 흉부에 체한 것이다. 이것으로 胸脇滿微結이 나타나 往來寒熱과 心煩, 渴而不嘔, 小便不利 등의 병적증상이 나타난다.

② 柴胡桂枝乾薑湯,治瘧寒多,微有熱,或但寒不熱 (瘧病)

柴胡桂枝乾薑湯은 瘧疾病으로 오한이 있고 약간 열이 있거나 열은 없고 오한만 나는 것을 치료한다.

瘧은 瘧疾로 보통 말라리아에 감염되어 나타나는 병이다. 熱이 주기적 또는 불규칙하게 오르락내리락 거린다. 열이 내릴 때는 상대적 열감에 의해 오한을 느낀다. 이처럼 학질은 열의 형태가 왕래한열로 나타나는 소양열병의 대표적 병이다. 시호계지건강탕증은 흉부에 열과 동기가 체하여 주로 열만 강열하게 나타나기도 하고 이 열이 한곳에만 딸딸 뭉치는 옹체열로 나타나면 열은 나타나지 않고 오한만 나타나기도 한다.

柴胡加龍骨牡蠣湯

柴胡加龍骨牡蠣湯 柴胡8、半夏8 黄芩4 人參4 桂枝4 茯苓4
龍骨4、牡蠣4、生姜4、大棗4 鉛丹4、大黄2

右十二味、以水八升、煮取四升、内大黄、切如碁子、更煮一兩沸、去滓、溫服一升。

傷寒八九日、下之、胸滿煩驚、小便不利、譫語、一身盡重、不可轉側者、柴胡加龍骨牡蠣湯主之。〔太陽中〕

驚 두려울경 놀랄경、盡 다할진 모두진、轉 구를전 돌아누울전、側 곁측 기울측.

병리(病理)

胸部에서 열과 水가 엉킨 胸脇苦滿 + 動氣證.
胸部에서 열과 점조수가 뒤엉켜 덩어리를 형성하여 胸脇苦滿을 이룬데다 動氣가 모인 것.

胸脇苦滿에 의한 흉열이 상충하여 병적증상들이 나타나고 가슴팍에 모인 동기에 의해서도 병적증상들이 나타난다.

動氣에 의해 易驚, 譫語, 多夢, 心煩(不安焦燥, 神經過敏, 不眠), 臍上下動悸, 心下動悸, 易疲勞, 一身盡重不可轉側, 目眩, 頭眩, 耳鳴, 上熱感, 面赤, 易興奮, 小便不利, 腎虛 등의 병적증상이 나타난다.

胸脇苦滿에 의해서 心下痞硬, 熱上衝, 面浮腫, 頸項强, 肩背痛, 足掌押痛, 四肢煩熱, 心悸, 頭眩, 目眩, 咽乾, 口燥, 往來寒熱, 嘔, 口苦, 胸滿 등의 병적증상들이 나타난다.

따라서 柴胡加龍骨牡蠣湯證은 胸脇苦滿과 動氣證을 반드시 확인해야만 한다.

面浮腫은 胸脇苦滿에 의한 흉열과 흉부의 동기에 의해 나타나는 소극적 부종이다. 즉 잠을 자고나면 특히 얼굴과 손이 그리고 눈거풀이 약간 불편할 정도로 푸석하게 붓는다. 그러나 손발을 움직이거나 몸을 움직이고 또는 소변을 보거나 일상생활을 하다보면 언제 부었는지 모르게 사라져 없어진다.

一身盡重不可轉側은 흉열과 동기에 의해서 심신이 몹시 피로하여 몸을 뒤척이기도 힘들 정도로 피로를 느낀다. 눈을 뜰 기운조차도 없다. 숨을 쉬려해도 숨을 쉴 힘도 없다. 기가 쫙 빠져나가 몸이 찌부러지는 듯하다. 기운이 땅으로 꺼지는 듯하고 몸마저 땅으로 빨려드는 듯하다. 아침에 상쾌하거나 개운하게 일어나지 못한다. 이처럼 피로를 몹시 느끼는데 이는 주로 동기에 의해서 나타난다.
小便不利도 또한 動氣에 의해서 나타난다. 흔히 오줌사태라고 하는 방광염을 쉬 앓기도 한다. 즉 조금만 피로하거나 혹 신경을 쓰거나 또는 오줌을 참아도 쉽게 소변불리가 생긴다.

動氣와 胸熱에 의해서 心煩이 생기고 이 때문에 정신질환을 앓는 경우가 매우 많다. 현대사회는 몹시 복잡하고 일반적으로 단지 물질을 추구하기 때문에 여유로운 마음과 풍성한 감성이 메마르고 부족해지기에 이 證이 더욱더 많이 생길 수 밖에 없다.

약리(藥理)

鉛丹 : 흔히 놀란 기 즉 경기를 없애기 위해 쓰나 실제 동기를 없애기 위해 쓴다. 그러나 이를 굳이 쓸 필요나 당연한 까닭은 없다. 현재는 중금속 중독이란 문제도 있고 용골과 모려로도 이 동기를 없앨 수 있기에 연단은 쓰지 않아도 된다.

방후(方後)

柴胡 四兩 半夏 二合半 黃芩 人蔘 桂枝 生薑 茯笭 龍骨 牡蠣 鉛丹 各一兩半 大黃 二兩 大棗 六枚 (8 8 4 4 4 4 4 4 4 4 4 2 4)
右十二味,以水八升,煮取四升,内大黃,切如碁子,更煮一兩沸,去滓,溫服一升,日三服

柴胡 半夏 黃芩 人蔘 桂枝 生薑 茯苓 龍骨 牡蠣 鉛丹 大棗 열한 가지 약재에 물을 八合 넣고 달여 四合을 취한 뒤 大黃을 바둑알 크기로 잘라 넣고 다시 달인다. 건더기와 찌꺼기를 없앤 다음 따뜻하게 하여 일승씩 하루 세 번 복용한다.

이때 鉛丹은 쓰지 않아도 된다. 그리고 大黃은 腸熱證이 있으면 쓰고 장열증이 없으면 쓰지 않는다. 그리고 장열증의 정도에 따라 쓰는 양을 조절하면 된다.

• (原典)

①傷寒八九日下之,胸滿煩驚,小便不利, 譫語,一身盡重,不可轉側者,本方主之 (太陽中)

傷寒을 앓은 지 팔구일 뒤에 下法을 써서 胸脇苦滿과 煩驚이 생기고 또한 小便不利와 譫語가 나타나고 온몸이 몹시 무거워 뒤척이지도 못하면 柴胡加龍骨牡蠣湯으로 주지한다.

傷寒에 下法을 쓴 것은 誤治이자 逆治다. 즉 表氣水滯나 表氣水血滯로 땀이 나지 않는 完全表熱證에 汗解法이 아닌 下法을 쓴 것으로 가슴팍에 熱이 모이고 動氣마저 생겨 胸脇苦滿과 煩驚, 小便不利, 譫語가 나타나고 몸이 천금처럼 무겁고 뒤척이기도 힘들 정도로 피로가 나타난다.

小柴胡湯證의 胸脇苦滿과 求逆湯證과 桂枝加龍骨牡蠣湯證의 動氣證을 참고하면 된다.

비교(比較)

桂枝加龍骨牡蠣湯

求逆湯

柴胡桂枝乾薑湯

▶▶ 상한론 Q & A

六經病에 대한 생각은?

三陽三陰(六經)은 仲景師(張仲景) 이전에 있었고 이를 중경사가 체계화 했다고 보아야 한다. 氣分에 의한 즉 음양의 구별로서 陽病(太陽病.少陽病.陽明病)과 陰病(少陰病.太陰病.厥陰病)을 말하며 氣分의 水分과 血分에 대한 상대성과 위치적 상대성에 따른 분류로 병을 파악하는 잣대가 된다. 그러나 모든 병을 기분 하나만으로는 이를 가르는 絶對的 基準은 되지 못하기에 기분과 혈분 그리고 수분 삼자간 상대성 그리고 순환이상이 된 위치적 상대성에 의해 이를 가르고 분류해야만 한다.

例) 桂枝湯證은 태양병증일 때도 있고 태양병증이 아닐 때도 있다. 桂枝加芍藥湯證은 태양병증과 태음병증이 같이 동시에 나타날 수도 있고 각각 따로 나타날 수도 있다.

大柴胡湯

大柴胡湯 柴胡12、半夏10、黃芩6、芍藥6、生姜10、枳實6、大棗6、大黃2-6〔傷寒論에는 無大黃, 金匱要略에는 二兩〕.

右七味, 以水一斗二升, 煮取六升, 去滓, 再煎, 溫服一升, 日三服。

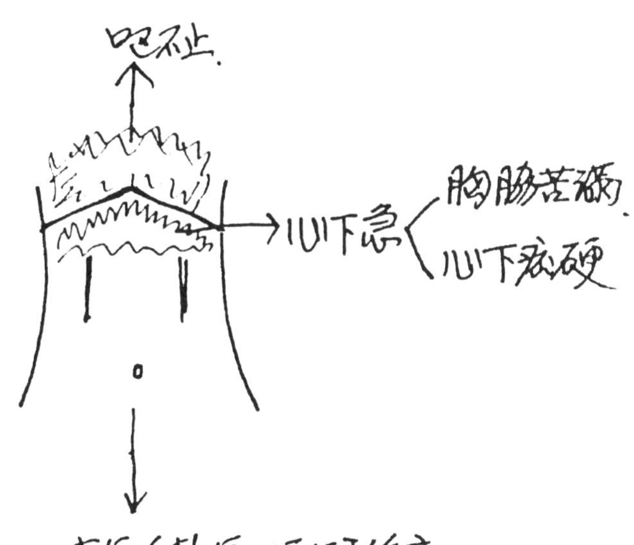

大便〔軟便, 硬便〕後重

筋肉硬化〔筋肉質〕

↓

胸部 熱+水〔熱水結〕

↓

熱上逆, 眼熱, 耳聾, 喘, 咳, 往來寒熱, 肩背痛, 心煩, 口中臭氣, 舌〔乾〕苔, 〔食不振, 渴, 汗出〕.

① 太陽病. 過經十餘日. 反二三下之. 後四五日. 柴胡證仍在者. 先與小柴胡湯. 嘔不止. 心下急. 鬱鬱微煩者. 爲未解也. 與大柴胡湯下之則愈. [太陽中]

② 傷寒十餘日. 熱結在裏. 復往來寒熱者. 與大柴胡湯. 但結胸無大熱者. 此爲水結在胸脇也. 但頭微汗出者. 大陷胸湯主之. [太陽中]

③ 傷寒. 發熱. 汗出不解. 心下痞硬. 嘔吐而下利者. 大柴胡湯主之. [太陽下]

④ 傷寒後. 脈沈. 沈者內實也. 以下解之. 宜大柴胡湯. [可下]

⑤ 按之心下滿痛者. 此爲實也. 當下之. 宜大柴胡湯 [腹滿]

過 넘을과 지날과. 經 지날경. 欝 鬱 막힐울, 마음에맺힐울, 답답할울. 愈 병나을유, 어질유.

陷 陥 빠질함 함정함. 按 누를안 어루만질안 살필안, 알아볼안.

병리(病理)

胸熱과 粘稠水 그리고 筋肉硬化가 어울려 心下急을 이룬 병증.

筋肉의 硬化는 근육이 過發達하여 딱딱하게 나타나는 것으로 근육이 근육으로서 제구실을 하지 못하는 것으로 통증이 나타난다. 이를 枳實證이라 하고 芍藥證과는 전혀 다르다. 즉 작약증은 血滯로 말미암아 假性緊張이나 軟弱無力狀이 나타난다. 이때 근육의 가성긴장과 과발달로 인한 근육의 경화는 겉모양은 같을지 몰라도 원인이 전혀 다르기에 구별할 수 있다. 혈체에 의한 가성긴장상태는 따뜻하게 하여 근육을 맛사지 하듯 주물러 주면 통증이 풀리면서 시원하다고 한다. 그러나 과발달에 의한 근육경화는 주무르거나 때리면 통증이 더욱 심해지고 두드리고 때리면 몸시 아파하다 타격이 멈춰야 시원하다고 한다. 지실증은 實證이고 작약증은 虛證이다.

근육의 경화로 표근육과 이근육이 긴장하여 설사가 나타날 수 있다. 일반적으로 시호제는 흉협고만으로 수분과 열의 上焦不通으로 수분이 가슴팍 밑으로 내려가기 힘들기에 연변이나 설사는 나타나지 않는다. 그러나 대시호탕증에서는 근육의 경화로 위장근육이 딴딴해져 제 역할을 다하지 못하여 음식물을 제대로 소화하지 못하고 그대로 설사로 내보낼 수 있는 것이다. 그러나 위장근육이 과발달하였기에 자주 많이 움직여 소화시키지 못하여도 즉 적게 움직여도 그런대로 소화가 되고 흉열에 의해서도 그럭저럭 음식물 소화가 되어 나간다. 대시호탕증은 기(열)가 많고 실하다. 즉 양증이며 실증이어서 평소 추위를 타지 낳고 더위를 싫어한다. 그리고 활동량이 무척이나 많아 좁은 곳에 가둬두면 몸이 근질거리거나 병이 생긴다. 또한 몸이 좋아 여러 날 밤을 지새워 놀거나 일을 할 수도 있다. 그리고 위장근육이 발달하여 먹고 나서도 또 먹을 수 있다. 즉 돌덩이도 소화할 수 있을 정도로 소화에는 늘 자신이 있는 것이다. 대시호탕증은 일반적으로 체형이 큰 경우도 있지만 작은 경우도 많다.

心下急 : 근육의 경화와 열 그리고 점조수가 어울려 서로 엉켜 나타난다. 즉 명치 밑과 흉협부 그리고 복부 전체가 딴딴하기도 하고 흉협부와 명치 밑부분이 삼각형을 이루는 부위가 딴딴하게 나타난다. 또한 흉협부와 복직근만이 딴딴하게 나타나기도 한다. 이 부위를 만지면 딱딱하고 누르면 전혀 들어가지 않으며 아예 갈비뼈 자체가 드러나지 않기도 한다. 또한 이곳을 누르면 아프기도 하고 열이 치밀어 오르기도 한다. 평소 이 부위가 답답하며 뭔가 조이는 듯하고 앞으로 숙이면 명치 밑과 가슴이 답답하여 자주 윗배를 내밀고 허리를 피려고 한다. 그리고 옷이나 물건으로 이 부위를 조이면 몹시 거북하여 걷어내려고 한다.
흔히 심하급이 나타나는 흉협부의 각도가 둔각이면 실증이고 예각이면 허증이기에 흉협부의 각도가 90도보다 작은 예각인 경우는 대시호탕증이 아니라고 하는데 이는 심하급을 전혀 모르는 철부지 투정에 불가하다. 즉 예각이든 둔각이든 심하급이 있으면 대시호탕증이다.

胸部熱이 상충하여 熱上逆, 眼熱, 耳鳴, 頭眩, 目眩, 喘, 咳, 往來寒熱, 肩背痛, 頸項强, 心悸, 口中臭氣, 口燥, 咽乾, 舌乾, 舌苔, 食不振, 渴, 汗出, 口內炎, 舌炎, 面熱, 高血壓 등의 병적증상이 나타난다.

大柴胡湯에 大黃이 들어 있기에 下劑라고도 한다. 따라서 柴胡劑이기에 和解劑이고 下解劑이다.

방후(方後)

柴胡 半斤 半夏 半升 黃芩 三兩 芍藥 三兩 枳實 四枚 生薑 五兩 大棗 十二枚 大黃 二兩
(12 10 6 6 6 10 6 2-6)
右八味,以水一斗二升,煮取六升,去滓,再煎,溫服一升,日三服

柴胡 半夏 黃芩 芍藥 枳實 生薑 大棗 大黃 여덟 가지 약재에 물 한말 二升(十二升)을 넣고 달여 六升을 얻는다. 건더기와 찌꺼기를 없앤 뒤 다시 달여 三升을 얻는다. 따뜻하게 하여 一升씩 하루 세 번 服用한다.

원전(原典)

①太陽病,過經十餘日,反二三下之,後四五日,柴胡證仍在者,先與小柴胡嘔不止,心下急(一云嘔止小安),鬱鬱微煩者,爲未解也,與大柴胡湯下之則愈 (太陽中)

太陽病으로 십여 일이 지난 뒤 반대로 두세 번 下法을 써 설사를 시킨 다음 다시 사오 일 뒤에도 柴胡劑證이 남아 있으면 먼저 小柴胡湯을 주고 그래도 속이 미식거리는 것이 그치지 않고 心下急이 있어 가슴이 답답하고 화닥증이 있는 것은 아직 병이 풀리지 않은 것이니 大柴胡湯을 써서 밑으로 내리면 곧 낫는다.

太陽病일 경우는 汗解法을 써야 하는데 下法을 쓰는 것은 誤治로 逆治다. 따라서 체표에 걸린 氣(熱)를 억지로 내려 흉부에 걸려 少陽熱이 되었다고 傷寒論은 설명하고 있다. 그러나 소양열병이 생기는 것은 여러 원인에 의해서 생긴다. 그리고 柴胡劑證에 下法을 쓰더라도 열과 점조수가 흉부에 덩어리를 이룬 것이기 이것을 풀어헤치는 和解劑를 쓰지 않으면 풀리지 않는다. 小柴胡湯은 胸脇苦滿을 보고 쓰고 大柴胡湯은 心下急을 확인하고 주면 틀림없이 병이 풀어지게 되어 있고 풀린다.

②傷寒十餘日,熱結在裏,復往來寒熱者,與大柴胡湯,但結胸無大熱者,此爲水結在胸脇也 (太陽中)

傷寒으로 앓은 지 십여 일이 되었는데 속에서 熱이 水分과 엉켜 덩어리를 만들어 열이 올랐다 추위가 번갈아 나타나면 大柴胡湯을 쓴다. 단 結胸으로 많은 열이 나타나지 않는 것은 수분에 가슴에 엉켜 덩어리를 이룬 것이다.

大柴胡湯證은 열과 점조수가 가슴팍에서 서로 엉켜 덩어리를 이루고 枳實證 즉 근육이 과발달하여 딱딱해지는 筋肉硬化가 겹쳐 心下急을 이룬 것이고 結胸은 열이 가슴팍으로 무너져 쏟아져 내려(陷胸) 수분(한성수분)과 흉곽에서 덩어리를 만든 것이다. 앞가슴이나 등에 덩어리가 생기고 커지기도 하여 앞 곱사등, 뒷 곱사등처럼 나타난다. 결흉은 胸椎가 있는 부위에 나타난다. 小陷胸湯證은 心下 즉 명치 밑에서 나타나고 시호제증의 胸脇苦滿은 胸脇部와 그것에 접한 上腹部에서 나타난다. 그리고 이들은 熱的 症狀과 수분에 의한 痰이 나타난다. 그러나 十棗湯증은 물 즉 수분만이 엉켜 덩어리를 형성하기에 열이나 기에 의한 병적증상이 나타나지 않고 수분에 의한 병적증상 즉 痰만 나타난다.

③傷寒發熱,汗出而解,心下痞硬,嘔吐而下利者,大柴胡湯主之 (太陽下)

傷寒으로 열이 있다가도 땀이 나면 풀렸는데 心下痞硬이 있고 嘔吐를 하며 泄瀉가 나면 大柴胡湯으로 주지한다.

傷寒病은 표기수혈체나 표기수체증으로 땀이 나지 않는 상태로 완전표열증으로 땀이 나면 표기수체증은 완전히 풀리고 표기수혈체증은 열이 없어지더라도 표혈체증은 남게 된다. 대시호탕증은 心下痞硬이 아닌 心下急이 나타난다. 즉 위장근육이 과발달하여 소화기능이 좋아 지거나 소화기능이 떨어진다. 시호제증은 열과 수분이 가슴팍에 엉켜 덩어리를 형성하여 열과 수분이 상초불통이 되어 대변이 설사나 연변으로 나타나지 않으나 대시호탕증은 위장근육의 경화로 제대로 움직이지 못하여 음식물이 그대로 나가기에 설사나 연변이 생긴다. 그리고 위장기능 약화와 흉열(소양열)이 상충하여 구토가 나타난다.

④傷寒後脈沈,沈者內實也,下之解,宜大柴胡湯 (可下)

상한병을 앓은 뒤 맥이 가라앉은 것은 속이 실하다는 것이다. 하법으로 이를 푼다. 대시호탕을 쓴다.

맥이 가라앉아 나타나는 것은 實證에서도 나타나지만 痰 즉 水分異狀에서도 나타난다.
대시호탕증은 화해제이기도 하고 하해제이기에 병을 밑으로 내려 푼다고 하는 것이다.

⑤按之心下滿痛者,此爲實也,當下之,宜大柴胡湯

이를 만지면(腹診을 하면) 명치 밑이 뭔가 그득 차 거북하고 아픈 것은 속이 실한 것이다. 마땅히 아래로 내쳐야한다. 대시호탕을 쓴다.

心下急을 말하는 것이고 대시호탕은 화해제고 하해제라는 뜻이다.

비고(備考)

*病人煩熱,汗出則解,又如瘧狀,日晡所發熱者,屬陽明也,脈實者,宜下之,宜大柴胡,大承氣湯 (陽明.可下)
*少陰病,自利淸水色純靑,心下必痛,口乾燥者,可(急)下之,宜大承氣湯一法用大柴胡湯 (少陰.可下)
*腹滿不減,減不足言,當須下之,宜大柴胡,大承氣湯 (陽明.腹滿.可下)
*得病二三日,脈弱無太陽柴胡證,煩躁,心下硬,至四五日雖能食,以小承氣湯,少少與微和之,令小安,(至六日,與承氣湯一升,若不大便六七日,小便少者,雖不受食(不大便),但初頭硬,後必溏,未定成硬,攻之必溏),須小便利屎定硬,乃可攻之,宜大承氣湯,一云大柴胡湯 (陽明.不可下.可下)
*汗出譫語者,以有燥屎在胃中,此爲風也,須下者,過經乃可下之,(下之若早,語言必亂,以表虛裏實故也),下之愈,宜大承氣湯,一云大柴胡湯 (陽明)
*傷寒六七日,目中不了了,睛不和,無表裏證,大便難,身微熱者,此爲實也,急下之,宜大承氣湯,大柴胡湯 (陽明.可下)

四逆散

四逆散　甘草炙、枳實、柴胡、芍藥、

右四味、各十分擣篩、白飲和、服方寸匕、日三服。

咳者、加五味子乾姜各五分、並主下利、悸者加桂枝五分、小便不利者、加茯苓五分、腹中痛者、加附子一枚炮令拆、泄利下重者、先以水五升、煮薤白三升、煮取三升、去滓、以散三方寸匕、内湯中、煮取一升半、分温再服。

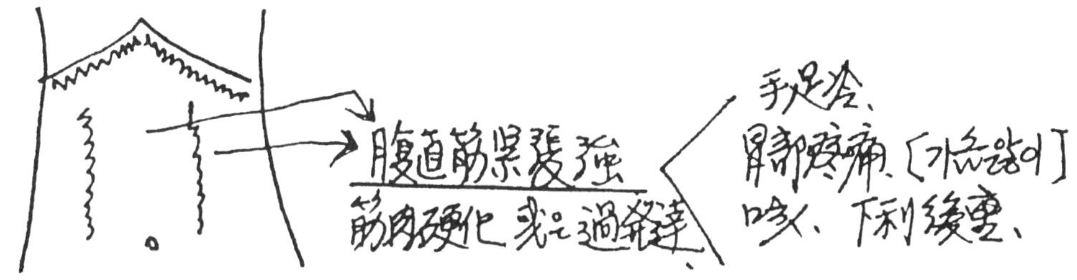

少陰病、四逆、其人或咳、~~或悸、或小便不利~~、或腹中痛、或泄利下重者、四逆散主之。〔少陰病〕

병리(病理)

胸部의 熱과 筋肉의 硬化 ⇒ 第二心下急.

胸部의 熱과 筋肉의 硬化가 어우러져 陽證이며 實證이나 열이 안으로 壅滯되어 四肢가 厥逆으로 나타난다. 즉 온몸과 팔다리가 차고 냉하게 된다.

黃芩의 열이나 半夏의 粘稠水가 없기에 그리고 人蔘 등이 없기에 胸脇苦滿과 心下痞硬이 나타나지 않고 시호의 열적 증상과 지실의 근육 경화증이 어우러져 第二心下急이 나타난다. 물론 第二心下急은 흉협고만의 일종으로 볼 수 있다.

* 第二心下急은 선생님(金汪鎬)이 언급하신 腹證으로 대시호탕증과 잘 비교해야 한다. *

四逆散이란 湯名처럼 신체가 厥逆으로 나타나기만 하는 것은 결코 아니고 소양열이 전신에 나타날 수도 있다. 주로 옹체된 형태로 나타나기에 이렇게 표현한 것이다. 사역산증은 기분의 절대 부족으로 생긴 陰證도 冷證도 아닌 지실증 즉 實證에 소양열이 어우러진 陽證이며 實證이다. 소양열이 옹체열로 나타나면 몸거죽의 상대적 기부족으로 사지말단과 체표에 寒과 冷이 나타나는 것이다. 그러나 가슴팍 즉 몸속에는 열이 있는 것이다. 따라서 이를 풀어헤치면 몸거죽과 팔다리가 따뜻해진다. 결과적으로 사지가 궐역한데 열(기)을 끄는 약재를 써서 한과 냉을 몰아낸다. 그러나 원인을 이치적으로 따지면 당연한 것이다. 결과에 매달리지 말고 병의 근원에 마음을 둬야한다. 이것이 古方에 담긴 仲景師의 뜻이고 선생님(金汪鎬)의 정신이다.

崇飾其末 忽棄其本 華其外而悴其内 皮之不存 毛將安附焉
雖未能蓋(盡)諸病 庶可以見病知源 若能尋余所集 思過半矣
自非才高識妙 豈能探其理致哉

第二心下急에 의해서 手足冷, 胃部疼痛, 가슴앓이, 咳, 下利(後重), 腹痛 등의 병적증상이 나타난다.

手足冷 : 가슴팍 열과 근육경화가 어우러져 딸딸 뭉쳐 壅滯熱로 나타나 四肢末端이 相對的 氣不足으로 차고 서늘해진다.
咳. 喘 : 기침과 천식(숨참)은 흉부의 열과 근육 경화로 나타난다.
胃部疼痛. 腹痛 : 表裏筋肉의 硬化와 가슴팍 열이 겹쳐 나타난다.

下利(後重) : 표리근육의 경화와 가슴팍 열이 겹쳐 나타난다. 내장근육의 경화로 裏急後重 즉 뒤를 보고 나서도 다 본 것 같지 않고 뒤가 무지룩한 것이 나타난다.
小便自利 : 枳實證과 芍藥證은 小便不利가 아니고 小便自利다. 原典에 언급한 소변불리는 상한론이 지금에 이르기에 우여곡절이 많아 전해지는 과정에서 잘못 전해진 것이다.
悸 : 가슴이 또는 심장이 두근 거리는 병적증상으로 가슴팍 열에 의해 나타날 수 있다.

방후(方後)

甘草　枳實　柴胡　芍藥 各十分

右四味,各十分,擣篩,白飲和服方寸匕,日三服,咳者加五味子乾薑各五分,竝主下利,悸者加桂枝五分,小便不利者加茯苓五分,腹中痛者加附子一枚炮,令析,泄利下重者,先以水五升,煮薤白三升,煮取三升,去滓,以散三方寸匕,内湯中,煮取一升半,分溫再服

甘草 枳實 柴胡 芍藥을 똑같은 양으로 섞고 찧고 빻은 다음 고은 체로 걸러 가루로 만든다. 이것을 하루 세 번 한 숟가락 분량을 물로 복용한다.

사역산은 약재를 가루로 만들어 쓰는 것이지만 이를 끓여 복용해도 된다. 즉 五苓散이나 八味丸(六味丸)처럼 湯으로 사용해도 된다. 方後의 加減例는 충경사의 뜻이 아니기에 버려야 한다.

• (原典)

①少陰病,四逆,其人或欬,或悸,或小便不利,或腹中痛,或泄利下重者,四逆散主之 (少陰)

少陰病처럼 四肢가 厥逆하고 혹 기침을 하거나 小便不利, 腹痛, 裏急後重이 있는 泄瀉가 있으면 四逆散으로 주지한다.

체표에 氣不足으로 팔다리와 몸의 겉거죽이 차거나 서늘한 것이 소음병인데 사역산증은 가슴팍에서 열과 경화된 근육이 엉키어 옹체되기도 한다. 만일 이처럼이 옹체되면 기혈수분의 순환 말단부분인 체표와 팔다리에 상대적으로 기가 부족하여 온몸과 팔다리가 차진다.

비교(比較)

大柴胡湯

枳實芍藥散

芍藥甘草湯

當歸四逆湯

當歸四逆加吳茱萸生薑湯

四逆湯

▶▶ 상한론 Q & A

合方의 意味는?

仲景師는 모든 병에 대해 근원과 이치를 파악하려 부단히 노력하여 傷寒雜病論을 만들었으나 그 당시 책에 모두 실을 수 없기에 본보기로 책에 실었다고 추론함.

例) 柴胡桂枝湯. 桂枝麻黃各半湯. 桂枝二麻黃一湯. 桂枝二越婢一湯. 桂枝去芍藥加麻黃細辛附子湯

* 湯(方)은 하나의 병이다. 즉 기혈수 순환이상의 한가지다. 즉 病은 假想이 아닌 現實이다.

醫者란?

世醫는 但競逐榮勢 企踵權豪 孜孜汲汲 惟名利是務 崇飾其末 忽棄其本 華其外而悴其內 進不能愛人知人 退不能愛身知己 그러나 진정한 醫者는 進能愛人知人 退能愛身知己 雖未能蓋(盡)諸病 庶可以見病知源 豈能探其理致哉

枳實芍藥散

枳實芍藥散　枳實、芍藥 等分

右二味、杵爲散、服方寸匕、日三服、幷主癰膿、以麥粥下之。

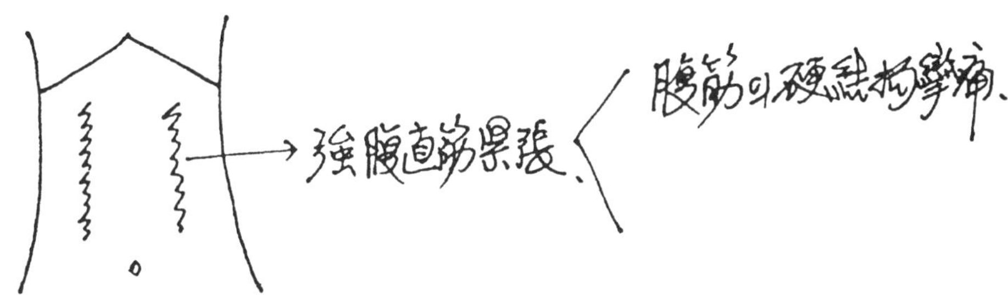

① 産後腹痛, 煩滿不得臥、枳實芍藥散主之。[婦人産後]

② 師曰、産婦腹痛、法當以枳實芍藥散、假令不愈者、
此爲腹中有乾血著臍下、宜下瘀血湯主之。亦主經水不利、

杵 공이저、방망이저. 幷 나란할병、겸할병、 癰 등창옹(惡瘡)(疽)、헌데옹. 著 나타날저、붙을착.

병리(病理)

筋肉 硬化證.

實證 즉 血榮이 너무 넘쳐 筋肉의 過發達로 硬化되어 活性을 잃고 痛症도 나타나는 병증.

實證으로 筋肉이 딱딱하게 굳어 정작 근육이 근육으로서 제 역할을 다하지 못하는 것 즉 일을 하려할 때 제대로 움직이지 못하고 통증이 함께 나타난다. 이는 血滯로 생기는 筋肉의 攣急狀과 결과는 같게 보이나 원인이 전혀 다르다. 즉 血營不足이란 虛證과 血榮過多인 實證의 차이다.

이는 반드시 枳實證을 확인해야만 한다.

방후(方後)

枳實 燒令黑勿大過　芍藥 等分 （8 8）
右二味,杵爲散,服方寸匕,日三服,並主癰膿,以麥粥下之

枳實은 불에 살짝 구워 쓰는데 시꺼멓게 태우지는 않는다.
枳實과 芍藥을 찧고 빻아 가루로 만들어 한숟가락 정도를 하루 세 번 복용한다. 옹농에 이를 쓰고 이때는 보리로 쑨 죽을 함께 먹는다.

원전(原典)

①産後腹痛,煩滿不得臥,枳實芍藥散主之（産後）

産後에 腹痛이 나타나고 煩躁가 생겨 갑갑해 눕지를 못하면 枳實芍藥散으로 주지한다.

産後든 아니든 筋肉의 硬化로 병적증상과 통증이 나타나면 지실작약산을 써 이를 없앤다.

②師曰,産婦腹痛,法當以枳實芍藥散,假令不愈者,此爲腹中有乾血著臍下,宜下瘀血湯主之（産後）

스승이 가로되 産婦가 배가 아프면 마땅히 枳實芍藥散을 쓴다. 만일 이것을 써도 낫지 않으면 뱃속에 乾血

(陳久瘀血)이 배꼽 밑에 달라붙은 것으로 이는 下瘀血湯으로 주지한다.

이는 腹痛이란 症狀에 일단 약을 써보고 듣지 않으면 다른 것을 쓴다는 것으로 이 조문처럼 약을 주는 것은 증이란 개념이 전혀 없는 對症療法에 지나지 않는다.

상한론 Q & A

扁鵲 삼형제의 醫術 水準은?

扁鵲曰 : "큰형님은 환자가 아픔을 직접 느껴 보기도 전에 얼굴빛으로 이미 그 환자에게 닥쳐올 큰 병을 알고 치료해 버립니다. 그러니 환자는 병을 앓아 보지도 못했기 때문에 큰형님이 자신의 큰 병을 치료해 주었다는 사실조차 모르게 됩니다. 그래서 제 큰형님이 명의로 세상에 이름을 내지 못했습니다. 제 작은형님은 환자의 병세가 약하게 나타나면 그때 벌써 큰 병을 알아보고 치료를 해 버립니다. 그래서 환자들은 제 작은형님이 자신의 대수롭지 않은 병이나 고쳐 주었지 큰 병까지 고쳐 주었다는 사실은 모르게 됩니다. 그래서 역시 작은형님도 세상에 이름을 떨치지 못했습니다. 저는 제 두 형님과는 달리 환자의 병이 밖으로 크게 나타나고 고통을 심하게 느낄 때에야 비로소 큰 병임을 알아봅니다. 병세가 심각하므로 맥을 짚어 보고 신비한 약도 먹이고 살을 파내는 수술까지 하게 됩니다. 사람들은 그때 저의 그런 행위를 직접 보았으므로 제가 자신들의 큰 병을 고쳐 주었다고 생각합니다. 이런 이유로 부끄럽게도 저만이 명의라는 소문을 얻게 되었습니다."

芍藥甘草湯

芍藥甘草湯 芍藥8、甘草8

右二味、以水三升、煮取一升五合、去滓、分温再服。

全身 局部的의 血逆과 血滯

脚攣急、胃痙攣、表筋肉痛、舌強
發作性痙攣性疼痛(筋肉) 腹孔痛、
腸重積症、膽石痛、膵臓炎、盲腸炎

脚弱、下肢無力、腰無力.

傷寒、脈浮、自汗出、小便數、心煩、微惡寒、脚攣急、反與桂枝湯。
以攻其表、此誤也、得之便厥、咽中乾、煩躁吐逆者、
作甘草乾薑湯與之、以復其陽、若厥愈足温者、更作芍藥甘草湯與之、
其脚即伸、若胃氣不和譫語者、少與調胃承氣湯、若重發汗、
復加燒針者、四逆湯主之。[太陽上]。

병리(病理)

全身的인 또는 局部的인 血逆의 血滯.
즉 表裏筋肉의 血滯에 의한 筋肉의 假性緊張과 軟弱無力이 나타나는 病證.

이로 인해 脚攣急, 胃痙攣, 表筋肉痛, 舌强, 發作性 疼痛, 痙攣性 疼痛, 腸疝痛, 腸重疊症, 膽石痛, 膵臟炎, 盲腸炎, 脚弱, 下肢無力, 腸無力 등의 病的症狀이 나타난다.

방후(方後)

芍藥 四兩 甘草 四兩 (8 8)
右二味,以水三升,煮取一升五合,去滓,分溫再服

芍藥과 甘草에 물 三升을 붓고 불로 달여 二升五合을 얻는다. 이를 둘로 나눠 하루 두 번 복용한다.

원전(原典)

①傷寒脈浮,自汗出,小便數,心煩,微惡寒,脚攣急,反與桂枝湯,欲攻其表,此誤也,得之便厥,咽中乾,煩躁吐逆者,作甘草乾薑湯與之,以復其陽,若厥愈足溫者,更作芍藥甘草湯與之,其脚卽伸,若胃氣不和譫語者,少與調胃承氣湯,若重發汗,復加燒鍼者,四逆湯主之 (太陽上)

傷寒病으로 脈이 浮하고 自汗이 있으며 小便을 자주 보고 가슴에 煩熱이 있으며 약간의 惡寒이 나타나고 다리를 폈다 굽혔다 할 때 근육의 연급상으로 통증이 나타나는 경우 오히려 계지탕으로 발한을 시켜 체표를 공격하는 것은 잘못이다. 이로 인해 하리가 생기고 목안이 마르며 번조증이 나타나고 속 내용물을 토하는 것은 甘草乾薑湯을 주어 陽을 회복시킨다. 감초건강탕으로 厥이 치유되어 다리가 따뜻해지면 芍藥甘草湯을 주어 근육의 혈체를 풀어 다리가 펴게 한다. 만일 계지탕을 복용후 胃氣가 화하지 못해 譫語가 나타나면 調胃承氣湯을 조금씩 주어 胃氣를 조화롭게 만든다. 그리고 만약 더욱 發汗을 시키고 다시 燒鍼을 놓으면 陰證으로 빠지게 된다. 이때는 四逆湯으로 주지한다.

太陽病의 傷寒은 表氣水滯證이나 表氣水血滯證으로 完全表熱證을 말한다. 즉 脈浮緊, 發熱, 惡風, 頭痛 身疼痛, 惡寒(표기수혈체증에서 나타난다)의 증상이 동시에 나타난다. 自汗出이 있고 오줌을 자주 누며 약간의 오한이 있다는 것은 기분이 적은 즉 혈분과 수분에 비해 상대적으로 적은 음증에 기분, 혈분,

수분이 체표에 체한 것을 뜻한다. 계지탕은 표기수혈체나 표기혈체증에 쓰는 것으로 發汗이 아닌 止汗 작용이 있는 汗解法의 대표적 방제다. 그러나 원전에서는 이를 한해법의 대표적 방제로 즉 땀을 내는 것으로 일반적으로 취급한다. 따라서 기분이 혈분과 수분에 비해 상대적으로 적은 음증에 표열증과 혈급박에 의한 근육의 연급상이 나타날 때 계지탕으로 발한을 시키면 기분과 수분이 땀으로 나간다. 이때 상대적으로 기분이 더욱 많이 나가면 음증으로 빠지고 수분이 더욱 많이 나가면 열이 발생하여 양증으로 나타난다. 血急迫에 의한 근육의 연급상은 다른 증상이 다 풀리고 난 다음 고치든지 이를 먼저 고치든지 해야 한다.

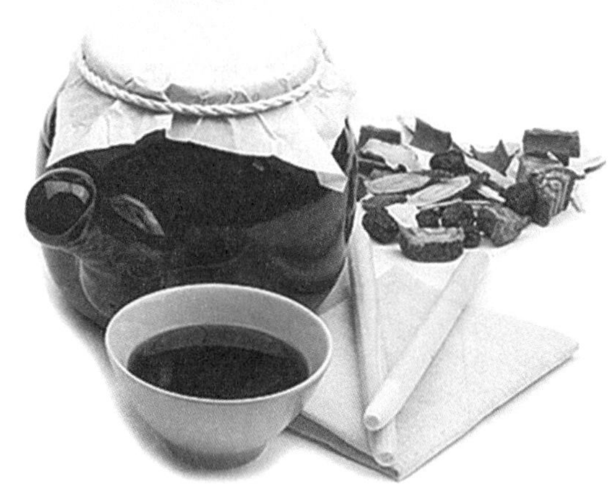

半夏劑

小半夏湯

小半夏湯 半夏10(一升) 生薑8(半斤).
右二味, 以水七升, 煮取一升半, 分溫再服。

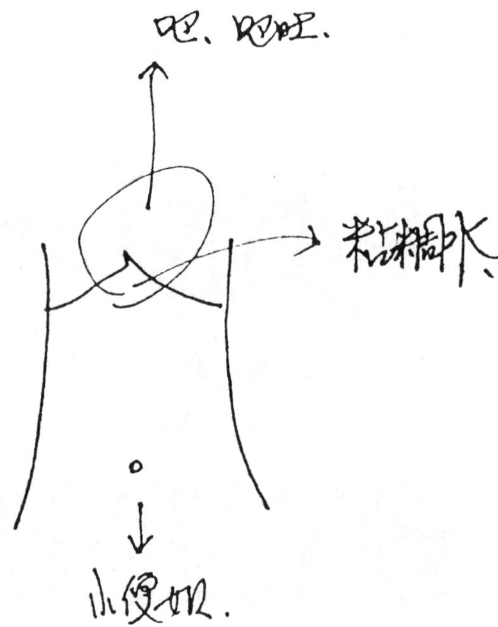

① 諸嘔吐、穀不得下者、小半夏湯主之、[嘔吐].

② 黃疸病、小便色不變、欲自利、腹滿而喘、不可除熱、熱除必噦、噦者、小半夏湯主之、[黃疸病].

噦 재채기 함.

병리(病理)

胸胃部位에 점조수가 머물고 위장기능이 떨어진 것 또는 위장기능이 약하여 점조수가 흉위 부위에 순환하지 못하고 정체된 것.

粘稠水는 일반적으로 장기와 장기 사이에서 마찰을 줄이고 수분으로 제 역할을 하는 것이기에 생명체에 반드시 필요한 것이다. 그러나 이것이 순환이상이 되어 흉부나 위장에 고이면 이것으로 인해 병적 증상이 나타난다. 병적 점조수는 위장에서 소화흡수 되지 못하고 이를 삼키려 해도 삼켜지지 않고 토하려 해도 토해지지 않으며 혈맥내로 끌어들여 오줌이나 대변으로 내보내려 해도 그리할 수 없어 속이 미식거리거나 느글대고 울렁거리는 嘔症이 나타난다. 술을 먹고 토하거나 상한 음식을 먹고 토할 때 또는 멀미로 토할 때 속에서 나와 입안에서 침보다 더욱 끈적이는 것이 바로 병적 점조수다.
이 병적 점조수를 처리하는 것이 반하다. 이때 사용하는 반하는 날반하를 쓴다. 반하의 독성을 없애려 생강즙에 담근 반하를 쓰는 것이 아니다. 반하의 독은 생강즙에 담근다고 결코 없어지지 않고 반하증이 아닐 경우 반하를 쓰게 되면 반하의 독이 아니라 誤治로 부작용이 나타난다. 일반적으로 반하의 독성이란 것은 반하가 지닌 고유한 성질이다. 우리는 이를 이용하여 즉 반하증에 반하를 써서 병적 점조수를 없애는 것이다. 이것이 이치적이고 이치에 맞는다. 생강은 위장에서 위장기능을 활성화시켜 주로 수분 소화흡수 기능을 촉진한다. 즉 위장기능이 약해질 때 즉 음식물을 소화하고 흡수하는 기능이 떨어졌을 쓰는 것이지 반하의 독성을 없애기 위해서 쓰는 것이 결코 아니다. 소반하탕증과 같이 반하와 생강을 같이 쓰는 것은 반하의 독성을 없애려는 것이 아닌 위장기능이 약해져 병적 점조수가 생기거나 병적 점조수에 의해서 위장의 소화흡수기능이 떨어졌을 때 이를 없애 생체기능을 정상화하기 위하여 이것을 함께 쓰는 것이다.

이 점조수에 의해서 구역질이 난다. 즉 속이 느글느글 거리고 미식미식대며 울렁울렁 거린다. 특히 상한 음식을 먹거나 기분이 상하는 냄새를 맡을 때 그리고 위장의 소화능력에 비해 너무 음식물을 먹었을 경우 또는 이를 닦을 경우 차나 배, 비행기 등 움직이는 탈 것을 탄 경우 잘 나타난다. 그리고 속이 미식거리는 것이 심하면 토하기도 한다. 이때 속에 있는 내용물 즉 위장에 있는 내용물을 토하여도 입안에서 끈적거리는 속에 있는 이 병적 점조수가 없어지지 않으면 토하고 나서도 계속 울렁이며 미식거리는 것이 멈추지 않는다.

소반하증은 嘔症이 主고 吐症이 客이다. 즉 속이 미식대고 울렁거리며 느글거리는 것이 매우 심하긴 해도 토하려 해도 토해내기가 무척 어렵다. 토하고 난 경우 속이 시원한 것이 아니라 더욱 울렁거리고 미식대며 느글거리게 된다. 이것으로 머리가 멍해지거나 몸이 파김치가 되기도 한다. 이때 소변과 대변에는 이상이 없다.

방후(方後)

半夏 一升 生薑 半斤 （10 8）
右二味,以水七升,煮取一升半,分溫再服

반하와 생강에 물 七升을 끓여 一升半을 얻는다. 이를 따뜻하게 하여 하루 두 번 마신다.

원전(原典)

①諸嘔吐,穀不得下者,小半夏湯主之 (嘔吐)

모든 구토증 중에서 음식물을 소화흡수하지 못하는 구토증은 소반하탕으로 다스린다.

②黃疸病,小便色不變,欲自利.腹滿而喘,不可除熱,熱除必噦.噦者,小半夏湯主之 (黃疸)

黃疸病 중에서 소변색이 변하지 않고 소변자리가 되고 윗배가 더부룩하며 부르고 숨이 찬 것은 소반하탕으로 주지한다. 이때 열을 제거하면 반드시 재채기가 생기기에 열을 제거하면 안 된다.

일반적으로 황달은 보통 열에 의해 나타나나 소반하탕증처럼 위장기능 저하와 병적 점조수에 의해서도 황달이 나타난다. 열에 의해 나타난 황달을 고치기 위해 열을 없애 처리하는 처방을 쓰는데 熱證이 아닌 소반하탕증에 열을 없애는 처방을 쓰면 점조수가 차지거나 위장이 차져 재채기가 나타난다.
小半夏湯證에서 소변과 대변은 아무런 이상이 생기지 않아 小便自利 大便如故라 한다.
위장의 소화흡수 기능저하로 소화가 덜된 음식물과 이상가스와 병적 점조수가 흉복부에 들어차기에 윗배나 복부 전체가 부르고 그득하여 답답하며 숨이 차기도 한다.

小半夏加茯苓湯

小半夏加茯苓湯 半夏10. 生薑8. 茯苓6-8.

右三味. 以水七升. 煮取一升五合. 分溫再服。

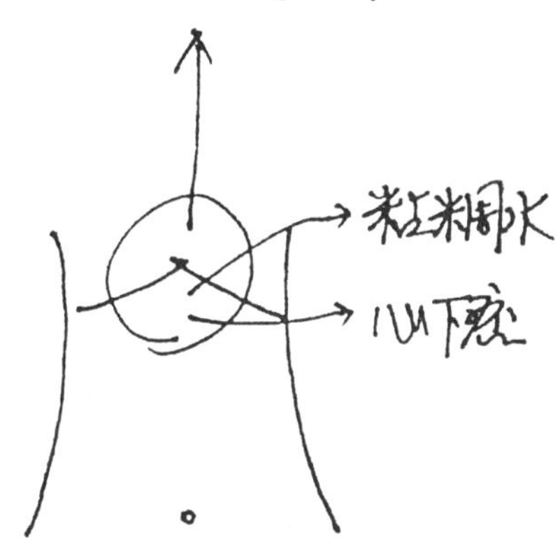

① 卒嘔吐 [千金. 諸嘔吐] 心下痞. 膈間有水. 眩悸者,
半夏加茯苓湯主之。[千金. 小半夏加茯苓湯主之]. [痰飮]。

② ~~嘔家本渴~~ 嘔家不渴, 渴者爲欲解, ~~今反不渴~~ 本渴今反不渴, 心下有支飮故也。
小半夏加茯苓湯主之。[痰飮]。

③ 先渴後嘔. 爲水停心下. 此屬飮家. 小半夏加茯苓湯主之. [痰飮].

병리(病理)

胸胃部位에 정체된 粘稠水와 위장기능 약화로 고인 위내정수에 의해 나타난 病證.

위장기능 약화로 점조수와 수분이 정체하거나 점조수와 胃內停水(停滯水)로 인하여 위장기능이 약화되어 嘔症, 嘔吐症, 卒嘔吐症, 眩(頭眩.目眩), 心悸 등의 병적증상이 나타난다.
卒嘔吐症은 위내정수가 있기에 와락 토하고 나서 소반하탕증보다 속이 미식거리거나 느글대며 울렁거리는 것이 덜하고 토하고 나면 속이 편해진다. 위내정수(정체수)에 의해 가슴(심장)이 병적으로 두근두근 뛰는 것이 느껴지고 머리나 눈이 어질어질 거린다. 그리고 명치 밑이 더부룩하게 느껴지며 윗배가 부른 心下痞가 나타난다.

방후(方後)

半夏 一升 生薑 半斤 茯苓 三兩(一法四兩) (10 8 6-8)
右三味,以水七升,煮取一升五合,分溫再服

半夏 生薑 茯苓 세 가지 약재에 물 七升을 넣고 달여 一升五合을 얻는다. 이를 반으로 나눠 따뜻하게 하루 두 번 복용한다.

원전(原典)

①卒嘔吐(千金 諸嘔吐),心下痞,膈間有水,眩悸者,小半夏加茯苓湯主之 (痰飲)

느닷없이 속에 있는 것을 토하고 나서 (千金翼方에서는 모든 嘔吐症에) 명치 밑이 그득하여 거북하고 정체수가 횡격막을 자극하여 頭眩과 目眩이 나타나며 가슴(심장)이 두근거려 괴로우면 小半夏加茯苓湯으로 주지한다.

卒嘔吐 : 느닷없이 갑자기 와락 속에 있는 것들을 위로 토해내는 것을 말한다.

②嘔家本渴,渴者爲欲解,今反不渴,心下有支飮故也,小半夏加茯苓湯主之 (痰飮.所引千金方)

속이 미식거리고 울렁거리며 느글대는 嘔症이 있으면 渴症이 있고 갈증이 있으면 구증이 풀리려는 것이다.

이제 반대로 갈증이 없는 것은 명치 밑에 순환하지 못하고 고인 수분이 있기 때문이다. 이럴 때는 小半夏加茯苓湯으로 주지한다.

이는 잘못된 條文이다. 선생님(김왕호)께서는 다음과 같이 고쳤다. 嘔家不渴,渴者爲欲解,本渴今反不渴,心下有支飮故也,小半夏加茯苓湯主之 즉 속이 미식거리고 느글대며 울렁거리는 구증이 있는 것은 점조수와 정체수가 있기 때문이며 이때문에 갈증이 나타나지 않는다. 갈증이 나타나는 것은 이 점조수와 정체수가 없어졌기 때문이다. 즉 명치 밑에 支飮(점조수와 정체수)에 의해서 구증이 나타나고 갈증이 나타나지 않는 것은 小半夏加茯苓湯으로 고친다.

③先渴後嘔,爲水停心下,此屬飮家,小半夏加茯苓湯主之 (痰飮)

먼저 渴症이 난 뒤 嘔症이 나타난 것은 명치 밑에 수분이 정체된 까닭으로 나타난 것이다. 이는 飮家에 속한 痰病이다. 小半夏加茯苓湯으로 고친다.

먼저 갈증이 난 뒤에 구증이 생겼다는 것은 갈증으로 마신 물이 체하여 위장에 정체수가 되었다는 뜻이고 이 위내정수와 병적 점조수에 의해서 속이 미식대고 울렁거리며 느글대는 것이 나타난 것이다. 따라서 소반하가복령탕은 이 정체된 위내정수와 점조수를 없애 이로 말미암아 나타나는 병적증상을 고친다.

生薑半夏湯

生薑半夏湯 半夏 5 半斤 生薑汁 40 一升.

右二味. 以水三升. 煮半夏取二升. 內生薑汁. 煮取一升半. 小冷分四服, 日三, 夜一服. 止停後服。

呕, 喘, 噦

↑

粘粿稠水

胃腸

徹心中憒憒然無奈者.

病人. 胸中似喘不喘. 似呕不呕. 似噦不噦.

徹心中憒憒然無奈者. 生薑半夏湯主之. [呕吐].

噦 재채기할 얼, 천천히갈 홰. (氣逆声). 似 같을사 본받을사. 徹 통할철 사무칠철.

憒 심란할궤. 然 어미에 붙여 꾸밈연. 奈 어찌내 어찌할꼬내.

병리(病理)

위장기능 약화로 흉위부위에 점조수가 순환하지 못하고 고이거나 병적 점조수에 의해서 위장기능이 약해져 徹心中憒憒然無奈 같은 병적증상이 나타난다.

위장기능이 약해져 음식물을 소화흡수하는 기능이 약해지고 흉위부위에 병적 점조수가 정상적으로 순환하지 못하고 고이기 때문에 가슴팍과 위장 속이 더부룩하고 답답하여 가슴이 답답하여 숨이 찬 것 같기도 하고 아닌 것 같기도 하며 속이 느글거리거나 미식대고 울렁거리는 것 같기도 하고 아닌 것 같기도 하다. 또한 재채기가 나올 듯하다가도 나오지 않고 딸꾹질을 할 것 같기도 한데도 나오지 않아 가슴과 윗배가 답답하고 갑갑하여 심란하기에 어찌하지 못하고 안절부절 어쩔 줄 모르는 상태가 된다.

방후(方後)

半夏 半升 生薑汁 一升 (5 40)
右二味,以水三升,先煮半夏,取二升,内生薑汁,煮取一升半,小冷,分四服,日三,夜一服,止停後服

물 三升에 먼저 半夏를 넣고 달여 二升을 얻은 뒤 생강즙을 넣고 다시 달여 一升半을 얻는다. 이를 조금 식힌 다음 넷으로 나눠 낮에 세 번 밤에 한번 복용한다. 만일 약을 먹고 병이 없어지면 약을 더 먹지 않는다.

생강즙을 내서 쓰지 못하면 생강을 넣고 달여도 된다.

원전(原典)

①病人,胸中似喘不喘,似嘔不嘔,似噦不噦,徹心中,憒憒然無奈者.生薑半夏湯主之 (嘔吐)

아픈 이가 가슴팍에 숨이 찬 것 같기도 하고 아닌 듯 하며 구역질이 날 듯 말 듯 하고 딸꾹질이 생길 듯 말 듯 하여 가슴팍이 답답하고 갑갑하여 어쩔 줄 몰라 괴로운 상태가 된 것은 生薑半夏湯으로 고친다.

大半夏湯

大半夏湯 半夏洗完用.16、人參6、白蜜30、

右三味、以水一斗二升 和蜜、揚之二百四十遍、煮藥取二升半、溫服一升 餘分再服。

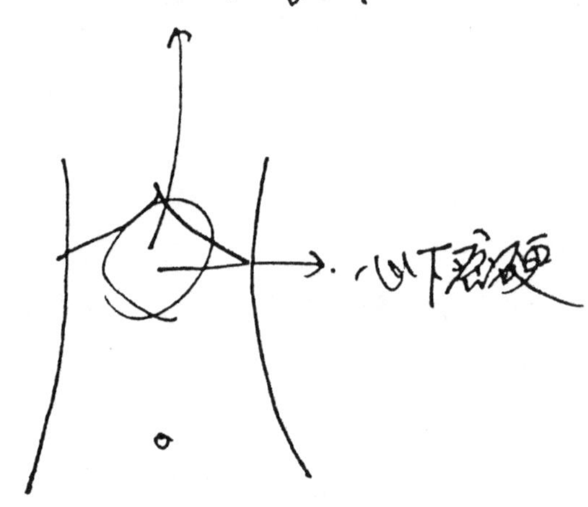

胃反、嘔吐者.大半夏湯主之.〈嘔吐〉

千金：大半夏湯、治胃反不受食、食入卽吐。

外台：大半夏湯、治嘔心下痞硬者。

揚 드날양(擧也) 遍 두루편.(周也)

병리(病理)

흉위부위에 정체된 점조수와 心下痞硬이 어우러진 病證.

위장기능이 약해져 나타난 심하비경과 흉위부위에 정체된 점조수에 의해서 구토증이 심하여 胃反嘔吐가 나타난다.

白蜜 : 꿀로 다량의 半夏, 烏頭, 蟅蟲을 쓸 경우 毒性을 緩和할 목적으로 쓴다.

방후(方後)

半夏 洗完用 二升 人蔘 三兩 白蜜 一升 (16 6 30)
右三味,以水一斗二升,和蜜,揚之二百四十遍,煮藥取二升半,溫服一升,餘分再服

물 한말 二升(十二升)에 꿀을 넣고 이백 사십 번 정도 잘 저어 꿀과 물이 고루 섞이게 한 다음 반하와 인삼을 넣고 달여 二升半을 얻는다. 一升을 따뜻하게 하여 마신 뒤 나머지를 반으로 나눠 두 번 복용한다.

즉 하루 세 번 약을 마시는 것이다.

원전(原典)

①胃反,嘔吐者,大半夏湯主之 (嘔吐)

위반으로 위장 속에 있는 것들을 토할 때는 대반하탕을 써서 고친다.

胃反이라 한 것은 음식물은 아래로 내려가며 위장에서 소화흡수되어 大便과 小便으로 몸 밖으로 나가야 하는데 거꾸로 위로 올라와 토하기 때문에 胃反이라 하는 것이다.

*(千金方) 治胃反不受食,食入卽吐
千金翼方에서는 大半夏湯을 胃反症으로 음식물을 먹자마자 토하여 이것을 아예 먹지 못할 때 쓴다.

*(外台秘要) 治嘔,心下痞硬者
外臺秘要에서는 대반하탕을 심하비경이 있고 속이 미식거리고 울렁대며 느글거릴 때 쓴다.

半夏乾薑散

半夏乾薑散　半夏、乾薑、各等分。

右二味、杵爲散、取方寸匕、漿水一升半、煎取七合、頓服之。

乾嘔、吐逆、吐涎沫、

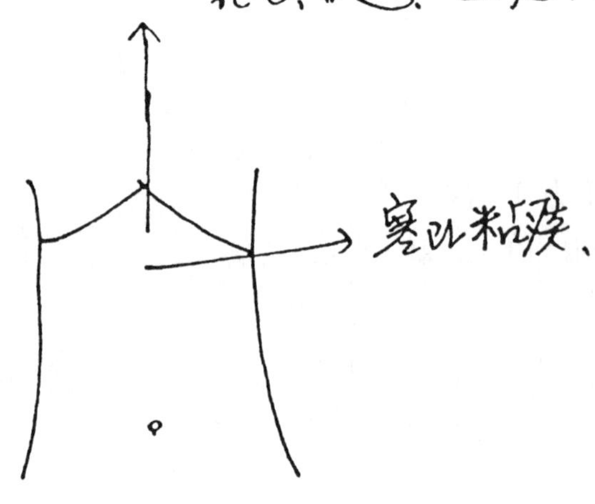

乾嘔、吐逆、吐涎沫、半夏乾薑散主之。[嘔吐]。

병리(病理)

胸胃에 점조수가 寒(冷)을 받아 구역질이 심하게 나타난다.

점조수가 차지면 粘性(粘度)이 떨어져 물처럼 되지만 점조수에 의한 증상이 심해져 吐逆까지 생기고 한성 점조수가 위로 올라와 묽고 혹 거품이 있는 침을 흘리거나 토하게 된다.

방후(方後)

半夏 乾薑 各等分
右二味,杵爲散,取方寸匕,漿水一升半,煎取七合,頓服之

半夏와 乾薑을 같이 절구에 넣어 이를 찧고 빻아 고운 가루로 만든다. 한 숟가락의 양을 물 一升半에 넣고 달여 七合을 얻는다. 이를 한꺼번에 조심스럽게 복용한다.

위장이 차거나 냉증의 점조수증에 쓰는 처방으로 건강이 大熱藥이기에 조심해서 쓰라한 것이고 증상이 심하게 나타나는 것이기에 더욱더 조심해서 쓰라고 한 것이다.
이는 산이 아닌 탕으로 복용해도 된다.

원전(原典)

①乾嘔吐逆吐涎沫,半夏乾薑散主之 (嘔吐)

乾嘔와 吐逆 吐涎沫에 半夏乾薑散을 쓴다.

속이 차거나 冷하여 생긴 寒性(冷性) 점조수에 의해서 토하지 않고 속이 울렁대고 미식거리거리며 느글대는 乾嘔症이나 와락 속 내용물을 토해내는 吐逆症 그리고 침을 질질 흘리고 입안에 침이 자주 고이고 이것 때문에 침을 자주 뱉는 吐涎沫症이 나타날 때는 半夏乾薑散을 써서 이를 고친다.

乾薑人參半夏丸

乾薑人參半夏丸 乾薑一兩. 人參一兩. 半夏二兩.

右三味. 末之. 以生薑汁糊爲丸. 如梧子大. 飲服十丸. 日三服。

嘔吐.

心下痞硬 [瀦水. 胃腔]

妊娠嘔吐不止. 乾薑人參半夏丸主之。[婦人妊娠]

병리(病理)

胸胃 점조수증 + 寒性心下痞硬.

胸胃에 점조수가 순환하지 못하고 정체되어 있고 寒性心下痞硬이 같이 나타나 속(위장)에 들어 있는 것들을 심하게 토한다. 물론 속 내용물을 모두 다 토해내야만 吐症이 멈추지만 嘔症은 즉 속이 미식대고 느글거리면 울렁대는 것은 그래도 남아있게 된다.

여기서는 寒性心下痞硬에 점조수가 겹친 것을 이해하면 된다.
즉 배를 차갑게 하거나 찬 음식물, 성질이 찬 것을 먹고 마시면 더욱 심해지고 배를 따뜻하게 하거나 따뜻한 음식물이나 성질이 따뜻한 것들을 먹고 마시면 병적증상들이 사그러지는 특징이 있다.

선생님(김왕호)께서 언급한 濁水와 胃寒은 흉위부위에 순환하지 못하고 머문 점조수를 탁수로 그리고 한성심하비경을 위한(胃寒)으로 이해하면 된다.

방후(方後)

乾薑 一兩 人蔘 一兩 半夏 二兩 (2 2 4)
右三味,末之,以生薑汁糊爲丸,如梧子大,飮服十丸,日三服

人蔘과 半夏를 찧고 빻아 고운 가루로 만든 다음 생강즙으로 이를 반죽하여 오동나무의 큰 열매 크기로 환을 빚는다. 하루 세 번 아홉 개를 물로 복용한다. 물론 이 처방은 탕으로 복용해도 된다.

원전(原典)

① 妊娠嘔吐不止,乾薑人蔘半夏丸之 (妊娠)

임신중 구토가 그치지 않으면 乾薑人蔘半夏丸으로 고친다.

반드시 임신한 동안에 나타난 구토증에만 쓰는 것이 아니다. 중경사가 살아있을 그때 임신중 구토증이 많이 있었는지는 확인할 방법이 없고 병적 점조수와 한성 심하비경이 같이 있을 때 나타난 구토증에 乾薑人蔘半夏丸을 쓰면 寒性心下痞硬과 점조수가 없어져 이로 말미암아 나타난 병증은 반드시 없어지게 된다.

厚朴生薑半夏甘草人參湯

<u>厚朴生姜半夏甘草人參湯</u> 厚朴 12/16. 生姜 12/16. 半夏 10/8. 甘草 4. 人參 2.

右五味. 以水一斗. 煮取三升. 去滓. 溫服一升. 日三服。

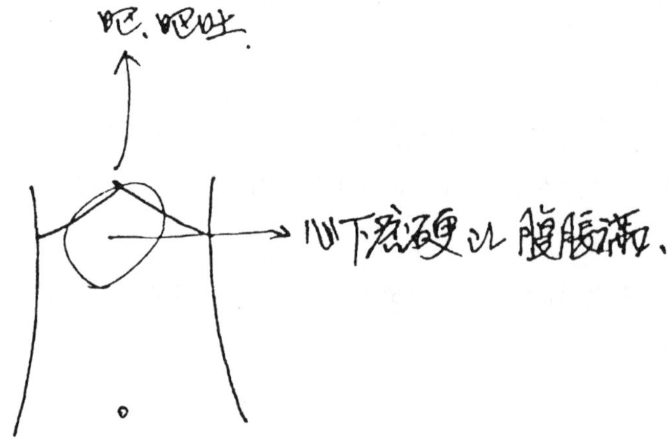

發汗後. 腹脹滿者. 厚朴生姜半夏甘草人參湯主之. [太陽中]。

병리(病理)

粘稠水와 위장기능 약화로 생긴 心下痞硬과 또는 심하비경으로 생긴 위장기능 약화와 점조수가 胸胃部位에 정체된 상태에 胸部와 上腹部에 기가 체하여 腹脹滿과 嘔吐症이 나타난것.

위장기능 약화와 점조수에 의해 생긴 심하비경 또는 심하비경에 의한 위장기능 저하와 흉위에 정체된 점조수에 의해서 嘔, 嘔吐症, 噯氣, 嘈囃, 吞酸, 消化不良, 腹痛, 食慾不振, 입맛이 없어지는 등의 병적증상이 나타난다.
胸部와 上腹部(胃臟)에 기가 순환하지 못하고 체하여 가슴과 윗배가 팽팽하게 부른 복창만이란 증상이 나타난다. 음식물을 조금 마시거나 먹으면 윗배에서 부터 복부전체가 풍선이 부풀듯 혹은 복어가 몸을 부풀리듯이 가슴과 배가 팽팽하게 부풀어 올라 숨쉬기도 힘들 만큼 거북하고 더부룩하여 몹시 불편하게 된다.

방후(方後)

厚朴 半斤 炙去皮　生薑 半斤 切　半夏 半斤 洗　甘草 二兩　人蔘 一兩 (16 16 8 4 2)
右五味,以水一斗,煮取三升,去滓,溫服一升,日三服

厚朴 生薑 半夏 甘草 人蔘 다섯 가지 약재에 물을 한말(十升) 넣고 달여 三升을 얻는다. 이를 따뜻하게 하여 하루 세 번 一升씩 마신다.

원전(原典)

①發汗後,腹脹滿者,厚朴生薑半夏甘草人蔘湯主之 (太陽中)

땀을 낸 뒤에 윗배나 온 배가 팽팽하게 부르고 더부룩한 것은 厚朴生薑半夏甘草人蔘湯으로 고친다.

發汗後라 표현한 것은 반드시 땀을 낸 뒤에 나타나서 그런 것이 결코 아니다. 흉부와 상복부에 기가 체하는 과정을 설명한 것에 지나지 않는다. 흉부와 상복부에 기가 머물러 있고 심하비경과 병적 점조수증으로 위장의 소화흡수기능이 떨어지고 복창만이란 병적증상이 나타나는 것이 바로 이 湯證이다.

半夏散

半夏散 半夏. 桂枝. 甘草.

右三味. 等分. 各別擣篩. 已合治之. 白飲和服方寸匕. 日三服. 若不能散服者. 以水一升. 煎七沸. 內散兩方寸匕. 更煮三沸. 下火令小冷. 少少嚥之。

× ⟶ 咽中痛.

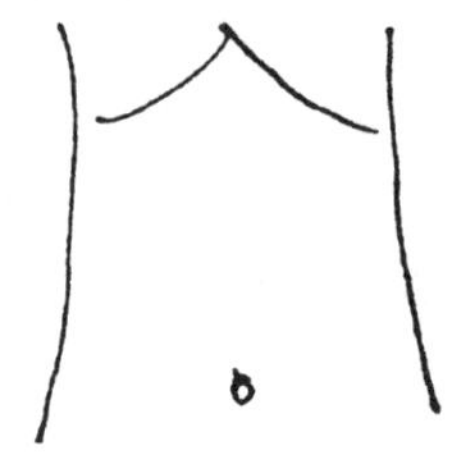

少陰病. 咽中痛. 半夏散主之。[少陰病]

擣 다질도. 篩 체사

병리(病理)

병적 점조수나 표에 체한 기분이나 기상충을 다스리는 것이 아니라 몸의 극히 일부분에 나타나는 특이한 병적증상에 쓰는 것으로 기혈수론으로 病理나 藥理를 이거다 싶게 설명할 수 없는 것이다. 이것은 陰陽虛實을 가리지 않고 쓸 수 있다.

목에서 식도까지 모두 쐬하고 쏴하며 아프다. 이때 통증은 계속 이어지고 이로 말미암아 말을 할 수도 있고 하지 못할 수도 있으며 음식물을 넘기기도 하고 넘기지 못 할 수도 있다. 즉 急迫性 痛症도 아니고 炎症性 痛症도 물론 아니다.

아픈 부위가 목구멍 이상은 결코 아니다. 즉 입안이나 혀는 대상부위가 아니다. 따라서 이 처방을 쓰는 범위는 매우 좁다.

방후(方後)

半夏 洗 桂枝 去皮 甘草 炙
右三味,等分,各別擣篩,已合治之,白飲和服方寸匕,日三服,若不能散服者,以水一升,煎七沸,內散兩方寸匕,更煮三沸,下火令小冷,少少嚥之

半夏 桂枝 甘草 세 가지를 따로 찧고 빻은 다음 체로 걸러 고운 가루로 만들어 이를 같은 양을 고루 섞는다. 세 가지 약재가루를 잘 섞은 것 한 숟가락 떠서 물로 하루 세 번 복용한다. 만일 이 약가루를 먹지 못할 경우 물 一升을 끓여 七分이 되면 세 가지 약 가루 두 숟가락을 떠서 넣고 또다시 이를 다려 세 번 끓게 한다. 이후 불을 내려(끓이는 것을 멈춘다) 약을 식힌 다음 목안으로 조금씩 넘겨 이를 삼키지 말고 머금어 이를 치료한다.

方後의 내용대로 散으로도 쓰고 湯으로도 쓸 수 있기에 半夏散及湯이라 하기도 한다.

원전(原典)

①少陰病,咽中痛,半夏散主之 (少陰)

少陰病으로 목안이 몹시 아픈 것은 半夏散으로 고친다.

이 조문에서의 소음병은 三陽三陰에 의한 소음병이 아니고 목이 아픈 것을 모두 少陰으로 분류한 것에 지나지 않는다.

▶▶ 상한론 Q & A

편작의 六不治病은?

扁鵲曰 : 一不治 驕恣不論於理
二不治 輕身重財
三不治 衣食不能適
四不治 陰陽竝藏氣不定
五不治 形羸不能服藥
六不治 信巫不信醫

半夏苦酒湯

半夏苦酒湯　半夏 洗破如棗核 十四枚.　雞子 一枚去黃內上苦酒 著雞子殼中.

右二味, 內半夏 著苦酒中, 以雞子殼, 置刀環中, 安火上令三沸, 去滓, 少少含嚥之, 不差更作三劑。

× ⟶ 咽中傷生瘡.

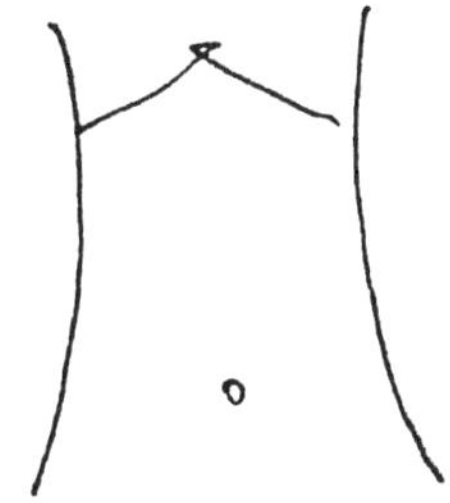

少陰病. 咽中傷生瘡. 不能語言. 聲不出者. 苦酒湯主之 [少陰病].

著. 붙어 착하다 붙다.　含 머금을 함.　嚥 침 삼킬 연,

병리(病理)

이것 또한 半夏散처럼 쓰이는 것으로 病證이 좁고 기혈수론으로 藥理와 病理를 바르게 설명할 수 없는 것이다. 물론 陰陽虛實을 가리지 않고 쓸 수 있다.

이는 목안에 부스럼이나 종기 또는 상처가 있어 말 한마디도 못하고 소리를 전혀 내지도 못하게 몹시 아프고 괴로울 때 쓴다. 물론 음식물을 넘기려면 엄청 아파서 침이나 물을 한 모금도 넘기지 못한다. 排膿散證이나 排膿湯證은 기혈수가 膿으로 바뀐 것으로 아무리 염증이 있더라도 어떻든 음식물을 목으로 넘길 수 있고 말도 할 수 있고 소리를 낼 수도 있다.

苦酒는 양조식초 대신 곡식으로 빚은 술을 삭힌 식초를 사용하면 된다.

방후(方後)

半夏 十四枚 洗破如棗核　雞子 一枚 去黃內上苦酒著雞子殼中
右二味,內半夏,著苦酒中,以雞子殼,置刀環中,安火上,令三沸,去滓,少少含嚥之,不差更作三劑

노른자위를 없앤 흰자위와 苦酒(食醋) 그리고 깨끗이 씻어 대추씨 크기로 으깬 半夏를 달걀 껍데기 속에 넣고 이를 칼 뒤 둥근 장식위에 걸친다. 그리고 달걀 껍데기 밑에서 약한 불을 지펴 세 번 끓게 한 뒤 건더기와 찌꺼기를 없앤다. 그런 뒤 달걀 껍데기 안에 남은 湯을 조금씩 입안에 머금어 목을 축인 다음 이를 삼킨다. 만일 별 차도가 없으면 이를 서너 번 다시 한다.

위와 같은 방법을 쓰는 것은 매우 어렵다. 특히 달걀 껍데기에 불을 지펴 달이다 보면 달걀 흰자위가 터져 안에 있는 것들이 튀어 다 없어진다. 따라서 湯液 한방울도 얻을 수 없는 경우가 다반사다. 따라서 달걀 껍데기와 식초, 반하, 달걀 흰자위 모두를 한 용기에 넣고 약한 불로 조심스럽게 달인 다음 찌꺼기와 건더기를 없애 뒤 湯液을 얻으면 된다.

원전(原典)

①少陰病,咽中傷生瘡,不能語言,聲不出者,半夏苦酒湯主之 (少陰)

少陰病으로 목안에 부스럼이나 종기 상처가 나서 말을 한마디도 못하고 목소리가 전혀 나오지 못하는 경우

半夏苦酒湯으로 이를 고친다.

물론 목안이나 목이 아픈 것을 少陰病으로 분류했다. 물론 三陽三陰에 따른 소음병은 아니기에 위에 적힌 병적증상이 나타나면 陰陽虛實을 가릴 필요도 없이 이를 쓸 수 있다.

▶▶ 상한론 Q & A

人間生命體란?

생명에서 잉태되어 태어나고 기혈수 순환이 끊임없이 일어나고 일어나야 생명체로서 역할을 다하고 다할 수 있다. 人間生命體는 物理學的으로나 生化學的 그리고 ENERGY力學的으로도 매우 不安定한 상태에 있기에 持續的으로 氣血水가 상대적 평형을 이루며 순환해야만 한다. 지속적 순환에 필요한 것은 계속 숨을 내쉬어 공기를 호흡하고 음식물을 섭취하여 물과 영양분을 공급해야만 한다. 공기를 호흡하고 음식물을 마시고 먹은 것들이 기혈수로 수렴되어 새로운 기혈수가 만들어지고 필요 없는 기혈수는 없어진다. 즉 기혈수 신진대사가 기혈수 삼자간 평형에 의한 기혈수 순환에 의해 이루어지고 이로 말미암아 기혈수 순환이 일어나고 유지된다.

半夏厚朴湯

半夏厚朴湯. 半夏10, 厚朴6, 茯苓8, 生姜10, 乾蘇葉4.

右五味 以水七升, 煮取四升, 分溫四服, 日三, 夜一服。

× ——→ 咽中炙臠.

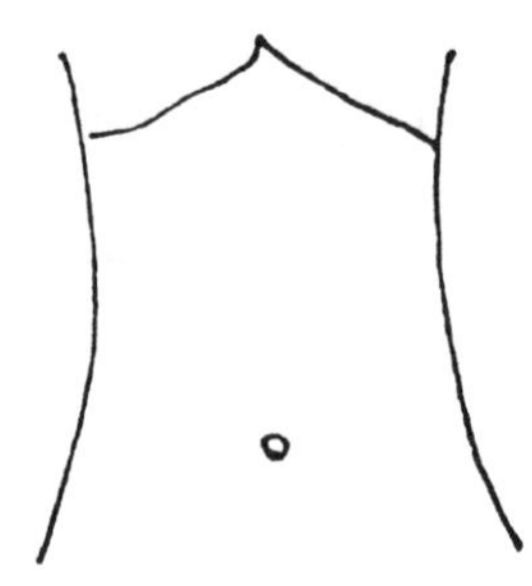

① 婦人咽中如有炙臠, 半夏厚朴湯主之。[婦人雜病].

② 胸滿心下堅, 咽中帖帖, 如有炙肉, 吐之不出[出],
呑之不下, 半夏厚朴湯主之。[千金, 婦人方].

炙 고기구이 자, 김쐴 자. 臠 산적점 련(切肉), 파리할 련. 堅 굳을 견, 굳셀 견. 帖 문서 첩, 습자책 첩.

呑. 삼킬 탄.

병리(病理)

胸胃에 체한 점조수와 위장에 고인 정체수분 그리고 기가 체하여 위장기능이 약해져 炙臠이 나타난다. 또는 위장기능이 약해져 점조수와 수분 기분이 흉위부위에 순환하지 못하고 체하여 자련이 나타난다.

半夏厚朴湯을 감정(마음)의 변화로 즉 四端七情이 급변하여 炙臠(咽肉.梅核氣)이 생겼기에 四七湯이라 부르기도 한다. 그러나 감정의 변화로만 반하후박탕증이 나타나는 것이 아니고 또한 마음의 변화로 반하후박탕증만 생기는 것도 아니니다. 즉 氣血水 循環 異狀은 外因, 內因, 不內外因에 의해서 나타난다. 이로 말미암아 병적증상이 나타난다. 따라서 사칠탕이란 명칭은 쓰지 말고 仲景師가 쓴 반하후박탕이란 이름을 써야 병의 근원과 이치를 따질 수 있다.

炙臠은 목안에 뭔가 걸린 듯한 느낌, 먼지가 낀 듯한 느낌, 목구멍이 좁아진 느낌, 목구멍에 뭔가 꽉 들어찬 느낌, 가래가 끼거나 걸린 것 같고 달라붙거나 들러붙은 듯한 느낌, 목안에 깃털이나 나뭇잎이 움직이듯 간질간질한 느낌 등이 나타나는 것을 말한다. 혹 목안에 작은 생선가시나 고기조각이 걸린 듯하여 咽肉이라 하고 일본인들은 매화 열매를 음식으로 즐겨 먹기에 이 매실이 걸린 듯하여 梅核氣라 한다.
이 자련으로 말미암아 이것을 삼키거나 뱉으려고 자주 끙끙대거나 큼큼거리고 침이나 가래를 뱉는다. 그리고 기침을 자주 한다. 그러나 이런 것으로는 자련이 속 시원하게 쉽게 나오거나 없어지지 않는다. 그리고 이 탕증으로 가슴팍과 목안 그리고 명치 밑이 거북하고 답답해지고 이로 인해 정신적 장애까지 나타나기도 한다.

炙臠은 茯苓, 桂枝, 甘草가 들어간 處方證에서는 모두 나타날 수 있다. 정체수가 기상충에 의해서 위로 치솟다 목구멍에서 걸리는 것이 바로 이 자련이다.
반하후박탕증에서 나타나는 자련의 특징은 고정적이다. 즉 기가 위로 치솟지 않기에 목안에 걸린 듯한 것이 여기저기 움직이지 않고 한곳에서만 나타난다.

약리(藥理)

소엽(紫蘇葉): 선생님이 이를 특별히 언급하지 않았으나 민간에서 생선이나 게를 먹고 식중독에 걸렸을 때 잎의 생즙을 마시거나 잎을 삶아서 먹는 것으로 보아 위장의 소화흡수 기능을 촉진하는 것으로 추론한다.

방후(方後)

半夏 一升 厚朴 三兩 茯苓 四兩 生薑 五兩 乾蘇葉 二兩 (10 6 8 10 4)
右五味,以水七升,煮取四升,分溫四服,日三,夜一服

半夏 厚朴 茯苓 生薑 乾蘇葉(紫蘇葉) 다섯 가지 약재에 물을 七升 넣고 四升이 될 때까지 달인다. 이를 넷으로 나눠 낮에 세 번 밤에 한 번 따뜻하게 복용한다.

원전(原典)

①婦人咽中如有炙臠,半夏厚朴湯主之 (婦人雜病)

부인의 목구멍 안에 마치 구운 작은 고깃덩이가 걸린 듯하면 半夏厚朴湯으로 주지한다.

비고(備考)

*問曰,病者苦水,面目身體四肢皆腫,小便不利,脈之不言水,反言胸中痛,氣上衝咽,狀如炙肉,當微欬喘,審如師言,其脈何類,師曰,寸口脈沈而緊,沈爲水,緊爲寒,沈緊相搏,結在關元,始時當微,年盛不覺,陽衰之後,榮衛相干,陽損陰盛,結寒微動,腎氣上衝,喉咽塞噎,脇下急痛,醫以爲留飮,而大下之,氣擊不去,其病不除,後重吐之,胃家虛煩,咽燥欲飮水,小便不利,水穀不化,面目手足浮腫,又與葶藶丸下水,當時如小差,食飮過度,腫復如前,胸脇苦痛,象若奔豚,其水揚溢則浮欬喘逆,當先攻擊衝氣令止,乃治欬,欬止其喘自差,先治新病,病當在後 (水氣)

麥門冬湯

麥門冬湯: 麥門冬15. 半夏10. 人蔘4. 甘草4. 大棗6. 粳米10.

右六味. 以水一斗二升, 煮取六升, 溫服一升, 日三, 夜一服。

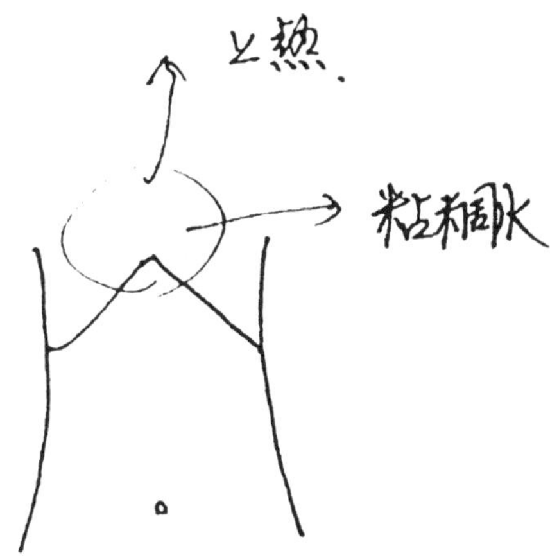

大逆上氣, 咽喉不利, 止逆下氣者, 麥門冬湯主之. [肺痿].

병리(病理)

胸胃의 粘稠水가 열을 받아 점성이 강해지고 열과 열성 점조수에 의해 병적증상이 나타난다.

점조수는 열을 받으면 끈적이는 점도가 높아져 몸에 이상이 생긴다. 특히 기관지나 폐에 점성이 큰 점조수가 들러붙으면 생체가 이를 내보내려 기침이 나타나나 이것은 좀처럼 없어지지 않는다. 심하면 끈적끈적하여 탱탱한 가래가 튀어나오기도 한다. 가래가 좀처럼 나오는 것이 어렵고 목안이 시원치 않으며 목안이 바싹 마른다. 그리고 목안에 자극에 대하여 예민해지고 목안이 매우 껄끄럽게 느껴진다. 열은 태양열도 소양열도 그렇다고 양명열도 아닌 그저 수분부족으로 나타나는 열로 불덩이 같이 후끈 달아오르거나 얼굴을 푸석하게 만들 정도로 나타나거나 얼굴을 벌겋게 달아오르게 한다. 즉 맥문동탕증의 열은 수분을 끌어들여 끄는 즉 진액이 부족하여 생긴 열이다.

약리(藥理)

麥門冬과 大棗는 수분을 끌어들여 열을 식힌다.
人蔘과 粳米는 맥문동이 워낙 거친 粗藥이라 위장에서 흡수되기 어려워 보조역으로 쓴다. 인삼이 가진 본연의 목적(心下痞硬 除去)이 아닌 보조역할로 쓰인다.
粳米는 藥이 아닌 主食으로 위장의 생리에 가장 잘 맞아 아무리 거친 약이라도 위장에서 쉽게 소화흡수되게 하여 약효가 나타나도록 한다.

방후(方後)

麥門冬 七升 半夏 一升 人蔘 二兩 甘草 二兩 大棗 十二枚 粳米 三合 (15 10 4 4 6 10)
右六味,以水一斗二升,煮取六升,溫服一升,日三夜一服

麥門冬 半夏 人蔘 甘草 大棗 粳米 여섯 가지 약재에 물을 한말 二升(十二升) 붓고 달여 六升을 얻는다. 一升씩 따뜻하게 하여 낮에는 세 번 밤에는 한번 복용한다.

원전(原典)

①大逆上氣,咽喉不利,止逆下氣者,本方主之 (肺痿)

열이 크고 강하게 위로 치솟아 咽喉가 시원하지 않고 불편하면 본방을 써서 氣를 내려 열이 치솟는 것을 그치게 한다.

大逆上氣는 흉부에 열이 크고 강하게 나타나 위로 치오르는 것을 말한다. 치솟은 열로 인해 얼굴과 머리에 열이 달아올라 벌겋게 되고 얼굴과 머리가 뜨거워지는 것을 느끼며 얼굴과 머리에 여드름과 같은 종기나 뾰루지가 솟아나기도 하고 머리에 비듬이 나타나기도 한다. 또한 열의 압력으로 고혈압이 생기기도 한다.

咽喉不利는 흉부의 열이 올라 목안과 입안을 마르게 하고 열성 점조수가 들러붙어 나타난다.

비교(比較)

溫經湯
小青龍湯
小青龍加石膏湯
越婢加半夏湯

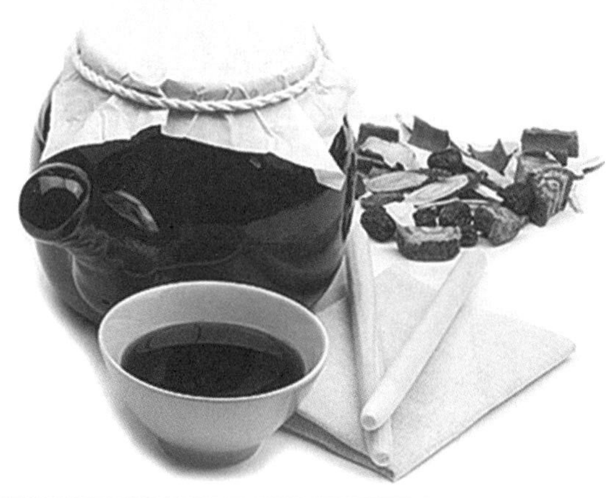

芩連劑

大黃黃連瀉心湯

大黃黃連瀉心湯. 大黃4. 黃連2.

右二味, 以麻沸湯二升漬之, 須臾絞去滓, 分溫再服。

熱

氣

心下痞.

上熱面赤. 心下悸. 煩. 眩. 耳鳴. 肩背痛. 難聽. 不安. 焦燥, 頸(項)熱,

↓

幻想 妄想. 譫語. 發狂. 精神錯亂. 癲癇, 煩躁不得眠. 独語.

↓

① [太陽病. 已發汗. 遂發熱惡寒, 因復下之] 心下痞. 按之濡. 其脈關上浮者, 大黃黃連瀉心湯主之. 心下痞而復惡寒. 汗出者, 附子瀉心湯主之, 本以下之故心下痞. 與瀉心湯. 痞不解. 其人渴而口燥煩. 小便不利者. 五苓散主之. [太陽下].

② 傷寒, 大下後. 復發汗. 心下痞, 惡寒者, 表未解也. 不可攻痞. 當先解表. 表解, 乃可攻痞. 解表. 宜桂枝湯. 攻痞. 宜大黃黃連瀉心湯 [太陽下].

遂 갖출수(具), 나아갈수(進), 按 누를안, 어루만질안, 濡 젖을유(漬), 막힐유(滯)

병리(病理)

胸部 氣(熱)滯證.

胸部에 열이 정상순환하지 못하고 체하고 이 열에 의해서 병적증상이 나타난다.

흉부에 기가 체하여 열로 변하면 이 열을 끄기 위해 기혈수상대성에 의해서 생명체는 가슴팍(흉부)으로 수분을 끌어들이게 된다. 따라서 이 병증 환자는 가슴팍(흉곽)이 발달한다. 황련과 황금이 흉부에 체한 열과 수분을 없애기에 청열조습(淸熱燥濕)약이라 한다. 그러나 황련과 황금은 흉부에 체한 기(열)를 풀어주는 화해제에 불과하다. 이는 기혈수상대성으로 이해하면 간단히 이해 할 수 있다. 병자의 몸 상태나 병의 상태 약리도 기혈수상대성으로 간단명료하게 드러나고 이를 파악할 수 있다. 이것이 이치를 따지는 의학이다.

열이 주로 胸胃 즉 가슴팍과 명치 밑에 있기에 가슴이 답답하거나 뜨겁기도 하고 불이 붙은 듯 화닥증이 나고 명치 밑이 더부룩하거나 거북한 병적증상이 나타난다. 따라서 胸滿과 心下痞란 증상이 나타난다. 이것으로 정신질환이 나타나기도 한다.
심하비와 흉만은 病者만이 느끼는 자각증상으로 속이(명치 밑)이 더부룩하고 배가 불러 음식물을 보아도 이를 먹을 맘이 들지 않게 된다. 그러나 막상 억지로라도 먹거리를 먹으면 많이 먹을 수 있고 소화흡수도 제대로 된다.

가슴팍의 열이 있으면 열의 동요성과 확산성, 상향성, 상충성, 옹체성에 의해 여러 병적증상이 나타난다. 즉 心下季, 心動悸, 肩背痛, 頸項强, 口燥, 咽乾, 口內炎, 舌炎, 上熱面赤, 心煩, 煩燥, 頭眩, 目眩, 耳鳴, 幻聽, 難聽, 目赤, 眼充血, 衄, 出血, 頭頂熱, 脫毛, 頭垢, 面垢 등의 병적증상이 나타난다. 그리고 幻想, 妄想, 譫語, 發狂, 精神分裂, 精神錯亂, 癎疾, 心煩不得眠, 憂鬱症, 躁鬱症, 獨語, 鄭聲(重語) 등의 정신질환들도 나타난다.

흉열은 위로 치솟아 전신으로 나타날 수는 있으나 表熱證(太陽病)으로는 나타나지 않는다. 즉 열이 아주 높게 고열로 나타날 수는 있어도 發熱, 惡寒, 惡風이 동시에 나타나지 않기에 이를 類似表熱이라 하기도 한다.

心下季. 心動悸. 肩背痛. 頸項强. 口燥. 咽乾. 口內炎. 舌炎. 上熱面赤. 心煩. 煩燥 : 열의 상충성, 상향성, 동요성과 몸의 위치적 상대성에 의해 나타나는 병적증상이다. 시호제증에서 열에 의한 병적증상을 자세히 다루었기에 이를 참고하길 바란다.

耳鳴. 幻聽. 難聽 : 열의 동요성과 상향성에 의해 귀에서 이상한 소리가 나고 심하면 청신경이 마비되거나 죽어 소리를 전혀 듣지 못하게 되기도 한다.

目眩. 眼充血 : 눈이 어질어질 어지럽고 흐릿하며 갑자기 시력이 떨어지거나 시신경이 망가져 시력을 잃을 수도 있다. 어떤 경우는 눈에 무언가 끼거나 덮기도 한다. 몸이 조금 피곤하거나 신경을 조금 써도 눈에 열감을 느끼고 안구혈관이 터져 눈이 벌겋게 된다.

衄. 出血 : 열에 의한 동요성과 상충성이 압력으로 작용하여 혈관이 터져 출혈이 생긴다. 이때 출혈은 피부나 비점막, 안구, 잇몸, 입술, 입안, 귓속, 뇌, 내부장기 등 온몸 구석구석 어디에서도 나타날 수 있다.

頭頂熱. 脫毛. 頭垢. 面垢 : 머리 끝 정수리에 열이 솟아 이곳이 뜨겁고 손을 가까이 대도 열감을 느낄 수 있다. 특히 이 열이 솟아오르는 정수리부터 열에 의해 두피조직이 영향을 받아 머리카락이 쉽게 빠지게 된다. 또한 頭垢라 하는 비듬도 생긴다. 그리고 얼굴이 열에 의해 때가 낀 것처럼 검으칙칙하게 보이는 면구도 나타난다.

幻想. 妄想. 幻聽 : 열에 의한 동요성이 가슴(뇌)에 작용하여 나타나며 심하면 지금의 현실과 구별하지 못하여 精神錯亂과 精神分裂까지 갈 수 있다.

癎疾 : 열의 동요성과 상충성이 마음(뇌)을 자극하고 억눌러 나타난다.

獨語. 鄭聲. 譫語 : 獨語는 혼자 중얼중얼 떠드는 것이고 鄭聲은 한소리를 되풀이 하는 것으로 똑같은 내용을 계속 반복적으로 떠드는 것을 말한다. 譫語는 헛소리로 잘 때나 깨어 있을 때에도 무슨 소리인지 본인도 남도 모르게 떠드는 것을 말한다. 이 모두는 가슴팍 열이 마음(심)을 자극하고 억눌러 나타난다.

이때 胸熱(소양열)은 柴胡劑證처럼 덩어리(塊)를 형성하지 않기에 동요성과 상충성이 더욱 심하게 나타나 열에 의한 병적증상이 크게 나타난다.

약리(藥理)

大黃 : 胸胃와 腸部位에 나타난 열을 아래로 내려 푸는 대표적 下解劑다.

黃連 : 胸部에 체한 열을 풀어헤쳐 주는 和解劑로 黃連證의 열은 주로 특정 부위에 똘똘 뭉치는 즉 壅滯되는 특징이 있다.

방후(方後)

大黄 二兩 黄連 一兩 (4 2)
右二味,以麻沸湯二升漬之,須臾絞去滓,分溫再服

大麻葉을 넣고 끓인 따뜻한 물 二升에 大黃 黃連 두 가지 약재를 잠시 담갔다 짜낸다. 건더기와 찌꺼기를 없앤 뒤 따뜻하게 하여 하루 두 번 一升씩 복용한다.

대마잎을 넣고 달인 물에 약재를 담갔다 우러난 것을 마시는 것이기에 湯劑로 보기보다 茶劑로 보아야 한다. 만일 원전 그대로 만들 수 없을 때는 그냥 맹물로 잠깐 달이면 된다.

원전(原典)

①(太陽病,醫發汗,遂發熱惡寒,因復下之),心下痞,按之濡,其脈關上浮者,大黃黃連瀉心湯主之,心下痞,而復惡寒,汗出者,附子瀉心湯主之,本以下之故心下痞,與瀉心湯,痞不解,其人渴而口燥,煩,小便不利者,五苓散主之 (太陽下)

태양병을 醫子가 발한법을 써도 발열과 오한이 남아 있는데 다시 하법을 써서 명치 밑이 더부룩하고 만지면 딱딱하지 않고 關脈이 뜨면 大黃黃連瀉心湯으로 주지한다. 명치 밑이 더부룩하며 다시 오한이 나며 찬 땀이 나면 附子瀉心湯으로 주지한다. 하법을 써서 명치 밑이 더부룩하게 된 것이기에 瀉心湯을 준다. 그런데 심하비가 풀리지 않고 갈증이 나며 입이 마르며 번열이 나타나고 소변불리가 있으면 五苓散으로 주지한다.

태양병은 한해법으로 푼다. 한해법을 써도 풀리지 않으면 풀릴 때까지 또다시 한해법을 써야한다. 그런데 하법을 쓴다는 것은 誤治이자 逆治가 된다. 이 때문에 證이 바뀌게 된다. 하법을 써서 氣(熱)가 명치 밑에 고이면 명치 밑이 더부룩하고 답답해진다. 이를 熱痞(氣痞)라 하며 大黃黃連瀉心湯으로 풀어준다. 그런데 기가 전체적으로 부족한데도 氣(熱)가 명치 밑에 고여 心下痞와 冷汗, 惡寒이 나타나면 附子瀉心湯을 쓴다. 氣痞(熱痞) 즉 기나 열이 가슴팍에 체하여 가슴과 명치 밑이 더부룩하며 갑갑한 것은 瀉心劑로 풀어야 하는데 氣(熱)를 풀어 주는 瀉心劑를 써도 없어지지 않는 심하비는 水痞 즉 수분이 체하여 나타난 것이기 때문에 이 순환하지 못하고 정체된 수분을 없애야 한다. 그 중 五苓散證은 갈증과 소변불리를 반드시 확인해야만 쓸 수 있고 이를 쓰면 반드시 고칠 수 있다.

이는 五苓散證 原典 ⑥ 條文에서 이미 언급하였다.

②傷寒,大下後,復發汗,心下痞,惡寒者,表未解也,不可攻痞,當先解表,表解乃可痞,解表宜桂枝湯,攻痞,宜大黃黃連瀉心湯 (太陽下)

상한에 크게 하법을 쓴 뒤에 다시 발한법을 써서 심하비와 오한이 나타나면 표가 아직 풀리지 않은 것이다. 따라서 심하비를 공격하여 없애지 못하고 먼저 표를 푼 다음 곧 심하비를 푼다. 표는 계지탕으로 심하비는 大黃黃連瀉心湯으로 푼다.

이는 桂枝湯證 原典 ⑬ 條文에서 나왔다.

三黃瀉心湯

三黃瀉心湯. 大黃4. 黃芩2. 黃連2.

右三味. 以水三升. 煮取一升. 頓服之。

熱 → 吐血. 衄血. 頭目腫痛. 頸項腫痛. 口舌生瘡. 發狂. 昏倒. 錯經. 逆經. 煩躁譫語.

氣 → 心氣不定.

煩躁不得眠 胸中煩悶. 食不美.
痰喘息迫

① 心氣不足. 吐血衄血. 瀉心湯主之. 亦治霍亂。[吐衄].

② 婦人吐涎沫. 醫反下之. 心下卽痞. 當先治其吐涎沫.
小青龍湯主之. 涎沫止. 乃治痞. 瀉心湯主之。[婦人雜病].

병리(病理)

胸部 氣(熱)滯證.

가슴팍(흉부)에 기가 체하여 열로 변해 이것으로 말미암아 병적증상이 나타남.

大黃黃連瀉心湯보다 三黃瀉心湯의 흉열이 크고 강열하게 나타나 가슴팍 열에 의한 병적증상이 강열하고 심하게 나타난다. 즉 육체적 정신적으로 크게 고통을 받게 된다.

열에 의해서 吐血, 衄血, 頭目腫痛, 頭頂腫痛, 口舌生瘡, 發狂, 卒倒, 錯經, 逆經, 煩躁譫語등이 나타난다. 또한 氣와 흉열에 의해서 心氣不定 즉 煩躁不得眠, 胸中煩悶, 食不美, 痰喘息迫 등의 병적증상도 나타난다.

吐血. 衄血 : 가슴팍의 열이 크고 강열하게 나타나 이것이 압력으로 작용하여 나타난다. 즉 열이 위로 치솟고 확장하기에 주로 상체, 두부에서 코피가 생길수 있고 상초의 장기에서 생긴 출혈이 입으로 나오는 토혈이 나타나고 눈에서도 귀속에서도 출혈이 생길 수 있고 뇌에서도 출혈이 나타날 수도 있다.
頭目腫痛. 頭頂腫痛 : 열이 위로 치솟아 머리(두정부 특히 뇌)와 눈 그리고 귀속에 열이 치받혀 압력이 나타나 아프면서도 화끈거리거나 열이 뿜어져 나오는 열감을 느낀다.
口舌生瘡 : 목구멍과 입안 그리고 입술과 혀에 열이 뿜어져 나와 이 부분이 건조해지고 헤지기도 하며 뾰루지나 종기가 생기도 한다. 또한 바이러스가 원인이라고 하는 구순포진이 나타나기도 한다. 기혈수론에서는 흉열이 관심의 대상이 되지 바이러스가 관심대상은 결코 될 수가 없다.
發狂. 卒倒 : 흉열이 위로 치솟아 뇌를 자극하거나 압박하여 사람을 미치게 하고 심하면 의식을 잃기도 한다. 또한 腦卒中(中風)도 일으키게 한다.
錯經. 逆經 : 달거리가 정상적으로 밑으로 나오지 않고 신체 위에서 출혈의 형태로 나오기에 역경, 착경이라 한 것이다. 즉 달거리 때 달거리가 나오지 않고 몸에 출혈이 나타나거나 아예 달거리가 나타나지 않기도 한다.
煩躁譫語 : 흉열이 가슴팍과 머리(뇌)를 자극하여 정신적 장애 즉 정신적으로 문제를 일으켜 낮이나 밤이나 가릴 것 없이 헛소리를 하게 한다.
心氣不定 : 가슴팍에 고여 정체된 기와 열에 의해서 가슴이 답답하고 열이 나며 뜨겁고 갑갑하여 마음에 화닥증이 생겨 마음을 일정하게 유지할 수 없게 된다. 따라서 여러 정신적 증상이 나타나 사람을 괴롭힌다.
煩躁不得眠. 胸中煩悶 : 가슴이 답답하고 갑갑하며 터질듯하여 잠자리에서 뒤척거리기만 하다 잠을 이루지 못하게 된다. 이때 마음을 안정하고자 하나 잡생각이 끊임없이 일어 더욱 잠을 이루지 못한다. 가슴팍도 마음도 갑갑하고 답답해서 내 마음이 내 마음이 아니게 된다.

食不美 : 밥맛(입맛)이 없다. 밥맛(입맛)을 모른다. 맛을 전혀 느끼지 못한다. 이는 가슴팍 열에 의해서 나타나는 증상으로 이때 음식물을 먹게 되면 소화흡수에는 문제가 전혀 생기지 않게 된다. 기와 열이 가슴팍과 명치밑에 순환하지 못하고 고여 가슴과 명치밑이 더부룩하고 갑갑하며 터질 것 같이 부르게 되나 실재 소화흡수기능에는 아무런 문제가 나타나지 않고 오히려 음식물을 더 많이 먹을 수도 있다. 열에 의한 소화흡수촉진 때문이다.

痰喘息迫 : 열이 가슴팍에 가득 들어차 즉 폐나 기관지 흉곽에 기와 열로 가득 차 호흡에 필요한 공기가 나가고 들어가는 것에 문제가 생겨 숨을 쉬지 못할 것 같은 극한 상황까지 이르게 된다. 일반적으로 안에 있는 기나 열이 먼저 빠져야 새로운 공기의 들락거림이 쉬워지기 때문에 속에 있는 열기를 한꺼번에 내보려 한다. 따라서 한동안 숨을 들이키지도 않고 내쉬지도 않는 무호흡으로 이어지다 숨을 크게 내쉰 다음 숨을 들이고 내쉬게 된다. 이를 수면 무호흡증 즉 코골이라 일컫기도 한다.

물론 앞서 大黃黃連瀉心湯證에서 언급한 기와 열에 의한 병적증상이 三黃瀉心湯證에서도 나타나기에 겹치는 것은 또다시 설명하지 않았다는 점을 참고…

약리(藥理)

黃芩의 열은 동요성과 상향성 그리고 확산성이 매우 강하게 가슴팍에서 온몸으로 나타난다.
黃連의 열은 한곳에 뭉쳐 옹체열로 나타나고 주로 가슴팍에 부분적으로 나타난다.

황금과 황연은 청열조습약이라 하는데 이는 가슴팍(흉부) 열을 풀어헤쳐 열과 이를 끄러 몰려든 수분을 제거한다는 뜻으로 열과 수분을 동시에 없앤다는 의미다. 그러나 이는 열이란 특징과 가슴팍이란 위치적 상대성 그리고 기혈수 상대성으로 바로 알 수 있기에 굳이 이렇게 표현할 필요도 이유도 없다.
簡御繁 方不在多 心契則靈 證不難認 會意則明

방후(方後)

大黃 二兩 黃連 一兩 黃芩 一兩 (4 2 2)
右三味,以水三升,煮取一升,頓服之

大黃 黃連 黃芩 세 가지 약재에 물 三升을 붓고 一升으로 될 때까지 끓인다. 그런 다음 이를 한꺼번에 마신다.

이 탕은 頓服으로 한번 마시는 것으로 병이 나으면 더 먹을 필요는 없다. 그리고 약을 한번 먹더라도 환자나 병의 상태를 잘 조심스럽게 관찰해야만 한다. 이것이 傷寒論에 나오는 頓服이라는 복용법이다.

원전(原典)

①心氣不足(定),吐血,衄血,亦治霍亂,三黃瀉心湯主之 (吐衄)

心氣가 不足하여 피를 토하고 코피를 흘리며 또한 음식물이나 피가 위아래로 터질 경우 삼황사심탕으로 주지한다.

심기부족은 심기부정을 잘못 적은 것으로 판단된다. 심기부족은 순환이상으로 가슴팍에 체한 기가 많을 뿐이지 흉부에 정상적으로 순환해야 할 기분이 적다는 것으로 보면 된다.
곽란은 가슴팍에 체한 기가 열로 변해 위로 강열하게 치솟아 속에 있는 음식물을 와락 토하기도 하고 피를 토하기도 한다. 또한 동시에 밑으로도 열이 터져 음식물이나 피가 아래로 쏟아져 내릴 수 있다.

②婦人吐涎沫,醫反下之,心下卽痞,當先治其吐涎沫,小青龍湯主之,涎沫止,乃治痞,三黃瀉心湯主之 (婦人雜病)

부인이 거품이 이는 침을 토하는데 의자가 반대로 하법을 써서 명치 밑이 무엇인가 들어차 거북하며 답답하면 먼저 거품이 이는 침을 먼저 小靑龍湯으로 없애고 침이 없어지고도 속이 답답하고 더부룩한 心下痞가 있으면 이는 三黃瀉心湯으로 없앤다.

소청룡탕증에서는 흉위에 한성수분이 체하여 토연말과 흉만 그리고 심하비가 나타난다. 그리고 삼황사심탕증에서는 흉위에 체한 기분과 이로 말미암아 생긴 열에 의해서 흉만과 심하비가 나타난다. 흉열의 열에 의해 진액이 밀려 말을 할 때 침이 튈 정도로 침이 나올 수도 있지만 입안이나 혀 그리고 목안이 바짝 마르는 느낌은 반드시 나타난다. 흉부에 체한 기와 열에 의해 胸滿과 숨이 찬 喘息과 기침, 短氣, 息切, 痰喘息迫 등도 나타난다.

부인은 仲景師가 살아있던 시절에는 부인에게서 많이 나타났기에 이렇게 표현했겠지만 예나 지금이나 남녀노소 누구에게나 나타날 수 있기에 부인이란 글자에 매달릴 필요는 없다.

*邪氣中經,則身痒而癮疹,心氣不足(定),(邪氣入中,則胸滿而短氣),三黃瀉心湯 (中風)

邪氣가 경락에 들어가(적중하여) 바로 몸이 가렵고 부스럼이나 뾰루지가 생기며 마음이 안정되지 못하면 삼황사심탕으로 고치고 또한 사기가 속으로 들어가 곧 가슴팍이 뭔가 가득 들어차 갑갑하고 답답하며 숨을 짧게 쉬게 되면 삼황사심탕으로 다스린다.

사기는 정기의 반대로 이는 밖에서 들어온 것이라 생각하기도 하고 생체에 좋지 않고 나쁘게 작용하기에 이렇게 표현한 것이나 기혈수론에서는 우리 몸에서 순환하는 그리고 순환해야 하는 기분이 순환하지 못하고 정체되어 병을 일으키고 병적증상이 나타나게 하는 본질이기에 사기란 말은 적절치 않다. 즉 생명체에서 기혈수 순환에 의해 그리고 순환이상으로 나타나는 생명현상과 병이란 것 즉 인간생명체의 役事를 생각하면 邪氣와 經絡은 한갓 티끌에 지나지 않는다.

半夏瀉心湯

半夏瀉心湯 半夏10. 黃芩6. 乾薑6. 人參6. 甘草6. 大棗6. 黃連2.

右七味. 以水一斗. 煮取六升. 去滓. 再煎. 取三升. 溫服一升. 日三服。

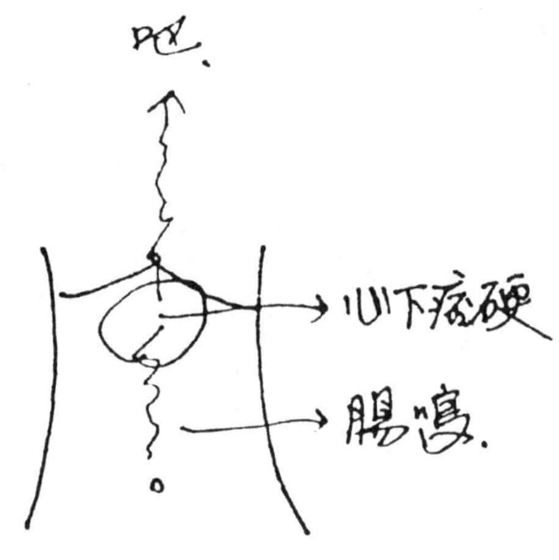

① 傷寒五六日. 嘔而發熱者. 柴胡證具. 而以他藥下之. 柴胡證仍在者. 復與柴胡湯. 此雖已下之. 不爲逆. 必蒸蒸而振. 却發熱汗出而解. 若心下滿而硬痛者. 此爲結胸也. 大陷胸湯主之. 但滿而不痛者. 此爲痞. 柴胡不中與之. 宜半夏瀉心湯 [太陽下].

② 嘔而腸鳴心下痞者. 半夏瀉心湯主之. [嘔吐].

병리(病理)

가슴팍 열에 의한 心下痞硬.

가슴팍에 기나 열이 모여 소양병을 만들고 이로 말마암아 열성 심하비경이 나타난다. 소양열에 의해 心悸, 頸項强, 肩背痛, 口燥, 咽乾, 口內炎, 舌炎, 咽喉炎, 目眩, 頭眩, 耳鳴, 眼充血, 衄, 頭頂熱, 面赤, 上熱感, 煩躁, 心煩 등의 병적 증상이 나타난다.

熱性心下痞硬으로 嘔, 嘔吐, 食慾不振, 腹痛, 腸鳴, 下利, 吃逆, 乾嘔, 噯氣, 噫氣, 呑酸, 嘈雜 등 위장기능 저하에 따른 병적증상이 나타난다.

心下痞硬을 살살 문지르며 위로 쓰다듬으면 嘔나 嘔逆이 나타나고 즉 트림이나 욕지기, 매슥거림, 울렁증, 미식거림 등이 나타나고 아래로 쓰다듬어 내리면 꾸르륵거리거나 우굴우굴대는 腸鳴이 나타난다. 환자를 앉히거나 눕혀 살피면 이것이 쉬 나타나 곧 알아낼 수 있다.

半夏瀉心湯方에 乾薑은 乾薑人蔘半夏丸처럼 下焦 즉 위장이 冷(寒)하기 때문에 썼다고들 주장하는 데 실제는 黃芩, 黃連의 소양열에 의해서 심하비경이 생겼기에 대상적으로 즉 寒藥(冷藥)을 썼기에 너무 열을 풀어 내지 않기 위해서 쓰는 것이다. 만일 하초 즉 속(위장)이 냉하다면 속이 차거나 냉한 병증이 나타나야 한다. 설사를 해도 냉성 설사라야 하는데 실제는 열성 설사가 나타난다. 설령 하초가 차갑게 나타나기도 하나 이는 가슴팍에 열이 딸딸 뭉쳐 옹체되어 상대적 기(열)부족으로 차갑게 나타는 것에 지나지 않는다.
嘔症이 심하면 腸鳴이 잘 나타나지 않고 장명이 심하면 구증이 확연하게 나타나지 않는다.

방후(方後)

半夏 半升 黃芩 人蔘 乾薑 甘草 各三兩 黃連 一兩 大棗 十二枚 (10 6 6 6 6 2 6)
右七味,以水一斗,煮取六升,去滓,再煎,取三升,溫服一升,日三服

半夏 黃芩 人蔘 乾薑 甘草 黃連 大棗 일곱 가지 약재에 물 한말(十升)을 넣고 달여 六升을 얻는다. 찌꺼기와 건더기를 걷어낸 다음 이를 다시 끓여 三升을 얻는다. 따뜻하게 하여 一升씩 하루 세 번 복용한다.

원전(原典)

①傷寒五六日,嘔而發熱者,柴胡湯證具,而以他藥下之,柴胡證仍在者,復與柴胡湯,此雖已下之,不爲逆,必蒸蒸而振,却發熱汗出而解,若心下滿而硬痛者,此爲結胸也,大陷胸湯主之,但滿而不痛者,此爲痞,柴胡不中與之,宜半夏瀉心湯主之 (太陽下)

傷寒을 앓은 지 오륙일 지난 뒤 속이 미식거리며 열이 나타나면 이것은 柴胡劑證의 조건을 갖추었기에 下劑를 써도 시호제증은 그대로 남게 된다. 따라서 柴胡劑를 다시 쓴다. 이처럼 시호제증에 下法을 쓰더라도 이것은 逆治가 아니니다. 시호제증에 시호제를 쓰면 반드시 오돌오돌 떨게 되고 오히려 열이 오르다 땀이 나면서 모든 것이 풀린다. 만일 명치 밑이 더부룩하고 딱딱하며 아프면 이는 結胸이기에 大陷胸湯으로 주지한다. 만일 명치 밑이 그득하기만 하고 통증이 없으면 이것은 痞症으로 시호제를 쓰지 말고 半夏瀉心湯을 쓴다.

시호제증은 흉협부에 열과 점조수가 엉켜 덩어리가 형성된 것이다. 따라서 和解法이 아닌 下解法을 쓰면 이것은 풀리지 않고 그대로 남아 있게 된다. 이는 逆治가 아닌 誤治다. 下法을 쓴 다음 명치 밑(心下)이 더부룩하여 거북하고 딴딴하고 딱딱해져 아프면 이를 結胸이라 한다. 이 결흉은 大陷胸湯으로 풀고 만일 하법을 쓴 다음 단지 명치 밑이 더부룩하고 아프지 않으면 이것은 心下痞라 한다. 이 심하비는 열이 순환하지 못하고 명치밑에 고인 것이기에 半夏瀉心湯으로 없앤다.

小柴胡湯證 原典 ⑤번 條文 참조

②嘔而腸鳴,心下痞者,半夏瀉心湯主之 (嘔吐)

구역질이 나며 장에서 소리가 나는 심하비경이 있으면 반하사심탕으로 주지한다.

이는 柴胡劑證의 嘔而發熱과 비교해야 한다.

비교(比較)

小柴胡湯
生薑瀉心湯
甘草瀉心湯
理中丸(人蔘湯)

大建中湯

• (생각해야 할 것)

1. 半夏瀉心湯증의 腸鳴은 停滯水分에 의한 것과 어떻게 다른가?

▶▶ 상한론 Q & A

氣血水 循環과 人間生命體의 役事와의 關係는?

인간생명체에서 일어나는 役事를 인간의 知識과 現代科學으로 다 안다는 것은 불가능하다. 인간의 지식과 현대과학으로 비록 많은 것을 알아냈고 알아낸다 해도 분명 限界는 있다. 그러나 인간의 知慧와 洞察力으로 즉 통찰력으로는 실체를 파악하고 지혜로 근원을 이치적으로 따지는 것은 가능한 것이다. 이처럼 事物과 現象을 통찰하여 원리를 이치적으로 깨우친 것을 문리가 텄다고 한다. 仲景師(張仲景)는 이와 같이 문리가 튼 醫聖이고 金汪鎬선생님도 이와 같다. 기혈수가 상대적 평형을 이루어 순환하기에 인간생명체의 역사가 이루어진다. 이 관점이 기혈수론의 핵심이다.

生薑瀉心湯

生薑瀉心湯 生薑8. 甘草6. 人參6. 乾姜2. 黃芩6. 半夏10. 黃連2. 大棗6.

右八味. 以水一斗. 煮取六升. 去滓. 再煎取三升. 溫服一升. 日三服。

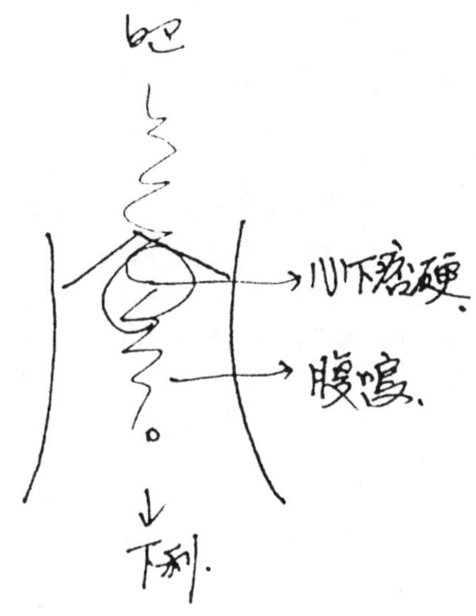

傷寒汗出解之後. 胃中不和. 心下痞鞕. 乾噫食臭.

脇下有水氣. 腹中雷鳴. 下利者. 生姜瀉心湯主之。[太陽下].

噫 기트림할 애
배불러 씨근거릴 애.

雷 천둥뢰.
우뢰뢰.

병리(病理)

가슴팍에 머문 氣(熱)에 의한 心下痞硬으로 소화흡수기능이 급격하게 저하된 것.
소양열로 말미암아 심하비경이 생기고 소화흡수기능 저하로 胃中不和가 나타난다.

가슴팍에 열(기)이 정체되어 心悸, 頸項强, 肩背痛, 口燥, 咽乾, 口內炎, 舌炎, 咽喉炎, 目眩, 頭眩, 耳鳴, 眼充血, 衄, 頭頂熱, 面赤, 上熱感, 煩躁, 心煩 등의 병적증상이 나타난다. 이는 반하사심탕증을 참고하면 된다.

生薑瀉心湯은 半夏瀉心湯에 乾薑을 줄이고 生薑을 추가한 것이다. 이는 소양열에 의해 위장의 소화흡수기능이 더욱 떨어진 것을 의미한다. 음식물중 食부문 보다 飮부문 즉 수분의 소화흡수기능이 떨어져 이것으로 말미암아 乾噫, 食臭, 脇下有水氣, 腹中雷鳴, 下利 등의 병적증상이 나타난다. 이것을 仲景師는 원전에서 胃中不和로 표현했다.

乾噫 : 噫氣, 噫氣, 呑酸, 嘈雜 등과 같은 것으로 胃中不和로 나타나는 병적증상이다. 속이 더부룩하고 답답하여 트림이 난다. 또한 끅끅대며 신물이 넘어오는 경우도 있다.
食臭 : 음식물 냄새가 넘어오는 것으로 아무리 양치질을 하거나 구강청정제를 쓰더라도 먹었던 음식물 냄새가 나오거나 시궁창 냄새 같은 구취가 나타난다. 이는 흉열이 상충하여 나타나기도 하고 위중불화로도 나타나기에 다른 탕증보다 심하게 나타난다.
脇下有水氣. 腹中雷鳴. 下利 : 위중불화로 소화 흡수되지 못한 수분에 의해서 나타난다. 갈비뼈 늑골이 있는 밑에서 물소리가 나타나고 뱃속에서 천둥이 치듯이 물소리가 나며 이것이 한꺼번에 밑으로 쏟아져 내려 설사로 나타난다. 물론 이때도 흉열에 의해서 나타나기에 소화가 된 것이 나오고 냄새도 몹시 구리게 나타난다.

방후(方後)

生薑 四兩 半夏 半升 黃芩 人蔘 甘草 各三兩 黃連 乾薑 各一兩 大棗 十二枚 (8 10 6 6 6 2 2 6)
右八味,以水一斗,煮取六升,去滓,再煎取三升,溫服一升,日三服

生薑 半夏 黃芩 人蔘 甘草 黃連 乾薑 大棗 여덟 가지 약재에 물 한말(十升)을 넣고 달여 六升을 얻는다. 찌꺼기와 건더기를 없앤 다음 이를 다시 끓여 三升을 얻는다. 따뜻하게 하여 一升씩 하루 세 번 복용한다.

원전(原典)

①傷寒汗出解之後,胃中不和,心下痞硬,乾噫食臭,脇下有水氣,腹中雷鳴,下利者,生薑瀉心湯主之 (太陽下)

傷寒을 앓다 땀이 나와 상한이 풀린 뒤에 胃中不和가 생겨 心下痞硬이 나타나고 트림이 나며 갈비뼈와 옆구리에 수분이상이 나타나고 배에서는 벼락이 치듯 물소리가 요란하며 설사까지 생기는 것은 生薑瀉心湯으로 주지한다.

傷寒은 표기수혈체나 표기수체로 땀이 나지 않은 완전표열증으로 앓는 것을 말하며 한해법으로 즉 계지탕의 지한법과 마황탕의 발한법으로 푼다. 상한을 앓은 뒤 위중불화가 생겼다는 것은 표에 걸린 기분이 가슴팍에 걸렸다는 뜻이다. 즉 기(열)가 정상순환궤도를 벗어나 가슴팍(흉부)에 고여 위중불화를 일으켰다는 것이다. 위중불화로 음식물중 특히 수분의 소화흡수기능이 더욱 떨어져 脇下有水氣나 腹中雷鳴 같은 병적증상이 나타난다. 시호제나 금련제는 수분 특히 반하의 점조수가 가슴팍(흉부)에 어우러졌기에 가슴팍부위에 담이 생길 수 있는 것이다. 특히 복령증처럼 胸腔이나 腹腔에 고인 정체수로 나타나지는 않는다.

甘草瀉心湯

甘草瀉心湯 甘草8、黃芩6、乾薑6、半夏10、大棗6、黃連2、人參6、

右七味、以水一斗、煮取六升、去滓、再煎取三升、溫服一升、日三服。

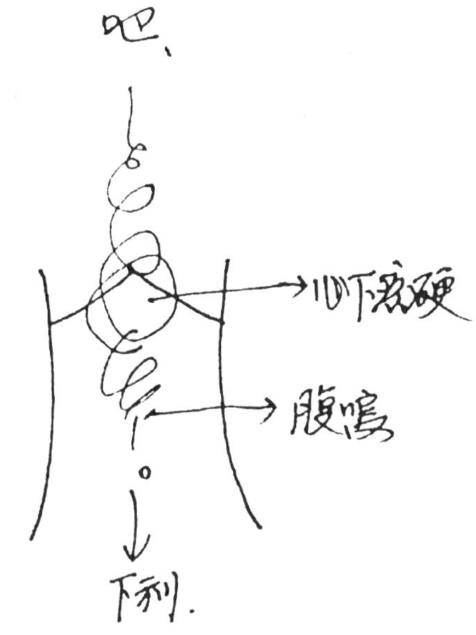

傷寒、中風、醫反下之、其人下利、日數十行、穀不化、腹中雷鳴、心下痞鞕而滿、乾嘔、心煩、不得安、醫見心下痞、謂病不盡、復下之、其痞益甚、此非結熱、但以胃中虛、客氣上逆、故使鞕也、甘草瀉心湯主之。〔太陽下〕

謂. 고할위. 니를위.
일컬을위.

병리(病理)

가슴팍에 고인 氣(熱)에 의해 心下痞硬과 急迫이 나타남.
급박은 육체적으로도 胃腸(心下痞硬)에 나타나고 정신신경적으로도 나타난다.
육체적 급박과 정신적적 급박이 동시에 나타날 수 있고 서로 따로 나타날 수도 있다.

胃腸(心下痞硬)의 急迫에 의해서 먹은 음식물을 소화하지 못하고 그대로 아래로 내려보내 淸穀下利(음식물을 전혀 소화시키지 못하고 설사)가 나타나고 위장근육이 뻔뻔해지며 아픈 증상이 나타난다. 이때는 음식물을 먹으면 바로 설사로 내보내기에 곧 배고픔을 느끼며 이로 말미암아 식사를 하면 바로 설사가 이어지는 악순환이 반복된다.

精神神經的 急迫으로 정신이 산란해지고 심하면 이상한 행동을 하게 되어 육체적으로도 정신적으로도 큰 고통을 받게 된다. 이를 仲景師는 狐惑病이라 했다.

가슴팍에 氣(熱)가 정체되어 心悸, 頸項强, 肩背痛, 口燥, 咽乾, 口內炎, 舌炎, 咽喉炎, 目眩, 頭眩, 耳鳴, 眼充血, 衄, 頭頂熱, 面赤, 上熱感, 煩躁, 心煩 등의 병적증상이 나타난다. 이는 앞선 반하사심탕증과 생강사심탕증을 참고하면 된다.

방후(方後)

甘草 四兩 半夏 半升 黃芩 人蔘 乾薑 各三兩 大棗 十二枚 黃連 二兩 (8 10 6 6 6 6 2)
右七味,以水一斗,煮取六升,去滓,再煎取三升,溫服一升,日三服

甘草 半夏 黃芩 人蔘 乾薑 大棗 黃連 일곱 가지 약재에 물 한말(十升)을 넣고 달여 六升을 얻는다. 건더기와 찌꺼기를 없앤 다음 三升이 되도록 다시 끓인다. 이를 따뜻하게 하여 一升씩 하루 세 번 복용한다.

원전(原典)

①傷寒中風,醫反下之,其人下利,數日十行,穀不化,腹中雷鳴,心下痞硬而滿,乾嘔,心煩不得安,醫見心下痞,謂病不盡,復下之,其痞益甚,此非結熱,但以胃中虛,客氣上逆,故使硬也,甘草瀉心湯主之 (太陽下)

傷寒이나 中風으로 太陽病을 앓을 때 醫者가 반대로 하법을 써서 하루에 수십 번 설사를 한다. 또한 소화가 되지 않고 뱃속에서 천둥이 치듯 물소리가 나며 명치 밑이 딱딱하고 그득하게 뭔가 찬 듯한 느낌이 있다. 그리고 속이 미식대고 가슴이 답답하며 마음을 진정하지 못한다. 의자가 心下痞를 보고 이를 없애려 다시 하법을 썼으나 이 심하비가 더욱 심해진다. 이는 열이 덩어리진 것이 아니고 단지 위속이 텅 비어 客氣(熱)가 상역하였기 때문에 딱딱해져 心下痞에서 心下痞硬이 되었다. 甘草瀉心湯으로 주지한다.

이는 心急迫과 급박성 심하비경이 생긴 이유를 설명한 것으로 열과 수분이 서로 엉키고 어우러져 덩어리를 만드는 柴胡劑나 陷胸劑(結胸劑)와는 다르게 瀉心劑는 氣分(熱)이 결코 덩어리를 형성하지 않고 內因, 外因, 不內外因에 의해서 순환하지 못하고 가슴팍에 모이고 고여 이로 말미암아 심하비경이 나타난다. 甘草瀉心湯證은 가슴팍 氣分(熱)에 의해서 심적 급박과 육체적 급박이 나타나고 반대로 심적 급박에 의해서 소양열과 심하비경이 생기기도 한다.

비고(備考)

*狐惑之爲病,狀如傷寒,黙黙欲眠,目不得閉,臥起不安,蝕於喉爲惑,蝕於陰爲狐,不欲飮食,惡聞食臭,其面目乍赤乍黑乍白,蝕於上部則聲喝(嗄),甘草瀉心湯主之 (狐惑)

黃連阿膠湯

黃連阿膠湯 黃連8. 黃芩4. 芍藥4. 阿膠6. 雞子黃三枚.

右五味. 以水六升. 先煮三物. 取二升. 去滓. 內膠烊盡. 小冷, 內雞子黃. 攪令相得. 溫服七合. 日三服。

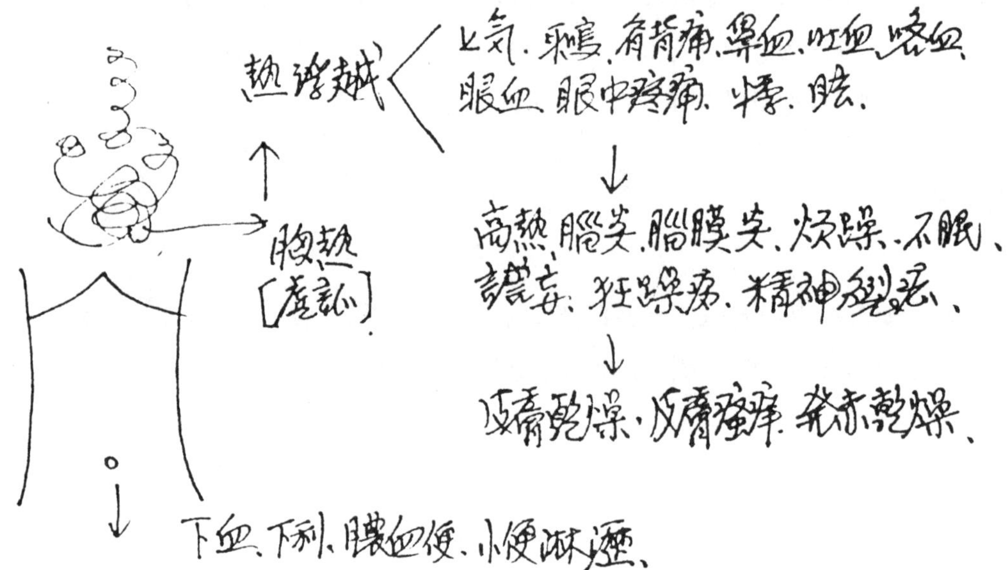

少陰病. 得之二三日以上. 心中煩. 不得臥.
黃連阿膠湯主之。[少陰病].

병리(病理)

虛證의 가슴팍에 氣(熱)가 모여 壅滯되거나 浮越하거나 병적증상이 나타남.

黃連의 양이 많은 것은 흉열이 주로 가슴팍에 옹체되어 체표에 기가 상대적으로 부족해져 소음병처럼 온몸 거죽(體表)이 차지거나 추위를 쉽게 타 厥逆하게 된다. 그래도 어디까지나 소양증이며 허증이기에 가슴팍 기(열)에 의한 병증은 반드시 나타나게 된다.

虛證이기에 少陽熱證에 의한 열의 느낌이 강열하게 나타나고 出血과 精神疾患도 나타난다.

少陽熱이 위로 넘쳐 面熱, 上熱感, 口燥, 咽乾, 肩背痛, 頸項强, 耳鳴, 鼻血, 衄. 吐血, 喀血, 眼血, 目眩, 頭眩, 眼中疼痛, 心悸, 口內炎, 舌炎 등이 나타나고 태양열병이 아닌 高熱, 腦炎, 腦膜炎의 형태로도 나타난다. 그리고 정신적으로 煩躁, 不眠, 譫妄, 狂躁, 精神分裂症 등의 병적증상도 나타난다. 인체 겉거죽에서는 皮膚乾燥, 皮膚瘙痒, 發赤乾燥가 나타난다. 大小便에는 下血, 下利, 膿血便, 小便淋瀝 등이 또한 나타난다.

일반적으로 가슴팍에 기(열)이 강열하게 나타나면 이를 제어하기 위해 주변의 수분이 몰려들어 이를 끄려한다고 하는데 이는 큰 틀의 생체 Control System이 작동하는 것으로 즉 人間生命體 役事로 이해하면 된다. 소양열이 옹체되면 체표에서는 추위나 냉에 민감해지고 궐냉해 진다. 그리고 소양열이 부월하면 열의 의한 압력으로 출혈이 나타날 수 있다. 더욱이 虛證인 경우 혈분량이 상대적으로 적기에 수분 또한 적어지게 된다. 이 때문에 열감은 더욱 심해진다. 따라서 체내 수분이 상대적으로 적게 되고 열은 많고 강해지기 때문에 皮膚나 臟器가 건조해 진다. 또한 마음(心)도 건조해 진다.

小便淋瀝은 체내 수분은 부족해지기에 심하면 오줌이 물방울처럼 나온다. 그리고 소변이 열에 의해 농축되어 나오기에 지린내도 매우 강하고 요도로 나올 때 뜨거움을 느낄 수 있다.

방후(方後)

黃連 四兩 黃芩 二兩 芍藥 二兩 阿膠 三兩 雞子黃 三枚 (8 4 4 6)
右五味,以水六升,先煮三物,取二升,去滓,內膠烊盡,小冷,內雞子黃,攪令相得,溫服七合,日三服

黃連 黃芩 芍藥에 물 六升을 넣고 달여 二升을 취하고 찌꺼기와 건더기를 없앤 다음 阿膠를 넣어 잘 저어 골

고루 녹아들게 한다. 잠시 식힌 뒤 달걀 노른자를 넣고 잘 저어 골고루 섞이게 한다. 이를 따뜻이 하여 七合씩 하루 세 번 복용한다.

원전(原典)

①少陰病,得之二三日以上,心中煩不得臥,黃連解毒湯主之 (少陰)

少陰病처럼 보이는 병을 얻은 지 이삼 일 더 되어 마음이 불안하고 답답하여 눕지 못하는 것은 黃連阿膠湯으로 주지한다.

少陰病은 체표 氣不足證으로 陰證이다. 그러나 黃連阿膠湯證은 가슴팍에 열이 모인 少陽病證으로 陽證이다. 만일 소양열이 강하게 옹체되면 체표에서 기가 상대적으로 부족해지기에 팔다리와 온 전신이 차고 서늘해져 소음병증처럼 보이기에 이렇게 표현한 것이다. 그러나 병의 실체인 가슴팍에 옹체된 氣分(熱)에 의해서 心中煩不得臥란 병적증상이 나타나는 것이다.

乾薑黃芩黃連人蔘湯

乾薑黃芩黃連人參湯 乾薑6. 黃芩6. 黃連6. 人參6.

右四味, 以水六升, 煮取二升, 去滓, 分溫再服。

吐 (食入口即吐)
↑
氣熱滯 < 胸熱感, 煩熱, 煩躁, 譫妄, 不眠
寒性心下痞硬
↓
下利, 軟便, 足冷, 腹痛.

傷寒本自寒下, 醫復吐下之, 寒格更逆吐下, 若食入口即吐, 乾薑黃芩黃連人參湯主之。[厥陰].

復 되풀이할 복 다시 부. 格 올 격 오를 격. 更 다시 갱 고칠 경.

병리(病理)

가슴팍에 氣(熱)가 체하여 소양열을 형성하고 복부가 차고 냉한 心下痞硬이 나타난 병증.

腹部가 차며 냉하고 즉 아래는 차고 냉하며 위에는 소양열로 뜨거워 심하비경에 의해 食入口卽吐라는 극단적인 병적증상이 나타난다.

소양열에 의해 面熱, 上熱感, 口燥, 咽乾, 肩背痛, 頸項强, 耳鳴, 鼻血, 衄, 吐血, 喀血, 眼血, 目眩, 頭眩, 眼中疼痛, 心悸, 口內炎, 舌炎, 胸熱感, 煩熱, 煩躁, 譫妄, 不眠 등의 병적증상이 나타난다. 소양열의 병적증상은 아래가 차고 냉하기에 더욱 심하고 격렬하게 나타난다.

寒性心下痞硬으로 嘔, 嘔吐, 下利, 軟便, 手足冷, 腹痛 등의 병적증상이 나타난다.

胸熱感 : 가슴에 고인 기(열)에 의해 나타나는 것으로 가슴이 탄다, 가슴이 뜨겁다, 불이 뿜어져 나온다, 열 받았다, 가슴이 뜨겁다고 표현한다.
食入口卽吐 : 음식물을 먹자마자 이를 곧바로 토하는 것으로 아래(심하비경)는 차고 냉하고 위(소양열)는 뜨겁고 열이 강하여 나타난다. 즉 寒性心下痞硬에 소양열이 강열하게 위로 치솟아 이 기세에 의해서 구토증이 나타나는 것이다.

방후(方後)

乾薑 黃芩 黃連 人蔘 各三兩 （６６６６）
右四味,以水六升,煮取二升,去滓,分溫再服

乾薑 黃芩 黃連 人蔘 네 가지 약재에 물 六升을 넣고 달여 二升을 얻는다. 찌꺼기와 건더기를 없애고 따뜻하게 하여 一升씩 하루 두 번 복용한다.

원전(原典)

①傷寒本自寒下,醫復吐下之,寒格更逆吐下,若食入口卽吐,乾薑黃芩黃連人蔘湯主之 (厥陰)

본래 下焦가 차고 써늘한 병자가 傷寒으로 太陽病을 앓는데 의자가 토법과 하법을 번갈아 써서 아래에 있던

冷과 寒이 치받혀 위로 토하고 아래로 설사를 하게 된다. 만약 음식을 먹자마자 바로 이를 토해내면 乾薑黃芩黃連人蔘湯으로 고친다.

본래 下焦가 차고 써늘한데 상한으로 앓는다는 것은 표기수체증나 표기수혈체증으로 땀이 나오지 않은 상태로 表熱證 즉 太陽病을 앓고 있는 것이다. 醫者가 여기에 吐法과 下法을 쓴 것은 誤治이고 逆治가 된다. 하초가 차고 냉한 것은 溫法으로 표열증은 汗解法을 써야 한다. 토법이나 하법을 쓰면 기혈수 삼자간 상대성에 의한 기혈수 순환 이상으로 열이 생겨 가슴팍의 열 즉 소양열병이 나타날 수 있다. 또는 체표에 걸린 기(열)가 하법과 토법에 의해 끌려 내려와 가슴팍에 걸쳐져 소양열이 생긴 것으로 원전의 조문 그대로 이해할 수 있다. 그러나 하초의 냉이나 한은 없어지지 않고 그대로거나 더욱 심해져 위의 소양열증이 더욱 심하게 나타나기에 이를 寒格이라 표현했다. 토법이나 하법을 써서 토하고 설사를 할 수도 있지만 寒格에 의해서도 구토와 설사가 더욱 심하고 강열하게 나타난다.

葛根黃芩黃連湯

葛根黃芩黃連湯. 葛根16. 甘草4. 黃芩6. 黃連6.

右四味. 以水八升. 先煮葛根. 減二升. 内諸藥. 煮取二升. 去滓. 分温再服。

脈促者表未解也.
喘而汗出.
頭痛. 肩背痛. 強急.

氣熱滯 < 胸熱感. 上熱感. 煩熱. 煩躁
譫語. 不眠.

眼病(結膜炎. 角膜炎. 트라코마
目赤) 口内炎. 舌炎.

太陽病. 桂枝證. 醫反下之. 利遂不止. 脈促者. 表未解也.

喘而汗出者. 葛根黃芩黃連湯主之. [太陽中].

병리(病理)

가슴팍에 순환하지 못하고 고인 기(열)가 위로 치솟아 표혈응결이 나타난다.

가슴팍에 순환하지 못하고 고인 기(열)에 의해서 즉 소양열에 의해서 喘, 咳, 面熱, 上熱感, 口燥, 咽乾, 肩背痛, 頸項强, 耳鳴, 鼻血, 衄, 吐血, 喀血, 眼血, 目眩, 頭眩, 眼中疼痛, 心悸, 口內炎, 舌炎, 煩熱, 煩躁, 不眠, 譫妄, 狂躁, 胸熱感, 眼病(結膜炎, 角膜炎, 트라코마, 目赤) 등의 병적증상이 나타난다.

表血凝結에 의한 表筋肉의 强急狀이 나타나 肩背痛, 五十肩, 項背强, 頸項强, 頭痛, 顔面神經麻痺, 口眼(顔)窩斜(口眼(顔)咼斜) 등의 병적증상이 나타난다.

少陽熱에 의해서 나타나는 표혈응결증이기에 소양열이 옹체되면 표혈응결증을 확인하기 매우 어렵다. 그러나 표혈응결에 의한 표근육의 강급이란 병적증상이 매우 작고 미약하더라도 반드시 나타난다. 물론 소양열이 위로 강하게 치솟을 때는 표혈응결에 의한 표근육의 강급상이 뚜렷하게 나타나기에 이를 확인하기가 보다 쉽다.

구안괘사(口眼咼斜, 口顔喎斜)는 구안와사(口眼窩斜, 口顔窩斜)로 쓰기도 한다.
眼病(結膜炎, 角膜炎, 트라코마, 目赤)은 갈근황금황연탕증에서만 나타나는 것이 아니라 소양열이 있으면 이것에 의해서 나타나는 것이다. 특히 黃芩과 黃連이 들어간 湯證의 病症에는 아주 잘 그리고 흔히 나타난다.

喘而汗出로 葛根黃芩黃連湯證의 지표로 삼는 이가 있으나 이는 소양열이 있으면 당연히 나타나는 것으로 이를 모르는 한낱 傷寒論 原典 條文에만 매달리는 즉 仲景師가 병의 원인 즉 이치를 설파한 것에 전혀 관심이나 뜻이 티끌만큼도 없다는 것을 실토한 것이다. 소양열은 기(열)가 순환하지 못하고 가슴팍에 모여 고이면 가슴팍이라는 위치적 상대성과 기(열)의 확장성과 상향성, 요동성에 의해서 가슴이 답답하고 터질 듯하고 가슴이 불같이 뜨거우며 작열감을 느끼기도 하며 숨을 쉬기가 어려워 천식이나 기침 그리고 한숨(息切)이 나타나는 것이다. 그리고 기(열)가 위로 상충하여 체표 특히 상반신과 머리에서 땀으로 나가는 것이다.
즉 가슴팍 기(열)가 체표에서 땀으로 나가면 소양열에 의한 병적증상이 당연히 완화되고 땀이 나지 않으면 병적증상이 그대로거나 더욱 심해진다.

방후(方後)

葛根 半斤 黃芩 三兩 黃連 三兩 甘草 二兩 (16 6 6 4)
右四味,以水八升,先煮葛根,減二升,內諸藥,煮取二升,去滓,分溫再服

먼저 葛根을 물 八升에 넣고 달여 二升의 물이 줄면 黃芩 黃連 甘草를 모두 넣고 다시 달여 二升을 얻는다. 찌꺼기와 건더기를 없앤 다음 따뜻하게 一升씩 하루 두 번 복용한다.

原典 方後의 방법대로 갈근을 먼저 달이고 나서 나머지 약재를 넣고 다시 달여도 되지만 처음부터 네 가지 약재를 한꺼번에 넣고 달여도 된다.

원전(原典)

①太陽病,桂枝證,醫反下之,利遂不止,脈促者,表未解也,喘而汗出者,葛根黃芩黃連湯主之 (太陽中)

태양병중 계지탕증에 醫者가 반대로 하법을 써서 설사가 그치지 않고 맥이 재촉하듯 나타난 것은 아직 表가 풀리지 않은 것이다. 숨이 차고 이로 인해 땀이 나는 것은 갈근황금황연탕으로 주지한다.

계지탕증의 태양병은 표기수혈체증이나 표기혈체증으로 汗解法으로 풀어야 한다. 이를 억지로 下法으로 풀려고 하면 표에 체했던 기가 가슴팍에 걸려 소양열을 형성할 수 있다. 가슴팍에 기(열)가 억지로 모여 있기에 이것들이 뛰쳐나가려고 발버둥치는 것이 促脈으로 나타나는 것이다. 그리고 表未解也로 표현했는데 이는 표혈응결증을 말한 것으로 만일 태양열증 즉 표열증이 풀리지 않고 남아있다면 계지탕을 다시 쓰든지 계지제나 마황제를 쓰면 되는 것이다. 이때 하리는 하법을 써서 나타나기도 하지만 가슴팍에 기(열)가 들어차 이 열에 의해 나타나는 熱性下利인 것이다. 즉 소양열에 의한 하리로 보아야 한다. 물론 하리로 소양열이 더욱 심해지기도 한다.

黃連湯

黃連湯 黃連6、甘草4、乾姜6、桂枝6、人參4、半夏10、大棗6、

右七味、以水一斗、煮取六升、去滓、溫服晝三夜二。

氣と衝、[水と衝] → 欲嘔吐、

胸熱 → 心煩、胸熱感、煩、

心下痞硬 → 腹中痛、

傷寒胸中有熱、胃中有邪氣、腹中痛欲嘔吐者、黃連湯主之。[太陽下]。

邪、간사할 사
사기 사、

병리(病理)

가슴팍에 체한 氣(熱)에 의한 열성 心下痞硬이 나타남.

黃連證의 열은 주로 壅滯되는 것이 특징이고 黃芩證의 열은 주로 動搖性이 강하고 上向性과 擴張性이 강한 것이 특징이다.

가슴팍 열(기)에 의한 즉 소양열로 心悸, 頸項强, 肩背痛, 口燥, 咽乾, 口內炎, 舌炎, 咽喉炎, 目眩, 頭眩, 耳鳴, 眼充血, 衄. 頭頂熱, 面赤, 上熱感, 煩躁, 心煩 등의 병적증상이 나타난다.
熱性心下痞硬으로 食慾不振, 消化不良, 腹中痛, 欲嘔吐란 병적증상이 나타난다.

선생님(金汪鎬)이 氣上衝(水上衝)으로 欲嘔吐症이 나타난다고 한 것은 가슴팍에 고인 기(열)가 위로 치솟아 구토증이 나타나는 것이고 심하비경에 의해서도 나타난다. 水上衝이라 한 것은 체내 정체된 수분이 기상충으로 딸려 올라오는 것이 아닌 半夏의 粘稠水證을 말하는 것이다. 이 병적 점조수에 의해서도 구토증이 나타나는 것이다.

기상충(소양열 상충)으로 표기체가 생겨 표열증(태양병증)이 나타나는 것이 결코 아니다.
표열증은 발열과 오한, 오풍이 동시에 나타나는 것이 전형이고 소양열은 왕래한열이 전형이다. 따라서 체표로 소양열이 나타나더라도 類似表熱로 나타난다.

방후(方後)

黃連 三兩 桂枝 三兩 半夏 半升 甘草 二兩 人蔘 二兩 乾薑 三兩 大棗 十二枚 (6 6 10 4 4 6 6)
右七味,以水一斗,煮取六升,去滓,溫服,晝三夜二

黃連 桂枝 半夏 甘草 人蔘 乾薑 大棗 일곱 가지 약재에 물 한말(十升)을 붓고 불로 달여 六升을 얻는다. 찌꺼기와 건더기를 없앤 다음 따뜻하게 하여 낮 동안은 세 번 밤에는 두 번 복용한다.

원전(原典)

①傷寒胸中有熱,胃中有邪氣,腹中痛,欲嘔吐者,黃連湯主之 (太陽下)

상한으로 가슴팍에 열이 들어차고 위장에 邪氣가 들어 배가 몹시 아프며 구토가 나려는 것은 黃連湯으로 고친다.

傷寒은 태양병의 상한이 아니고 소양병증의 상한이다. 胸中有熱은 가슴팍에 기(열)가 순환하지 못하고 머물러 나타나는 것이다. 따라서 가슴에 불이 들어 있듯 뜨겁고 화끈거리며 터질 것 같고 답답하거나 갑갑하다고 하여 가슴에 걸친 것을 벗거나 풀어 헤치려 한다.
胃中有邪氣는 밖에서 못된 기가 들어 찬 것이 결코 아닌 순환하지 못한 기(열)가 들어 찬 것이다. 즉 정상순환 하던 기(열)가 흉부에 체한 것이 명치 밑까지 영향을 미쳐 心下痞硬이 나타난 것을 이렇게 표현한 것이다. 欲嘔吐는 가슴팍 열이 상충하기에 그리고 심하비경에 의해서 나타난다. 토하고 나면 속이 확 풀릴 듯 하고 속이 시원해질 것 같은 느낌이 든다.

비고(備考)

*少陽中風 兩耳無所聞 目赤 胸中滿而煩者 不可吐下 吐下則悸而驚.
*傷寒 脈弦細 頭痛發熱者 屬少陽 少陽不可發汗 發汗則譫語 此屬胃 胃和則癒 胃不和則煩而悸.

黃芩湯

黃芩湯 黃芩6、芍藥4、甘草4、大棗6、

右四味、以水一斗、煮取三升、去滓、温服一升、日再夜一服。

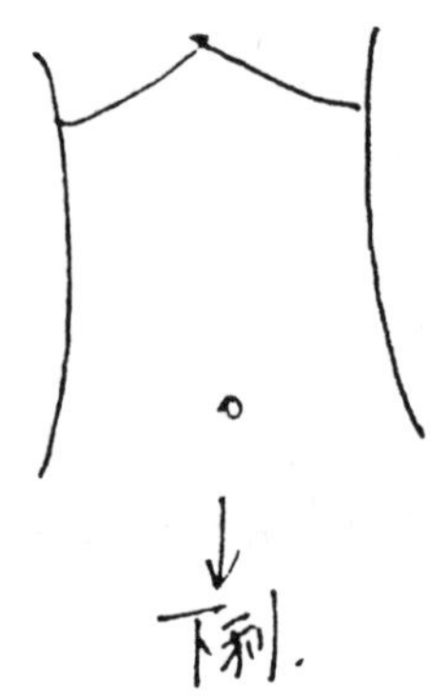

太陽與少陽合病、自下利者、與黃芩湯。[太陽下]、

※ 傷寒脈遲六七日、而反與黃芩湯、徹其熱、脈遲爲寒、今與黃芩湯、復除其熱、腹中應冷、當不能食、今反能食、此名除中、必死。[厥陰]、

徹 버릴철
벗겨줄철、 除 버릴제、

병리(病理)

虛證의 몸에 가슴팍에 氣(熱)이 순환하지 못하고 체한 證.

少陽熱證 가운데 黃芩熱證은 주로 上向性, 擴張性, 動搖性이 강하기에 위로 치솟아 체표에서 땀으로 발산되고 땀으로 나가지 못하면 太陽熱證은 결코 아닌 類似表熱로 나타난다. 그리고 아래로는 熱性下利로도 나타난다. 이때는 芍藥證이 있기에 裏急後重이 나타난다.

방후(方後)

黃芩 三兩 芍藥 二兩 甘草 二兩 大棗 十二枚 (6 4 4 6)
右四味,以水一斗,煮取三升,去滓,溫服一升,日再,夜一服

黃芩 芍藥 甘草 大棗 네 가지 약재에 물을 한말(十升)을 붓고 불로 달여 三升을 얻는다. 찌꺼기와 건더기를 걷어낸 뒤에 이를 따뜻하게 하여 낮에 두 번 밤에 한번 一升씩 복용한다.

원전(原典)

①太陽與少陽合病,自下利者,與黃芩湯 (太陽下)

태양병증과 소양병증이 겹쳐 하리(설사)가 나타나면 황금탕으로 주지한다.

태양병증은 실재 태양병이 아니라 유사표열 즉 태양병증처럼 나타나는 것으로 소양열에 의해서 나타난다. 하리(설사)는 소양열에 의해서 나타난다.

***傷寒脈遲六七日,而反與黃芩湯,徹其熱,脈遲爲寒,今與黃芩湯,復除其熱,腹中應冷,當不能食,今反能食,此名除中,必死 (厥陰)**

脈이 느릿하게 나타나며 傷寒으로 앓는데 脈遲는 寒에 의해서 나타난다. 그런데 반대로 열을 없애는 黃芩湯을 주면 열이 없어져 배가 차지기에 음식물을 먹지 못한다. 이제 반대로 음식물을 잘 먹는 것을 除中이라 하는데 반드시 죽는다.

한(음)증에 열을 꺼주는 황금탕을 쓰면 더욱 음증으로 빠진다. 제중이라 한 것은 기분의 절대량이 부족한데도 위장이나 흉부에 장기들이 생명유지에 필요한 활동을 하기 위해 기분이 모이기에 음식물을 능히 먹을 수 있다고 한 것이다. 이것이 심해지면 생체 모든 기능이 멈추는 죽음으로 이르게 된다. 촛불이 꺼지기 직전 매우 밝게 되는 것을 연상하면 된다.

▶▶ 상한론 Q & A

아무리 기혈수가 잘 돌아도 인간의 壽命이 有限한 까닭은?

기혈수가 순환하고 순환해야 할 인간의 몸이 물리학적으로나 생화학적, 생물학적, ENERGY力역학적으로 불안정하기 때문에 즉 기혈수 순환과 어우러짐에 한계가 있기 때문이다.

黃芩加半夏生薑湯

黃芩加半夏生薑湯、黃芩6、芍藥4、甘草4、大棗6、半夏10、生薑6、
右六味、以水一斗、煮取三升、去滓、溫服一升、日再夜一服。

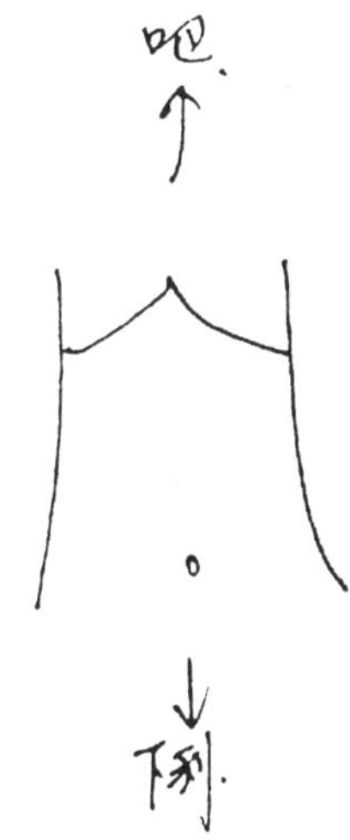

① 太陽與少陽合病、自下利者、與黃芩湯、若嘔者、黃芩加半夏生薑湯主之。[太陽下].

② 乾嘔而利者、黃芩加半夏生薑湯主之。[嘔吐].

병리(病理)

黃芩湯證에 半夏證과 生薑證이 겹친 것.

虛證의 몸에 氣(熱)가 가슴팍에 고이고 胃腸機能이 약해져 胸胃에 粘稠水가 체한다.
또한 허증의 몸에 기(열)가 가슴팍에 고이고 粘稠水에 의해서 위장기능이 약해진 것.

소양열에 의해서 하리(설사)가 나타나고 흉위 점조수에 의해 위장기능이 약해져 嘔逆症이 나타난다.
또한 소화기능이 떨어져 점조수가 정체되고 구역증이 나타난다.

방후(方後)

黃芩 三兩 芍藥 二兩 甘草 二兩 大棗 十二枚 半夏 半升 生薑 三兩 (6 4 4 6 10 6)
右六味,以水一斗,煮取三升,去滓,溫服一升,日再,夜一服

黃芩 芍藥 甘草 大棗 半夏 生薑 여섯 가지 약재에 물을 한말(十升) 붓고 불로 달여 三升을 얻는다. 찌꺼기와 건더기를 걷어낸 뒤에 이를 따뜻하게 하여 낮에 두 번 밤에 한번 一升씩 복용한다.

원전(原典)

①太陽與少陽合病,自下利者,與黃芩湯,若嘔者,黃芩加半夏生薑湯主之 (太陽下)

태양병증과 소양병증이 겹쳐 하리(설사)가 생기면 황금탕으로 고치고 여기에 구역증이 생기면 황금가반하생강탕으로 고친다.

②乾嘔而利者,黃芩加半夏生薑湯主之 (嘔吐)

구역증과 하리(설사)가 나타나면 황금가반하생강탕으로 고친다.

가슴팍에 고인 기(열)에 의해서 소양열증이 나타나고 이로 말미암아 설사가 나타난다. 소양열(황금증의 열)은 상향성과 동요성, 확장성이 강하기에 가슴팍이 답답하고 그득하여 번조열로 나타나고 위로 치솟아 체표에 태양열처럼 나타나나 표열증(태양병)을 형성하지는 못한다. 소양열과 흉위 점조수로 위장기능이 약해지거나 소양열과 위장기능 약화로 흉위에 점조수가 체하여 구역증이 나타난다.

六物黃芩湯

六物黄芩湯　黄芩6、人參6、乾姜6、桂枝2、大棗6、半夏10、

右六味、以水七升、煮取三升、溫分三服。

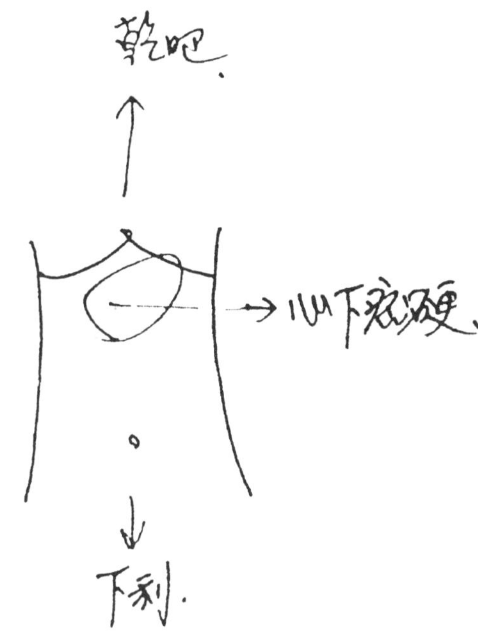

乾嘔下利、六物黄芩湯主之。[嘔吐]、

병리(病理)

가슴팍 기(열)가 체하여 少陽熱證을 이루고 이로 인해 心下痞硬이 나타남.

황금에 의한 흉열(소양열)이 나타나고 이로 말미암아 심하비경과 구역, 하리(설사)가 나타난다. 즉 열성 심하비경으로 구역증과 하리(설사)가 나타난다.

혹 소양열에 의한 하리를 흉부에 열이 생기면 흉곽에 중요한 장기(폐, 심장, 간, 담낭 등등)들의 기능이 떨어지기에 열을 싫어하게 되고 이 흉부의 열을 끄기 위해 주변의 수분이 몰려들고 몰려든 수분이 밑으로 쏟아져 내리는 것이 하리(설사)라고 설명한다. 물론 일리가 있는 설명이다. 그러나 기혈수 삼자간 평형과 기혈수 삼자간 순환이란 큰 틀로 보면 이 또한 이해할 수 있다.

방후(方後)

黃芩 三兩 半夏 半升 人蔘 三兩 乾薑 三兩 大棗 十二枚 桂枝 二兩 (6 10 6 6 6 2)
右六味,以水七升,煮取三升,去滓,三服服

黃芩 半夏 人蔘 乾薑 大棗 桂枝 여섯 가지 약재에 물을 七升 붓고 불로 달여 三升을 얻는다. 찌꺼기와 건더기를 걸어 낸 다음 하루 세 번 一升씩 복용한다.

원전(原典)

①乾嘔下利, 六物黃芩湯主之 (嘔吐)

乾嘔(嘔逆症)와 下利(泄瀉)가 같이 나타나는 것은 육물황금탕으로 주지한다.

가슴팍에 고인 기분(열)에 의해서 心下痞硬이 생겨 구역증과 하리가 나타나는 것으로 소양열과 열성 심하비경을 이해하면 된다.

비교(比較)

半夏瀉心湯

三物黃芩湯

三物黃芩湯 黃芩2. 苦參4. 乾地黃8.

右三味. 以水六升. 煮取二升. 溫服一升. 多吐下虫。

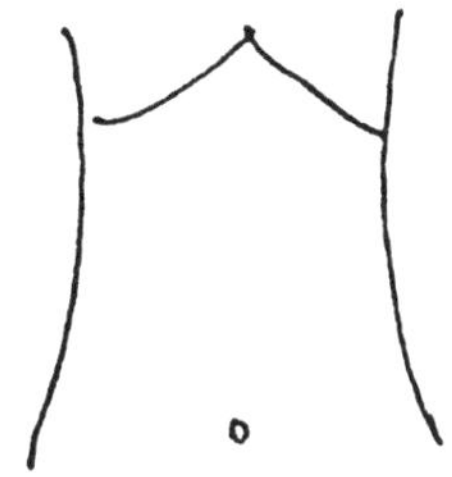

千金. 三物黃芩湯. 治婦人在草蓐. 自發露得風. 四肢苦煩熱. 頭痛者. 與小柴胡湯. 頭不痛但煩者. 此湯主之。[產後].

蓐 새싹욕. 자리욕.　露 드러낼노. 이슬로.

병리(病理)

가슴팍에 氣(熱)가 몰려 少陽熱證을 형성한 것.
소양열이 국부적으로나 전신적으로 나타난다.

삼물황금탕증의 열은 강열하지 않지만 온 몸에 나타나 전신적 번열로 나타나기도 하고 국부적으로 手足掌煩熱이나 四肢煩熱이 나타나 팔다리가 나른해지며 팔다리에 힘이 없어진다. 三黃瀉心湯證과 비교하면 된다.

약리(藥理)

苦蔘은 가슴에 체한 기(열)를 풀어 헤쳐주고 乾地黃은 수분을 끌어들여 소양열을 끈다.

방후(方後)

黃芩 一兩 苦蔘 二兩 乾地黃 四兩 （２４８）
右三味,以水六升,煮取二升,溫服一升,多吐下虫

黃芩 苦蔘 乾地黃 세 가지 약재에 물 六升을 붓고 불로 달여 二升을 얻는다. 따뜻하게 一升을 복용한다. 많은 벌레(기생충)를 토하거나 변으로 나오게 한다.

原典 方後는 三物黃芩湯을 구충제로 사용하기도 하지만 소양열을 끄는 것으로 이해하면 된다. 즉 소양열을 없애면 기생충이든 병적증상이든 저절로 없어진다.

원전(原典)

①婦人在草蓐,自發露得風,四肢苦煩熱,頭痛者,與小柴胡湯,頭不痛,但煩者,三物黃芩湯主之 (產後)

부인이 草蓐에 있어 風을 맞아 팔다리에 煩熱이 나타나고 頭痛이 있으면 小柴胡湯으로 고치고 머리가 아프지 않고 단지 번열만 나타나면 三物黃芩湯으로 주지한다.

부인이 풀을 깐 자리에 있다는 것은 애를 낳았다는 것을 말한다. 애를 낳는 것은 산부의 몸에서 기분, 혈분, 수분이 나가 번열이 쉬 생긴다. 이때 찬 것이나 냉한 것 그리고 바람을 맞으면 한과 냉, 바람이 바로 들어간다고 한다. 이를 산후풍이라 하는 것이다. 산후에 기분, 수분, 혈분이 절대적으로 부족하여 억지로 평형을 이루어 순환하기에 산후에 조리를 잘하여 기분, 수분, 혈분을 보충해야만 외인, 내인, 불내외인에 의해서 순환장애가 나타나지 않는 것이다.

사지번열과 두통만으로 소시호탕을 쓰는 것은 소시탕에서 이 증상이 물론 나타날 수 있지만 다른 탕증에서도 나타날 수 있기에 반드시 흉협고만을 확인해야만 한다. 따라서 이에 소시호탕을 주면 반드시 낫게 된다. 삼물황금탕증의 가슴팍 열(소양열)로는 두통까지 나타나지 않고 단지 전신적, 국부적 번열의 형태로 나타나기에 이를 확인하고 탕을 주어야 한다.

이는 小柴胡湯證 原典 ⑳번 條文에서 언급되었다.

白頭翁湯

白頭翁湯　白頭翁4~6. 黃蘗6. 黃連6. 秦皮6.

右四味. 以水七升. 煮取二升. 去滓. 溫服一升. 不愈更服一升。

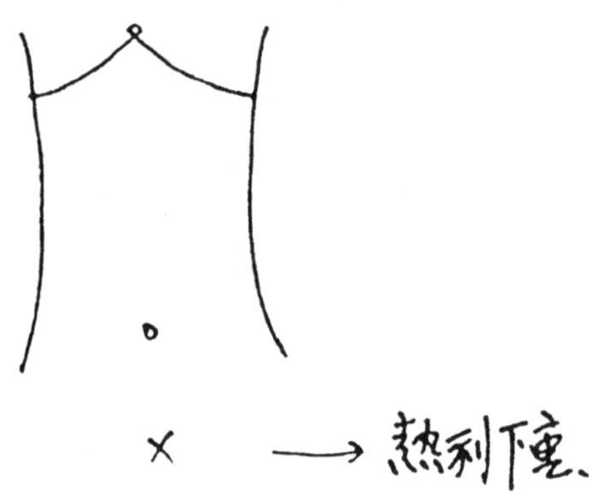

① 熱利下重者. 白頭翁主之。[厥陰].

② 下利欲飲水者. 以有熱故也. 白頭翁湯主之。[厥陰].

병리(病理)

少陽熱에 의한 下利證.

가슴팍에 옹체된 氣(熱)에 의해서 下利(泄瀉)가 나타난다.

가슴팍 열이 한꺼번에 설사로 나오기에 변이 무지 구리고 熱感을 느낀다. 즉 肛門이 불에 타는 듯한 灼熱感과 불 꼬챙이로 지지는 듯한 뜨거움이 나타난다.

약리(藥理)

白頭翁은 할미꽃 뿌리로 가슴팍 열(소양열)을 풀어헤치는 劇藥에 속한다.
秦皮는 물푸레나무(도끼자루나무)로 맛이 쓰고 약간 차기에 흉열을 없앤다.

방후(方後)

白頭翁 二兩(金　三兩) 黃蘗 黃連 秦皮 各三兩 (4-6 6 6 6)
右四味,以水七升煮取二升,去滓,溫服一升,不愈,更服一升

白頭翁 黃蘗(黃栢) 黃連 秦皮 네 가지 약재에 물을 七升을 넣고 달여 二升을 얻는다. 찌꺼기와 건더기를 없앤 뒤 一升을 따뜻하게 복용한다. 만약 낫지 않으면 다시 一升을 마신다.

원전(原典)

①熱利下重者,白頭翁湯主之 (厥陰)

熱性下利로 뒤가 무거운 것은 白頭翁湯으로 주지한다.

②下利欲飮水者,以有熱故也,白頭翁湯主之 (厥陰)

下利(泄瀉)를 하며 물을 찾는 것은 속에 열이 있기 때문이다. 白頭翁湯으로 주지한다.

가슴팍 열(소양열)에 의한 설사이기에 가슴에 뜨거운 열이 설사로 나온다. 따라서 가슴에 열로 답답하고 뜨거우며 열감을 느껴 물을 찾게 된다. 물론 진액 부족으로 갈증이 나는 것은 아니다.

▶▶ 상한론 Q & A

기분과 수분 그리고 혈분은 어떻게 생성이 되나?

人間生命體에서 숨쉬고 먹고 마신 것이 기혈수 순환에 수렴되어 새로운 기분, 혈분, 수분이 보충되고 낡은 기분, 혈분, 수분은 버려져 즉 몸에서 기혈수의 신진대사가 일어나고 기분, 혈분, 수분이 서로 상대적 평형을 이루어 순환하게 된다. 호흡이 멎거나 수분 공급이 안 되고 영양분이 멈추면 기혈수의 순환이 시나브로 어려워져 결국 순환이 멈춰 생명체로서 구실과 역할이 끝나게 된다.

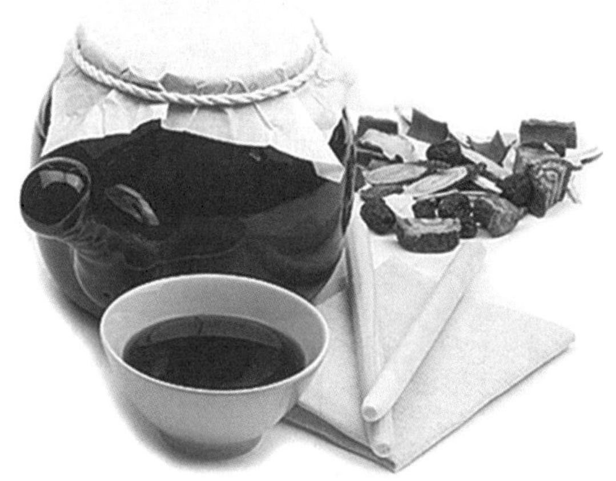

梔子劑

梔子豉湯

梔子豉湯. 梔子十四箇擘 4g 香豉綿裹四合 15g

右二味. 以水四升. 先煮梔子. 得二升半. 內豉. 煮取一升半. 去滓. 分爲二服. 溫進一服. 得吐者. 止後服。

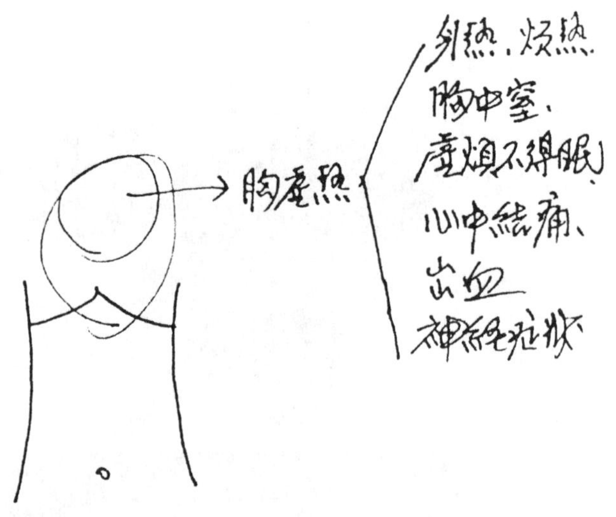

① 發汗吐下後. 虛煩不得眠. 若劇者. 必反覆顛倒. 心中懊憹. 梔子豉湯主之。若少氣者. 梔子甘草豉湯主之. 若嘔者. 梔子生薑豉湯主之。[太陽中]

② 發汗. 若下之. 而煩熱. 胸中窒者. 梔子豉湯主之。[太陽中].

③ 傷寒五六日. 大下之後. 身熱不去. 心中結痛者. 未欲解也. 梔子豉湯主之。[太陽中].

④ 陽明病，脈浮而緊，咽燥口苦，腹滿而喘，發熱汗出，不惡寒，反惡熱，身重。若發汗則躁，心憒憒反譫語。若加溫鍼，必怵惕煩躁不得眠。若下之，則胃中空虛，客氣動膈，心中懊憹，舌上胎者，梔子豉湯主之。若渴欲飲水，口乾舌燥者，白虎加人參湯主之。若脈浮，發熱，渴欲飲水，小便不利者，猪苓湯主之。〔陽明〕

⑤ 陽明病，下之，其外有熱，手足溫，不結胸，心中懊憹，飢不能食，但頭汗出者，梔子豉湯主之。〔陽明〕

⑥ 下利後更煩，按之心下濡者，爲虛煩也，宜梔子豉湯〔厥陰〕

⑦ 凡用梔子湯，病人舊微溏者，不可與服之。〔太陽中〕

擘 나눌 벽. 裏=裏=裡. 覆 되풀이할 복. 顚 엎드러질 전. 倒 뒤집어질 도.

懊 번뇌할 오. 憹 심란할 농. 窒 막을 질 막힐 질. 憒 심란할 궤. 怵 두려워할 출.

惕 근심할 척 두려워할 척. 飢 주릴 기 굶을 기. 按 살필 안 누를 안. 濡 젖을 유 막힐 유

舊=舊=旧 오랠 구 옛 구. 溏 못 당 진흙수렁 당.

병리(病理)

가슴팍에 氣分(熱)이 순환하지 못하고 체하여 病證을 만듬.

梔子豉湯證(少陽熱)의 특징

1. 身熱. 煩熱

身熱 : 전신적인 열로 고열이 나타나거나 발열 오한의 태양병증으로도 나타나지 않는다. 柴胡劑證처럼 수분과 어우러져 덩어리(塊)를 만들지도 않는다. 또한 金連劑證처럼 心下痞硬을 만들지 않고 몸에 화닥증 즉 몸이 번거롭고 번잡스럽게 되는 열로 나타난다. 얼굴이나 머리에 열이 후끈 달아오르는 정도로 나타난다. 운동이 끝난 뒤 찬물로 샤워를 해도 몸에 열기가 남는 것처럼 또는 뜨거운 물로 목욕을 한 뒤 서늘한 곳에 나와 있어도 한동안 몸에 열기가 가시지 않는 것과 같이 몸에서 熱感이 나타난다.

煩熱 : 가슴팍에 고인 기(열)가 국부적으로 가슴팍으로 다시 뿜어져 나와 화닥증이나 갑갑함, 답답함 등의 병적증상이 나타난다. 숨이 찬 듯하고 차지 않은 듯하게 나타나기도 한다.

2. 胸中窒

가슴팍이 꽉 막힌다, 가슴이 답답하다, 가슴이 가끔 턱 막히는 듯하다, 가슴이 답답하고 갑갑하다 못해 터지는 듯하고 터질 것 같다, 가슴에 숨이 막혀 질식할 것 같다고 표현한다.

食道狹窄症, 幽門狹窄症, 胃潰瘍, 胃酸過多症과 같은 병적증상으로 나타나고 이와 같은 病名에서 胸中窒이 쉬 보인다.

3. 虛煩不得眠(反覆顚倒)

가슴팍에 氣(熱)가 체하여 소양병증이 나타나는데 시호제증이나 황금황련제증처럼 열의 기세가 크거나 세지 않기에 즉 상대적으로 작고 약하기에 虛煩(虛熱)이라 표현한 것이다.

가슴팍 열(소양열)에 의해서 잠이 들기가 매우 힘이 들고 잠을 쉬 자지도 못하며 잠을 깊이 자지도 못하고 만약 잠을 자는 중간에 깨면 다시 잠이 들기 무척 어렵다. 그리고 잠자리에 들면 얌전하게 누운 그대로 자는 것이 아니라 몸을 이리 뒤척이고 저리 뒤척이며 온 방을 헤집고 다니며 잠을 잔다. 그리고 엎치락뒤치락하며 몸을 움직이며 잠을 잔다. 또한 피로하여 졸음이 쏟아지고 잠이 곧 올 것 같고 곧 잠을 잘 것도 같아서 잠을 자고 싶은데 막상 잠자리에 누우면 전혀 잠이 오지 않는다. 잠을 자지 못하여 눈이 충혈되고 몸이 파김치가 되어도 자리에 누우면 눈만 말똥말똥하여 잠은 오지 않고 머리가 횅해지며 온몸이 나른하고 팔다리 온몸에 힘이 쪽 빠지는 듯하다.

4. 心中結痛

가슴팍에 기(열)가 고여 나타나며 가슴이(심장) 조여들며 통증이 나타나는 것을 말한다. 이는 흉중질이 더욱 심해져 나타난다. 특히 술을 못하는 이가 毒酒(알콜도수가 높은 술)를 마실 경우 입안과 식도 가슴이 타들어 조여들며 아픈 경우나 물이나 음식물을 먹고 사레들릴 때 자주 나타난다. 胃潰瘍, 胃酸過多, 胸燒煩, Heart Burn, 附子劑나 乾薑劑 그리고 아스피린등 약물을 잘못 복용하였을 경우 또는 藥物中毒에 의해서도 나타난다.

특히 페니실린 쇼크일 경우 가장 잘 나타나는 데 1) 얼굴이 벌겋게 된다. 2) 가슴팍이 꽉 조여 온다. 이때 살아 있는 동안(生前) 처음 겪는 것이라 죽음을 떠올린다. 3) 이러다가 죽는 것이 아닌가 라는 생각이 스치면서 정신적으로 육체적으로도 당황하고 서두르게 된다. 4) 숨이 차다. 숨통이 조인다. 숨을 쉬는 것이 버겁다. 그러면서 통증이 나타난다.

5. 出血

가슴팍에 모인 氣(熱)의 動搖性과 上向性 그리고 膨脹性으로 인한 압력으로 혈관이 터져 出血이 나타난다. 衄, 口出血, 鼻出血, 耳出血, 腦出血, 下血, 皮膚出血, 血尿, 血便 등의 병적 증상이 나타난다.

6. 飢不能食

가슴팍(흉곽)에 기가 체하고 위장에도 氣(熱)가 체하여 나타난다. 즉 음식물이 들어가야 할 공간에 기(열)가 먼저 자리를 차지하고 있기에 배가 부르고(虛腹滿) 갑갑하며 입맛도 없어 음식물을 전혀 먹지 못한다. 억지로 먹으면 그런대로 소화흡수는 된다. 반대로 마음과 속이 텅 비어 있는 듯하여 음식물을 먹고 또 먹고 마구 먹어대고 허겁지겁 먹는 경우도 나타난다. 어떤 때는 음식을 마구 먹어대고 어느 때는 음식물을 전혀 입에 대지 않는 경우도 있다.

7. 神經症狀

마음을 쓰든 쓰지 않았든 일단 가슴팍에 기(열)가 흐르지 못하고 고이면 이것에 의해서 마음에 변화가 생긴다. 이때 마음의 변화는 기(열)의 특징이 나타나 갈피를 잡지 못하고 본인의 마음이 상쾌하고 상큼하며 시원한 것이 아닌 불쾌하고, 껄끄럽고, 두렵고, 들쑥날쑥(들쭉날쭉) 거리고, 번잡하고 잡스럽게 나타난다. 내 마음이 나의 마음이 아닌 것으로 나타난다.

병은 악순환이란 점을 이해하면 위의 것들을 더욱 쉽게 접근 할 수 있다.

梔子劑證는 柴胡劑證이나 陷胸劑證(結胸劑)처럼 氣(熱)가 수분과 어우러져 덩어리(塊)를 만들지도 않고 황금황련의 芩連劑처럼 心下痞硬을 형성하지도 않는다. 또한 嘔症나 嘔吐症이 나타나지 않는다. 또한 下利(泄瀉)가 나타나지 않으며 소변은 소양열에 의해 진하게는 나올 수 있으나 小便不利로는 나타나지 않는다. 흔히 梔子證을 확인하는데 決定的 梔子舌이란 것이 있다고 하나 이는 낭설이니 현혹되지 않기 바란다. 치자설이란 것이 있어도 치자증이 없고 치자설이 없는데도 치자증이 나타나기도 한다.

가슴팍에 고인 기(열)가 위로 올라 얼굴과 전신이 달아 오르고 가슴팍으로 내려가면 바로 열이 식고 달아오르는 것도 사라진다. 오르고 내리는 빈도나 강도는 가슴팍에 고인 기(열)의 양과 이를 자극하는 요인(外因, 內因, 不內外因)에 의해서 달라진다.

방후(方後)

梔子 十四箇擘　香豉 四合綿裹　(4 15)
右二味,以水四升,先煮梔子,得二升半,內豉,煮取一升半,去滓,分爲二服,溫進一服,得吐者止後服

梔子를 먼저 물 四升에 넣고 二升半이 될 때까지 달인다. 그런 다음 香豉를 넣고 다시 달여 一升半을 얻는다. 찌꺼기와 건더기를 없앤 뒤 이를 둘로 나눠 따뜻하게 복용한다. 이 약을 먹고 토하면 남은 약을 더는 먹지 않는다.

梔子는 열매를 거칠게 찧고 빻아서 쓴다.
香豉는 마른 된장으로 무명으로 싼 뒤에 달인다.

이 탕을 마시고 토한 다음 병이 낫는다고 한 것은 梔子豉湯證의 少陽熱이 壅滯熱로 나타나기에 이것이 풀리는 과정에서 나타나는 일종의 瞑眩現象이다. 그러나 실제에서는 토하지 않고 병이 낫는 경우가 대부분이다.

원전(原典)

①發汗吐下後,虛煩不得眠,若劇者,必反覆顚倒,心中懊憹,梔子豉湯主之 (太陽中)

發汗을 하거나 吐하고 또는 下利를 한 뒤 가슴팍에 虛熱이 생겨 煩躁症이 생기면 잠을 이루지 못하고 심하면 이리 뒤척 저리 뒤척하게 된다. 그리고 마음에 번조가 생겨 煩惱하게 되고 心亂해지게 된다. 이는 치자시탕으로 주지한다.

汗法이나 吐法 또는 下法을 쓴 다음 또는 운동이나 목욕, 약을 복용하여 땀을 흘리고 속의 내용물을 토하거나 설사를 한 뒤에 즉 外因, 內因, 不內外因 등으로 체내 氣分, 血分, 水分의 三者間 相對的 平衡에 의한 정상순환에 이상이 생겨 가슴팍에 기분(열)이 체하여 소양열병이 나타난다. 이 가슴팍에 모인 허열로 말미암아 虛煩不得眠(反覆顚倒), 心中懊憹 등의 병적증상이 나타난 것이다.

②發汗,若下之,而煩熱,胸中窒者,梔子豉湯主之 (太陽中)

땀을 낸 뒤 또는 하리가 있는 다음 가슴팍이 조여와 숨통이 막힐 것 같은 증상이 나타나면 치자시탕으로 주지한다.

가슴팍에 기(열)가 고이는 과정과 이로 인한 병적증상을 말한 것이다.

③傷寒五六日,大下之後,身熱不去,心中結痛者,未欲解也,梔子豉湯主之 (太陽中)

傷寒을 오륙일 앓은 뒤 크게 下利를 한 다음 몸에 열이 가시지 않고 가슴이 조이며 아픈 것은 아직 병이 풀리지 않은 것이니 치자시탕으로 이를 푼다.

傷寒은 表熱證(太陽病) 즉 表氣水滯나 表氣水血滯證으로 땀이 나지 않은 상태로 完全表熱證을 말한다. 이 표열증(태양병)에 下法을 써서 설사가 나면 체표에 체한 기(열)가 밑으로 내려와 가슴팍에 체하여 少陽病證이 나타난다. 태양병증에 하법을 쓰는 것은 오치며 역치다. 가슴팍에 고인 기분(열)에 의해서 가슴팍이 조이며 아픈 병적증상이 나타난다. 身熱不去의 身熱은 표열증(태양병)에 의한 표열이 아니라 가슴팍에 체한 기분(열) 즉 소양열에 의해 체표에 나타난 열이다.

④陽明病,脈浮而緊,咽燥口苦,腹滿而喘,發熱汗出,不惡寒,反惡熱,身重,若發汗則躁,心憒憒反譫語,若加溫針,必怵惕煩躁,不得眠,若下之則胃中空虛,客氣動膈,心中懊憹,舌上胎者,本方主之 (陽明)

陽明病은 맥이 浮緊하며 목안이 마르며 입이 쓰다. 그리고 배가 그득하고 부르며 숨이 차고 惡寒은 없고 오히려 열을 싫어하며 몸이 무거워 진다. 만약 땀을 내게 되면 煩躁症이 나타나 마음이 심란해지고 헛소리를 하게 된다. 또한 溫鍼을 쓰게 되면 두려워지거나 근심에 싸이게 되고 잠을 이루지 못한다. 만일 下法을 써서 설사를 하게 되면 위장이 텅비게 되어 객기가 이를 격동시켜 마음이 심란해지며 번뇌에 빠지게 되고 혀에 白苔가 낀다. 이때는 치자시탕으로 주지한다.

양명병은 복부에 기분(열)이 순환지 못하고 머물러 나타나는 腹部熱證으로 下解法을 써서 이를 푼다. 만일 이때 汗法이나 吐法, 下法을 잘못 쓰면 기혈수 삼자간 상대적 평형이 무너져 기분, 혈분, 수분의 정상순환에 이상이 생겨 이로 말미암아 병이 생기고 병적증상이 나타난다.

이는 猪苓湯證 原典 ①번 條文을 참조하길…

⑤陽明病下之,其外有熱,手足溫,不結胸,心中懊憹,肌不能食,但頭汗出者,梔子豉湯主之 (陽明)

陽明病에 하법을 쓴 다음 밖에 열이 있고 손발이 따뜻하며 가슴팍에 열이 쏟아져 내려 수분과 어우러져 덩어리를 만드는 結胸이 되지 않고 마음이 심란해지고 번뇌하게 된다. 배가 고파도 음식물을 먹지 못하게 되고 단지 머리에만 땀이 나게 된다. 이는 치자시탕으로 주지한다.

結胸은 氣分(熱)과 水分이 가슴팍에 어우러져 덩어리(塊)를 형성한 것이고 柴胡劑證의 胸脇苦滿도 가슴팍에서 기분(열)과 수분이 엉겨 덩어리를 만들어 나타난 것이다. 그리고 금련제는 가슴팍에 기분(열)이 고여 이로 말미암아 心下痞硬이 나타난다. 그러나 치자제는 가슴팍에 기분(열)이 옹체되어도 結胸과 胸脇苦滿, 心下痞硬을 만들지 않고 단지 병적인 열감과 심적 번조만이 나타난다.
陽明病은 하해법을 써서 푸는데 잘못 하법을 써서 가슴팍에 기분(열)이 머물러 병적증상이 나타난다. 但頭汗出은 가슴팍에 모인 열 즉 소양열은 위치적 상대성과 열(기분)이 위로 치솟는 상향성에 의해서 주로 上焦(上體, 上半身, 머리)에 열이 올라 땀으로 나간다. 물론 머리나 상초에만 땀이 날 수도 있고 전신에 땀이 나거나 땀이 전혀 나지 않을 수도 있다. 이것이 인간생명체이기에 가능한 생명현상 즉 기혈수 순환에 의한 役事인 것이다.

⑥下利後,更煩,按之心下濡者,爲虛煩也,宜梔子豉湯 (厥陰)

下利(泄瀉)가 있는 뒤 다시 煩躁(煩熱)가 나타나고 명치 밑을 만지면 아프거나 덩어리가 만져지지 않고 뭔가 고여 막힌 듯하면 이는 虛煩熱에 의한 것이기에 치자시탕으로 주지한다.

⑦凡用梔子湯,病人舊微溏者,不可與服之 (太陽中)

무릇 치자제를 쓰려고 할 때 대변이 무르거나 시궁창이나 연못의 수렁처럼 물컹한 대변을 보게 되면 치자제증이 아니기에 치자제를 쓰지 마라.

치자제증은 가슴팍에 옹체된 허열에 의해 나타나 결코 설사나 연변은 나타나지 않는다. 따라서 설사가 나거나 대변이 아주 무른 연변이나 溏泄이 나타나면 치자제증이 아니거나 다른 탕증이 겹친 것이다. 치자제증의 치자는 성질이 차고 서늘한 약재로 가슴팍 열을 풀어헤치기에 이를 과하게 쓰면 속이 차지고 냉해져 이로 말미암아 설사나 溏泄이 나타난다.

▶▶ 상한론 Q & A

적은 量의 기분,혈분,수분보다 많은 量의 기분,혈분,수분이 좋은 것인가?

기분,혈분,수분의 많고 적음은 좋고 나쁨의 문제가 되지 않는다. 이들 삼자가 상대적평형을 이루어 제대로 순환하는가가 핵심이다. 기혈수가 너무 많거나 너무 적어도 삼자간 순환이 어렵게 된다.

梔子甘草豉湯

梔子甘草豉湯 梔子4, 甘草1, 香豉1.5.

右三味, 以水四升, 先煮梔子甘草, 取二升半, 内豉, 煮取一升半, 去滓, 分二服, 溫進一服, 得吐者, 止後服。

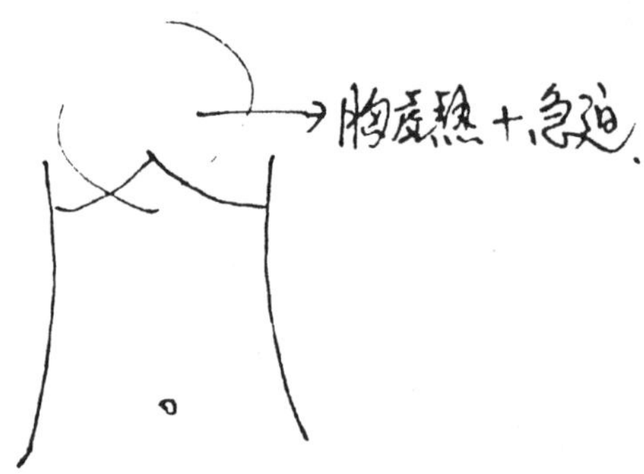

發汗吐下後, 虛煩不得眠, 若劇者, 必反覆顛倒, 心中懊憹, 梔子豉湯主之。若少氣者, 梔子甘草豉湯主之。[太陽中]

병리(病理)

가슴팍에 모인 氣分(虛熱)에 의한 少陽虛熱과 急迫.

循環異狀으로 가슴팍에 고인 氣分(熱)에 의해 少陽熱證과 肉體的, 精神的 急迫이 나타난다. 반대로 육체적, 정신적 급박으로 가슴팍에 기분(허열)이 체하여 소양열병이 생긴다.

급박으로 급박성 통증이나 심적 급박이 나타난다. 그리고 가슴팍에 고인 허열과 흉허열에 의한 급박으로 少氣라는 병적증상이 나타난다.
少氣는 숨을 쉬는 양이 적은 것으로 가슴팍에 기분(열)이 들어차면 공기의 출입이 원활하지 않고 자연스럽지도 않기에 나타난다. 똑같은 원리로 喘息이나 息切(한숨), 기침 등의 병적증상이 나타날 수도 있다. 그리고 정신적 급박 즉 심적 급박으로 정신 신경적 질환이 생겨 고통을 받을 수 있다.

방후(方後)

梔子 十四箇 香豉 四合綿裏 甘草 二兩 (4 15 4)
右三味,以水四升,先煮梔子甘草,取二升半,内豉,煮取一升半,去滓,分二服,溫進一服,得吐者止後服

먼저 梔子 甘草를 물 四升에 넣고 불로 달여 二升半을 얻는다. 여기에 메주를 넣고 다시 달여 一升半을 얻는다. 찌꺼기와 건더기를 없앤 다음 이를 둘로 나눠 따뜻하게 복용한다. 만일 약을 마시고 토하면 나머지 약은 더는 복용하지 않는다.

원전(原典)

①發汗吐下後,虛煩不得眠,若劇者,必反覆顚倒,心中懊憹,梔子豉湯主之,若少氣者,梔子甘草豉湯主之(太陽中)

發汗法 또는 吐法 下法을 써서 땀을 내거나 토하고 또는 하리(설사)를 한 다음 가슴팍에 虛熱이 생겨 잠을 자지 못하고 이리저리 뒤척거리게 되고 가슴이 답답하고 갑갑하여 마음이 번잡해지고 번뇌하게 된 것은 치자시탕으로 주지하고 여기에 급박이 생겨 숨을 쉬는 양이 적어지게 되면 치자감초시탕으로 주지한다.

가슴팍에 허열이 순환하지 못하고 체하는 과정을 땀을 흘리거나 토하고 또는 설사가 나서 흉허열이 생긴 것으로 설명하나 흉허열은 내인, 외인, 불내외인으로 기혈수 삼자간 상대적 평형이 무너져 기혈수 순환이상이 생겨 나타난다. 이 옹체열로 여러 병적 증상이 나타나고 정신 신경적으로 또한 육체적 급박이 나타난다.

▶▶ 상한론 Q & A

평소 감기도 한번 걸리지 않을 정도로 건강한 사람이 큰 병이 생기거나 저세상으로 가는 경우가 있고 평소 잔병치레를 자주하는 사람이 골골하며 오래 사는 이유는?

기분, 수분, 혈분의 총량이 많으면 탈이 크고 강하게 나타나고 기분, 수분, 혈분의 총량이 적으면 순환이상이 생기는 것이 적고 작게 나타난다. 기혈수의 총량이 많고 제대로 순환한다면 좋지만 기혈수의 총량이 적더라도 제대로 평형을 이루어 순환한다면 이것도 건강한 것이다. 기혈수의 총량이 중요한 것이 아니라 순환이 중요한 것이다.

梔子生薑豉湯

梔子生薑豉湯 梔子4. 生薑10. 香豉15.

右三味. 以水四升. 先煮梔子生薑. 取二升半. 內豉. 煮取一升半. 去滓
分二服. 溫進一服. 得吐者. 止後服。

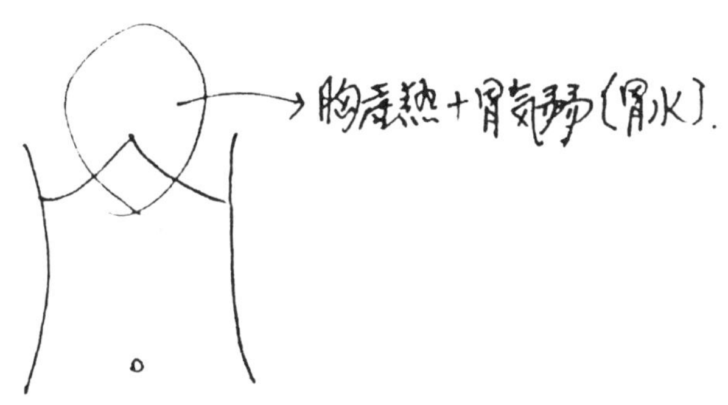

發汗吐下後. 虛煩不得眠. 若劇者. 必反覆顛倒. 心中懊憹.
梔子豉湯主之. 若少氣者. 梔子甘草豉湯主之. 若嘔者. 梔子生薑豉湯主之。

병리(病理)

가슴팍에 氣分(熱)이 체하여 胸熱(少陽熱證)이 나타나고 이로 말미암아 胃腸機能이 약해진 病證.

흉허열에 의해 육체적 정신적으르 병적증상이 나타나고 이로 말미암아 소화흡수기능이 약해져 구역증이 나타난다. 위장의 소화흡수기능 중 특히 수분에 대한 소화흡수기능이 약해져 이로 말미암아 속이 미식거리고 울렁대며 느글거리게 된다.

방후(方後)

梔子 十四箇 香豉 四合綿裹 生薑 五兩 (4 15 10)
右三味,以水四升,先煮梔子生薑,取二升半,內豉,煮取一升半,去滓,分二服,溫進一服,得吐者止後服

먼저 梔子와 生薑에 물 四升을 넣고 二升半이 되도록 달인 다음 香豉(메주)를 넣고 다시 달여 一升半을 얻는다. 찌꺼기와 건더기를 없앤 다음 둘로 나눠 따뜻하게 복용한다. 만일 약을 마시고 토하게 되면 나머지 약을 더는 복용하지 않는다.

원전(原典)

①發汗吐下後,虛煩不得眠,若劇者,必反覆顚倒,心中懊憹,梔子豉湯主之,若少氣者,梔子甘草豉湯主之,若嘔者,梔子生羌豉湯主之 (太陽中)

발한법이나 토법 또는 하법을 써서 땀을 내거나 토하고 또는 하리(설사)를 한 다음에 가슴팍에 허열이 고여 이로 말미암아 생긴 번조로 잠을 자지 못하고 심하면 이리저리 뒤척이게 되고 마음의 번조가 생겨 번뇌하고 심란하게 되면 치자시탕으로 주지하고 만약 급박으로 숨을 쉬는 양이 적어지게 되면 치자감초시탕으로 주지한다. 그리고 만일 위장의 소화흡수기능 약화로 구역증이 나타나면 치자생강시탕으로 주지한다.

梔子乾薑湯

梔子乾薑湯. 梔子4. 乾薑2.

右二味. 以水三升半, 煮取一升半. 去滓. 分二服. 溫進一服. 得吐者. 止後服。

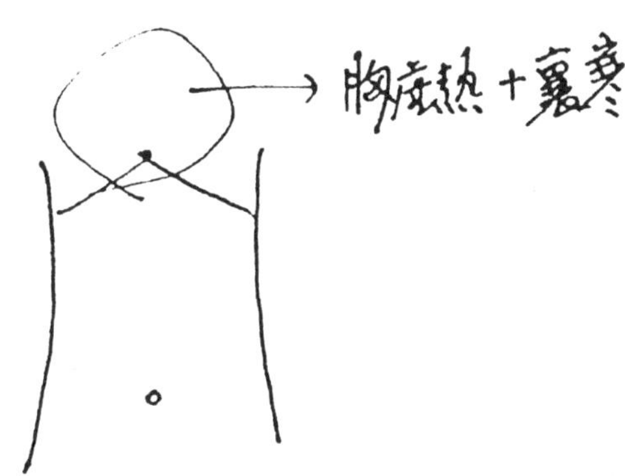

傷寒. 醫以丸藥大下之. 身熱不去. 微煩者. 梔子乾薑湯主之。[太陽病中].

병리(病理)

속이 차고 써늘한 것에 가슴팍에 기분이 체한 병증.

속에 氣分이 부족하여 차고 냉하여 下利나 軟便, 溏泄이 나타나고 가슴팍에 氣分(熱)이 모여 胸熱證이 나타난다.
아래는(腹部) 차고 위(胸部)는 열이 있으면 상대적으로 熱感과 冷感(寒)이 상대적으로 더욱 심하게 나타나고 병적증상들도 심하게 나타난다.

방후(方後)

梔子 十四箇 乾薑 一兩 （４２）
右二味,以水三升半,煮取一升半,去滓,分二服,溫進一服,得吐者,止後服

梔子 乾薑 두 가지 약재에 물 三升半을 넣고 달여 一升半을 얻는다. 찌꺼기와 건더기를 없앤 다음 이를 나눠 하루 두 번 따뜻하게 복용한다. 만일 약을 복용하고 토하게 되면 약을 더 복용하지 않는다.

원전(原典)

①傷寒,醫以丸藥,大下之,身熱不去,微煩者,梔子乾薑湯主之 (太陽中)

太陽病의 傷寒에 醫者가 丸藥을 써 크게 下法을 쓰면 몸의 열은 가시지 않고 번조증이 약하게 나타난다. 이렇게 되면 梔子乾薑湯으로 주지한다.

傷寒은 表氣水滯證이나 表氣水血滯證으로 땀이 나지 않은 完全表熱證으로 汗解法으로 풀어야 한다. 그러나 下法을 쓰면 誤治이자 逆治로 체표에 걸린 기분(열)이 가슴팍에 걸려 신열과 번조가 나타나고 기분이 상대적으로 너무 나가 기분부족이 생겨 속(위장)이 차고 냉하게 된다.
이 湯證은 속에 기분이 부족하거나 복부가 차고 써늘해 기분이 순환하지 못하는 腹部 陰證(冷證)에 기분이 가슴팍에 고여 胸熱證이 나타나는 경우도 있다.

枳實梔子豉湯

枳實梔子豉湯. 枳實三枚4. 梔子4. 豉15.

右三味. 以清漿水七升. 空煮取四升. 內枳實 梔子. 煮取二升. 下豉. 更煮五六沸. 去滓. 溫分再服. 覆令微似汗. 若有宿食者. 內大黃. 如博碁子五六枚. 服之愈。

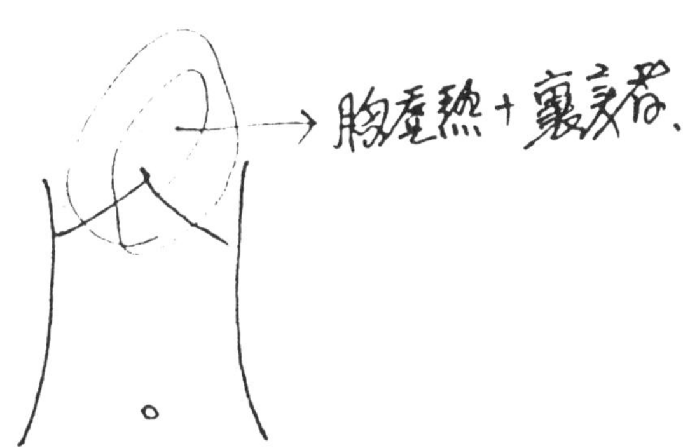

大病差後. 勞復者. 枳實梔子豉湯主之。〔差後勞復〕.

병리(病理)

枳實證과 氣分(熱)이 가슴팍에 체한 少陽熱證이 같이 나타난 것.

지실증이 있는 사람이 흉열이 나타나거나 극히 불가능하지만 흉열에 의해서 근육이 경화되어 나타난다.

겉과 속 근육이 딱딱해진(경화) 까닭으로 가슴팍에 고인 기분(열)에 의한 병적증상이 더욱 심하게 나타난다. 근육이 열이 더해지면 더욱 뒤틀리고 오그라들기에 胸中窒이나 心中結痛, 心煩不得眠, 神經症狀 등이 더욱 심하게 느껴지고 강도가 높게 나타난다.

방후(方後)

枳實 三枚 梔子 十四箇 香豉 一升 (4 4 15)
右三味,以清漿水七升,空煮取四升,内枳實梔子,煮取二升,下豉,更煮五六沸,去滓,溫分再服,覆令微似汗,若有宿食,内大黄如博碁子五六枚,服之愈

먼저 맑은 물 七升을 四升이 되도록 끓인 다음 枳實과 梔子를 넣고 다시 달여 二升을 얻는다. 香豉(메주)를 넣고 또다시 대여섯 번 끓게 달인다. 건더기와 찌꺼기를 없앤 다음 이를 둘로 나눠 하루 두 번 따뜻하게 복용하고 이불을 덮어 몸을 따뜻하게 하여 몸에 약간 땀이 나게 한다. 만약 먹은 것이 오래 있으면 즉 대변을 보지 못하는 경우 大黃을 쓰면 된다.

원전(原典)

①大病差後,勞復者,枳實梔子豉湯主之 (差後勞復)

큰 병을 앓고 난 뒤 다시 완전히 회복되기도 전에 과로하거나 피로가 겹쳐 다시 앓게 되는 경우는 지실치자시탕으로 주지한다.

큰 병을 앓고 난 뒤 다시 병을 앓는 경우를 勞復이라 하는데 큰 병을 앓은 뒤 기분(열)이 가슴팍에 쌓여 소양열병을 앓게 되고 그 몸이 본시 지실증을 가진 즉 실증이라 몸을 조리하지 못하고 과로나 신경을 많이 써 소양열병이 더욱 심하게 되었다고 할 수있다.

물론 노복인 경우 모두가 지실치자시탕으로 고칠 수 있는 것은 아니다. 소양열증과 지실증이 어우러져야만 이 탕을 써서 고칠 수 있다.

▶▶ 상한론 Q & A

傷寒雜病論을 三陽三陰(六經)의 경락으로 본다는 것에 대하여?

王叔和의 공로로? 이는 仲景師(張仲景)의 醫學을 일부만 보거나 협소하게 보는 것에 지나지 않는다.

침으로 병을 고치는 것에 대하여?

물론 침으로 병을 고칠 수는 있다. 그러나 기혈수 순환이상 모두를 다스리지 못한다. 즉 기분의 순환이상은 어느 정도 다스릴 수는 있어도 혈분과 수분 그리고 기혈수가 어우러져 순환이상이 된 것을 다스리기에는 분명 한계가 있다. 따라서 병과 약 그리고 우리의 몸을 기혈수의 상대적 평형에 의한 순환으로 이해해야만 하고 기혈수의 순환이상을 다스려야 병을 고칠 수 있는 것이다.

梔子大黃豉湯

梔子大黃豉湯. 梔子4. 大黃2. 枳実4. 豉15.

右四味. 以水六升. 煮取二升. 分溫三服。

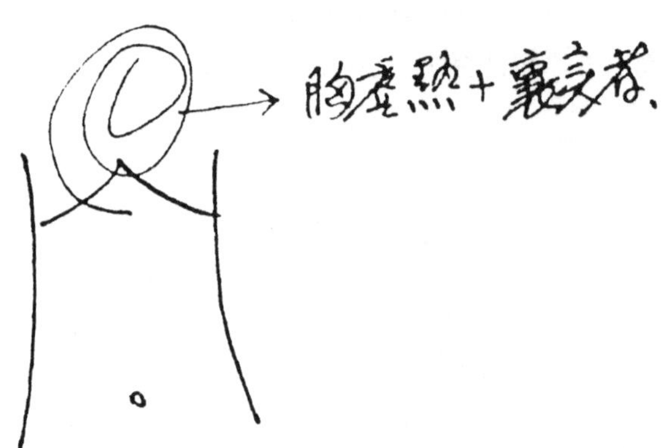

酒黃疸. 心中懊憹. 或熱痛. 梔子大黃豉湯主之。〔黃疸〕.

병리(病理)

가슴팍에 氣分(熱)이 고인 少陽熱病證에 枳實證 그리고 胃와 腸에 기분(열)이 머무는 陽明熱病證이 겹쳐 나타난다.

지실증과 대황증이 겹쳐 나타나기에 裏實證이라 표현했다, 그러나 지실증만으로도 表裏實證인 것이다.

지실증에 양명열병이 겹치기에 소양열증에 의한 병적증상이 더욱 심하게 나타난다.

방후(方後)

梔子 十四箇 大黃 一兩 枳實 五枚 香豉 一升綿裏 (4 2 4 15)
右四味,以水六升,煮取二升,分溫三服

梔子 大黃 枳實 香豉 네 가지 藥材에 물 六升을 넣고 달여 二升을 얻는다. 이를 셋으로 나눠 하루 세 번 따뜻하게 마신다.

원전(原典)

①酒黃疸,心中懊憹,或熱痛,梔子大黃豉湯主之 (黃疸)

飮酒로 생긴 黃疸로 마음이 심란하고 근심걱정으로 가득 차 번뇌가 심하고 혹 熱性 痛症이 나타나는 것은 梔子大黃豉湯으로 주지한다.

酒黃疸은 술을 많이 자주 먹어 생기는 황달을 말한다. 황달은 기혈수론에서 보면 熱性으로 나타난다. 즉 기가 체하거나 열이 체하면 이것에 의해서 황달이 나타날 수 있다. 물론 陰證에서도 나타나는데 陰證煩熱이 있어야만 나타난다. 기의 전체 절대량이 부족해도 기분이 국부적(부분적)으로 체하여 열이 나타날 수 있다. 이를 음증번조라 한다.
뱃속 열과 가슴팍 열이 겹쳐서 즉 양명열과 소양열이 겹쳐서 이로 말미암아 황달이 나타나고 지실증의 근육이 이와 같은 열이 더해지면 더욱 긴장하고 오그라들기에 통증도 심하게 나타난다.

비고(備考)

*心中懊憹而熱,不能食,時欲吐,名曰酒疸,宜本方 (黃疸)

*夫病酒黃疸,必小便不利,其候心中熱,足下熱,是其證也,宜本方 (黃疸)

*酒黃疸者,或無熱,靖言了,腹滿欲吐,鼻燥,(其脈浮者,先吐之),沈弦者,先下之,宜本方 (黃疸)

▶▶ 상한론 Q & A

사상체질에 대하여

사람의 체질을 태양인,소양인,태음인,소음인등 네 가지로 가르고 각각의 체질에 따라 맞는 음식물이 다르기에 달리 섭취해야 하고 병도 이에 따라 다르기에 처방도 다르다고 한다. 그러나 네가지 체질로 인간의 모든 병을 나눌 수 있는지에 의문이 들고 또한 병과 약 그리고 병을 앓고 있는 그리고 앓을 수 있는 인간생명체의 몸을 같은 관점이나 원리, 이론으로 묶을 수 있는지 의문이고 학문적으로 다룰 수 있는지도 의문이다.

梔子厚朴湯

梔子厚朴湯　梔子4．厚朴8．枳實4．

右三味．以水三升半．煮取一升半．去滓．分二服．溫進一服．得吐者．止後服。

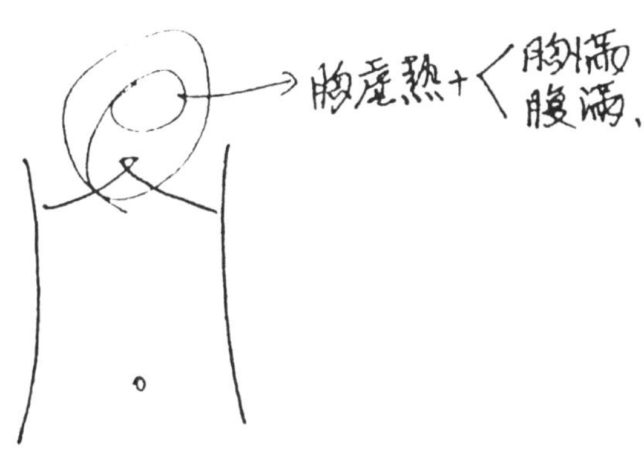

傷寒下後．心煩．腹滿．臥起不安者．梔子厚朴湯主之。[太陽中]．

병리(病理)

가슴팍에 氣分과 熱이 체하고 근육의 硬化 즉 枳實證이 겹쳐 나타난 것.

물론 기분이 체하여 열로 변한 것이 胸熱證이나 기분이 모두 열로 변하지 않고 기분이 남아 있거나 少陽熱證에 기분이 순환하지 못하고 고여 나타난다.

첫째 가슴팍에 고인 少陽熱病證에 의해 병적증상이 나타난다.
둘째 근육이 과발달한 지실증이 또한 나타난다.
셋째 가슴팍에 모인 氣分 즉 열로 변하지 않은 기분에 의해 병적증상이 나타난다. 이것이 복부에도 체하여 복만이란 병적증상이 나타난다.

枳實證은 實證으로 이로 말미암아 근육이 과발달하여 血滯에 의한 근육의 假性緊張狀態와 비슷하게 병적증상이 나타난다. 실증이기에 상대적으로 水分의 양도 많고 氣分의 양도 많아지게 된다. 따라서 많은 양의 기분이 가슴팍에 순환하지 못하고 체하고 이것이 열로 변하기도 하기에 흉만과 복만 그리고 소양열병이 심하고 강열하게 나타난다.

가슴팍에 기분이 고이면 가슴에 뭔가 들어차있는 듯하다, 가슴이 부푼다, 가슴이 터질 것 같다, 가슴이 갑갑하고 답답하다, 가슴이 미어터질 것 같다, 숨이 막힌다, 숨을 들이쉬고 내쉬기가 벅차다, 숨이 차다, 등등으로 불편해 한다. 이것이 胸部氣滯에 의한 胸滿이다.
이 기분이 순환하지 못하고 복강 즉 복부에 체하면 가슴팍에 기분이 고여 흉만을 만들 듯이 복만이 나타난다. 배가 부르다. 배에 뭔가 들어차있다. 배가 터질 것 같다. 배가 미어터질 것 같다. 배가 불러 숨이 차고 숨을 쉬기 힘들다.

방후(方後)

梔子 十四箇 厚朴 四兩 枳實 四枚 (484)
右三味,以水三升半,煮取一升半,去滓,分二服,溫進一服,得吐者,止後服

梔子 厚朴 枳實 세 가지 약재에 물을 三升半 넣고 一升半이 되도록 달인다. 찌꺼기와 건더기를 없앤 다음 달인 약을 둘로 똑같이 나눠 따뜻하게 마신다. 만일 약을 마신 다음 토하면 병이 나은 것이니 남은 것은 더는 먹지 않는다.

원전(原典)

①傷寒下後,心煩腹滿,臥起不安者,梔子厚朴湯主之 (太陽中)

傷寒에 下法을 써서 下利(泄瀉)가 있은 다음 心煩과 腹滿 臥起不安이 생기면 梔子厚朴湯으로 주지한다.

傷寒은 完全表熱證으로 表氣水滯證이나 表氣水血滯證에 땀이 나지 않은 상태를 말한다. 表熱證 즉 太陽病은 汗解法을 써야 하는 데 下法을 쓰면 誤治이자 逆治가 된다.
따라서 표에 걸린 열과 기분이 하법을 써서 억지로 내려 가슴팍에 걸치게 되었다고 仲景師는 병이 생긴 과정을 설명하였다. 또한 傷寒 중에서도 표기수체증 즉 실증인 지실증의 가능성을 높였다고 할 수 있다.

心煩 : 가슴팍에 고인 열과 기분에 의해 나타나는 것으로 내 마음이 나의 마음이 아닌 상태를 말한다. 심하면 정신질환으로 고통을 받을 수도 있다.
腹滿. 胸滿 : 복부와 가슴팍에 열과 기분에 의해서 주로 열로 변하지 않은 기분에 의해서 나타난다.
臥起不安 : 앉으나 서나 불안하고 안절부절 어쩔 줄 모르는 상태로 不安焦燥로도 나타나기도 한다. 가슴팍의 열과 기분이 체하여 생긴 少陽熱證과 胸滿 그리고 복부에 기분이 체하여 생긴 腹滿에 의해서 나타난다.

梔子蘗皮湯

梔子蘗皮湯. 梔子4. 甘草2、黃柏4、

右三味. 以水四升. 煮取一升半. 去滓, 分溫再服。

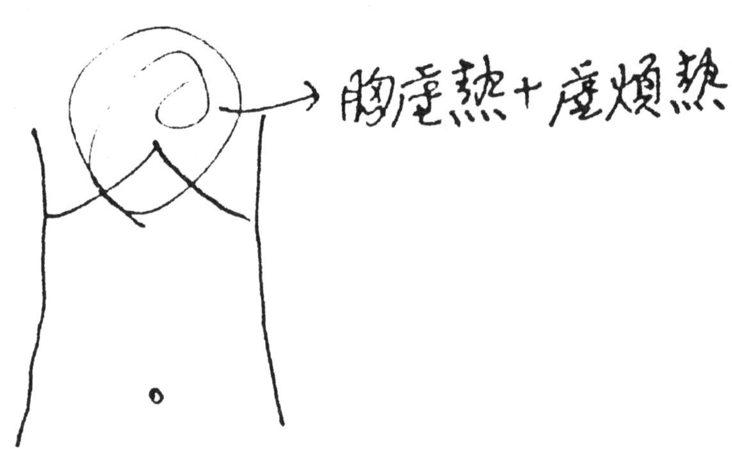

傷寒、身黃、發熱、梔子蘗皮湯主之。[陽明]、

병리(病理)

가슴팍에 氣分이 체하여 虛煩熱과 少陽熱이 나타난다.

虛煩熱과 梔子의 少陽熱을 쉽고 정확하게 구별해 내기가 쉽지 않다. 허번열에 의해서 黃栢(黃蘗)처럼 피부나 눈, 손발톱 등 몸이나 신체 일부가 누렇게 나타나면 황벽(황백)을 쓰면 된다. 물론 황벽은 치자처럼 가슴팍에 고인 허번열을 풀어헤치는 약재이다.

梔子의 소양열과 黃栢의 허번열이 겹치면 가슴팍은 물론 전신에서 熱感이 나타난다. 이때 나타나는 全身熱은 太陽熱證의 發熱 惡寒이나 陽明熱證의 反惡熱 潮熱과는 전혀 다르다.
또한 胸熱과 虛煩熱로 말미암아 전신 또는 피부나 치아, 손톱, 발톱 등이 노랗게 되고 黃疸이 나타나기도 한다.

방후(方後)

肥梔子 十五箇 甘草 一兩 黃蘗 二兩 （4 2 4）
右三味,以水四升,煮取一升半,分溫再服

梔子 甘草 黃蘗(黃栢) 세 가지 약재에 물 四升을 넣고 달여 一升半을 얻는다. 이를 둘로 나눠 따뜻하게 하루 두 번 복용한다.

원전(原典)

①傷寒,身黃發熱,梔子蘗皮湯主之 (陽明)

傷寒으로 黃疸이 나타나고 열이 나는 것은 梔子蘗皮湯으로 주지한다.

傷寒은 太陽病의 상한이 아니라 少陽病의 상한을 말한다. 소양열병에 의한 증상이 급하고 강열하게 나타나기에 상한이라 한 것이다.
發熱은 태양열증이나 양명열증이 아닌 소양열증으로 치자증의 가슴팍 열과 허번열로 인해 나타난다.
身黃은 소양열과 허번열이 가슴팍에 체하여 열이 속으로 부터 우려나 체표에서 노랗고 누렇게 되어 나타난다.

*** 黃連解毒湯은 仲景方(古方)을 변형한 處方이다. ***

第一黃連解毒湯: 大黃 黃芩 黃連 梔子
第二黃連解毒湯: 黃芩 黃連 梔子 黃柏(黃蘗)

▶▶ 상한론 Q & A

補藥에 대하여?

일반적으로 우리 몸 밖에서 기분과 수분, 혈분을 더하는 것 혹은 기분, 혈분, 수분을 우리 몸에서 북돋우는 것을 보약이라 한다. 그러나 우리의 몸에서 기분, 혈분, 수분은 숨을 쉬고 먹거리를 먹고 마신 것을 기혈수 순환이 수렴하여 기혈수 상대적 평형에 의한 순환으로 이끌고 이 순환에 의해 기혈수가 생기고 없어지는 것이기 때문에 기혈수론에서는 결코 보약개념이 있지도 필요하지도 않다. 밥이 보약이란 옛말을 곰곰이 되새기길 바란다.

附子(烏頭), 吳茱萸, 乾薑, 細辛, 蜀椒등의 藥材는?

이는 熱性藥으로 부족한 기분을 더하는 것이 아니라 몸을 따뜻하게 하여 즉 기혈수의 순환을 빨리 돌려 陰證(寒證)의 불완전한 순환을 돕는 것이다. 부족한 기분이나 찬 수분 냉한 어혈은 기혈수 순환으로 반드시 처리되고 처리되어야 한다.

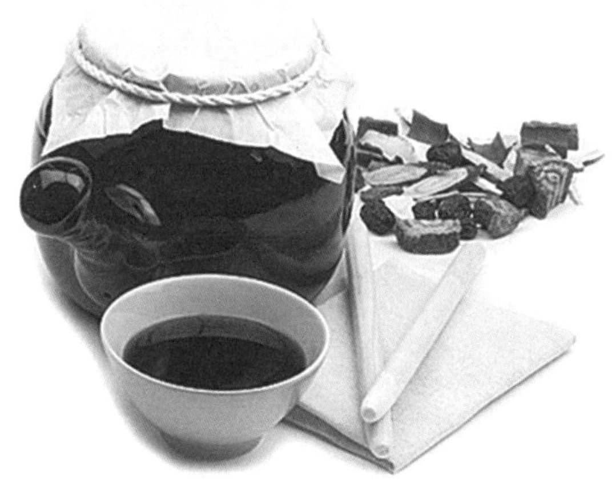

石膏劑

陽明病

陽明病.

①陽明之爲病. 胃家實是也。

②問曰、陽明病、外證云何、答曰. 身熱、汗自出、不惡寒、反惡熱也。

③問曰、何緣得陽明病. 答曰. 太陽病、若發汗、若下、若利小便.
此亡津液. 胃中乾燥、因轉屬陽明. 不更衣、內實、大便難者、
此名陽明也。

④本太陽病、初得病時. 發其汗、汗先出不徹、因轉屬陽明也。

⑤傷寒、嘔多. 雖有陽明證、不可攻之。

云 이를 운 / 이러저러할 운. 緣 인연 연 / 인연할 연、更 고칠 경 / 다시 갱、 徹 다스릴 철 / 버릴 철.

병리(病理)

陽明病은 腹部에 氣分이 체하여 생긴 腹部熱證이다.

즉 복부(腹腔)에 있는 장기는 크게 胃와 腸이다. 胃臟에 기분이 체하여 쌓인 열은 胃熱이라 하고 腸에 쌓인 열은 腸熱이라 하는데 胃臟熱은 淸解法으로 腸熱은 下解法으로 푼다.
淸解法과 下解法을 합쳐 下解法(下法)이라 한다.
淸解法의 대표적 처방약재는 石膏고 下解法의 대표적 처방약재는 大黃이다.

원전(原典)

①陽明之爲病.胃家實是也

陽明病은 胃家가 實한 것이다.

胃家는 胃腸 즉 음식물을 소화 흡수하는 기능을 가진 모든 臟器를 말한다.
胃腸이 實하다는 것은 위장에 기분이 많아 위장기능이 활성화 된 것을 말한다. 즉 혈분과 수분에 비해 상대적으로 기분이 많고 기분이 많기에 상대적으로 더욱 많은 혈분과 수분이 필요하기에 위장의 소화흡수기능이 활발해지고 활발해져야 하는 것이다. 위장의 기분이 많아 위장의 소화흡수기능이 높아지고 음식물을 녹여 소화 흡수할 정도로 위장에 많은 열이 있는 것이다. 따라서 음식물이 없어서 못 먹을 정도로 너무나도 잘 먹고 잘 소화흡수한다. 흔히 돌덩이도 녹인다고 할 정도로 어느 음식도 가리지 않고 잘 먹으며 많이 먹어도 전혀 탈이 나지 않는다. 심한 경우 먹고 또 먹어도 배가 고픈 것 같아 잠시라도 입에서 먹거리가 떠나지 않을 정도도 있다. 그리고 배가 고프면 힘을 전혀 쓰지 못하고 잠을 자지 못하는 경우도 있다. 물론 허증인 경우도 배가 고프면 기운이 빠지지만 허기를 채우면 제대로 소화흡수하기가 힘들지만 실증의 경우 먹거리를 채우면 바로 이를 소화하고 흡수한다. 따라서 배가 늘 그득 들어차야만 편하고 든든하며 힘이 난다.

양명열은 위장에 혈분과 수분에 비해 많은 양의 기분이 있어야 나타나는 복부열증이다. 그리고 이 열을 제어하기에 상대적으로 많은 양의 수분이 필요하기에 당연히 혈분의 양도 많아야 하는 실증이어야 하는 것이다. 따라서 仲景師는 陽明病은 胃家가 實하다고 표현한 것이다.

②問曰.陽明病.外證云何.答曰.身熱.汗自出.不惡寒.反惡熱也.

陽明病의 外證은 어떠합니까? 물으니 답하여 가로되 온몸에 열이 있고 땀이 나며 惡寒은 나타나지 않고 오히려 열을 싫어한다.

양명병은 腹部(腹腔)에 기분이 체하여 腹部熱證이 나타나는 것으로 복부(복강)는 기분과 수분 그리고 혈분을 수용할 공간이 인체에서 가장 크고 넓기에 양명열(복부열증)은 매우 강열하게 나타난다. 따라서 온몸이 불덩어리가 될 정도로 그리고 정신을 잃을 정도로 나타날 수 있다. 그리고 열이 너무 많아 열 그 자체를 싫어할 정도다.

身熱 : 온몸에서 열이 나는 것으로 高熱로 나타나기도 한다.
自汗出 : 땀이 나는 것으로 복부열이 우러나 겉으로 뿜어져 땀으로 발산되는 것이다. 물론 땀은 氣分과 水分이 같이 나가는 것으로 땀이 나야 열감도 사그러지고 줄어든다. 그러므로 땀이 나지 않으면 더욱 열감이 심하게 나타날 수밖에 없다.
不惡寒 : 열이 심하여 춥지 않은 것을 말한다. 오한은 체표에 혈분이 체하여 나타나는 병적증상으로 바람이 전혀 없어도 오돌오돌 떨고 추운 증상을 말한다. 물론 양명열이 한곳에 몰려 壅滯熱로 나타나면 상대적 기분(열)부족으로 표혈체가 생길 수 있기에 오한이 나타날 수도 있다.
反惡熱 : 열을 싫어하는 것으로 속에 열이 많고 강하기 때문에 나타나는 증상이다. 따라서 목욕탕의 열탕이나 사우나에 들어가지 못한다. 한여름 더위에 매우 약하다.

③問曰.何緣得陽明病.答曰.太陽病.若發汗.若下.若利小便.此亡津液.胃中乾燥.因轉屬陽明.不更衣.內實.大便難者.此名陽明也.

묻기를 陽明病은 어떻게 생깁니까? 답하여 가로되 太陽病에 發汗을 하거나 下法을 써서 하리를 시키고 小便을 많이 나오게 하여 津液을 고갈시켜 胃腸을 마르게 하여 陽明病이 생긴 것이다. 이로 말미암아 대변을 보지 못하고 속이 실해져 대변난이 생긴다. 이것을 陽明이라 한다.

陽明病이 생기는 과정을 태양병에 汗法, 下法을 쓰고 또한 소변을 빼내는 처방을 쓴 다음 津液이 고갈되어서 胃腸이 건조해져 양명병이 나타났다고 설명했다. 물론 태양병이나 소양병에서 양명병으로 진행될 수 있다.

太陽病은 表熱證으로 여기에 汗法, 下法, 小便利法을 쓰면 氣分과 水分이 몸 밖으로 빠져 나가 氣分, 血分, 水分의 相對的 平衡에 의해 수분이 많이 빠지는 경우를 亡津液으로 표현했다. 수분이 기분에 비해 상대적으로 적어지면 열이 나타난다. 이 열이 복부에 나타나면 양명병이라 하는 것이다. 양명병에 나타나는 병적증상으로 不更衣와 大便難을 들었다.

不更衣 : 옷을 갈지 않는 것으로 小大便을 보지 못하는 것을 말한다. 특히 대변을 못 보는 것을 말한다. 복부 즉 위장에 기분이 체하여 열이 나타나고 이로 인해 수분이 고갈되어 便秘로 나타난다. 그리고 변이 굳어져 오래 위장에 머물면 이것으로도 기분이 체하기에 더욱 위장에 열이 쌓이고 이로 인해 변이 더욱 굳어지는 惡循環이 이뤄진다. 열로 수분이 모두 빠져나가 돌처럼 딱딱해진 대변을 燥屎라 한다. 이로 말미암아 기분, 혈분, 수분의 순환장애가 나타난다.

大便難 : 대변을 보는 것이 매우 어려운 것을 말한다. 便秘나 燥屎, 硬便으로도 나타난다. 혹은 泄瀉(下利)로 나타나기도 한다. 또는 설사가 되었다 변비가 되었다 한다. 물론 이것은 胃腸熱에 의해 위장의 기능이 떨어지거나 활성화 되어 나타난다.

④本太陽病.初得病時.發其汗.汗先出不徹.因屬陽明也.

본래 太陽病을 앓고 있는데 發汗을 시켜 땀이 멎지 않고 계속 나와 이로 인해 陽明으로 轉屬되었다.

太陽病에 發汗法을 써 계속 땀이 나오면 氣分과 水分이 外發된다. 이때 기분과 혈분에 비해 상대적으로 수분이 많이 나가면 열이 생기고 이 열이 특히 복부(위장)에 체하면 陽明病으로 나타난다.

⑤傷寒.嘔多.雖有陽明證.不可攻之.

傷寒熱病과 嘔症이 심하게 나타나면 비록 陽明病證이 나타나더라도 이를 공격하는 下法을 쓰면 안된다.

傷寒은 表氣水滯證이나 表氣水血滯證으로 땀이 나지 않은 表熱證 즉 太陽熱病을 말하고 嘔症은 속이 느글대며 울렁거리며 니글대는 것으로 가슴팍에 氣分(熱)이 체한 少陽熱病을 말한다. 太陽病과 少陽病 그리고 陽明病이 함께 나타나면 먼저 태양병을 고치고 소양병을 없앤 다음 양명병만 남으면 下解法을 써서 고친다.

白虎湯

白虎湯 知母12, 石膏16, 甘草4, 粳米18.

右四味, 以水一斗, 煮米熟, 湯成去滓. 溫服一升, 日三服。

① 三陽合病, 腹滿, 身重, 難以轉側, 口不仁, 面垢, 譫語, 遺尿, 發汗則譫語[甚], 下之則額上生汗, 手足逆冷. 若自汗出者, 白虎湯主之。[陽明病]。

② 傷寒, 脈浮滑, 此以表有熱 裏有寒, 白虎湯主之。[太陽病下].

③ 傷寒, 脈滑而厥者, 裏有熱也, 白虎湯主之。[厥陰病].

병리(病理)

胃臟에 氣分이 循環하지 못하고 체하여 나타나는 胃臟熱病(陽明熱病).
胃臟熱과 胃臟熱病(陽明熱病)에 의한 渴症으로 들이킨 물이 뜨거워져 蒸氣狀態로 위로 치솟아 胃熱水證과 胸熱水證 그리고 表熱水證 즉 三陽合病이 나탄난다.

胃熱水證에 의해 腹滿, 喘, 身重難而轉側 등의 病的症狀이 나타난다.
胸熱水證에 의해 口苦, 心憒憒, 心怵惕, 煩躁不得眠, 譫語 등이 나타난다.
表熱水證에 의해 咽燥, 發熱, 汗出, 不惡寒, 反惡熱, 口不仁, 面垢 등 병적증상이 나타난다.
三陽合病(胃熱水證, 胸熱水證, 表熱水證)에 의해 渴欲飮水, 煩渴 등이 나타난다.

胃臟熱(陽明熱)의 특징은 胃臟의 소화흡수기능이 오히려 올라가고 心下痞硬은 생기지 않는다. 물론 强烈하고 큰 熱에 의해 口不仁 즉 밥맛 그 자체를 느끼지 못하고 전혀 입맛을 느끼지 못하더라도 먹거리를 많이 먹고 이를 잘 소화한다. 입맛이 아니라 양으로 배를 채우는 식생활을 하게 된다.

石膏證 즉 胃臟熱證(陽明熱證)은 온몸에 强烈하고 强大하게 나타날 수도 있고 壅滯되어 나타날 수도 있다. 옹체되어 나타나는 경우에도 위장 속에 열 덩어리가 있기에 찬 물을 먹는다. 그리고 열이 胃臟 속에서 살거죽으로 뿜어져 나오게 되어있다. 특히 손발톱이 爪甲性 무좀으로 진단될 정도로 열에 의해 말라 뒤틀리게 된다. 혹 부분적 피부염의 형태로도 나타난다. 또는 정수리에 열이 올라 이 부위에 脫毛症이 나타나기도 한다.

腹滿 : 위장열과 열수에 의해서 나타난다. 배가 부르다, 배가 빵빵하다, 거북하다, 갑갑하다, 터질 것 같다, 뭔가 들어 찬 것 같다 등의 병적 증상이 나타난다.
喘 : 숨이 차다. 숨쉬기가 거북하다. 이는 복만으로 나타난다. 배가 불러 숨이 찬 것이다. 즉 腹滿而喘의 형태다. 물론 열과 열수가 흉부에 체하면 이로 말미암아 숨이 한 것이 나타날 수 있다. 이를 胸滿而喘이라 한다. 숨소리가 거칠고 불규칙하게 나타나기도 한다. 잠을 잘 때 코를 골수도 있다. 특히 숨을 한동안 쉬지 않고 있다 갑자기 숨을 후우 내쉬는 수면무호흡증이 나타나기도 한다.
身重難而轉側 : 위열과 열수가 온몸에 들어차 몸이 무거워지고 이리저리 뒤척이기가 어렵다.
口苦 : 위장열과 열수가 소양위(가슴팍)를 거쳐 위로 상충하기에 나타난다. 입이 쓰다.
心憒憒. 心怵惕. 煩躁不得眠. 譫語 : 가슴팍에 열과 열수로 인해 가슴이 답답하고 갑갑해지며 精神神經的으로 문제가 생긴다. 즉 내 마음이 나의 마음이 아닌 것으로 된다.
咽乾 : 위장 속열이 목을 지나 올라오기에 이 부위가 메마르게 된다. 이로 말미암아 이 부위에 염증이

쉬 나타난다. 갑상선기능 항진증이나 저하증이 나타나기도 한다.

약리(藥理)

石膏 : 胃臟의 열을 싸잡아 없앤다. 그래서 淸熱劑라 한다. 이것을 너무 쓰면 즉 胃臟에 체한 기분(열)을 모두 없애고 나면 기분의 정상적 순환을 방해하여 冷이나 寒이 나타난다.
知母 : 위열에 의해 뜨거워져 위로 튀어 오르는 수분을 제거한다. 즉 열수를 제거한다.
粳米 : 쌀을 말한다. 지모가 매우 거친 약이기에 위장에서 흡수되기 어려워 이를 원활하게 흡수하게 하여 약효를 발휘하게 한다.

방후(方後)

知母 六兩 石膏 一斤 甘草 二兩 粳米 六合 (12 16 4 18)
右四味,以水一斗煮米熟,湯成去滓,溫服一升,日三服

知母 石膏 甘草 粳米 네 가지 약재에 물 한말(十升)을 넣고 粳米(쌀)가 익을 때까지 달인다. 탕이 완성 되면 찌꺼기와 건더기를 없앤 다음 一升씩 하루 세 번 따뜻하게 복용한다.

원전(原典)

①三陽合病,腹滿身重,難以轉側,口不仁,面垢,譫語遺尿,發汗則譫語,下之則額上生汗,手足逆冷,若自汗出者,白虎湯主之 (陽明)

三陽合病으로 배가 부르고 몸이 무거워 이리저리 뒤척이기 어렵고 입맛이 없어지며 얼굴에 때가 낀 것처럼 열이 올라온다. 헛소리가 나오며 소변이 지리고 양이 적어진다. 이때 땀을 내면 헛소리를 더하고 하법을 써서 하리(설사)가 나오면 이마에 진땀이 나고 손발이 차진다. 여기에 만약 자한출이 있으면 白虎湯으로 주지한다.

胃臟에 기분이 체하여 열이 생기면 이로 인해 갈증이 나타나고 마신 물이 위열에 의해 열을 받아 위로 튀어 올라 위열과 더불어 陽明熱水證, 少陽熱水證, 太陽熱水證 즉 三陽合病이 나타난다. 이때 소변은 위장열과 열수에 의해 체내 수분과 혈맥내 수분이 농축되어 나온다. 따라서 오줌냄새가 지리면서 뜨거운 열감을 느낄 수 있다.

發汗을 하면 기분과 수분이 나가지만 수분이 상대적으로 더 나가 열이 더욱 심해져 譫語가 생긴다. 만약 기분이 수분과 혈분에 비해 상대적으로 더욱 나가면 陰證으로 빠져 이마에 진땀 즉 冷汗이 나고 팔다리가 厥冷해 진다. 이처럼 위열증이 더욱 심해지거나 음증으로 빠지지 않기 위해서는 위장열과 열수가 땀으로 어느 정도 적당히 나가야 그래도 안정된 상태를 유지하게 된다.

②傷寒,脈浮滑,此以表有熱,裏有寒,白虎湯主之 (太陽下)

傷寒病 처럼 脈이 뜨고 미끄럽고 원활하게 나타나면 이는 겉은 열이 있고 속은 찬 것이다. 白虎湯으로 주지한다.

裏有寒은 잘못된 것으로 裏有熱로 고쳐야 한다. 만약 속이 찬데도 白虎湯을 주면 속을 더욱 차게 만들어 죽음으로 이끌게 된다. 傷寒은 發熱, 惡寒, 惡風이 나타나는 表熱證이 아니라 胃臟熱에 의한 表熱水證으로 유사표열로 나타난다. 熱만 나거나 惡寒만이 나타난다. 태양병처럼 發熱과 惡寒, 惡風이 동시에 같이 나타나지 않는다. 속에 즉 胃臟熱이 옹체되면 겉 즉 표에 상대적 기분(열)부족으로 惡寒과 惡風이 나타나나 胃臟熱에 의해 渴症이 나타나 뜨겁거나 따뜻한 물이 아닌 찬물을 들이키거나 얼음을 버적버적 먹게 된다. 오줌은 매우 지리고 진하게 나오고 대변은 매우 구리게 나오게 된다.

③傷寒,脈滑而厥者,裏有熱,白虎湯主之 (厥陰)

傷寒病처럼 맥이 매끄럽고 원활하게 그리고 궐하게 나타나면 속에 열이 있는 것이다. 白虎湯으로 주지한다.

傷寒은 胃臟熱에 의한 表熱水證으로 表熱證 즉 태양열병의 상한이 아닌 類似表熱證이다.
白虎湯證 즉 胃臟熱證은 脈狀이 중요하나 그 자체로 白虎湯證을 확증하지는 못한다. 따라서 胃臟熱證에 의한 三陽合病을 확인하면 된다.

비고(備考)

*三陽合病,脈浮大上關上,但欲眠睡,目合則汗,宜本方 (少陽)
*太陽病,發熱而渴,不惡寒者,爲溫病,若發汗已,身灼熱者,名風溫,風溫爲病,脈陰陽俱浮,自汗出,身重多眠睡,鼻息必鼾,語言難出,宜本方 (太陽上)
*陽明病,脈浮而緊,咽燥口苦,腹滿而喘,發熱汗出,不惡寒,反惡熱,身重,宜本方 (陽明)

白虎加人蔘湯

白虎加人蔘湯 知母12、石膏16、甘草4、人蔘6、粳米18.

右五味, 以水一斗, 煮米熟, 湯成去滓, 溫服一升, 日三服。

大煩渴、舌上乾燥、口燥渴、暍、大渴, 欲飮水數升者、

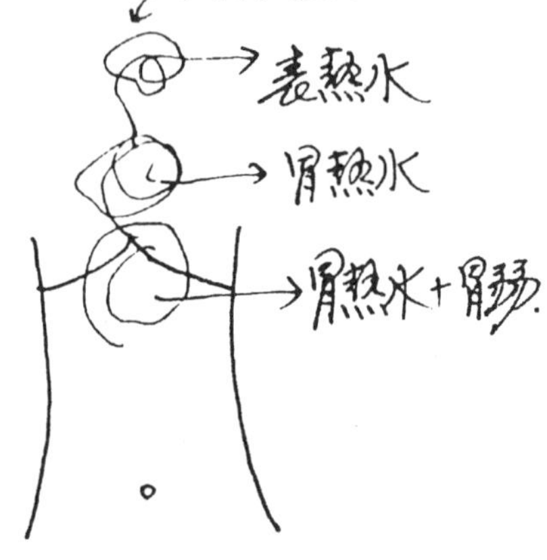

① 服桂枝湯, 大汗出後, 大煩渴不解, 脈洪大者, 白虎加人蔘湯主之 [太陽下].

② 傷寒病, 若吐若下後, 七八日不解, 熱結在裏, 表裏俱熱, 時時惡風, 大渴, 舌上乾燥而煩, 欲飮水數升者, 白虎加人蔘湯主之。[太陽下].

③ 傷寒, 無大熱, 口燥渴心煩, 背微惡寒者, 白虎加人蔘湯主之 [太陽下].

④ 傷寒, 脈浮, 發熱, 無汗, 其表不解者, 不可與白虎湯, 渴欲飮水, 無表證者, 白虎加人蔘湯主之. [太陽下].

⑤ 太陽中熱者, 暍是也, 汗出惡寒, 身熱而渴, 白虎加人蔘湯主之。[暍].

⑥ 陽明病, 脈浮而緊, 咽燥口苦, 腹滿而喘, 發熱汗出, 不惡寒, 反惡熱, 身重, 若發汗則躁, 心憒憒, 反譫語, 若加燒鍼, 心怵惕, 煩躁不得眠, 若下之, 則胃中空虛, 客氣動膈, 心中懊憹, 舌上胎者, 梔子豉湯主之, 若渴欲飮水, 口乾舌燥者, 白虎加人蔘湯主之, 若脈浮發熱, 渴欲飮水, 小便不利者, 猪苓湯主之。[陽明].

병리(病理)

白虎湯證에 生薑證이 겹친 것.
즉 胃臟熱證에 의한 渴症으로 들이마신 물로 인해 위장의 소화기능이 저하된 병증.
반대로 위장의 기능저하로 특히 위장의 수분의 소화흡수기능이 떨어진 병증.

원래 生薑을 써야 하나 생강은 인삼보다 熱性이기 때문에 생강처럼 胃臟의 소화흡수기능 촉진 작용이 있는 인삼을 대신 쓴다. 따라서 백호가인삼탕증에는 心下痞硬은 없다.

胃臟熱證에 의한 三陽合病證이 나타나고 위장의 소화흡수능 저하에 의한 병증이 나타난다.

방후(方後)

知母 六兩 石膏 一斤 甘草 二兩 粳米 六合 人蔘 二兩(金匱三兩) (12 16 4 18 6)
右五味,以水一斗,煮米熟,湯成去滓,溫服一升,日三服

知母 石膏 甘草 粳米 人蔘 등 다섯 가지 藥材에 물 한말(十升)을 넣고 粳米가 익을 때까지 달인다. 탕이 다 되었으면 찌꺼기와 건더기를 없앤 다음 달인 약 一升씩 하루 세 번 따뜻하게 복용한다.

원전(原典)

①服桂枝湯.大汗出後.大煩渴不解.脈洪大者.白虎加人蔘湯主之. (太陽下)

桂枝湯을 마시고 크게 땀이 난 뒤에 渴症이 심한 것이 풀리지 않고 脈이 크고 넓으며 힘이 있게 나타나면 白虎加人蔘湯으로 주지한다.

桂枝湯을 마시고 땀을 많이 흘리고 난 뒤 번갈이 풀리지 않은 것은 땀으로 氣分과 水分이 몸 밖으로 나갈때 수분이 기분에 비해 더 많이 나가면 氣血水 相對的 平衡에 의해 열이 생기고 이 열이 胃臟熱로 나타나 煩渴이 생긴다. 번갈에 의해 들이마신 물에 의해 소화흡수기능이 떨어지게 된 것이다. 특히 수분의 소화흡수기능이 떨어져 수분이 체하기에 맥상이 위장열과 수분에 의해서 홍대하게 나타난다.

②傷寒病,若吐若下後,七八日不解,熱結在裏,表裏俱熱,時時惡風,大渴,舌上乾燥而煩,欲飲水數升者,白虎

加人蔘湯主之 (太陽下)

傷寒病에 吐法이나 下法을 쓴 다음 칠팔일이 지나도 풀리지 않고 열이 속에 뭉치면 열이 表裏 모두에 나타나고 때때로 惡風이 나타나며 크게 渴症이 생긴다. 그리고 혀가 건조해지고 번열과 煩渴로 물을 수십승이나 마시고자 하게 된다. 이는 白虎加人蔘湯으로 주지한다.

胃臟熱證이 생긴 과정을 설명한 것으로 氣血水 相對的 平衡이란 잣대를 들이대면 이해할 수 있다. 胃臟熱證(陽明熱證)에 의한 갈증으로 물을 들이마시는 것은 白虎湯證이고 물을 마시고 난 뒤 위장의 소화흡수기능이 떨어진 것은 白虎加人蔘湯證이다.

③傷寒無大熱,口燥渴,心煩,背微惡寒者,白虎加人蔘湯主之 (太陽下)

傷寒으로 크게 열이 없고 입안이 마르고 渴症이 있으며 心煩이 나타난다. 그리고 등에 미미하게 惡寒이 나타나는 것은 白虎加人蔘湯으로 주지한다.

상한은 태양열병의 상한이 아닌 병증의 기세가 크거나 급성인 것을 뜻한다. 無大熱은 열이 크게 나지 않는 것으로 일반적 위장열증(양명열증)에 의한 열보다 작게 나타난다는 것을 표현한 것이다. 이는 위장열증이 옹체되고 위장의 소화흡수기능이 떨어져 위장에 수분이 고이면 열이 크게 나타날 수 없는 것이다. 또한 땀이 나면 열이 밖으로 발산 되기에 큰 열이 나타나지 않는다.
背微惡寒은 위장열(양명열)이 옹체되고 여기에 위장의 소화흡수기능 저하로 수분이 위장에 고이면 등이 차고 시며 심하면 통증도 나타난다.

④傷寒脈浮,發熱無汗,其表不解,不可與白虎湯,渴欲飮水,無表證者,白虎加人蔘湯主之 (太陽下)

傷寒으로 脈이 浮하고 열이 나며 땀이 나지 않는 것은 表證이 풀리지 않는 것이다. 이때는 白虎湯을 주면 안된다. 渴症으로 물을 마시고자 하고 表證이 없는 때는 白虎加人蔘湯으로 주지한다.

傷寒은 表氣水滯證이나 表氣水血滯證의 表熱證(太陽熱病)을 말한다. 만일 표열증(태양병)과 위장열증(양명병)이 같이 나타나면 표열증을 해결한 다음 위장열증을 해결한다.

⑤太陽中熱者. 暍是也.汗出惡寒.身熱而渴.白虎加人蔘湯主之 (暍)

太陽의 熱을 맞은 것은 더위를 먹은 것이다. 땀이 나며 惡寒이 나고 몸에서는 열이 나며 갈증이 난다. 이는 白虎加人蔘湯으로 주지한다.

太陽의 熱이 몸에 的中하여 熱氣가 胃臟들어가 병적증상이 나타나는 것을 더위를 먹었다고 표현한다. 그러나 太陽의 열이 몸에 적중하거나 太陽病(表熱證)의 열이 위장에 들어가거나 혹 전신을 정상적으로 순환하는 기분(열)이 돌지 못하고 위장에 고이든 여하튼 胃臟熱證(陽明熱)이 생기면 이것에 의해서 여러 병적증상이 나타난다.
만일 胃臟熱證(陽明熱)이 옹체되면 체표에는 상대적 기분(열) 부족으로 惡風이 나타난다. 또는 땀이 나면 더욱 속열 즉 위장열이 옹체되고 추위를 더더욱 타게 된다. 만일 옹체열이 몸밖으로 나타나면 온몸에 열이 난다. 따라서 태양열병처럼 발열과 오한이 동시에 나타나지 않는다. 겉은 몹시 춥고 부들부들 떨 정도의 오한이 나타나도 위장열증에 의한 것이란 證據는 갈증이 나고 열이 어떤 형태로든 체표로 나온다. 즉 갈증으로 차고 냉한 것만 마시려 한다. 만일 속이 차거나 냉하면 뜨겁거나 따뜻한 물을 마시려 할 것이다.

⑥陽明病,脈浮而緊,咽燥口苦,腹滿而喘,發熱汗出,不惡寒,反惡熱,身重,若發汗則躁,心憒憒反譫語,若加燒鍼,必怵惕,煩躁不得眠,若下之則胃中空虛,客氣動膈,心中懊憹,舌上胎者,梔子豉湯主之,若渴欲飮水,口乾舌燥者,白虎加人蔘湯主之,若脈浮,發熱,渴欲飮水,小便不利者,猪苓湯主之 (陽明)

陽明病은 脈이 浮緊하고 목이 마르며 입이 쓰다. 그리고 배가 부르며 숨이 차다. 또한 熱이 나며 땀을 흘린다. 惡寒은 없고 오히려 熱을 싫어한다. 몸이 무겁게 된다. 그런데 이 陽明病에 發汗을 하게 되면 燥症이 생겨 마음이 심란해지고 헛소리가 나오게 된다. 그리고 燒鍼을 쓰면 반드시 두려워 떨게 되고 화닥증이 생겨 잠을 이루지 못한다. 그리고 만약 下法을 쓰면 虛氣가 생겨 空虛해지고 이 虛氣가 胸部를 刺戟하여 마음이 뒤숭숭하고 煩惱하게 된다. 또한 혀에 白苔가 끼게 된다. 이러할 때는 梔子豉湯으로 주지한다.
그리고 만일 渴症이 나서 물을 찾게 되고 입안이 마르며 혀가 乾燥해지면 白虎加人蔘湯으로 주지한다. 그리고 만일 脈이 뜨고 熱이 나며 渴症이 나타나 물을 마시고 小便不利까지 있으면 猪苓湯으로 주지한다.

이는 猪苓湯 원전 ①번 조문과 梔子豉湯 원전 ④번 조문에서 나왔다.

비고(備考)

*太陽中暍,發熱惡寒,身重而疼痛,其脈弦細芤遲,小便已洒洒然毛聳,手足逆冷,小有勞,身卽熱,口前板齒燥(傷寒論作口開前板齒燥),若發其汗則惡寒甚,加溫針則發熱甚,數下則淋甚,宜白虎加人蔘湯 (暍)

*太陽中暍者,身熱疼重而脈微弱,此以夏月傷冷水,水行皮中所致也,一物瓜蒂湯主之 (暍)

發熱惡寒은 발열과 오한이 동시에 나타나는 태양열병증이 아닌 몸에 열이 나다 오한이 나타난다. 전신에 열감이 있더라도 오한이 심하게 나타난다. 위장열과 위장열수가 체표에 체하여 몸이 무겁고 뭔가로 두들겨 맞은 것처럼 아프다. 弦細芤遲의 맥이 나타나는 것은 갈증과 위장의 소화흡수기능 약화로 인한 胃臟熱과 胃臟熱水分이 체표에 체하여 弦脈이 나타나고 위장의 기능약화로 음식물을 제대로 먹지도 소화흡수하지도 못해 細芤遲脈이 나타난다. 만일 소변을 보거나 땀을 내게 되면 수분이 기분에 비해 상대적으로 많이 나가 열이 생기고 이 열이 위장에 더욱 옹체되기에 더욱 몸이 춥고 서늘하게 된다. 소변을 보면 오줌으로 속열이 나가 색이 짙고 지리게 나타나도 몸은 반대로 털이 솟을 정도로 오싹오싹 춥고 냉해 진다. 이처럼 오한이 심해 땡볕에 나가 있거나 불가에 다가서게 된다. 그래도 갈증이 나 물을 마시나 위장의 소화흡수기능 저하로 곡식과 수분을 제대로 흡수하지 못하여 더욱 몸이 약해진다. 따라서 진땀이 나고 더욱 피로해지고 몸이 번조에 의해 나른해져 어쩔 줄 모르게 된다. 따라서 땡볕에 나가 오한을 없애려 하나 땀이 삐질삐질 나오고 땀이 나면 몸이 쉬 피로해 지고 조금만 움직여도 땀이 나며 처지게 된다. 발한법을 쓰거나 溫鍼을 쓰거나 혹은 하법을 쓰게 되면 기분과 수분의 외발로 기혈수 상대적 평형에 의해 열이 더욱 생기기에 소변 즉 오줌이 농축되어 지리고 노랗게 되며 소변량이 줄어들어 방울방울 나오게 된다.

白虎加桂枝湯

白虎加桂枝湯 知母12. 甘草4. 石膏16. 粳米18. 桂枝6.

右四味. 㕮咀, 以水一斗二升, 煮米爛, 去滓, 加桂心三兩. 煎取三升. 分三服. 覆令汗. 先寒發熱, 汗出者愈。

身無寒, 但熱. (表熱証 非表証)
骨節疼煩. 時嘔, 手足熱而欲嘔,
瘧, 癉瘧, 溫瘧, 消鑠肌肉, 隱疹,
瘙痒, 痂癩.

氣之衝 / 湯 / 不汗 / 表熱水 / 胸熱水 / 胃熱水

師曰, 陰氣孤絶, 陽氣獨發, 則熱而少氣煩寃, 手足熱而欲嘔, 名曰癉瘧. 若但熱不寒者, 邪氣內藏於心, 外舍分肉之間, 令人消鑠肌肉.

溫瘧者, 其脈如平, 身無寒, 但熱 骨節疼煩, 時嘔, 白虎加人參湯主之。[瘧病].

脈浮而大, 浮爲風虛, 大爲氣強, 風氣相搏, 必成隱疹,

身体爲痒痒者, 名泄風, 久久爲痂癩. [眉少髮稀, 身有乾瘡而腥臭也.]。

爛 익을난. 孤 외로울고, 우뚝할고. 絶 끊을절, 뛰어날절. 寃 원통할원. 癉 허로병단, 황달병단.
舍 놓을사, 둘사. 消 꺼질소, 사라질소. 鑠 녹일삭. 搏 잡을박, 두다릴박. 隱 숨을은, 숨길은.
癮=疹 마마진, 두드러기진. 痂 헌데딱지가. 癩 문둥이라. 眉 눈썹미.

병리(病理)

胃臟熱證(陽明熱證)에 不汗으로 생긴 病證. 즉 白虎湯證에 不汗이 겹친 病證.

胃臟熱證(陽明熱證)으로 땀이 나야 하나 땀이 나지 않아 胃臟熱과 胃臟熱水가 체외로 외발되지 못하여 체표에 체하여 병적증상이 나타난다.

身無寒, 但熱, 骨節疼煩, 時嘔, 手足熱而欲嘔, 消鑠肌肉, 瘧, 癉瘧, 溫瘧, 隱疹, 瘙痒, 痂癩, 腥臭 등의 병적증상이 나타난다.

身無寒. 但熱 : 위장열과 위장열수가 땀으로 나가지 못하고 체표에 체하기에 惡寒이나 추위 그리고 冷이 나타나지 않고 단지 열만 나타난다.
骨節疼煩 : 뼈 마디마디가 아프며 열이 나타난다.
時嘔 : 胃臟熱과 胃熱水가 위로 상충하여 속이 때때로 미식거리고 울렁대며 느글거린다.
消鑠肌肉 : 위장열과 위장열수가 체표에 땀으로 나가지 못하고 체하여 근육과 피부가 마르게 된다. 살이 쪽 빠져 뼈가 드러날 정도다.
痂癩 : 위장열과 위장열수가 체표에 체하여 딱지나 헌데가 앉고 피부가 짓무르게 된다.
腥臭 : 비린 냄새가 나는 것으로 위장열과 위장열수가 체표에서 땀으로 나가지 못해 나타난다.

방후(方後)

知母 六兩 石膏 一斤 甘草 二兩 粳米 六合 桂枝 三兩 (12 16 4 18 6)
右四味㕮咀,以水一斗二升,煮米爛,去滓,加桂心三兩,煎取三升,分三服,覆令汗,先寒發熱汗出者愈

知母 石膏 甘草 粳米 네 가지 약재를 입으로 씹어 잘개 만든 뒤 물 한말 二升(十二升)을 붓고 粳米가 익을 때까지 달인다. 찌꺼기와 건더기를 없앤 뒤 桂心(桂枝)을 넣고 다시 달여 三升을 얻는다. 이를 셋으로 나눈 다음 하루 세 번 복용한다. 약을 복용한 뒤 이불을 덮어 몸에서 땀이 나게 한다. 먼저 몸이 차가웠다 열이 나고 땀이 나면 병이 없어진다.

원전(原典)

①師曰,陰氣孤絶,陽氣獨發,則熱而少氣煩寃,手足熱而欲嘔,名曰癉瘧,若但熱不寒者,邪氣內藏於心,外舍

分肉之間,令人消鑠肌肉,白虎加桂枝湯本方 (瘧)

陰氣가 홀로 끊기고 陽氣만 단지 나타나 열이 나며 호흡량이 적어지며 煩躁證으로 마음이 뒤숭숭해진다. 또한 팔다리에 열감이 나타나고 속이 느글거리는 것을 癉瘧이라 한다. 만일 단지 열만 나고 춥지 않으면 邪氣가 內臟 특히 心臟으로 들어가고 밖으로는 表皮와 筋肉에 배겨 살이 말라 뼈에 붙을 지경이 된다. 이는 白虎加桂枝湯으로 주지한다.

陰氣가 끊기는 것이 아니라 胃臟熱證이 체표로 땀으로 나가지 못해 온몸에 열만 나타나기에 이렇게 표현한 것이다. 陰氣와 陽氣가 따로 있는 것이 아니고 또한 邪氣가 따로 있는 것도 아니다.

②溫瘧者,其脈如平,身無寒,但熱,骨節疼煩,時嘔,白虎加人蔘湯主之 (瘧病)

溫瘧은 脈이 평온하고 몸이 차거나 냉하지 않으면서 단지 열만 난다. 그리고 뼈마디에 煩熱이 있고 아프다. 또한 때로 속이 울렁거린다. 이것은 白虎加人蔘湯으로 주지한다.

위장열증이 체표에서 땀으로 나가지 못하고 온몸에 쌓여 나타난다.

③浮而大,浮爲風虛,大爲氣强,風氣相搏,必成隱疹,身體爲痒痒者,名泄風,久久爲痂癩眉少髮稀,身有乾瘡而腥臭也 (平脈)

脈이 浮大한데 脈이 뜨는 것은 風氣가 허하여 나타나고 큰 것은 氣가 강하기 때문이다. 風氣(邪氣)와 氣(精氣)가 서로 어우러져 온몸에 두드러기가 생기고 가려움이 나타난다. 이를 泄風이라 한다. 이것이 오래되면 딱지가 생기고 옴이나 癩病처럼 된다. 즉 눈썹이 적어지고 머리털이 거의 사라지며 몸에 물기가 없는 종기가 생기고 비린내도 난다.

邪氣나 精氣가 따로 있는 것이 아니다. 즉 순환이상이 된 기혈수가 병의 본체이고 이것에 의해서 병적 증상이 나타나는 것이다. 따라서 邪氣와 精氣란 것은 헛것이다.
胃臟熱證(陽明熱)이 땀으로 나지 않아 체내에 쌓이고 이것이 온몸으로 뿜어져 나와 병적증상이 나타난다.

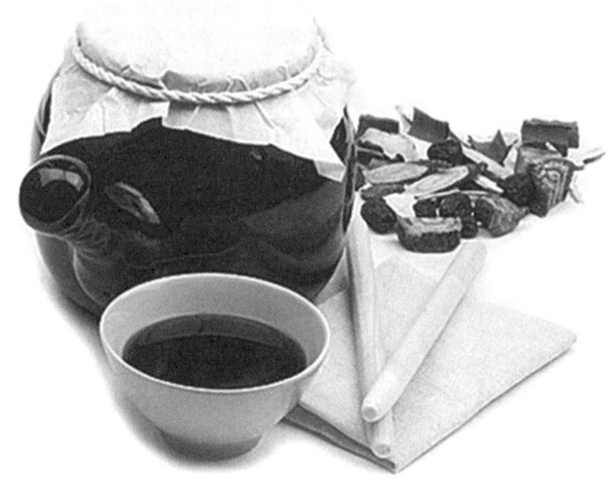

大黃劑

大黃甘草湯

大黃甘草湯. 大黃8. 甘草2.

右二味. 以水三升, 煮取一升. 分溫再服。

熱上衝. [食已卽吐. 心胸痛. 目黃赤. 面熱].

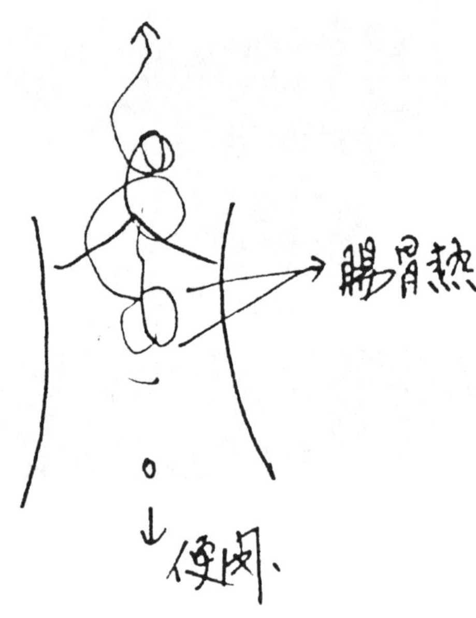

食已卽吐者. 大黃甘草湯主之。[嘔吐].

병리(病理)

胃腸의 熱이 急迫하게 上衝(上逆)하는 病證.

胃臟熱의 上逆으로 食已卽吐, 心胸滿痛, 目黃赤, 面熱 등의 병적증상이 나타난다.

大黃證의 胃臟熱은 胃와 腸 즉 腹腔에 氣分이 순환하지 못하고 체하여 열로 나타난다. 따라서 많은 양의 기분이 머물기에 열의 기세가 강열하고 크고 병적증상도 심하게 나타난다. 또한 이로 말미암아 대변과 소변이 농축되어 냄새가 진하고 구리며 지린내가 심하게 된다.

食已卽吐 : 음식물을 먹고 바로 토하는 것이 아니라 조금 있다 위장열이 강력하게 상충하기에 열의 기세로 음식물을 토한다. 위장의 기능에 문제가 생겨 토하는 것이 아니기에 토하는 시점은 중요하지 않다.
心胸滿痛 : 胃腸熱이 복부와 흉부에 체하여 그득하다, 답답하다, 갑갑하다, 열이 난다, 부르다는 등의 滿이란 병적증상을 만들고 심하면 통증이 나타난다. 熱性 痛症이기에 열이 식으면 사라지고 열이 더 해지면 더욱 심해진다.
目黃赤 : 눈에 위장열이 올라와 노랗게 되거나 벌겋게 충혈이 된다.
面熱 : 얼굴에 열이 달아 오른 것으로 얼굴이 벌겋게 되거나 빨갛게 된다.

방후(方後)

大黃 四兩 甘草 一兩 （８２）
右二味,以水三升,煮取一升,分溫再服

大黃 甘草 두 가지 약재에 물 三升을 넣고 달여 二升을 얻는다. 이를 둘로 나눠 하루 두 번 따뜻하게 복용한다.

원전(原典)

①食已卽吐者,大黃甘草湯主之 (嘔吐)

음식물을 먹고 조금 있다가 이를 토하는 것은 大黃甘草湯으로 주지한다.

비고(備考)

* 治吐水 (嘔吐)

▶▶ 상한론 Q & A

吉益東洞의 아들인 吉益南涯가 주장한 것은?

기분, 혈분, 수분 세 가지가 병을 일으킨다고 말을 했으나 각각의 경우를 전개하지 못하였다. 즉 仲景師(張仲景)의 상한론에 실린 각각의 방을 기혈수론으로 전개하지 못하고 단지 기분, 혈분, 수분이란 개념과 이것이 병과 연계되었을 것이라 추론만 하였기에 진정한 기혈수론자라 부를 수 없다.

病因과 氣血水 循環異狀과의 關係는?

病因은 外因, 內因, 不內外因으로 기혈수 순환이상을 부를 수 있는 要因으로 이것으로 기혈수 순환이상이 생기기도 하고 생기지 않을 수도 있다. 병이란 관점에서 보면 기혈수 순환이상이 먼저이고 병인은 나중의 참고용일 수밖에 없다.

調胃承氣湯

調胃承氣湯　甘草4. 芒硝13. 大黃8.

右三味. 切. 以水三升, 煮二物. 去滓. 内芒消. 更上微火一二沸. 温頓服之. 以調胃氣。

→ 熱上衝 < 不惡寒(但熱). 蒸蒸発熱(不汗). / 譫語. / 温温欲吐.

→ 心煩. 煩. 胸中痛.

→ 胃熱 < 胃氣不和. 腹脹満(微満)

小便自利.

大便不通. 下利. 溏.

① 傷寒、脈浮、自汗出、小便數、心煩、微惡寒、脚攣急、反與桂枝湯、以攻其表、此誤也、得之便厥、咽中乾、煩躁吐逆者、作甘草乾薑湯與之、以復其陽、若厥愈足溫者、更作芍藥甘草湯與之、其脚卽伸、若胃氣不和讝語者、少與調胃承氣湯、若重發汗、復加燒鍼者、四逆湯主之。〔太陽上〕.

③ 發汗後、惡寒者、虛故也、不惡寒、但熱者、實也、當和胃氣、與調胃承氣湯。〔太陽中〕.

③ 傷寒十三日、過經讝語者、以有熱也、當以湯下之、若小便利者、大便當硬、而反下利、脈調和者、知醫以丸藥下之、非其治也、若自下利者、脈當微厥、今反和者、此爲內實也、調胃承氣湯主之〔太陽中〕.

④ 太陽病、過經十餘日、心下溫溫欲吐、而胸中痛、大便反溏、腹微滿、鬱鬱微煩、先此時自極吐下者、可與調胃承氣湯、若不爾者、不可與、但欲嘔、胸中痛、微溏者、此非柴胡證、以嘔、故知極吐下也〔太陽中〕

⑤ 傷寒、吐後、腹脹滿者、與調胃承氣湯〔陽明〕.

⑥ 陽明病、不吐不下、心煩者、可與調胃承氣湯。〔陽明〕.

⑦ 太陽病三日、發汗不解、蒸蒸發熱者、屬胃也、調胃承氣湯主之。〔陽明〕.

⑧ 大便不通、胃氣不和者、宜調胃承氣湯〔陽明〕.

병리(病理)

胃腸에 氣分이 순환하지 못하고 체하여 熱이 발생하고 이로 말미암아 胃氣가 不和하여 胃腸의 소화흡수기능에 이상이 나타난다. 즉 胃腸의 氣를 조절한다 하여 調胃承氣湯이라 한다.

胃腸熱(陽明熱)이 상충하여 不惡寒(但熱), 蒸蒸發熱(不汗), 譫語와 心煩, 煩, 胸中痛의 병적증상이 그리고 胃氣不和로 溫溫欲吐, 腹中痛, 大便不通, 下利, 溏泄 등의 병적증상이 나타난다.

胃腸熱(陽明熱)은 腹腔에 순환하지 못하고 체한 기분이 열로 변해 복강에 들어찬 것으로 熱의 總量이 많기에 열의 기세가 크고 강열하다. 이 열로 인해 추위를 타지 않고 오히려 열을 싫어 하게 된다. 또한 땀이 나지 않으면 열이 발산 되지 않고 몸에 쌓이기에 蒸蒸發熱이나 高熱 그리고 潮熱 등이 나타난다. 그리고 열의 기세로 헛소리(譫語)가 생긴다. 또한 양명열이 위장에 소화흡수기능에 영향을 미쳐 위기가 조화롭지 못하게(胃氣不和) 된다. 따라서 속에 열감은 있고 니글거리며 울렁대고 느글거리는 것이 나타난다. 또한 배가 부르고 답답하며 빵빵해져 숨쉬기가 거북해지고 숨도 차게 된다. 그리고 복부에 통증이 나타나기도 한다.
위장열에 의해 변이 굳어져 며칠간 변을 보지 못하기도 하며 열성 설사가 생기도 하며 연못의 수렁과 같은 변이 나오게 하기도 한다. 便秘나 硬便, 軟便, 溏便이 나타나도 이는 위장열에 의해 나타나는 것이기에 냄새가 매우 구리게 된다. 또한 위장열에 의해 음식물이 녹아 나오기에 소화되지 않은 변은 나오지 않고 음식물이 소화가 된 것이 나온다.
만일 여러 날 대변을 보지 못하면 변이 위장에 차게 되고 이로 말미암아 기분도 순환하지 못하고 체하여 양명열이 더욱 심해지게 된다. 이 상태에서는 음식물이 들어갈 공간이 부족하기에 배가 빵빵하게 부르게 되고 음식물을 제대로 먹을 수도 없게 된다. 그러나 溏泄이나 下利(泄瀉)가 생길 때는 배는 꺼지고 음식물은 그래도 먹을 수 있다.

약리(藥理)

芒硝 : 飮食物, 寄生蟲, 大便 등이 사람 몸속에 오래 있어 덩어리를 형성하면 이것이 변질되어 인체를 해롭게 할 수 있기에 기분이 이것을 에워싸 없애려 한다. 그러나 기분이 체하면 열이 생기고 이 열로 인해서 덩어리가 더욱 단단해지는 악순환이 나타난다. 따라서 망초는 이러한 덩어리를 깨부수는 역할을 한다. 그리고 大黃은 망초가 깨부순 것을 밑으로 내보낸다. 즉 대변을 통해 밑으로 내보내는 것이다. 이것이 과하면 下利(泄瀉)가 나타난다.

방후(方後)

甘草 二兩 芒硝 半升 大黃 四兩 清酒洗 (4 13 8)
右三味切,以水三升,煮二物,去滓,内芒消,更上微火一二沸,溫頓服之,以調胃氣

大黃 甘草를 썬 다음 물 三升을 넣고 달인다. 찌꺼기와 건더기를 걷어내 없앤 뒤 芒硝를 넣고 약한 불로 한두 번 끓인다. 이를 모두 한꺼번에 따뜻하게 마셔 위기를 조화롭게 한다.

대황을 청주로 씻는다 했는데 굳이 청주로 씻을 필요는 없고 그냥 써도 된다.

원전(原典)

①傷寒脈浮,自汗出,小便數,心煩,微惡寒,脚攣急,反與桂枝湯,欲攻其表,此誤也,得之便厥,咽中乾,躁吐逆者,作甘草乾薑湯與之,以復其陽,若厥愈足溫者,更作芍藥甘草湯與之,其脚卽伸,若胃氣不和譫語者,少與調胃承氣湯,若重發汗,復加燒鍼者,四逆湯主之 (太陽上)

傷寒病으로 脈이 浮하고 自汗이 있으며 小便을 자주 보고 가슴에 煩熱이 있으며 약간의 惡寒이 나타나고 다리를 폈다 굽혔다 할 때 근육의 연급상으로 통증이 나타나는 경우 오히려 계지탕으로 발한을 시켜 체표를 공격하는 것은 잘못이다. 이로 인해 하리가 생기고 목안이 마르며 번조증이 나타나고 속 내용물을 토하는 것은 甘草乾薑湯을 주어 陽을 회복시킨다. 감초건강탕으로 厥이 치유되어 다리가 따뜻해지면 芍藥甘草湯을 주어 근육의 혈체를 풀어 다리가 펴게 한다. 만일 계지탕을 복용후 胃氣가 화하지 못해 譫語가 나타나면 調胃承氣湯을 조금씩 주어 胃氣를 조화롭게 만든다. 그리고 만약 더욱 發汗을 시키고 다시 燒鍼을 놓으면 陰證으로 빠지게 된다. 이때는 四逆湯으로 주지한다.

太陽病의 傷寒은 表氣水滯證이나 表氣水血滯證으로 完全表熱證을 말한다. 즉 脈浮緊, 發熱, 惡風, 頭痛, 身疼痛, 惡寒(표기수혈체증에서 나타난다)의 증상이 동시에 나타난다. 自汗出이 있고 오줌을 자주 누며 약간의 오한이 있다는 것은 기분이 적은 즉 혈분과 수분에 비해 상대적으로 기분이 적은 음증에 기분, 혈분, 수분이 표에 체한 것을 뜻한다. 계지탕은 표기수혈체나 표기혈체증에 쓰는 것으로 發汗이 아닌 止汗작용이 있는 汗解法의 대표적 방제다. 그러나 원전에서는 이를 한해법의 대표적 방제로 즉 땀을 내는 것으로 일반적으로 취급한다. 따라서 기분이 혈분과 수분에 비해 상대적으로 적은 음증에 표열증과 혈급박에 의한 근육의 연급상이 나타날 때 계지탕으로 발한을 시키면 기분과 수분이 땀으로 나간다. 이때 상대적으로 기분이 더욱 많이 나가면 음증으로 빠지고 수분이 더욱 많이 나가면 열이 발생하여 양증으로 나타난다. 血急迫에 의한 근육의 연급상은 다른 증상이 다 풀리고 난 다음 고치든지 이를 먼저 고치든지 해야 한다.

이는 芍藥甘草湯證 原典 ① 條文을 참조…

②發汗後,惡寒者,虛故也,不惡寒,但熱者,實也,當和胃氣,與調胃承氣湯 (太陽中)

땀을 낸 다음 오한이 나는 것은 기가 부족하기 때문이고 오한은 없고 단지 열만 나는 것은 기가 많이 있기 때문이다. 마땅히 調胃承氣湯으로 위기를 조화롭게 해야 한다.

땀이 난다는 것은 기분과 수분이 나가는 것이다. 따라서 기혈수 상대적 평형에 의해 기분이 수분과 혈분에 비해 상대적으로 많이 나가면 음증이 되는 것이고 수분이 기분과 혈분에 비해 상대적으로 많이 나가면 열이 생겨 양증이 되는 것이다. 열이 위장에 생기면 양명증이 되는 것이다.

③傷寒十三日,過經譫語者,以有熱也,當以湯下之,若小便利者,大便當硬,而反下利,脈調和者,知醫以丸藥下之,非其治也,若自下利者,脈當微厥,今反和者,此爲內實也,調胃承氣湯主之 (太陽中)

傷寒을 앓은 지 십삼일이 지난 뒤 헛소리가 나오는 것은 열이 있는 것이기에 당연히 탕을 마셔 이를 밑으로 내보내야 한다. 만일 오줌은 잘 나오고 대변은 당연히 딱딱해져야 하나 반대로 하리(설사)가 생기고 맥이 조화롭게 된 것은 의자가 丸藥으로 下法을 썼기 때문이다. 만일 스스로 하리(설사)가 나오고 맥이 약간 궐하게 나타나면 이는 반대로 화해한 것으로 속이 실한 것이다. 이때는 조위승기탕으로 주지한다.

상한을 앓고 난뒤 양명병으로 병이 변할 수 있다. 즉 표에 걸린 열이 위장에 걸리면 양명병이 나타난다. 기분이 전신을 순환하지 못하고 위장에 고이면 열이 나타난다. 이 위장열을 양명열이라 하고 이는 하해법으로 푼다. 丸藥으로 하법을 쓴 것은 주로 대함흉환을 말하는 것으로 이로 인해 설사가 나타난 것을 말한다. 조위승기탕증의 위열증은 위장의 기능을 뒤틀리게 하기에 조화롭지 못하다고 한 것이다.

④太陽病,過經十餘日,心下溫溫欲吐而胸中痛,大便反溏,腹微滿,鬱鬱微煩,先此時,自極吐下者,與調胃承氣湯,若不爾者,不可與,但欲嘔,胸中痛,微溏者,此非柴胡證,以嘔,故知極吐下也 (太陽中)

태양병을 앓은 지 십여 일이 지난 뒤 명치아래 속이 느글거리고 울렁거려 토하고 싶고 가슴이 매우 아프다. 그리고 대변은 반대로 연못의 수렁과 같고 배가 조금 부르며 번열이 조금 있는 것에 앞서 스스로 크게 토하거나 설사가 나오는 것은 조위승기탕을 쓴다. 만일 그렇지 않으면 이를 주지 않는다. 단지 속이 느글거리며 가슴이 몹시 아프며 약간 연못의 진흙과 같은 변을 보면 이는 시호증이 아니다. 이는 크게 토하거나 설사를 한 뒤에 속이 미식대고 울렁거리는 것이기 때문이다.

태양병에서 소양병, 양명병으로 변할 수 있다. 즉 기혈수 순환의 의미와 기혈수 상대적 평형과 위치적 상대성을 알면 된다.
위의 조문은 흉통과 구증만으로 시호증과 조위승기탕증을 구별하려는 것에 지나지 않는 것으로 가슴팍에 열과 점조수가 어우러져 덩어리를 만들어 흉협고만이 나타나 이로 인해 흉통과 구증이 나타난 것은 시호제증이다. 위장의 기분이 모여 위장열증으로 복만으로 인한 흉만과 위기가 불화하여 구증이 나타난 것은 조위승기탕증인 것이다.

⑤傷寒吐後,腹脹滿者,與調胃承氣湯 (陽明)

傷寒을 앓고 있는데 토하고 나서 배가 팽팽하게 부르며 터질 것 같은 때는 조위승기탕을 쓴다.

傷寒은 表熱證의 傷寒을 말한다. 이는 체표에 氣滯로 나타나는 데 토하게 되면 기분과 수분의 외발로 수분이 기분에 비해 상대적으로 많이 나가면 열이 생기고 이 열이 복부에 체하여 복만이란 병적증상이 나타난 것이다. 이는 양명열증(양명병)이기에 조위승기탕을 쓴다. 물론 양명열증에 쓰는 탕방은 많다. 이 조문은 양명열증(조위승기탕증)이 생기는 과정을 설명한 것이다.

⑥陽明病,不吐不下,心煩者,可與調胃承氣湯 (陽明)

양명병으로 토하지도 않고 하리(설사)도 없으면서 가슴팍에 번열감과 마음에 화닥증이 나타나면 조위승기탕을 쓴다.

복부에 기분이 체하거나 열이 위장에 쌓여 위로 상충하여 가슴팍에 열적 증상이 집중적으로 나타날 경우가 있다. 이로 말미암아 心煩이란 증상이 나타난다.

⑦太陽病三日,發汗不解,蒸蒸發熱者,屬胃也,調胃承氣湯主之 (陽明)

태양병을 사흘 정도 앓은 다음 땀이 나는 것이 풀리지 않고 열이 후끈후끈 달아 오르는 것은 표열이 아닌 위열에 의한 것이니 조위승기탕으로 이를 푼다.

태양병은 체표에 기분이 체해 표열증이 나타난 것으로 한해법으로 풀어야 한다. 태양병을 앓고 있는데 땀이 나는 것이 풀리지 않으면 이로 말미암아 열이 더욱 생기고 이 열이 위장에 걸쳐져 양명열증이 생길 수 있다.

⑧大便不通,胃氣不和者,宜調胃承氣湯 (陽明)

대변을 보지 못하고 위기가 불화하면 조위승기탕으로 푼다.

대변을 여러 날 보지 못하면 이로 말미암아 기분이 체하여 위장열증(양명병)이 나타나고 역으로 기분이 체해 위장열증이 생기면 이것으로 대변을 보지 못하게 된다. 그리고 위기가 불화한 것은 위장열로 나타난다.

小承氣湯

小承氣湯 大黃8. 厚朴4. 枳實4.

右三味, 以水四升, 煮取一升二合, 去滓. 分溫二服, 初服湯, 當更衣, 不爾者 盡飲之. 若更衣者, 勿服之。

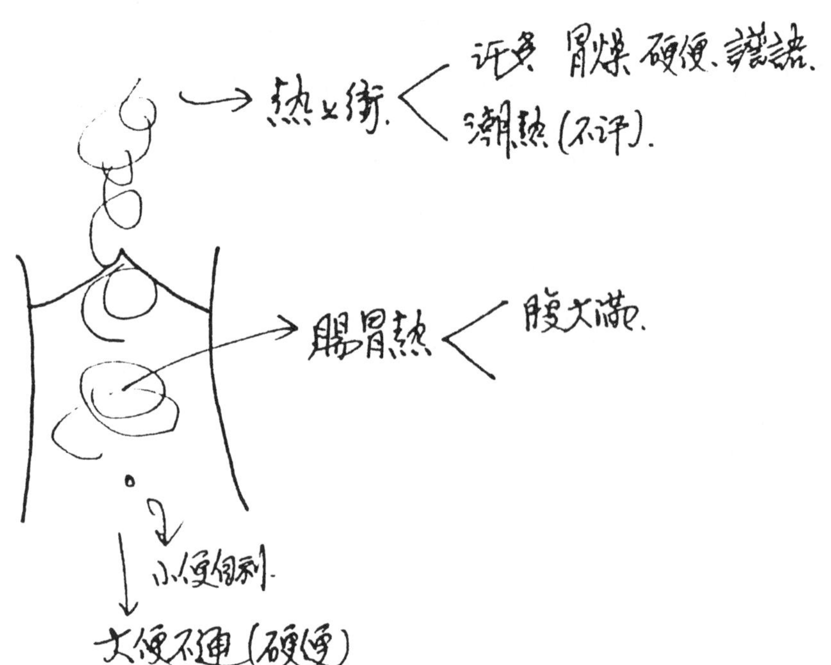

①陽明病、脈遲、雖汗出、不惡寒者、其身必重、短氣、腹滿而喘、有潮熱者、此外欲解、可攻裏也、手足濈然而汗出者、此大便已硬也、大承氣湯主之、若汗多、微發熱、惡寒者、外未解也、其熱不潮、未可與承氣湯、若腹大滿、不通者、可與小承氣湯、微和胃氣、勿令至大泄下。

②陽明病、潮熱、大便微硬者、可與大承氣湯、不硬者、不可與之、若不大便六七日、恐有燥屎、欲知之法、少與小承氣湯、湯入腹中、轉失氣者、此有燥屎也、乃可攻之、若不轉失氣者、此但初頭硬、後必溏、不可攻之、攻之必脹滿、不能食也、欲飲水者、與水則噦、其後發熱者、必大便復硬而少也、以小承氣湯和之、不轉失氣者、慎不可攻也。[陽明]

③陽明病、其人多汗、以津液外出、胃中燥、大便必硬、硬則譫語、小承氣湯主之、若一服、譫語止者、更莫復服。[陽明].

④得病二三日、脈弱、無太陽柴胡證、煩躁、心下硬、至四五日、雖能食、以小承氣湯少少與、微和之、令小安、至六日、與承氣湯一升、若不大便六七日、小便少者、雖不能食、但初頭硬、後必溏、未定成硬、攻之必溏、須小便利、屎定硬、乃可攻之、宜大承氣湯。[陽明].

⑤陽明病、譫語、發潮熱、脈滑而疾者、小承氣湯主之、因與承氣湯一升、腹中轉失氣者、更服一升、若不轉失氣、勿更與之、明日又不大便、脈反微濇者、裏虛也、爲難治、不可更與承氣湯也。[陽明].

⑥太陽病、若吐、若下、若發汗後、微煩、小便數、大便因硬者、與小承氣湯和之愈。[陽明].

⑦下利譫語者、有燥屎也、宜小承氣湯。[厥陰、下利.].

⑧千金翼、小承氣湯、治大便不通、噦、數譫語。[噦].

濈 빠를 집 / 빨리흐를 집. 噦 재채기할 얼. 莫 말 막(勿). 潮 조수 조 / 밀물 조.
譫 중얼거릴 섬. / 헛소리할 섬.

병리(病理)

腹部(胃腸)에 氣分이 순환하지 못하고 체하여 복부(위장)에 열이 나는 병증으로 특히 胃臟보다 腸에 熱證이 집중되어 나타난다. 胃腸의 열로 인해 硬便이 생기고 다시 경변으로 말미암아 기분이 체하여 위장에 열이 체하는 惡循環이 이어진다.

복부(위장)의 열증에 지실증이 겹친 것으로 전신 근육의 경화증 즉 몸이 실증이지만 복부에만 근육경화증이 나타나는 경우도 혹 있다.

腹部熱(胃腸熱(陽明熱))이 위로 치솟거나 위로 넘쳐 多汗, 胃燥, 硬便, 譫語, 潮熱(不汗) 등 병적증상이 나타나고 大便不通(硬便)과 腹大滿 그리고 腹滿而喘도 나타난다.

潮熱 : 밀물처럼 온몸에 밀려드는 열로 만일 땀이 나면 기분과 수분이 밖으로 발산되기에 조열은 나타나지 않는다. 汗出로 조열이 나타나지 않아도 오한은 없고 오히려 열을 싫어하게 된다.

腹滿而喘 : 온 배가 부르고 답답하며 거북하고 숨쉬는 것이 몹시 어려운 증상으로 복부에 경변과 열이 들어차 나타난다. 특히 복부에 많은 기가 체하여 열이 나 복강에 쌓이게 되면 변이 응축되고 응축된 변에 의해서 또다시 기분이 체하는 악순환이 일어난다. 그래도 음식물을 먹으면 위장의 열로 소화흡수되기에 먹고 또 먹게 된다. 그러나 변이 응축되어 복부에 다 차면 음식물을 소화흡수할 능력은 되나 복강내 위장으로 들어갈 공간이 부족하기에 먹는 것을 멈추게 된다. 복부열(위장열(양명열))이 강해도 생체가 견딜 수 있는 것은 실증이기에 그만큼 血營이 많고 이에 수분의 양이 기하급수적으로 많아지기 때문이다. 즉 생체는 늘 기혈수 상대적 평형을 이루려고 역사가 작동되기에 가능하다. 胃腸 속의 내용물이 복부의 많은 열에 의해 응축되기에 냄새가 위로 올라와 어떻든 풍기게 된다. 특히 말을 할 때 고약한 냄새가 나타난다. 그리고 혀에 태가 끼기도 하고 열이 강열할 때는 태가 벗겨지기도 한다.
복부에 많은 열과 기분이 체하면 이것이 흉부를 압박하고 흉부에도 열이 체하기에 숨을 들이고 내는 것이 힘들어 져 숨이 차며 기침이 나고 숨을 한꺼번에 쉬게 된다.

방후(方後)

大黃 四兩 厚朴 二兩 枳實 三枚大者 (844)
右三味,以水四升,煮取一升二合,去滓,分溫二服,初服湯,當更衣,不爾者,盡飮之,若更衣者,勿服之

大黃 厚朴 枳實 세 가지 약재에 물 四升을 넣고 달여 一升二合을 얻는다. 찌꺼기와 건더기를 없앤 뒤 이를 둘로 나눠 따뜻하게 복용한다. 처음 약을 마시고 당연히 변을 보아야 하는 데 그렇지 못하면 다시 약을 복용한다. 만일 약을 마시고 변을 보면 약을 더 복용하지 않는다.

원전(原典)

①陽明病,脈遲,雖汗出,不惡寒者,其身必重,短氣,腹滿而喘,有潮熱者,此外欲解,可攻裏也,手足濈然汗出者,此大便已硬也,大承氣湯主之,若汗出多,微發熱惡寒者,外未解也,其熱不潮未可與承氣湯,若腹大滿不通者,可與小承氣湯,微和胃氣,勿令至大泄下 (陽明)

양명병으로 맥이 느리고 비록 땀은 나나 오한은 없으며 몸이 무겁고 숨을 짧게 쉬며 배가 부르고 숨이 차며 조열이 있는 것은 외증이 풀리고자 한 것이니 속을 공격해도 된다. 손발에 땀이 흥건히 나는 것은 대변이 굳어진 것이니 대승기탕을 쓰고 만일 땀이 많이 나고 열이 약간 나며 오한이 있는 것은 외증이 풀리지 않은 것이기에 조열이 나타나지 않는다. 이때는 대소승기탕을 쓸 수 없다. 그러나 만일 배가 크게 부르고 갑갑하며 대변을 보지 못하면 소승기탕을 써서 위기를 적게라도 화해야 한다. 그러나 크게 설사가 나게 하는 것은 피한다.

양명병의 일반적 증상을 말하고 만일 뱃속에 燥屎가 있으면 대승기탕을 쓰고 硬便이 있으면 소승기탕을 쓴다. 그리고 만일 양명병증에 태양병증이 있으면 外證 즉 태양병증을 먼저 푼 다음 양명병증을 푼다.

②陽明病,潮熱,大便微硬者,可與大承氣湯,不硬者,不可與之,若不大便,六七日,恐有燥屎,欲知之法,少與小承氣湯,湯入腹中,轉失氣者,此有燥屎也,乃可攻之,若不轉失氣者,此但初頭硬,後必溏,不可攻之,攻之必脹滿,不能食也,欲飮水者,與水則噦,其後發熱者,必大便復硬而少也,以小承氣湯和之,不轉失氣者,愼不可攻也 (陽明)

양명병으로 조열이 있고 대변이 약간 굳으면 대승기탕을 쓴다. 만일 변이 굳지 않으면 이를 쓸 수 없다. 변을 보지 못한지 육칠일이 지나 조시가 있는지 없는지 알려면 먼저 소승기탕을 조금 주어서 만약 방귀가 나오면 뱃속에 조시가 있는 것이니 대승기탕을 써서 이를 공격하고 만일 방귀가 나오지 않으면 변이 처음에는 굳으나 뒤에는 연못의 수렁과 같은 변을 보기에 이를 대승기탕으로 공격하면 안 된다. 그런데 이를 대승기탕으로 공격하면 배가 팽팽하고 빵빵하게 부르고 음식을 먹지 못하게 된다. 그리고 물을 마시고자 하는데 물이 들어가면 바로 딸꾹질이 나오고 그 뒤에는 열이 나고 반드시 대변이 가늘어지며 굳게 되기에 소승기탕으로 이를 조화롭게 해야 한다. 만일 방귀가 나오지 않으면 대승기탕으로 공격하지 마라.

대승기탕은 조시를 목표로 하고 소승기탕은 경변을 목표로 한다. 만일 조시가 있는지 경변이 들어찼는지 알려면 먼저 소승기탕을 적게 주어 방귀가 나오면 조시가 있는 것이고 방귀가 전혀 나오지 않으면 경변이 위장에 꽉 들어 찬 것이다. 물론 위장열증에 의해 경변과 조시가 생긴 것이다. 또한 조시와 경변에 의해서도 기분이 체하여 위장열증이 더욱 심해진다.

③陽明病,其人多汗,以津液外出,胃中燥,大便必硬,硬則譫語,小承氣湯主之,若一服譫語止者,更莫復服 (陽明)

양명병으로 땀을 많이 흘려 진액이 밖으로 나가 위가 건조해지면 즉 위장에 열이 생기면 대변이 반드시 굳어진다. 변이 굳게 되면 섬어가 나타난다. 이는 소승기탕으로 없앤다. 만일 소승기탕을 한번 복용하고 헛소리가 멎으면 다시 복용하지 마라.

땀을 많이 흘려 기혈수 상대적 평형에 의해 위장열증(양명병증)이 생기고 위장열증에 의해 대변이 굳게 된다. 경변으로 다시 기분이 복부에 체하여 위장열증이 더욱 심해지고 심해진 양명열증에 의해 경변이 더욱 굳게 되고 땀으로 발산되기도 하고 헛소리가 나오기도 한다.

④得病二三日,脈弱,無太陽柴胡證,煩躁心下硬,至四五日,雖能食,以小承氣湯,少少與微和之,令小安,至六日,與承氣湯一升,若不大便,六七日小便少者,雖不受食,但初頭硬,後必溏,未定成硬,攻之必溏,須小便利屎定硬,乃可攻之,宜大承氣湯 (陽明)

병을 얻은 지 이삼일이 되어 맥이 약하고 태양병증과 시호증이 없이 번조가 있고 심하비경이 나타난지 사오일이 지나 비록 음식물을 잘 먹어도 소승기탕을 아주 적게 주어 위장의 열을 조화롭게 풀어야 한다. 이렇게 안정을 취한지 오륙일이 된 뒤에 승기탕을 마시고도 육칠 일간 대변을 보지 못하고 소변량이 적어지며 음식을 전혀 먹지 못하고 변이 처음에는 딱딱하게 나오다 뒤는 연못 수렁처럼 나오면 아직 변이 딱딱하게 굳어진 것이 아니기에 이를 공격하면 소변이 비록 별 탈 없이 나와도 변이 수렁과 같이 나온다. 만일 변이 굳어지고 딱딱해져 조시가 되면 대승기탕으로 이를 공격한다.

양명병에 태양병증과 시호제증(소양병증)이 같이 나타나면 먼저 태양병증을 풀고 소양병증을 푼다. 그리고 난뒤 양명병증을 푼다. 이때 양명병증에 심하비경이라 했는데 대소승기탕증에는 심하비경이 생기거나 나타나지 않는다. 경변이나 조시를 착각할 수는 있다. 소승기탕증에 대승기탕을 쓰면 어떻게 되는지를 설명했다.

⑤陽明病,譫語發潮熱,脈滑而疾者,小承氣湯主之,因與承氣湯一升,腹中轉氣者,更服一升,若不轉氣者,勿更與之,明日又不大便,脈反微濇者,裏虛也,爲難治,不可更與承氣湯也 (陽明)

양명병으로 헛소리가 있고 조열이 나며 맥이 괄괄하고 빠르게 질주하면 소승기탕으로 푼다. 만일 소승기탕을 복용하고 방귀가 나면 다시 더 복용한다. 만일 방귀가 나지 않으면 더 복용하지 않는다. 다음날 다시 변을 보지 못하고 맥이 반대로 미미하며 깔깔하게 나타나면 속이 허한 것으로 치료하기 어렵다. 이때는 승기탕을 쓰지 마라.

경변이 있을 경우 소승기탕을 원용량을 주면 경변이 나오기에 배가 요동을 치며 방귀가 나오게 된다. 만일 소승기탕을 주었는데도 방귀가 나오지 않으면 이는 변이 나오지 않은 것으로 증이 맞지 않은 것이기에 승기제를 주면 안된다.

⑥太陽病,若吐,若下,若發汗後,微煩,小便數,大便因硬者,與小承氣湯和之愈 (陽明)

태양병이 있을 때 만약 토하거나 설사를 하고 또는 땀이 난 뒤에 약간의 번열이 나고 소변을 자주 보게 되면 이로 말미암아 대변이 굳게 된다. 소승기탕으로 위기를 화하면 낫는다.

대변이 굳어지는 과정 즉 위장열증(양명열)이 생기는 과정을 설명한 것으로 기혈수 순환의 상대적 평형을 알면 쉽게 이해 할 수 있다.

⑦下利譫語者,有燥屎也,宜小承氣湯 (厥陰)

하리가 있고 헛소리를 하는 것은 조시가 있기 때문이니 소승기탕을 쓴다.

조시가 있는 것은 대승기탕증이다. 그리고 대승기탕증은 궐음이 아닌 양명열증이다.

⑧千金翼,小承氣湯,治大便不通,噦,數譫語 (噦)

千金翼方에는 소승기탕을 대변을 보지 못하고 재채기를 하며 헛소리를 자주 하는 것을 없앤다고 실려있다.

이 조문중 재채기는 잘못된 것으로 정체수분이나 속이 냉해야 나타난다.

비고(備考)

*中寒,其人下利,以裏虛也,欲嚔不能,此人肚中寒
*陽明病,不能食,攻其熱,必噦. 所以然者,胃中虛冷故也

▶▶ 상한론 Q & A

病的症狀과 病因 그리고 기혈수 순환이상과의 관계는?

병인에 의해서 기혈수 순환이상이 생기면 이 기혈수 순환이상에 의해서 병적증상이 나타난다. 기혈수 순환이상에 의해 다시 정신적(내인) 변화나 육체적 변화(불내외인)가 생길수 있다. 惡循環으로 이해하면 된다. 그러나 이 악순환에서 중요한 것은 기혈수 순환이상이 중요한 것이고 먼저다.

厚朴三物湯 · 厚朴七物湯 · 厚朴大黃湯

厚朴三物湯. 厚朴八兩.16. 大黃四兩.8. 枳實五枚.7.
厚朴大黃湯. 厚朴一尺 大黃六兩.12. 枳實四枚.6.
小承氣湯. 厚朴二兩.4. 大黃四兩.8. 枳實三枚 4.

右三味 以水一斗. 先煮二味. 取五升. 內大黃, 煮取三升. 溫服一升. 以利為度。

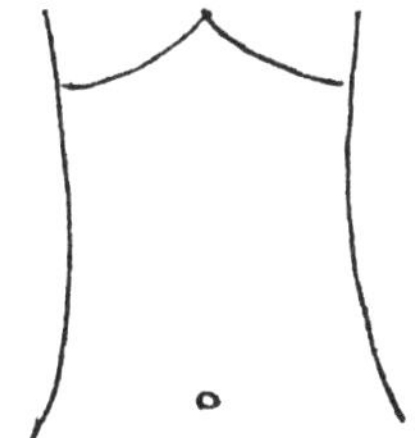

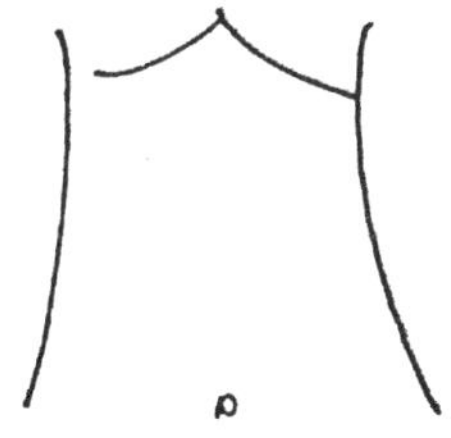

痛而閉者. 厚朴三物湯主之.[腹滿].　　支飲胸滿者, 厚朴大黃湯主之.[痰飲].

병리(病理)

복부에 체한 기분과 열의 비율 그리고 근육의 경화 정도에 따라 병적증상이 다르게 나타나기에 대황과 후박과 그리고 지실의 양을 달리 쓴다. 이에 탕명도 달라진다.

	厚朴三物湯	厚朴大黃湯	小承氣湯	厚朴七物湯
處方	(厚朴. 大黃. 枳實) (16 8 7)	(厚朴. 大黃. 枳實) (32 12 6)	(厚朴. 大黃. 枳實) (4 8 4)	小承氣湯 + 桂枝去芍藥湯
症狀	痛而閉者	支飮腹滿者	腹滿而喘	腹滿發熱

약리(藥理)

厚朴 : 인체의 공간 즉 흉강과 복강에 체한 기분(열로 변하지 않은 것)을 확산 시켜 기분이 정상적으로 제 궤도로 순환하게 만든다. 체내 기분이 체하면 부르다, 빵빵하다, 터질 것 같다, 갑갑하다, 그득하다, 벙벙하다 등으로 호소한다. 이를 滿이라 표현한다. 즉 가슴(흉강)에 기분이 체하면 흉만으로 표현하고 뱃속(복강)에 기분이 체하면 복만이라 표현한다.

방후(方後)

(厚朴三物湯)
厚朴 八兩 大黃 四兩 枳實 五枚 (16 8 7)
右三味,以水一斗二升,先煮二味,取五升,去滓,內大黃,煮取三升,溫服一升,以利爲度

(厚朴大黃湯)
厚朴 一尺 大黃 六兩 枳實 四枚 (32 12 6)
右三味,以水五升,煮取二升,分溫再服

(厚朴七物湯)
厚朴 半斤 大黃 三兩 枳實 五枚 桂枝 二兩 生薑 五兩 大棗 十枚 甘草 三兩
右七味,以水一斗,煮取四升,溫服八合,日三服,嘔者加半夏五合,下利去大黃,寒多者加生薑至半斤

大承氣湯

大承氣湯 大黃8、厚朴16、枳實7、芒硝8。

右四味，以水一斗，先煮二物，取五升，去滓，內大黃，更煮取二升，去滓，內芒消，更上微火一兩沸，分溫再服，得下餘勿服。

→ 汗出、不惡寒、惡熱、身重、短氣、喘、目中不了了、不能食、身微熱、身熱、潮熱(不汗)、獨語如見鬼狀、不識人、循衣摸牀、惕而不安、微喘直視、譫語、譫言必亂、痓狀、喘冒不能臥、口燥、咽乾、口乾、剛痓、

→ 心中懊憹、煩、煩躁

→ 腸熱 < 腹滿、腹脹、腹微滿、腹滿痛、繞臍痛、

小便赤

不大便(燥屎)、大便難、

大便乍難乍易、自利清水色純青、

①陽明病，脈遲，雖汗出，不惡寒者，其身必重，短氣，腹滿而喘，有潮熱者，此外欲解，可攻裏也。手足濈然而汗出者，此大便已硬也，大承氣湯主之。若汗多，微發熱惡寒者，外未解也，其熱不潮，未可與承氣湯。若腹大滿不通者，可與小承氣湯，微和胃氣，勿令至大泄下。[陽明]

②陽明病，潮熱，大便微硬者，可與大承氣湯。不硬者，不可與之。若不大便六七日，恐有燥屎，欲知之法，少與小承氣湯，湯入腹中，轉失氣者，此有燥屎也，乃可攻之。若不轉失氣者，此但初頭硬，後必溏，不可攻之，攻之必脹滿，不能食也。欲飲水者，與水則噦。其後發熱者，必大便復硬而少也，以小承氣湯和之。不轉失氣者，慎不可攻也。[陽明]

③傷寒，若吐若下後，不解，不大便五六日，上至十餘日，日晡所發潮熱，不惡寒，獨語如見鬼狀。若劇者，發則不識人，循衣摸牀，惕而不安，微喘直視，脈弦者生，濇者死。微者，但發熱譫語者，大承氣湯主之。若一服利，則止後服。[陽明]

④陽明病，譫語，有潮熱，反不能食者，胃中必有燥屎也。若能食者，但硬也，宜大承氣湯下之。[陽明]

⑤汗出譫語者，以有燥屎在胃中，此爲實也，須下之，過經乃可下之。下之若早，語言必亂，以表虛裏實故也。下之則愈，宜大承氣湯。[陽明]

⑥二陽併病，太陽證罷，但發潮熱，手足漐漐汗出，大便難而譫語者，下之則愈，宜大承氣湯。[陽明]

⑦陽明病，下之，心中懊憹而煩，胃中有燥屎者，可攻。腹微滿，初頭硬，後必溏，不可攻之。若有燥屎者，宜大承氣湯。[陽明]

恐 두려울공, 혹대충할공. 識 알식. 循 차례순, 돌아다닐순. 摸 더듬을모. 牀 평상상. 惕 두려워할척.
亂 어지러울란. 罷 파할파, 내칠파. 漐 땀날칩. 懊 번뇌할오. 憹 심란할농. 溏 못당, 진흙수렁당.

⑧ 病人不大便五六日、繞臍痛、煩躁、發作有時者、此有燥屎、故使不大便、

⑨ 病人煩熱、汗出則解、又如瘧狀、日晡所發熱者、屬陽明也、脈實者、宜下之、脈浮虛者、宜發汗、下之與大承氣湯、發汗宜桂枝湯。[陽明]、

⑩ 大下後六七日、不大便、煩不解、腹滿痛者、此有燥屎也、所以然者、本有宿食故也、宜大承氣湯。[陽明]、

⑪ 病人小便不利、大便乍難乍易、時有微熱、喘冒不能臥者、有燥屎也、宜大承氣湯。[陽明]、

⑫ 得病二三日、脈弱、無太陽柴胡證、煩躁、心下硬、至四五日、雖能食、以小承氣湯少少與、微和之、令小安、至六日、與小承氣湯一升、若不大便六七日、小便少者、雖不能食、但初頭硬、後必溏、未定成硬、攻之必溏、須小便利、屎定硬、乃可攻之、宜大承氣湯。[陽明]、

⑬ 傷寒六七日、目中不了了、睛不和、無表裏證、大便難、身微熱者、此爲實也、急下之、宜大承氣湯。[陽明]、

⑭ 陽明病、發熱汗多者、急下之、宜大承氣湯。[陽明]、

⑮ 發汗不解、腹滿痛者、急下之、宜大承氣湯。[陽明]、

⑯ 腹滿不減、減不足言、當下之、宜大承氣湯。[陽明]、

⑰ 少陰病得之二三日、口燥咽乾者、急下之、宜大承氣湯。[少陰]、

⑱ 少陰病六七日、腹脹不大便者、急下之、宜大承氣湯。[少陰]、

⑲ 少陰病、自利清水、色純青、心下必痛、口乾燥者、可下之、宜大承氣湯。

繞 둘릴요 얽힐요、 臍 배꼽제、 晡 신시포 해질포、 宿 잘숙 묵을숙、 乍 별안간사 잠깐사、 令 하여금령 시킬령、
了 마칠료 똑똑할료、 減 덜감、

⑳ 病腹中滿痛者. 此爲實也. 當下之. 宜大承氣湯. [可下. 腹滿]

㉑ 剛痙爲病. 胸滿口噤. 臥不着席. 脚攣急. 必齘齒. 可與大承氣湯. [痙]

㉒ 產後七八日. 無太陽証. 少腹堅痛. 此惡露不盡. 不大便. 煩躁發熱. 切脈微實. 再倍發熱. 日晡時煩躁者不食. 食則讝語. 至夜卽愈. 宜大承氣湯主之. 熱在裏. 結在膀胱也. [產後]

㉓ 病解能食. 七八日. 更發熱者. 此爲胃實. 大承氣湯主之. [產後]

痙 중풍들경 목뻣뻣할경. 剛 굳셀강 꼬장할강. 噤 입다물금 잔잔할금. 臥 누울와 쉴와. 着 부딪칠착 둘착.
齘 이갈계. 切 끊을절 진맥할절.

병리(病理)

氣分이 胃腸에 체하여 위장열로 나타나고 이 위장열로 燥屎가 생기고 이 燥屎로 말미암아 기분이 체하여 위장에 열이 생기는 惡循環의 病證.

胃腸熱(陽明熱)이 의해서 脈遲, 腹滿, 腹微滿, 腹滿痛, 繞臍痛 등이 나타나고 가슴팍(胸部)에도 영향을 미쳐 心中懊憹, 煩, 煩躁 등이 나타난다. 또한 汗出, 不惡寒, 惡熱, 身重, 短氣, 喘, 目中不了了, 不能食, 身微熱, 身熱, 潮熱(不汗), 獨語如見鬼狀, 不識人, 循衣摸牀, 惕而不安, 微喘直視, 譫語, 語言必亂, 瘧狀, 喘冒不能臥, 口燥, 咽乾, 口乾, 剛痙 등의 병적증상이 나타난다.

腹滿. 腹微滿. 腹滿痛 : 복부에 열이 체하여 나타나나 소승기탕증의 경변에 의한 것보다 복만의 정도가 덜하다.
繞臍痛 : 배꼽주변이 아픈 것으로 이는 조시에 의한 기분과 열이 체하여 나타나는 통증이다.
獨語如見鬼狀 : 귀신을 본 듯이 혼자 중얼거리며 떠드는 것으로 위장열증으로 나타난다.
不識人 : 사람을 알아보지 못한다.

循衣摸牀 : 옷 끝자락을 계속 더듬고 탁자나 물건의 각진 부분을 더듬거리는 행동으로 위장열에 의해 나타나는 정신적, 육체적 병적 행동이다.
惕而不安 : 뭔가를 두려워하며 무언가 불안한 것.
微喘直視 : 뭔가를 뚫어지게 바라보며 숨을 씩씩거리며 몰아쉬는 상태.
語言必亂 : 말이 앞뒤가 맞지 않고 횡설수설 하는 것.
喘冒不能臥 : 숨이 차고 뭔가 머리를 내리 누르는 듯하여 눕지 못하고 앉거나 서 있게 된다.
剛痓 : 위장열이 강열하여 간질의 형태로 나타난다.

大便은 燥屎로 인해서 不大便, 大便難, 大便乍難乍易, 自利淸水色純靑 등으로 나타난다.
小便은 胃腸熱이 강열하여 오줌이 붉게 나오기도 한다.

방후(方後)

大黃 四兩 厚朴 半斤 枳實 五枚 芒硝 三合 (8 16 7 8)
右四味,以水一升,先煮二物,取五升,去滓,內大黃,更煮取二升,去滓,內芒消,更上微火一兩沸,分溫再服,得下餘勿服

厚朴과 枳實을 물 一升(一斗(十升)의 誤字?)에 넣고 달여 五升을 얻는다. 찌꺼기와 건더기를 없앤 뒤 大黃을 넣고 다시 달여 二升을 얻는다. 찌꺼기와 건더기를 다시 없앤 다음 芒硝를 넣고 약한 불로 열 번 정도 끓어오르게 하여 이를 고루 녹게 한다. 이를 둘로 나눠 하루 두 번 복용한다. 만일 한번 복용하고 설사가 나면 더 복용하지 않는다.

원전(原典)

①陽明病,脈遲,雖汗出,不惡寒者,其身必重,短氣腹滿而喘,有潮熱者,此外欲解,可攻裏也,手足濈然汗出者,此大便已硬也,大承氣湯主之,若汗出多,微發熱惡寒者,外未解也,其熱不潮未可與承氣湯,若腹大滿不通者,可與小承氣湯,微和胃氣,勿令至大泄下 (陽明)

小承氣湯 原典 ① 條文 참조

②陽明病,潮熱,大便微硬者,可與大承氣湯,不硬者,不可與之,若不大便,六七日,恐有燥屎,欲知之法,少與小承氣湯,湯入腹中,轉失氣者,此有燥屎也,乃可攻之,若不轉失氣者,此但初頭硬,後必溏,不可攻之,攻之必脹

滿,不能食也,欲飮水者,與水則噦, 其後發熱者,必大便復硬而少也,以小承氣湯和之,不轉失氣者,愼不可攻也 (陽明)

小承氣湯 原典 ② 條文 참조

③傷寒若吐若下後不解,不大便五六日,上至十餘日,日晡所發潮熱,不惡寒,獨語如見鬼狀,若劇者,發則不識人,循衣摸牀,惕而不安,微喘直視,脈弦者生,濇者死,微者,但發熱譫語者,大承氣湯主之,若一服利,則止後服 (陽明)

傷寒인데도 만약 吐法이나 下法을 쓴 다음에도 풀리지 않고 大便을 오육일 보지 못한 것이 한 열흘에 이르러 오한은 없고 귀신을 본 듯이 혼자 지껄이며 심하면 사람을 알아보지 못한고 옷 끝자락이나 상 모서리를 더듬으며 무언가 두려워하고 몹시 불안하다. 그리고 숨을 씩씩거리며 뭔가 뚫어지게 쳐다본다. 이럴 경우 맥이 팽팽하면 살고 깔깔하면 죽는다. 맥이 이렇지 않고 단지 열이 나며 헛소리를 하면 大承氣湯을 쓴다. 만약 한번 이를 복용하고 下利(泄瀉)가 있으면 더 복용하지 않는다.

傷寒病 즉 表氣水滯證이나 表氣水血滯證으로 完全表熱證에 吐法이나 下法을 쓰면 誤治이자 逆治가 된다. 이로 말미암아 기혈수 상대적 평형이 무너져 수분이 기분과 혈분에 비해 상대적으로 많이 나가 열이 생기고 이 열이 위장에 체하여 위장열증이 된다. 이 위장열증으로 燥屎가 생기고 이 燥屎에 의해서 더욱 기분이 체하여 위장열증이 더욱 심해지는 惡循環을 이루게 된다. 강열하고 큰 위장열증에 의해서 獨語如見鬼狀, 若劇者, 發則不識人, 循衣摸牀, 惕而不安, 微喘直視 등의 육체적, 정신적 병증들이 나타난다.

④陽明病,譫語有潮熱,反不能食者,胃中必有燥屎五六枚也,若能食者,但硬耳,宜大承氣湯之 (陽明)

양명병으로 헛소리를 하고 조열이 있는데 오히려 음식물을 제대로 먹지 못하는 것은 위장에 조시가 다섯 여섯 개 있는 것이다. 만일 음식물을 제대로 먹는 것은 딱딱해진 까닭이다. 대승기탕을 쓴다.

양명병으로 헛소리와 조열이 나타날 경우 속에 조시가 있어 양명병이 나타났든 양명병으로 조시가 생겼든 음식물을 제대로 먹지 못한다. 즉 경변이든 조시든 조열이 나타나면 제대로 음식물을 먹지 못한다. 조열이 나타나지 않을 경우는 조시가 있거나 경변이 배에 다 차지 않으면 음식물을 그래도 먹을 수 있다. 이는 음식물이 들어갈 공간이 있으면 먹을 수 있고 들어갈 공간이 없으면 음식물을 먹을 수 없는 것으로 이해하면 된다.

⑤汗出譫語者,以有燥屎在胃中,此爲風也,須下者,過經乃可下之,下之若早,語言必亂,以表虛裏實故也,下之愈,宜大承氣湯 (陽明)

땀이 나며 헛소리를 하는 것은 胃腸에 燥屎가 있는 것이다. 이는 위장에 기분이 많이 체한 것이기에 마땅히 이를 밑으로 내리든지 조금 있다 내려야 한다. 너무 일찍 下法을 써서 내리면 말하는 것이 어지러워진다. 이는 겉이 虛하고 속이 實하기 때문이다. 下法을 쓰면 낫는데 대승기탕을 쓴다.

이때 땀은 위장열이 올라와 나는 것으로 속에서 우러나는 땀이다. 胃腸熱證(陽明熱病)으로 섬어가 생기는 것은 열에 의해서 나타난다. 겉이 허해서 나는 것은 아니고 땀이 나는 것을 허로 본 것이다. 그러나 허는 혈분이 기분과 수분에 비해 상대적으로 적은 것을 말한다. 위장열증으로 조시가 있든지 조시로 기분이 체해 열이 나타난 것이고 이로 말미암아 땀이 나기도 하고 나지 않을 수도 있는 것이다. 만일 땀이 나지 않으면 조열이 생길 수 있다. 이 열로 섬어도 나타난다.

⑥二陽併病,太陽證罷,但發潮熱,手足漐漐汗出,大便難而譫語者,下之則愈,宜大承氣湯 (陽明)

太陽病證과 陽明病證이 같이 나타났으나 태양병증이 없어지고 단지 熱만 나는 潮熱이 나타나고 손발에서 흥건하게 땀이 나며 변을 보기가 어렵고 헛소리가 나오게 되면 양명열을 밑으로 내리면 된다. 이때는 대승기탕으로 주지한다.

태양병증과 양명병증이 같이 나타나면 먼저 겉을 즉 태양병증을 풀고 속 즉 양명병증을 푼다. 양명병증은 하해법으로 푸는데 만일 조시가 있으면 대승기탕으로 하해한다.

⑦陽明病下之,心中懊憹而煩,胃中有燥屎者,可攻,腹微滿,初頭硬,後必溏,不可攻之,若有燥屎者,宜大承氣湯 (陽明)

陽明病에 下法을 쓴 다음 心中懊憹과 煩躁가 생기고 胃腸에 燥屎가 나타나면 곧 이를 공격해도 된다. 배가 조금 그득하고 부르며 대변이 처음은 딱딱하나 뒤가 수렁처럼 나오면 이를 공격하지 마라. 만일 조시가 있으면 대승기탕을 쓴다.

陽明病에 하법을 써서 소양열병과 양명열병이 나타난 경우 먼저 소양열병 즉 心中懊憹과 煩躁가 생긴 것을 없애고 뒤에 양명열병 즉 燥屎가 나타난 것을 없앤다.

⑧病人不大便五六日,繞臍痛,煩躁,發作有時者,此有燥屎,故使不大便也,宜大承氣湯 (陽明)

대변을 오륙일 보지 못해 배꼽 주위가 아픈 것은 조시 때문이다. 대승기탕으로 쓴다.

燥屎로 인해 胃腸熱證이 생기고 胃腸熱證으로 조시가 생긴다. 이로 말미암아 변을 보지 못하고 배꼽주변에 통증이 나타난다.

⑨病人煩熱,汗出則解,又如瘧狀,日晡所發熱者,屬陽明也,脈實者,宜下之,脈浮虛者,宜發汗,下之與大承氣湯,發汗宜桂枝湯 (陽明)

煩熱이 나다 땀이 나면 풀리고 瘧狀으로 往來寒熱이 있다. 그리고 해질 무렵 열이 나는 것은 양명열이니 맥이 실하기에 마땅히 하해법으로 푼다. 만일 맥이 허한 것은 당연히 한해법으로 풀어야 한다. 하해법은 대승기탕으로 한해법은 계지탕을 쓴다.

表熱證(太陽病)은 汗解法으로 풀고 裏熱證(胃腸熱證(陽明病))은 下解法으로 푼다. 그리고 가슴팍열증(少陽病)은 和解法으로 푼다. 營衛不和의 虛證으로 나타난 표열증은 계지탕으로 위장열증으로 조시가 있으면 대승기탕으로 푼다.
이는 桂枝湯證 原典 ⑤ 條文을 참조 …

⑩大下後,六七日不大便,煩不解,腹滿痛者,此有燥屎也,所以然者,本有宿食故也,宜大承氣湯 (陽明)

크게 下利(泄瀉)가 있은 다음 육칠일 동안 대변을 보지 못하고 번열도 풀리지 않고 배가 부르고 갑갑하며 아픈 것은 조시가 있기 때문이다. 이는 대승기탕으로 푼다.

하리로 열이 생기고 이 열이 위장에 체하여 조시가 생기고 이 조시로 다시 기분이 체하여 위장열이 생기는 악순환이 생긴다. 위장열증으로 조시가 생기고 대변을 보지 못하고 배가 부르고 거북하며 아픈 것이 나타난다. 이는 대승기탕으로 下解하면 없어진다. 宿食은 燥屎를 말한다.

⑪病人小便不利,大便乍難乍易,時有微熱,喘冒不能臥者,有燥屎也,宜大承氣湯 (陽明)

小便不利가 있고 대변을 보는 것이 쉽기고 하고 어렵기도 하며 때로 미열이 나고 숨이 차며 머리가 뭔가 눌리어 누워있지 못하는 것은 燥屎가 있기 때문이다. 대승기탕으로 푼다.

燥屎가 있는 胃腸熱證(陽明病證)은 소변이 졸아 매우 진하고 뜨거우며 지린내가 많이 난다. 또한 대변을 보는 것이 매우 힘들기도 하고 쉽기도 하다. 변비가 되기도 하고 하리가 나타나기도 한다.

⑫得病二三日,脈弱,無太陽柴胡證,煩躁心下硬,至四五日,雖能食,以小承氣湯,少少與微和之,令小安,至六日,與承氣湯一升,若不大便,六七日小便少者,雖不受食,但初頭硬,後必溏,未定成硬,攻之必溏,須小便利屎定硬,乃可攻之,宜大承氣湯 (陽明)

小承氣湯 原典 ④ 條文 참조

⑬傷寒六七日,目中不了了,睛不和,無表裏證,大便難,身微熱者,此爲實也,急下之,宜大承氣湯 (陽明)

상한으로 육칠일 앓은 뒤 눈이 침침해 뚜렷하게 볼 수 없고 눈동자가 맑지 못하며 겉과 속에 별다른 증상이 없이 단지 변을 보기 힘들고 몸에 약간의 열이 나는 것은 속이 실한 때문이다. 급히 대승기탕을 써서 밑으로 내보내야 한다.

상한 즉 태양병을 앓다 양명병으로 된 것으로 조시가 생긴 위장열증(양명병증)으로 열이 차오르고 눈에 열이 들어차 눈이 맑지 못하고 사물을 명료하게 보지 못하게 된다.

⑭陽明病,發熱,汗多者,急下之,宜大承氣湯 (陽明)

양명병으로 열이 나며 땀이 많이 나는 것은 급히 대승기탕으로 급히 下解한다.

⑮發汗不解,腹滿痛者,急下之,宜大承氣湯 (陽明)

땀이 나는 것이 끊이지 않아 배가 부르고 답답하며 배가 아픈 것은 급히 대승기탕으로 下解한다.

⑯腹滿不減,減不足言,當下之,宜大承氣湯 (陽明.腹滿)

배가 꺼져도 배가 부르고 갑갑하며 그득하다고 하는 것은 마땅히 대승기탕으로 하해한다.

위장(복부)에 기분(열)이 체하여 열이 생겨 胃腸熱證(腹部熱證(陽明病證))이 생기면 이로 인해 배가 뭔가 가득 들어차 배가 부르고 갑갑하며 답답하다고 호소한다. 비록 겉으로 배가 꺼져도 복만이 나타난다. 이처럼 조시로 인한 복부열증(위장열증(양명병증))에는 대승기탕을 써서 기분(열)을 밑으로 내리면 병증이 풀리게 된다.

⑰少陰病,得之二三日,口燥咽乾者,急下之,宜大承氣湯 (少陰)

⑱少陰病,六七日,腹脹不大便者,急下之,宜大承氣湯 (少陰)

⑲少陰病,自利清水,色純青,心下必痛,口乾燥者,加下之,宜大承氣湯 (少陰)

⑰ ⑱ ⑲ 조문에서 少陰病은 진정한 少陰病이 아니라 소음병처럼으로 해석해야 한다. 조시에 의한 腹部熱證(胃腸熱證)은 陽明病證이기 때문이다.
목이 마르고 아픈 것을 일반적으로 少陰病이라 하는데 表氣不足에 의한 陰證이나 寒證을 일컫는 소음병과 다르다. 즉 桔梗湯證. 半夏散證. 半夏苦酒湯證에서도 확인할 수 있다.
下利(泄瀉)는 太陰病證의 대표적 증상이다.

⑳病腹中滿痛者,此爲實也,當下之,宜大承氣湯 (可下.腹滿)

배가 몹시 부르고 배가 아픈 것은 위장이 실한 것이다. 大承氣湯으로 마땅히 下解한다.

㉑剛痙爲病,胸滿口噤,臥不著席,脚攣急,必齘齒,可與大承氣湯 (痙)

剛痙이란 병은 가슴팍이 부르고 답답하며 터질 것 같고 입을 꽉 다물며 누워도 등이 자리에 붙지 않아 뜨고 팔다리가 뻣뻣하게 된다. 그리고 이를 악다물고 이를 간다. 대승기탕으로 위장열을 없애 이를 다스린다.

燥屎로 인한 위장열증이 위로 치솟아 간질의 형태로 앓게 된다.

㉒産後七八日,無太陽證,少腹堅痛,此惡露不盡,不大便,煩躁發熱,切脈微實,再倍發熱,日晡時煩躁者,不食,食則譫語,至夜卽愈,宜大承氣湯主之,熱在裏,結在膀胱也 (産後)

애를 낳고 칠팔일이 지나 태양병증은 없고 아랫배(少腹)가 딴딴하며 딱딱하고 아픈 것은 오로가 다 없어진 것이 아니기에 변을 보지 못하고 번조증이 나타나고 열이 난다. 맥이 약간 실하며 다시 열이 배로 나며 해가 질 무렵 번조증이 나타나고 음식물을 먹지 못하고 음식물을 먹게 되면 섬어가 나타나고 밤에 이르러 병적증상이 없어지는 것은 열이 속 즉 방광에 맺힌 것으로 대승기탕으로 주지한다.

방광에 열이 맺히든 복부열증이 나타나 조시가 생기면 이로 말미암아 병증이 나타난다. 해가 지면 기온이 떨어져 양명열을 그나마 덜 느끼게 된다. 그래도 양명열증이 강하기에 병적증상이 나타난다.

㉓病解能食,七八日,更發熱者,此爲胃實,大承氣湯主之 (產後)

병이 풀려 음식물을 먹게 된지 칠팔일 뒤에 다시 열이 나는 것은 위장에 기분이 체한 것이다. 대승기탕증으로 위장열을 하해한다.

비고(備考)

*陽明病,潮熱,大便微硬者,可與本方,不硬者,不可與之 (陽明)
*傷寒四五日,脈沈而喘滿,沈爲在裏,而反發其汗,津液越出,大便爲難,表虛裏實,久則譫語,宜本方 (陽明)
*問曰,人病有宿食,何以別之,師曰寸口脈浮而大,按之反澁,尺中亦微而澁,故知有宿食,當下之,本方主之 (可下.腹滿)
*陽明少陽合病,必下利,脈滑而數者,有宿食,當下之,宜本方 (陽明.腹滿)
*脈緊頭痛,風寒,腹中有宿食不化也,宜本方 (腹滿)
*下利,脈遲而滑者,(內)實也,利未欲止,當(急)下之,宜本方 (可下.下利)
*下利不欲食者,以有宿食故也,當下之,宜本方 (可下.腹滿)
*下利脈反滑,當有所去,下乃愈,宜本方 (可下.下利)
*下利已差,至其年月日時,復發者,以病不盡故也,當下之,宜本方 (可下.下利)
*下利,三部脈皆平,按之心下硬(堅)者,急下之,宜本方 (可下.下利)
*脈雙弦而遲者(脈緊大而遲者),必心下硬(堅),脈大而緊者,陽中有陰也,可下之,宜本方

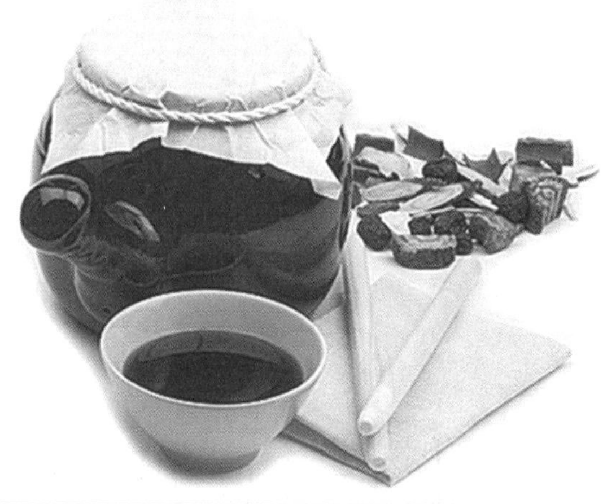

陷胸劑

(結胸劑)

大陷胸湯

大陷胸湯 大黃六兩 芒硝一升 甘遂一錢匕

右三味、以水六升、先煮大黃、取二升、去滓、內芒硝、煮一兩沸、內甘遂末、溫服一升、得快利、止後服。

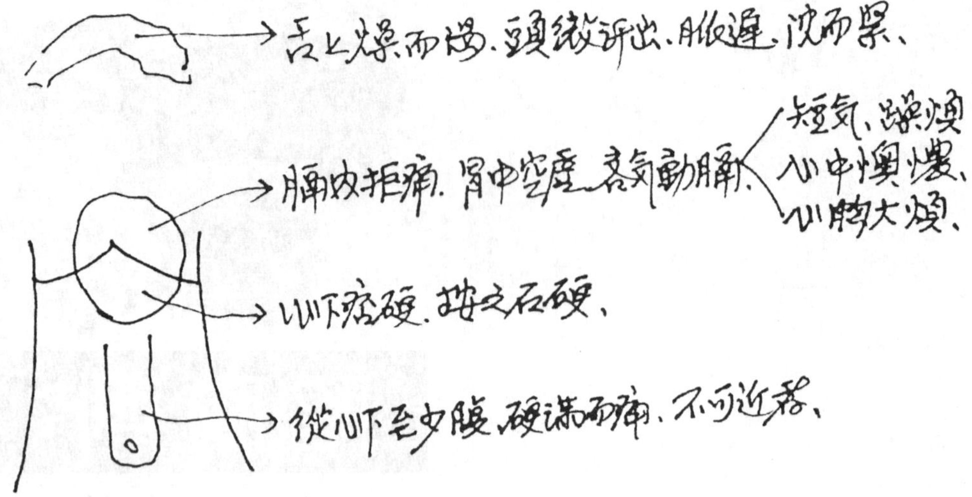

① 太陽病. 脈浮而動數、浮則爲風、數則爲熱. 動則爲痛. 數則爲虛. 頭痛. 發熱、微盜汗出. 而反惡寒者. 表未解也、醫反下之、動數變遲、膈內拒痛. 胃中空虛. 客氣動膈、短氣躁煩、心中懊憹、陽氣內陷. 心下因硬. 則爲結胸. 大陷胸湯主之。若不結胸、但頭汗出、餘處無汗、劑頸而還. 小便不利. 身必發黃也。[太陽下].

② 傷寒六七日. 結胸熱實、脈沈而緊、心下痛、按之石硬者、大陷胸湯主之。[太陽下].

③ 傷寒十餘日. 熱結在裏. 復往來寒熱者. 與大柴胡湯. 但結胸無大熱者. 此爲水結在胸脇也、但頭微汗出者. 大陷胸湯主之。[太陽下].

④ 太陽病、重發汗. 而復下之、不大便五六日. 舌上燥而渴. 日晡所小有潮熱 [一云、日晡所發心胸大煩]、從心下至少腹. 硬滿而痛. 不可近者、大陷胸湯主之。[太陽下].

⑤ 傷寒五六日、嘔而發熱者. 柴胡湯證具、而以他藥下之、柴胡證仍在者、復與柴胡湯、此雖已下之. 不爲逆、必蒸蒸而振、却發熱汗出而解. 若心下滿而硬痛者、此爲結胸也、大陷胸湯主之、但滿而不痛者. 此爲痞. 柴胡不中與之、宜半夏瀉心湯。[太陽下].

膈 명치격. 拒 막을거 다다를거. 막아설거. 다닥칠거. 劑 剤 누를제 약재료제. 還 돌아올환 돌아갈환.

병리(病理)

가슴팍(胸部)에 氣分(熱)과 水分이 어우러져 덩어리를 형성한 것. 또는 氣分(熱)이 가슴팍으로 태산이 무너지듯 쏟아져 들어가 덩어리를 만든 것. 즉 가슴팍에 氣分과 水分이 응결된 것. 이를 結胸 또는 陷胸이라 한다.

가슴팍에서 水分과 덩어리를 형성한 氣分(熱)의 양이 많고 이 기분(열)이 가슴팍에서 요동치기에 膈內拒痛, 胃中空虛, 客氣動膈으로 短氣, 煩躁, 心中懊憹, 心胸大煩 등의 병적증상이 나타나고 心下痞硬(按之石硬) 從心下至少腹 硬滿而痛 不可近者란 덩어리를 형성한다. 또한 舌上燥而渴, 頭微汗出, 脈遲, 脈沈而緊 등도 나타난다.

결흉은 기분(열)과 수분이 서로 어우러져 덩어리를 형성하는 곳이 흉곽 즉 흉추가 있는 부위로 어디에서도 딴딴하고 딱딱해져 덩어리를 형성하고 덩어리가 커지기도 한다. 이것이 가슴팍의 뼈 즉 갈비뼈나 척추를 변형시키기도 한다. 그리고 명치 끝에서 자라 소복까지 이르기도 한다. 일반적으로 명치 부근에 많이 생긴다. 그리고 이 덩어리로 말미암아 통증이 나타난다. 불가수근통이라 표현할 정도로 아픔이 매우 심하여 손을 가까이 대는 것을 꺼리게 된다. 통증은 자각통증과 타각통증 모두 나타난다. 즉 덩어리 그 자체로도 통증이 생기고 이를 만지면 더욱 아프게 된다.

기분(열)이 상충하여 悸, 喘, 咳, 肩背痛, 上熱感, 煩, 頭眩, 目眩, 耳鳴, 眼熱, 頸項强, 身熱, 咽乾,口燥, 脣燥, 咽喉炎, 舌炎, 口內炎, 脣炎, 頭頂熱, 脫毛, 往來寒熱 등의 병적증상이 나타난다. 그리고 短氣, 煩躁, 心中懊憹, 心胸大煩 등의 증상과 정신적 이상도 나타난다.

大陷胸湯證은 氣分(熱)과 水分이 덩어리를 형성 한 것이기에 수분의 이상 즉 痰이 생긴다. 주로 가슴팍과 옆구리에 나타난다.

약리(藥理)

甘遂는 체내에 순환하지 못하고 정체되어 덩어리를 형성한 수분을 깨 밑으로 내보내는 극렬한 약이다. 흉부와 복부에 생긴 수분이 응결되어 덩어리를 형성된 것에 작용한다.

방후(方後)

大黃 六兩 芒硝 一升 甘遂末 一錢匕 (12 12 2)
右三味,以水六升,先煮大黃,取二升,去滓,内芒消,煮一兩沸,内甘遂末,溫服一升,得快利止後服

먼저 大黃을 물 六升에 넣고 二升이 되도록 달이고 찌꺼기와 건더기를 없앤 다음 芒硝를 넣고 다시 끓여 망초가 고루 녹게 한 뒤 감수 가루를 넣는다. 약 一升을 따뜻하게 복용하고 시원하게 下利(泄瀉)가 나오면 더는 복용하지 않는다.

원전(原典)

①(太陽病,脈浮而動數,浮則爲風,數則爲熱,動則爲痛,數則爲虛,頭痛發熱,微盜汗出而反惡寒者,表未解也)醫反下之,動數變遲,膈内拒痛(一云頭痛卽眩),胃中空虛,客氣動膈,短氣躁煩,心中懊憹,陽氣内陷,心下因硬,則爲結胸,大陷胸湯主之,若不結胸,但頭汗出,餘處無汗,劑頸而還,小便不利,身必發黃,宜茵蔯蒿湯(太陽下)

太陽病으로 脈이 浮하고 動數한데 맥이 浮한 것은 風에 의한 것이고 맥이 數한 것은 熱이 나기 때문이다. 맥이 動하면 痛症이 있는 것이고 數脈은 氣가 虛하기 때문이다. 頭痛이 있고 熱이 나며 盜汗이 약간 나타나고 惡寒이 있는 것은 表가 풀리지 않은 것이다. 醫者가 반대로 이를 下法으로 밑으로 내리면 맥이 動數한 것이 遲脈으로 변하고 횡경막을 자극하여 통증이 심하여 이를 건들지 못하게 하고 위장이 텅 비어 여기에 客氣가 들어차 숨이 짧게 되고 마음에 번뇌가 생기고 심란해진다. 이는 陽氣가 안으로 무너져 내려 명치 밑이 딱딱하게 된다. 이를 結胸이라 한다. 이는 大陷胸湯으로 주지한다. 만일 결흉이 생기지 않고 단지 목을 빙 둘러 목 위 머리에만 땀이 나고 목 아래 부위에는 땀이 전혀 나지 않으며 小便不利가 생긴다. 그리고 몸에 반드시 노랗게 되고 황달이 나타난다. 이는 茵蔯蒿湯으로 푼다.

太陽病은 表熱證으로 體表에 氣分이 체하여 나타난다. 물론 기분만으로는 태양병이 나타나지 않고 수분이나 혈분이 어우러져야만 나타난다. 즉 表氣水滯나 表氣水血滯 또는 表氣血滯가 되야 表熱證(太陽病)이 나타난다. 맥이 뜨는 浮脈은 표에 기분에 체하여 나타나고 數脈은 표에 기분이 열로 변하여 발열이 되어야만 나타난다. 태양병은 땀으로 즉 汗解法으로 풀어야 한다. 그러나 반대로 下法을 쓰면 이는 誤治이자 逆治로 표에 체한 기분(열)이 가슴팍에 몰려 들어가 즉 함몰되어 수분과 어우러져 덩어리를 만들어 결흉이 나타난다. 물론 태양병에 하법을 써야만 결흉이 생기는 것이 아니다. 기혈수 상대적 평형과 기혈수 순환을 알면 쉬 이해 할 수 있다. 수분과 기분(열)이 가슴팍에 덩어리를 형성하면 여러 병적증상이 나타난다. 客氣나 陽氣는 정상적으로 순환해야 하는 생명체의 기분(열)이다. 이것이 순환궤도를 벗어나 수분과 어우러져 덩어리를 만들었기에 客氣니 陽氣니 표현한 것이다.

②傷寒六七日,結胸熱實,脈沈而緊,心下痛,按之石硬者,大陷胸湯主之 (太陽下)

傷寒病으로 육칠일 뒤에 많은 열이 가슴팍에 응결되어 맥이 沈緊으로 나오고 명치 밑이 아프고 만지면 돌처럼 딱딱하고 딴딴하다. 이는 大陷胸湯으로 주지한다.

많은 양의 기분(열)과 수분이 뒤엉켜 명치 밑에 덩어리가 생겨 이것 자체로도 아프고 만지면 더욱 아프며 돌처럼 딱딱하고 딴딴해지게 된다. 물론 結胸은 명치 밑에만 나타나지 않고 가슴팍 즉 胸椎가 있는 胸部 어디에도 생긴다.

③傷寒十餘日,熱結在裏,復往來寒熱者,與大柴胡湯,但結胸無大熱者,此爲水結在胸脇也,但頭微汗出者,大陷胸湯主之 (太陽下)

이는 大柴胡湯證 原典 ② 條文을 참조
爲水結在胸脇也 수분과 기분(열)이 서로 엉키어 덩어리를 만든 것이다.

④太陽病,重發汗而復下之,不大便五六日,舌上燥而渴,日晡所小有潮熱(一云發心胸大煩),從心下至少腹,硬滿而痛,不可近者,大陷胸湯主之 (太陽下)

太陽病인데 크게 그리고 여러번 땀을 낸 다음 다시 下法을 써 下利(泄瀉)를 시켜 대변을 오륙일 보지 못하고 혀가 마르고 갈증이 나타나며 해가 질 무렵 潮熱이(가슴팍에 번열이 나타나 가슴과 마음에 번조가 생긴다) 조금 나타나고 명치 밑에서 부터 아랫배 까지 덩어리가 딱딱하고 딴딴해져 아프게 되면 大陷胸湯으로 주지한다.

結胸이 생기는 과정과 결흉의 모양 그리고 이로 인한 병적증상을 설명한 조문이다.

⑤傷寒五六日,嘔而發熱者,柴胡湯證具,而以他藥下之,柴胡證仍在者,復與柴胡湯,此雖已下之,不爲逆,必蒸蒸而振,却發熱汗出而解,若心下滿而硬痛者,此爲結胸也,大陷胸湯主之,但滿而不痛者,此爲痞,柴胡不中與之,宜半夏瀉心湯主之 (太陽下)

傷寒을 앓은 지 오륙일 지난 뒤 속이 미식거리며 열이 나타나면 이것은 柴胡劑證의 조건을 갖추었기에 下劑를 써도 시호제증은 그대로 남게 된다. 따라서 柴胡劑를 다시 쓴다. 이처럼 시호제증에 下法을 쓰더라도 이것은 逆治가 아니다. 시호제증에 시호제를 쓰면 반드시 오돌오돌 떨게 되고 오히려 열이 오르다 땀이 나면서 모든 것이 풀린다. 만일 명치 밑이 더부룩하고 딱딱하며 아프면 이는 結胸이기에 大陷胸湯으로 주지한다. 만일 명치 밑이 그득하기만 하고 통증이 없으면 이것은 痞症으로 시호제를 쓰지 말고 半夏瀉心湯을 쓴다.

小柴胡湯과 大陷胸湯 그리고 半夏瀉心湯을 비교한 것으로 胸脇苦滿과 結胸 그리고 心下痞硬이 생기는 과정과 이에 의한 병증을 설명한 것이다.
小柴胡湯 原典 ⑤ 條文과 半夏瀉心湯 原典 ① 條文을 참조.

비고(備考)

*問曰,病有結胸,按之痛,寸脈浮,關脈沈,名曰結胸也,宜大陷胸湯 (太陽下)
*太陽病下之,脈浮者,必結胸,宜大陷胸湯 (太陽下)

大陷胸丸

大陷胸丸 大黃半斤 8. 葶藶子熬半升 10. 芒消半升 12. 杏仁去皮尖熬黑半升 10.

右四味. 擣篩二味. 內杏仁 芒消. 合研如脂. 和散. 取如彈丸一枚. 別擣甘遂末一錢匕、白蜜二合(8.) 水二升. 煮取一升. 溫頓服之. 一宿乃下. 如不下. 更服. 取下爲效. 禁如藥法。

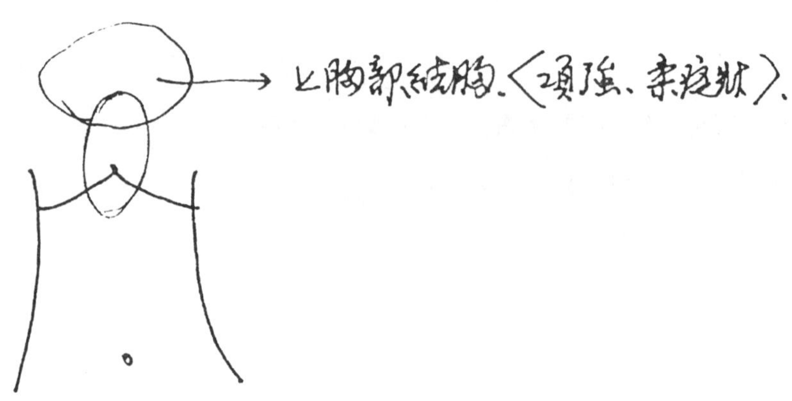

結胸者. 項亦強. 如柔痓狀. 下之則和. 宜大陷胸丸。[太陽下].

擣 찧을도 다질도. 篩 체사. 研 갈연 연마할연. 強 굳셀강(不屈) 뻣뻣할강.

柔 부드러울유 연약할유. 痓 중풍들경 목뻣뻣할경.

병리(病理)

흉부로 쏟아져 내린 氣分(熱)과 水分이 서로 어우러져 가슴팍에서 덩어리 즉 결흉이 생기고 이로 말미암아 柔痓까지 나타나는 것.

大陷胸湯보다 水分이 더욱 많이 체하였기에 대함흉탕증보다 열적인 병적증상이 약하게 나타나고 수분에 의한 병적증상이 더욱 강하게 나타난다. 따라서 덩어리(結胸)가 생겨 만지면 딱딱하고 딴딴하며 아프기도 하나 손을 가까이 대지 못하게 하는 手不可近痛은 나타나지 않는다.

柔痓狀은 근육이 빳빳하고 뻗뻗하게 되는 것으로 血滯로 인한 攣急性 假性緊張이나 血凝結에 의한 强急狀으로 나타나는 것이 아닌 흉부에 덩어리를 만든 기분(열)과 열이 상충하여 나타난다. 그래도 강열하게 뿜어져 나오기에 강급상으로 보일 수도 있다.

약리(藥理)

葶藶子 : 가슴팍(胸部)과 뱃속(腹部)에 순환하지 못하고 체한 水分을 없앤다.

방후(方後)

大黃 半斤 葶藶子 半升 芒硝 半升 杏仁 半升 甘遂 一錢匕 (8 10 12 10 1.5)
右四味,擣篩二味,內杏仁芒硝,合研如脂,和散,取如彈丸一枚,別擣甘遂末一錢匕,白蜜二合水二升,煮取一升,溫頓服之,一宿乃下,如不下,更服,取下爲效,禁如藥法

大黃과 葶藶子를 찧고 빻아 체로 걸러 가루로 만든 다음 杏仁과 芒硝를 같이 넣고 갈아 총알 크기로 丸을 만든다. 甘遂는 따로 찧고 빻아 가루로 만들어 한 숟가락 정도에 꿀 二升과 물 二升을 넣고 달여 一升을 얻는다. 이를 따뜻하게 頓服한다. 만일 하루 안에 곧 下利(泄瀉)가 나타나면 더 복용하지 말고 만일 下利(泄瀉)가 생기지 않으면 다시 먼저처럼 다시 복용하여 밑으로 하리(설사)가 생기게 하여 效果가 나타나게 한다. 금해야 할 것은 桂枝湯의 方後에 따른다.

이를 湯으로 만들어 복용해도 된다.

원전(原典)

①結胸者,項亦强,如柔痓狀,下之則和,宜大陷胸丸 (太陽下)

結胸으로 뒷목이 柔痓처럼 뻗뻗하게 굳어지게 된다. 이는 기분(열)과 수분을 밑으로 내리는 하해법을 쓰면 곧 없어진다. 대함흉탕으로 주지한다.

비고(備考)

*太陽與少陽併病,頭項强痛,或眩冒,時如結胸,心下痞硬者,當刺大椎第一間,肺兪,肝兪,愼不可發汗,宜大陷胸丸 (太陽下)

小陷胸湯

小陷胸湯 黃連一兩 2. 半夏洗半升 10. 栝樓實大者一枚 8.
右三味. 以水六升. 先煮栝樓, 取三升. 去滓. 内諸藥, 煮取二升. 去滓.
分溫三服。

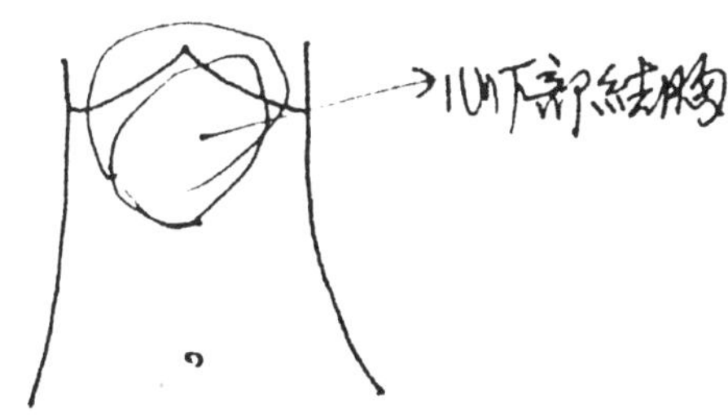

小結胸. 病正在心下. 按之則痛. 脉浮滑者. 小陷胸湯主之。[太陽下].

병리(病理)

氣分(熱)과 水分(粘稠水)이 어우러져 덩어리를 형성한 것.

黃連의 壅滯熱과 半夏와 括蔞實의 粘稠水가 명치 밑에서 어우러져 덩어리를 형성하고 이것으로 열에 의한 병적증상과 수분에 의한 담이 나타난다. 結胸이라 하지만 명치 바로 밑에 덩어리가 나타나고 이를 만지거나 누르면 통증이 나타난다.

小陷胸湯, 大陷胸丸, 大陷胸湯은 陷胸劑(結胸劑)로 少陽病證을 푼다. 대함흉탕과 대함흉환에는 大黃과 芒硝가 있기에 下劑라고도 한다. 그러나 이들 모두는 물론 胸熱(少陽病證)을 풀어헤치는 和解劑에 속한다.

방후(方後)

黃連 一兩 半夏 半升 括樓實 大者一枚 (2 10 8)
右三味,以水六升,先煮括樓,煮取三升,去滓,內諸藥,煮取二升,去滓,分溫三服

물 六升에 括樓實(仁)을 넣고 먼저 달여 三升을 얻은 뒤 찌꺼기와 건더기를 없앤 다음 黃連과 半夏를 모두 넣고 다시 달여 二升을 얻는다. 찌꺼기와 건더기를 없앤 다음 이를 셋으로 나눠 하루 세 번 따뜻하게 복용한다.

원전(原典)

①小結胸病,正在心下,按之則痛,脈浮滑者,小陷胸湯主之 (太陽下)

小結胸病은 명치 바로 밑에 덩어리가 생긴 것으로 이를 만지면 바로 아프게 된다. 또한 맥이 뜨고 매끄럽게 된다. 이 소결흉병은 소함흉탕으로 푼다.

小結胸病의 症狀과 脈狀을 설명한 조문이다.

소결흉은 半夏瀉心湯(生薑瀉心湯, 甘草瀉心湯) 그리고 新加湯의 心下痞硬과 비교하여 이를 구별할 수 있어야 하고 해야만 한다.

비교(比較)

桂枝加芍藥生薑人蔘新加湯
半夏瀉心湯. 生薑瀉心湯. 甘草瀉心湯
小柴胡湯. 柴胡桂枝湯. 大柴胡湯
大陷胸湯. 大陷胸丸
人蔘湯(理中丸). 大建中湯. 吳茱萸湯

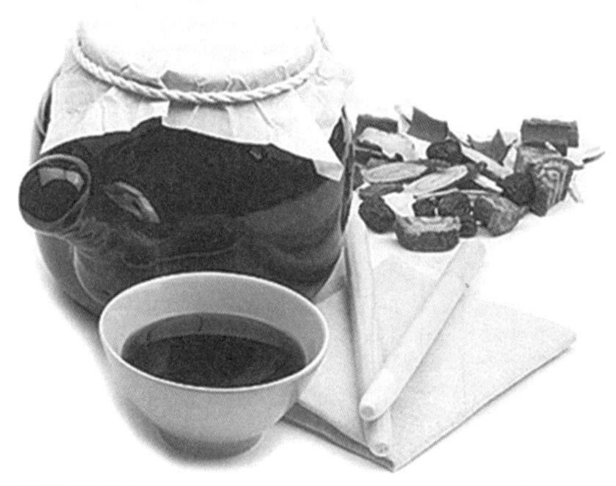

附子劑

桂枝加附子湯

桂枝加附子湯 桂枝 三兩 6. 芍藥 三兩 6. 生薑 三兩 6. 大棗 十二枚 6. 甘草 二兩 4.
附子 炮一枚.

右六味. 以水七升. 煮取三升. 去滓. 溫服一升。

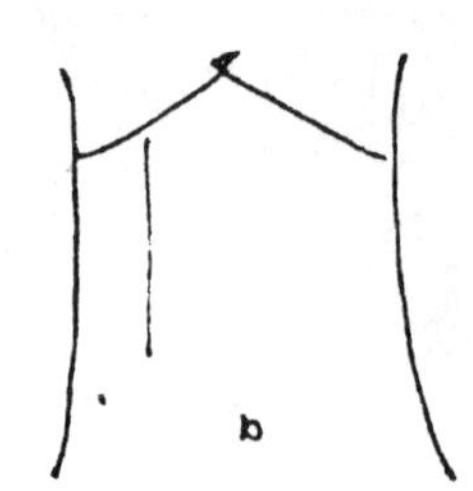

榮衛不和의 虛證
↓ 氣過外泄
血 → 導引不能
水 → 循環不能으로 外泄.
↓
外表筋肉의 屈伸難과 急狀
↓
水의 過外泄로 小便難.

太陽病. 發汗 遂漏不止. 其人惡風. 小便難. 四肢微急 難以屈伸者. 桂枝加附子湯主之。[太陽病上].

漏 샐루 구멍루. 뚫을루. 急 급할급. 군색할급.

병리(病理)

營衛不和의 虛證에 氣分이 혈분과 수분에 비해 상대적으로 적어 陰證으로 빠진 것. 또는 기분이 혈분과 수분에 비해 상대적으로 부족한 상태에서 영위불화의 허증이 생긴 것.

기분이 혈분과 수분에 비해 상대적으로 적은 기분부족으로 혈분과 수분을 끌고 전신을 순환하기 어렵고 힘들어져 수분만 몸 밖으로 내보내게 된다. 즉 생체가 수분이 나가는 것을 방조하거나 부추기는 상태가 된다. 따라서 수분의 과외발로 혈체가 생겨 가뜩이나 혈분과 수분을 끌고 전신을 순환하기도 벅찬데 수분이 나가 혈분이 순환하기 어려운 血滯가 나타나 表筋肉의 急狀이 생기고 이로 말미암아 屈伸難이 나타나고 혈맥내에 수분이 적어져 소변량이 적어지고 소변보는 것이 힘든 小便難이 생긴다. 그리고 상대적 기분부족으로 수분이 나가도 기분은 나가지 못하기에 冷汗이 되고 소변을 볼 때 생체가 기분을 내보내지 않으려 해도 아주 적은 양의 기분이 수분과 함께 나가기에 몸이 오싹해지는 것을 느낄 수 있다.

전체적으로 기분이 부족해지면 맥이 힘이 없어 가라앉고 약하게 나타난다. 그리고 추위를 타고 찬바람을 싫어하게 된다. 그리고 신진대사가 제대로 이루어지지 않기에 활력이 없고 쉬 피로를 느끼게 된다. 기혈수 순환이 제대로 이루어지지 않기에 추워지면 몸이 푸르죽죽해지고 손발이 특히 차게 된다. 그리고 오풍과 오한이 쉬 나타난다.

기분이 혈분과 순분에 비해 상대적으로 적어도 기분, 혈분, 수분이 체표에 체할 수 있다. 만일 기분과 혈분, 수분이 체표에 체하면 발열이 나타나도 오한이나 오풍이 강하기에 체온이 올라도 생체는 추위만을 느끼게 된다. 아무리 고열이 나도 기분이 절대적으로도 상대적으로도 적기에 생기는 열에 비해 정신이 멀쩡하게 된다.

약리(藥理)

附子 : 극약으로 기를 몸에 불어넣는 것이 아니라 몸을 따뜻하게 하여 기분이 빨리 순환하게 한다. 즉 절대적으로 그리고 상대적으로 적은 기분에 의한 순환을 빠르게 하여 정상순환으로 이끌게 하는 열약이다.

방후(方後)

桂枝 三兩 芍藥 三兩 生薑 三兩 大棗 十二枚 甘草 三兩 附子 一枚炮去皮破八片 (6 6 6 6 4 2-8)

右六味,以水七升,煮取三升,去滓,溫服一升

桂枝 芍藥 生薑 大棗 甘草 附子 여섯 가지 약재에 물 七升을 넣고 달여 三升을 얻는다. 찌꺼기와 건더기를 없앤 다음 하루 세 번 따뜻하게 복용한다.

원전(原典)

①太陽病,發汗遂漏下不止,其人惡風,小便難,四肢微急,難以屈伸者,桂枝加附子湯主之 (太陽上)

太陽病에 발한을 시켰는데 물이 뚝뚝 떨어져 나가는 것처럼 땀이 그치지 않고 나오고 오풍이 나타나며 소변량이 너무 적어 소변을 보는 것이 매우 어렵고 힘들게 된다. 또한 팔다리가 뻣뻣해지고 쥐가 나며 근육을 굽히고 피는 것이 어렵게 된다. 이는 桂枝加附子湯으로 주지한다.

桂枝去芍藥加附子湯

桂枝去芍藥加附子湯. 桂枝三兩. 生姜三兩. 大棗十二枚. 甘草二兩. 附子炮一枚.
右四味. 以水七升. 煮取三升. 去滓. 溫服一升。

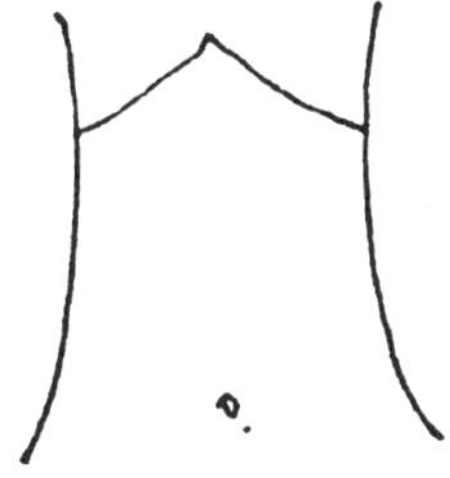

太陽病. 下之後. 脈促胸滿者. 桂枝去芍藥湯主之。若微惡寒者.
去芍藥方中加附子湯主之。〔太陽上〕.

促 재촉할 촉
좁을 촉. 빠를 촉.

병리(病理)

桂枝去芍藥湯證에 附子證 즉 기부족이 겹친 병증.
즉 기분이 혈분과 수분에 비해 상대적으로 적은데도 기분이 가슴에 체한 병증.

기분이 혈분과 수분을 이끌고 순환하기에 부족하여 즉 상대적 평형을 이루어 정상적으로 순환하기 어려워 오한과 오풍이 생기고 추위를 몹시 타며 손발이 냉하거나 차지고 몸에 신진대사기능이 떨어져 기운이 없어도 즉 티끌만한 기분이 필요한 데도 순환하지 못하고 가슴팍에 고여 나타난 병증.

방후(方後)

桂枝 三兩 甘草 二兩 生薑 三兩 大棗 十二枚 附子 一枚炮 (6 4 6 6 2)
右五味,以水七升,煮取三升,去滓,溫服一升

桂枝 甘草 生薑 大棗 附子 다섯 가지 약재에 물 七升을 넣고 달여 三升을 얻는다. 찌꺼기와 건더기를 없앤 다음 一升씩 하루 세 번 따뜻하게 복용한다.

원전(原典)

①太陽病,下之後,脈促胸滿者,桂枝去芍藥湯主之,若微惡寒者,桂枝去芍藥加附子湯主之(太陽上)

太陽病에 下法을 써서 맥이 쫓기듯이 나타나고 가슴이 답답하며 그득한 것은 桂枝去芍藥湯으로 주지하고 여기에 惡寒이 나타나면 桂枝去芍藥加附子湯으로 주지한다.

太陽病은 表熱證으로 汗解法으로 풀어야 한다. 이에 하법을 쓰면 오치이자 역치로 표에 걸린 기분이 가슴팍에 걸려 이 기분이 서로 뛰쳐나가려는 것이 促脈으로 나타나고 가슴이 답답하며 거북하고 그득하며 터질 것 같고 숨이 차지기도 한다. 이는 계지거작약탕증으로 계지거작약탕을 쓰면 되고 만일 오한 즉 氣分 不足證이 나타나면 附子를 더하면 된다. 惡寒은 氣分不足이 아닌 表血滯나 기분부족으로 생긴 표혈체로 나타난 병적 증상으로 반드시 기분부족으로만 나타나지 않고 기분부족이 아니라도 나타날 수 있는 것이기에 오한을 단순히 기분부족으로만 단정해서는 안 된다.

芍藥甘草附子湯

芍藥甘草附子湯 芍藥四兩 8. 甘草四兩 8. 附子一枚炮 2.

右三味、以水五升、煮取一升五合、去滓、分溫三服。

發汗後의 惡寒、

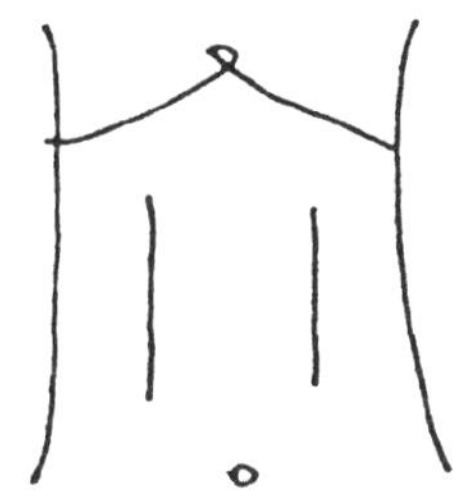

發汗、病不解、反惡寒者、虛故也、芍藥甘草附子湯主之。[太陽中].

병리(病理)

芍藥甘草湯證에 附子證이 더해진 병증.

기분이 수분과 혈분에 비해 상대적으로 부족한 음증에 表裏血滯가 생겨 표리근육의 攣急이나 軟弱無力이 나타나거나 또는 기분과 수분이 땀으로 나가 表裏血滯가 생기고 氣不足證이 더욱 심해지는 병증.

방후(方後)

芍藥 三兩 甘草 三兩 附子 一枚炮去皮 (882)
右三味,以水五升,煮取一升五合,去滓,分溫三服

芍藥 甘草 附子 세 가지 약재에 물 五升을 넣고 달여 一升五合을 얻는다. 찌꺼기와 건더기를 없앤 다음 이를 셋으로 나눠 하루 세 번 따뜻하게 복용한다.

원전(原典)

①發汗,病不解,反惡寒者,虛故也,芍藥甘草附子湯主之 (太陽中)

땀을 낸 뒤 병이 풀리지 않고 오히려 오한이 나는 것은 허한 까닭이다. 작약감초부자탕으로 주지한다.

땀을 흘리면 기분과 수분이 밖으로 나가기에 기분이 혈분과 수분에 비해 많이 나가면 기혈수 상대적 평형이 깨져 기부족증이 생긴다. 이로 말미암아 惡風이 생기고 추위를 타며 사지가 냉하고 차지게 된다. 또한 血滯가 생겨 攣急狀과 惡寒 그리고 身疼痛, 찌부둥함, 나른함 등이 나타난다.

여기서 虛하다고 한 것은 혈분이상 즉 表裏血滯와 氣分不足을 뜻한다.

桂枝附子湯

桂枝附子湯 桂枝四兩 生姜三兩 6. 大棗十二枚 6. 甘草二兩 4. 附子 炮三枚 6.

右五味. 以水六升, 煮取二升, 去滓, 分温三服。

風湿搏
気上衝
表筋肉気湿滞. 裏無病 [不嘔, 不渴].
↓
身体疼煩, 不能自転側. [表筋肉熱性疼痛].
身重.

小便不利.
大便不硬.

傷寒八九日, 風湿相搏, 身体疼煩, 不能自轉側, 不嘔, 不渴,

脈浮虚而濇者, 桂枝附子湯主之。[太陽下. 湿].

병리(病理)

桂枝湯證보다 實證이거나 虛證으로 표에 기분이 부족한 음증으로 빠져 풍습이 생긴 병증.

陰證으로 營衛不和의 虛證보다 더욱 虛證이거나 實證이기에 表血滯證은 나타나지 않아 腹直筋緊張은 나타나지 않는다.

體表에 체한 수분을 없애려 하나 기분부족으로 表滯水分을 제대로 순환시키지도 못하고 또한 몸 밖으로 내보내지 못하여 몸거죽에 수분이 쌓이고 寒證(冷證)이 겹쳐 몸이 무겁고 아프며 찌뿌둥하고 또한 뒤틀리기도 한다. 신경을 쓰거나 조금만 움직여도 그리고 조금만 춥거나 냉해져도 바로 피로를 쉬 느끼게 된다. 표수체와 피로가 겹치면 눈을 뜨는 것조차 힘이 들 정도로 눈꺼풀이 무겁게 느껴지고 몸을 뒤척거리지도 못하게 된다.

기분부족으로 체표에 수분이 체표에 체하고 수분이 차지며 냉해진다. 반대로 한성(냉성)수분이 쌓여 기분이 순환하지 못하여 기분부족으로 빠질 수도 물론 있다. 이것이 병의 특성인 악순환이다. 그러나 이 악순환도 기혈수 상대적 평형에 의한 순환이란 관점에서 보면 쉬 이해할 수 있다.

방후(方後)

桂枝 四兩 附子 三枚炮 生薑 三兩 大棗 十二枚 甘草 二兩 (8 6 6 6 4)
右五味,以水六升,煮取二升,去滓,分溫三服

桂枝 附子 生薑 大棗 甘草 다섯 가지 약재에 물 六升을 넣고 달여 二升을 얻는다. 찌꺼기와 거품을 없앤 다음 이를 셋으로 나눠 하루 세 번 一升씩 따뜻하게 복용한다.

원전(原典)

①傷寒八九日,風濕相搏,身體疼煩,不能自轉側,不嘔不渴,脈浮虛而濇者,桂枝附子湯主之 (太陽下.濕)

상한을 팔구일 앓은 다음 풍습이 체표에 어우러져 온몸이 아프고 몸을 뒤척거리지도 못한다. 속이 울렁이거나 미식거리지 않고 갈증도 느끼지 못하며 맥이 뜨고 약하며 깔깔하게 나타난다. 이는 계지부자탕으로 다스린다.

傷寒 : 表氣水滯證이나 表氣水血滯證으로 땀이 나지 않는 完全表熱證을 말한다.
風濕相搏 : 바람기와 수분이 서로 엉킨 것을 말하나 기분부족으로 수분이 체표에 체한 것을 말한다. 즉 체표에 체한 수분을 제 순환궤도로 돌려보내거나 몸 밖으로 내보내려 하나 기분이 부족하여 이를 내보내지 못하게 된다. 따라서 정상순환하는 기분이 상충하여 이를 내보내려하나 이 역시 力不足으로 뜻을 이루지 못하게 된다.
身體疼煩. 不能自轉側 : 表水滯와 氣分不足 즉 寒과 冷이 겹쳐 몸이 천금처럼 무겁고 아프며 뒤틀리고 내 몸이 내 몸이 아닌 것으로 느껴지고 몸을 뒤척거리지 못하게 된다.
不嘔不渴 : 嘔는 少陽病證을 渴은 陽明病證을 대표하는 것으로 속이 미식거리지 않고 갈증도 나지 않는 다는 것은 소양병증도 양명병증도 아닌 것을 뜻한다.
脈浮虛而濇 : 표수체로 이를 없애거나 순환궤도로 돌려보내고자 하나 기분이 부족하고 기부족을 채우려 정상순환하던 기분이 상충하여 표수체를 없애려 하나 이 역시 역부족이기에 맥상이 뜨고 약하며 깔깔하게 나타난다. 그리고 氣分이 상충하면 하초의 기부족으로 小便不利가 나타나고 오줌으로 나가야 할 수분이 대변으로 나가기에 변이 묽게 된다.

비고(備考)

*太陽病,關節疼痛而煩,脈沈而細(緩)者,此名濕痺(中濕),濕痺之候,小便不利,大便反快,但當利其小便
*濕家之爲病,一身盡疼(疼煩),發熱,身色如熏黃也
*濕家,其人但頭汗出,背强,欲得被覆向火,若下之早則噦.或胸滿,小便不利(小便利),舌上如胎者,以丹田有熱,胸上有寒,渴欲得飮而不能飮,則口燥煩也
*濕家,下之,額上汗出,微喘,小便利(不利)者死,若下利不止者亦死
*風濕相搏,一身盡疼痛,法當汗出而解,値天陰雨不止,醫云,此可發汗,汗之病不愈者,何也,蓋發其汗,汗大出者,但風氣去,濕氣在,是故不愈也,若治風濕者,發其汗,但微微似欲出汗者,風濕俱去也.
*風濕病,身疼發熱,面黃而喘,頭痛鼻塞而煩,其脈大,自能飮食,腹中和無病,病在頭中寒濕,故鼻塞,內藥鼻中則愈

비교(比較)

麻黃加朮湯
麻杏薏甘湯
防己黃芪湯
白朮附子湯(近效方朮附湯)
甘草附子湯

白朮附子湯

白朮附子湯 附子 三枚 炮 6. 白朮 四兩 8. 生薑 三兩 6. 甘草 二兩 4. 大棗 十二枚 6.

右五味. 以水六升. 煮取二升. 去滓. 分溫三服. 初一服. 其人身如痺. 半日許復服之. 三服都盡. 其人如冒狀. 勿怪. 此以附子朮併走. 皮內逐水氣. 未得除. 故使之耳. 法當加桂四兩. 此本一方二法. 以大便硬. 小便自利. 去桂也. 以大便不硬. 小便不利. 當加桂. 附子三枚. 恐多也. 虛弱家及產婦. 宜減服之。

↙ 風濕 → 表筋肉寒水濕滯. 裏無病[不嘔. 不渴].

↓

表筋肉寒濕疼痛. 身重.

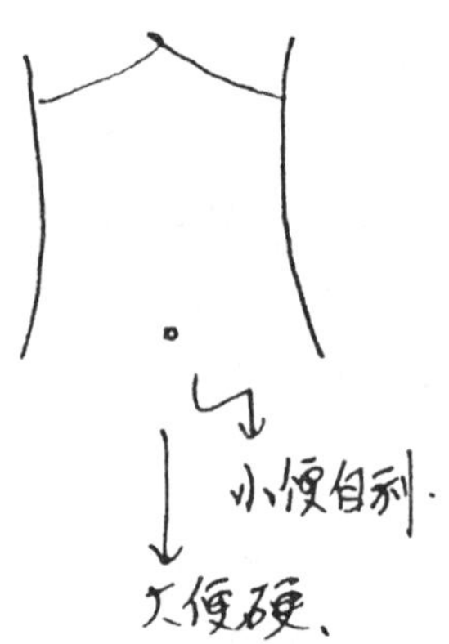

傷寒八九日. 風濕相搏. 身体疼煩. 不能自轉側. 不嘔. 不渴. 脈浮虛而濇者. 桂枝附子湯主之。若其人大便硬. 小便自利者. 去桂枝加白朮湯主之。[太陽下. 濕]

痺 저릴비. 冒 가릴모 쓰개모. 勿 말물. 怪 기이할괴. 併 나란할병 겸할병.

逐 쫓을축 물리칠축. 除 버릴제. 다스릴제. 耳 말그칠이 뿐이.(語決辭)

병리(病理)

氣分이 상대적으로 부족하여 寒과 冷이 나타나고 體表와 體表筋肉에 水分이 체한 병증.
물론 체표와 체표근육에 수분이 체하여 기가 순환하지 못하여 기분부족이 나타날 수 있다.

桂枝附子湯證에 기분이 상충하지 않아 小便自利와 大便이 무르지 않은 硬便이 나타난다.

방후(方後)

附子 三枚炮 白朮 四兩 生薑 三兩 甘草 二兩 大棗 十二枚 (6 8 6 4 6)
右五味,以水六升,煮取二升,去滓,分溫三服,初(一)服,其人(覺)身如痺,半日許復(再)服之,三服都盡,其人如冒狀,勿怪,此(卽是)以附子朮,倂走皮內(中),逐水氣,未得除,故使之耳,法當加桂四兩,此本一方二法,以大便硬,小便自利,去桂也,以大便不硬,小便不利,當加桂,附子三枚,恐多也,虛弱家及産婦,宜減服之.

附子 白朮 生薑 甘草 大棗 다섯 가지 약재에 물 六升을 넣고 달여 二升을 얻는다. 찌꺼기와 건더기를 없앤 다음 이를 셋으로 나눠 하루 세 번 복용한다. 처음 이를 복용하고 온몸이 저리며 마비가 오고 반나절에 다시 약을 복용하고 그 뒤 나머지를 마저 마신 다음 뭔가 머리를 뒤덮어 씌운 듯하고 머리를 내리 누르는 듯 무겁고 멍하게 되면 이를 괴이하게 여기지 마라. 이는 부자와 백출이 같이 살거죽과 근육 속을 달려 체한 수분을 내쫓아 몰아내려 하는데 이를 다 없애지 못하여 나타난 것이다.
이 처방을 쓰는 두 가지 방법이 있는데 만일 대변이 굳고 小便自利가 있으면 桂枝 대신 白朮을 쓰고 만일 대변이 굳지 않으면서 小便不利가 있으면 마땅히 桂枝를 쓴다. 일반적으로 附子는 三枚를 쓰는데 虛弱한 이나 産婦에게 많지 않을 지 걱정이 되면 양을 줄여도 된다.

附子를 쓸 때 나타날 수 있는 瞑眩現象을 설명한 것이다. 백출을 쓸 경우 나타나는 것은 물론 아니다. 부자는 몸을 따뜻하게 하여 氣分이 빨리 순환하게 하여 기분이 부족한 것을 메워 기분이 혈분과 수분을 이끌어 정상순환하게 한다. 만일 기분이 부족하여 기혈수 상대적 평형이 깨져 기분, 혈분, 수분이 느리게 순환하다 부자의 효능으로 기분을 빨리 돌리게 되면 미처 몸이 즉 혈분, 수분이 제대로 제때 돌지 못하는 상황이 되기에 몸과 약이 조화롭게 되어가는 생명체 현상이 명현현상으로 나타나는 것이다. 이 명현현상은 기혈수가 생명체내에서 제대로 순환하게 되는 일정시간이 지나면 저절로 없어지는 것으로 附子劑를 제대로 제때 썼다는 증거가 된다. 부자의 毒이나 病證을 잘못 잡아 약을 제대로 쓰지 못하여 나타나는 副作用과는 전혀 다르다.

桂枝附子湯證의 風濕病에 氣上衝이 일어나지 않으면 小便自利가 생겨 大便이 굳게 나오게 된다. 즉 설사나 묽은 변을 보는 것이 아니라 정상적으로 보게 되거나 변이 굳게 된다. 이때는 계지를 쓰지 않는다. 그리고 수분이 근육에도 체하면 이는 백출증이니 백출을 쓴다.

원전(原典)

①傷寒八九日,風濕相搏,身體疼煩,不能自轉側,不嘔不渴,脈浮虛而濇者,桂枝附子湯主之,若其人大便硬,(臍下心下硬),小便自利者,去桂加白朮湯(白朮附子湯)主之 (太陽下.濕)

風濕은 계지부자탕으로 주지한다. 그런데 만일 대변이 굳고(배꼽 주위나 명치 밑이 굳어지고) 小便自利가 생기면 桂枝를 빼고 白朮을 가한다. 즉 白朮附子湯으로 주지한다.

臍下心下硬은 心下痞硬이나 瘀血을 말하는 것이 아니라 筋肉에 수분이 박히고 배겨 나타난다. 苓桂朮甘湯證을 참고하면 된다.

甘草附子湯

甘草附子湯 桂枝四兩 8. 白朮二兩 4. 甘草二兩 4. 附子二枚炮 4.

右四味. 以水六升. 煮取三升. 去滓. 溫服一升. 日三服. 初服得微汗則解. 能食汗出. 復煩者. 服五合. 恐一升多者. 宜服六七合為妙.

風濕除
氣上衝
↑

> 惡風. 身微腫. 短氣. 汗出(不足)
筋肉痛. 骨節疼煩. 骨節疼痛.
劇痛(不得屈伸).

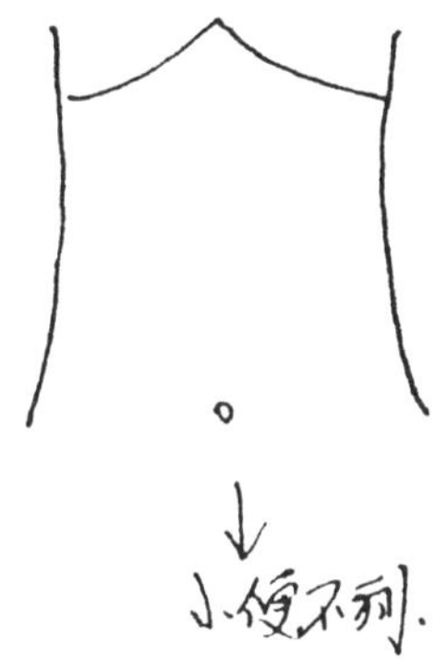

風濕相搏. 骨節疼煩. 掣痛不得屈伸. 近之則痛劇. 汗出. 短氣. 小便不利. 惡風不欲去衣. 或身微腫者. 甘草附子湯主之. [太陽下. 濕]

搏 잡을박, 쥐할박. 掣 당길철, 끌체. 屈 굽을굴, 굽힐굴. 伸 펼신, 기지개켤신,

병리(病理)

急迫에 의한 陰證의 風濕
氣分不足에 의한 陰證(寒證)과 表水滯證 그리고 急迫이 나타난 病證.

급박에 의해 極痛이 생겨 이로 인해 掣痛不得屈伸, 近之則痛劇, 汗出, 短氣, 小便不利, 身微腫 등이 나타난다. 근육을 잡아당긴 듯이 아프기에 이를 구부리지도 피지도 못하며 몸에 뭔가 닿으면 통증이 더욱 심해지기 때문에 몸을 사리게 된다. 그리고 통증이 심하여 진땀 즉 냉한이 나며 숨을 짧게 쉬게 되고 오줌을 질금거리게 된다. 즉 통증이 심하기도 하고 기분이 상충하기에 소변불리가 나타난다. 그리고 風濕과 이에 의한 급격한 통증에 의해 몸이 붓게 된다.

이 湯證은 甘草 즉 急迫을 이해하면 쉬 알 수 있다.

방후(方後)

甘草 二兩 附子 二枚炮去皮 白朮 二兩 桂枝 四兩 (4 4 4 8)
右四味,以水六升,煮取三升,去滓,分溫一升,日三服,初服得微汗則解,能食汗出復煩者,服五合,恐一升多者,宜服六七合爲妙

甘草 附子 白朮 桂枝 네 가지 약재에 물 六升을 넣고 달여 三升을 얻는다. 찌꺼기와 건더기를 없앤 다음 一升씩 하루 세 번 따뜻하게 복용한다. 처음 약을 복용하고 땀이 약간 나면 병이 곧 풀린다. 음식물을 제대로 먹게 된 다음 땀이 난 뒤 번조증이 나타나면 五合을 다시 마신다. 만일 一升을 마시는 것이 두려우면 六七合을 복용한다.

땀이 난 뒤 번조가 생긴 것은 아직 병이 풀리지 않은 것이다. 즉 땀이 나도 기분부족에 의한 풍습이 나타나거나 급박이 생기지 않아야 하는데 땀이 난 뒤 煩이 나타난 것은 기상충과 급박이 생기고 기분 부족에 의한 음증의 표수체가 풀리지 않았다는 것을 의미한다.

원전(原典)

①風濕相搏,骨節疼煩,掣痛不得屈伸,近之則痛劇,汗出短氣,小便不利,惡風不欲去衣,或身微腫者,甘草附子湯主之 (太陽下.濕)

風濕이 서로 다투어 뼈마디에 화닥증이 나며 아프고 끌어당긴 듯이 아프게 되어 이를 피거나 굽히지 못하며 몸에 뭔가 닿으면 몹시 아프기에 몸을 움츠리게 된다. 진땀이 나고 숨이 짧게 되며 소변불리가 생기고 몸에 바람이 닿으면 온몸에 소름이 돋을 정도로 추워지고 차져 몸이 좋지 않게 되기에 옷을 벗지 못하고 더 입게 된다. 그리고 혹간 몸이 약간 붓기도 한다. 이는 甘草附子湯으로 주지한다.

상한론 Q & A

상한론에서 중경사가 병의 진행과정을 설명하는 논법은?

상한론 원전에는 太陽病(表熱證(表氣滯證)으로 傷寒(表氣水血滯證, 表氣水滯證)과 中風(表氣血滯證, 表血滯證))에 汗法이나 下法을 쓴 다음에 병이 진행되는 것으로 표현했다. 이는 기혈수 삼자간 평형으로 이해하면 쉬 풀린다. 단순히 체표에 걸린 기에 의한 표열증(상한, 중풍)에 하법을 써서 기를 내리면 少陽位나 陽明位에 기가 내려와 걸치기에 少陽病이나 陽明病으로 되는 것은 이해할 수 있으나 陰病(太陰病, 少陰病, 厥陰病)이나 血病(瘀血) 그리고 水病(痰飮)이 생기는 것을 설명하기가 어려워지나 기혈수 삼자간 평형과 위치적 상대성으로는 쉬 설명할 수 있고 이해할 수 있는 것이다.

附子瀉心湯

附子瀉心湯 大黃二兩 黃連一兩 黃芩一兩 附子一枚炮

右四味. 切三味. 以麻沸湯二升. 漬之. 須臾絞去滓. 內附子汁. 分溫再服。

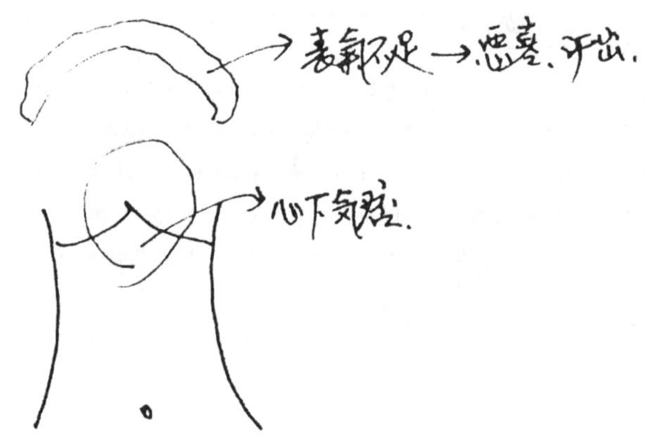

太陽病. 醫發汗. 遂發熱惡寒. 因復下之. 心下痞. ~~表裏俱虛. 陰陽氣並竭. 無陽則陰獨也. 復加燒鍼. 因胸煩. 面色青黃. 膚瞤者. 難治. 今色微黃. 手足溫者. 易愈~~]. 按之濡. 其脈關上浮者. 大黃黃連瀉心湯主之. 心下痞. 而復惡寒. 汗出者. 附子瀉心湯主之. 本以下之故心下痞. 與瀉心湯. 痞不解. 其人渴而口燥, 煩. 小便不利者. 五苓散主之。[太陽下].

漬 담글지 적실지. 須 기다릴수. 臾 잠깐유. 絞 목맬교. 遂 마침내수.

因 인할인 까닭인. 濡 막힐유(滯). 痞 더부룩할비 속결릴비. 기 질릴비.

병리(病理)

三黃瀉心湯證에 氣不足證이 겹친 것.
기분이 혈분과 수분에 비해 상대적으로 부족한데도 가슴팍에 기분이 체한 병증.

기분이 혈분과 수분에 비해 상대적으로 적은 陰證(寒證)에 기분이 가슴팍에 순환하지 못하고 고인 것. 또는 기분이 혈분과 수분에 비해 많아 가슴팍에 기분(열)이 순환하지 못하고 체해 胸熱證(少陽病證)이 생긴데 체표에 기분이 부족하여 表寒(表冷)證이 겹친 것.

이들 모두 氣血水 相對的 平衡에 의한 순환과 순환이상 그리고 순환이상이 된 위치적 상대성을 이해하면 어렵지 않게 알 수 있는 병증으로 특이한 병명으로 발병하는 경우가 많다.

방후(方後)

大黃 二兩 黃連 一兩 黃芩 一兩 附子 二枚炮去皮破別煮取汁 (4 2 2 2)
右四味,切三味,以麻沸湯二升漬之,須臾絞去滓,內附子汁,分溫再服

大黃 黃連 黃芩 세 가지 약재에 대마 잎을 끓인 물 二升을 부어 잠깐 적신 다음 조금 기다렸다 이를 짠다. 여기에 附子汁을 넣은 다음 이를 둘로 나눠 하루 두 번 따뜻하게 복용한다.

大黃黃連瀉心湯證의 方後와 같이 차를 우려내 듯 탕을 만든다.

원전(原典)

①太陽病,醫發汗,遂發熱惡寒,因復下之,心下痞,表裏俱虛,陰陽氣竝竭,無陽則陰獨也,復加燒鍼,因胸煩,面青面黃,膚瞤者,難治,今色微黃,手足溫者,易愈,按之濡,其脈關上浮者,大黃黃連瀉心湯主之,心下痞,而復惡寒,汗出者,附子瀉心湯,本以下之故心下痞,與瀉心湯,痞不解,其人渴而口燥,煩,小便不利者,五苓散主之(太陽下)

大黃黃連瀉心湯證 原典 ① 條文과 五苓散證 原典 ⑥ 條文을 참조.

表裏俱虛,陰陽氣竝竭,無陽則陰獨也,復加燒鍼,因胸煩,面青面黃,膚瞤者,難治,今色微黃,手足溫者,易愈

이 條文은 仲景師가 쓴 것이 아닌 다른 이에 의해 첨삭된 것으로 의심되는 것으로 선생님(金汪鎬)께서 논리적으로 맞지 않는다 하여 이를 제외한 것이다.

▶▶ 상한론 Q & A

중경사는 상한론에서 병의 진행과정만 설명하였는가?

물론 병이 생기는 과정과 병적증상을 설명하였지만 단순히 병적 증상이나 결과만을 설명한 것도 있다. 그리고 이런 병에는 이 처방을 쓴다는 것도 있다.

세상에 온갖 병을 고치는 것이 단지 仲景師의 傷寒雜病論 하나뿐인가?

병을 고치는 방법은 수없이 많다. 동양의학, 서양의학, 기도, 섭생, 약물등등 헤아릴 수 없을 만큼 많으나 기혈수론으로 본 상한론처럼 이론적이고 실제적인 것은 없다고 단언한다.

麻黃附子甘草湯

麻黄附子甘草湯　麻黄二両(去節)　甘草二両(炙)　附子一枚(炮)

右三味，以水七升，先煮麻黄一両沸，去上沫，内諸薬，煮取三升，去滓，温服一升，日三服。

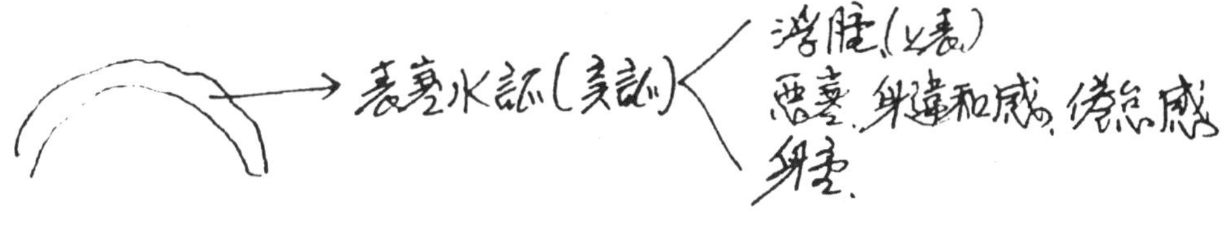

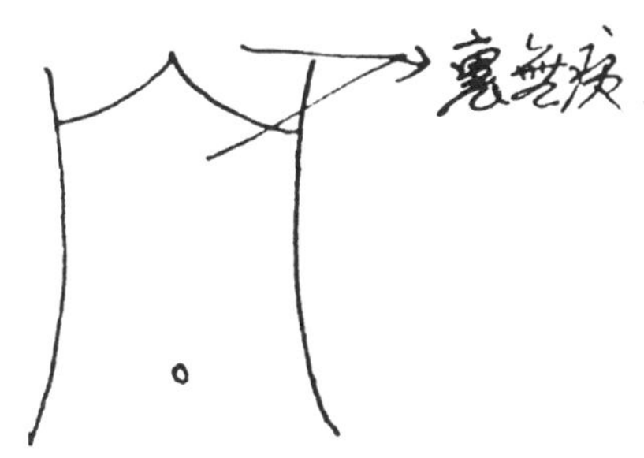

少陰病，得之二三日，以麻黄附子甘草湯，微発汗，以二三日，裏證，故微発汗也。[少陰病]

병리(病理)

氣分이 血分과 水分에 비해 상대적으로 부족한 寒證(陰證)에 체표에 水分이 체한 것.
즉 표에 수분이 체한 것에 기분이 부족한 寒證(陰證)이 나타난 병증.

麻黃甘草湯證에 附子證이 겹친 것으로 음증과 표수체증으로 말미암아 浮腫, 惡寒, 身違和感, 倦怠感, 疲勞, 身重 등의 병적증상이 나타난다.

몸이 무겁고 찌뿌드드하며 뒤틀리고 나른하며 기운이 없고 몸이 붓기도 한다. 그리고 바람을 싫어하고 몸이 으스스해지며 차지고 추위를 쉬 타게 된다. 그리고 찬바람을 맞거나 찬 곳에 있으면 위의 증상이 더욱 심해지고 쉬 나타나나 따뜻한 바람을 맞거나 따뜻한 곳에서 몸이 따뜻해지면 증상이 약해지거나 곧 풀리게 된다.

방후(方後)

麻黃 二兩 甘草 二兩 附子 一枚炮去皮破八片 (4 4 2)
右三味,以水七升,先煮麻黃一兩沸,去上沫,內諸藥,煮取三升,去滓,溫服一升,日三服

麻黃을 먼저 물 七升에 넣고 끓인 다음 거품을 걷어내 없앤 뒤 甘草와 附子를 넣고 다시 달여 三升을 얻는다. 찌꺼기와 건더기를 없앤 다음 一升씩 하루 세 번 따뜻하게 복용한다.

원전(原典)

①少陰病,得之二三日,麻黃附子甘草湯,微發汗,以二三日無裏證故,微發汗也 (少陰)

少陰病을 얻은 지 이틀 사흘이 되면 麻黃附子甘草湯을 써서 땀을 약간 내게 한다. 이는 이틀 사흘 안에 裏證이 없기에 약간 땀을 내게 한다.

체표에 기분이 부족하여 表寒證이 나타난 것을 少陰病이라 한다. 여기에 수분이 체표에 체한 것이 麻黃附子甘草湯證이기에 이를 써서 땀을 약간 내게 하여 표수체를 몸 밖으로 내보내거나 정상순환시키고 체표의 기분 부족은 덥히거나 따뜻하게 하여 빨리 순환시켜 정상순환이 되도록 한다. 이 湯證은 물론 체표만의 문제이기에 속에는 아무런 병증이 없어야 한다. 즉 속에 기혈수 순환이상이 없어야 한다.

麻黃附子細辛湯

麻黃附子細辛湯 麻黃二兩 細辛二兩 附子炮一枚
右三味, 以水一斗, 先煮麻黃, 減二升, 去上沫, 內諸藥, 煮取三升, 去滓, 溫服一升, 日三服。

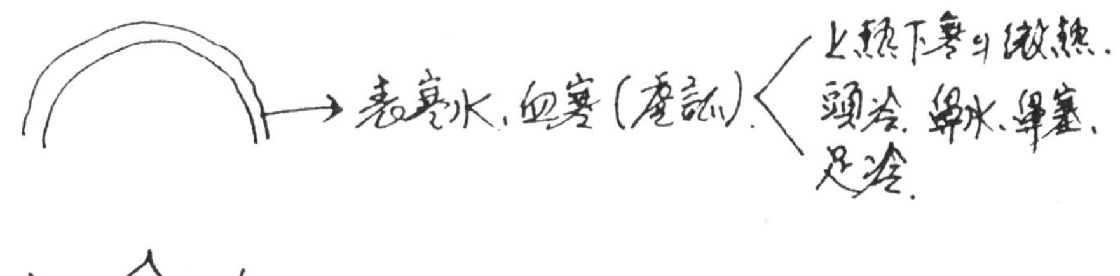

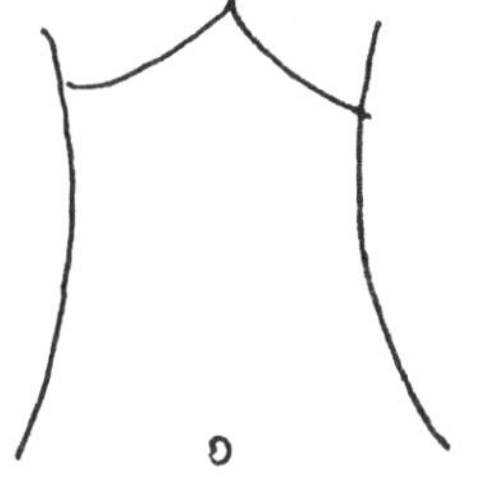

少陰病, 始得之, 反發熱, 脈沈者, 麻黃附子細辛湯主之。[少陰病]

병리 (病理)

체표에 氣分이 혈분과 수분에 비해 상대적으로 부족한 陰證(寒證)에 체표 혈분이 차고 냉해져 수분이 순환하지 못하여 나타난 病證.

체표에 혈분이 차고 냉해져 기분이 순환하지 못해 기분 부족증이 나타나거나 혹 기분 부족으로 인한 표한증으로 혈분이 차지거나 냉해져 수분을 끌어안고 순환하지 못하게 된다. 또는 수분이 차거나 냉해져 이로 말미암아 혈분이 차고 냉해지며 기분도 순환하지 못하여 氣分 不足證으로 빠진다.
체표의 혈분이 차지거나 냉해지면 수분을 내보내는 것이 기혈수 평형 즉 기혈수 순환에 유리해진다. 따라서 차가워진 수분을 밖으로 콧물이나 눈물로 줄줄 내보내게 된다. 그리고 차가워진 혈분은 밖으로 내보내지도 못하기에 체표에 남아 이로 말미암아 惡寒이 생기고 身疼痛, 頭痛이 나타난다. 또한 기분이 혈분과 수분에 비해 상대적으로 부족하여 寒(冷)이 나타나고 惡風이 생긴다.

기분, 혈분, 수분이 체표에서 이상이 나타나기에 속에는 아무런 이상이 나타나지 않는다. 추워지거나 냉해지면 체표 특히 머리가 차거나 냉해지며 아프고 콧물, 눈물이 줄줄 흘러넘치게 된다. 아픈 부위를 만지면 얼음처럼 차갑게 느껴진다. 그래서 한여름에도 수건을 두르게 되고 선풍기 바람을 조금만 쐬여도 차지며 머리를 조이는 듯한 통증 즉 두통이 나타난다.

방후(方後)

麻黃 二兩 細辛 二兩 附子 一枚炮去皮破八片 (4 4 2)
右三味,以水一斗,先煮麻黃,減二升,去上沫,內諸藥,煮取三升,溫服一升,日三服

물 한말(十升)에 麻黃을 먼저 넣고 二升이 줄 때까지 달인 다음 거품을 걷어내 없앤다. 細辛과 附子를 넣고 다시 달여 三升을 얻는다. 一升씩 하루 세 번 따뜻하게 복용한다..

원전(原典)

①少陰病,始得之,反發熱,脈沈者,麻黃附子細辛湯主之 (少陰)

少陰病으로 이를 처음 얻었을 때 반대로 熱이 나고 脈이 가라앉은 것은 麻黃附子細辛湯으로 주지한다.

체표의 기분부족으로 나타난 表寒證(表陰證)을 少陰病이라 한다. 열이 반대로 나는 것은 上熱下寒에 의한 것으로 이는 나타나기 매우 드물고 惡寒과 冷(寒)이 나타난다. 그리고 表氣分不足과 表血寒 그리고 表寒水滯로 脈이 가라앉고 약하게 나타난다.

桂枝去芍藥加麻黃附子細辛湯 (略稱 桂薑棗草黃辛附湯)

桂枝去芍藥加麻黃附子細辛湯 [略稱. 桂姜棗草黃辛附湯].

桂枝 三兩 6. 生姜 三兩 6. 大棗 十二枚 6. 甘草 二兩 4. 麻黃 二兩 4. 細辛 二兩 4. 附子 炮 一枚 2.

右七味. 以水七升. 煮麻黃. 去上沫. 內諸藥. 煮取二升. 分溫三服. 當汗出. 如蟲行皮中卽愈。

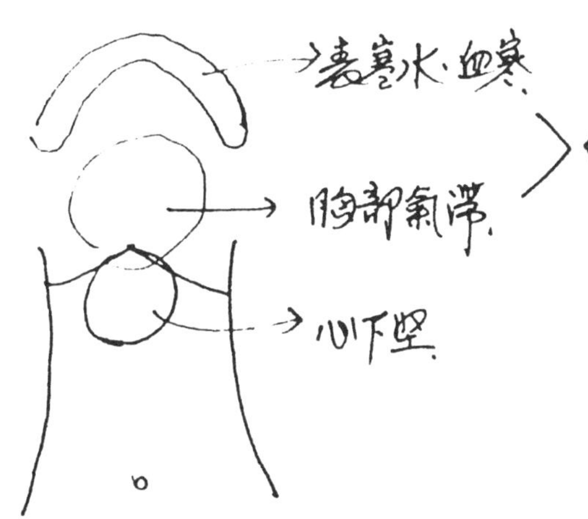

惡寒. 手足厥冷. 不仁 麻痺. 身冷. 骨痛. 神經痛. 腰痛. 半身不隨. 梅毒. 脫疽. 結核末期consumed 衰. 骨髓炎 營養失調性全身浮腫. 喘息.

心下堅. 腹滿. 腸鳴.

氣分. 心下堅. 大如盤. 边如旋杯. 水飮所作. 桂姜棗草黃辛附湯主之。[水氣].

堅 굳을견 강할견. 盤 소반반(杯) 边 가변 모퉁이변. 旋 돌이킬선 돌릴선. 杯 잔배.

師曰. 寸口脈遲而澁. 遲則爲寒. 澁爲血不足. 趺陽脈微而遲. 微則爲氣. 遲則爲寒. 寒氣不足. 則手足逆冷. 手足逆冷. 則榮衛不利. 榮衛不利. 則腹滿腸鳴相逐. 氣轉膀胱. 榮衛俱勞.
陽氣不通卽身冷. 陰氣不通卽骨疼. 陽前通則惡寒. 陰前通則痺不仁. 陰陽相得. 其氣乃行. 大氣一轉. 其氣乃散. 實則失氣. 虛則遺溺. 名曰氣分。[水氣].

趺 도사리고앉을부.

병리(病理)

桂枝去芍藥湯證에 麻黃附子細辛湯證이 겹친 病證.

가슴팍에는 기분이 체하여 열증이 나타나고 체표에는 水滯와 血寒證 그리고 기분부족에 의한 寒證(陰證)이 나타나 上寒下熱證으로 계지거작약탕증이나 마황부자세신탕증에도 결코 나타날 수 없는 명치 밑에 덩어리가 나타난다. 이를 기분증이라 한다.

특히 신경을 써 즉 스트레스를 많이 받아 기분을 가슴팍으로 끌어 모으면 명치 밑의 덩어리가 커지고 단단해 진다. 그리고 이것은 心下痞硬과 다르기에 이를 心下堅이라 하고 氣分이라 한다.

방후(方後)

桂枝 三兩 生薑 三兩 大棗 十二枚 甘草 二兩 麻黃 二兩 細辛 二兩 附子 一枚 (6 6 6 4 4 4 2)
右七味,以水七升,煮麻黃,去上沫,内諸藥,煮取二升,分溫三服,當汗出,如蟲虫行皮中卽愈

먼저 麻黃을 물 七升에 넣고 달인 뒤 거품을 걷어 낸 다음 桂枝 生薑 大棗 甘草 細辛 附子를 모두 넣고 다시 달여 二升을 얻는다. 이를 셋으로 나눠 하루 세 번 따뜻하게 복용한다. 약을 마신 다음 당연히 땀을 내는데 벌레가 꿈틀거리며 지나가는 듯이 피부가 스물대거나 스물거리면 곧 병이 없어져 낫는다.

약을 복용하고 겉거죽이 스물거리면 병이 낫는 다고 한 것은 表寒證과 表血寒, 表水滯證에 처방이 들어맞아 특히 부자의 효과로 기분이 수분과 혈분을 이끌고 빠르게 순환하기에 이런 증상이 나타난다. 또한 가슴팍에 고인 기분을 풀어헤쳐 열이 달아오르기도 하고 이 열이 차고 냉한 체표를 뚫고 나타나기에 스물거림이 더해진다.

원전(原典)

①氣分,心下堅,大如盤,邊如旋杯,水飲所作,桂薑棗草黃辛附湯主之 (水氣)

氣分病으로 명치 밑이 딴딴하게 굳어 小盤 크기만 하고 주변 테두리가 둥근 잔처럼 매끈하고 둥글다. 이는 水分에 의한 것으로 桂薑棗草黃辛附湯으로 주지한다.

心下堅은 胸熱證과 表寒證이 겹쳐 나타난 것이다. 즉 수분에 의한 것만은 결코 아니다.

師曰,寸口脈遲而濇,遲則爲寒,濇爲血不足,趺陽脈微而遲,微則爲氣,遲則爲寒,寒氣不足則手足逆冷,手足逆冷則榮衛不利,榮衛不利則腹滿脇鳴相逐,氣轉膀胱,榮衛俱勞,陽氣不通卽身冷,陰氣不通卽骨疼,陽前通則惡寒,陰前通則痺不仁,陰陽相得,其氣乃行,大氣一轉,其氣乃散,實則失氣,虛則遺溺,名曰氣分 (水氣)

乾薑附子湯

乾姜附子湯 乾姜一兩、 附子一枚炮

右二味. 以水三升, 煮取一升. 去滓. 頓服。

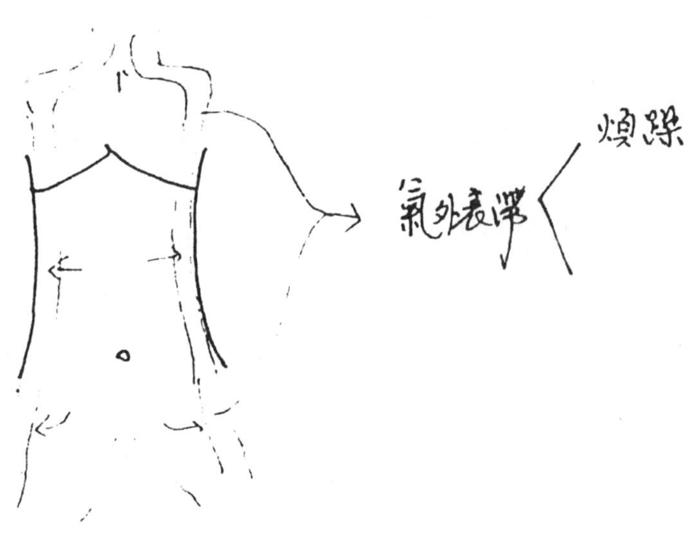

下之後. 復發汗. 晝日煩躁不得眠. 夜而安靜. 不嘔不渴. 無表證. 脈沈微. 身無大熱者. 乾姜附子湯主之。[太陽中].

병리(病理)

氣分不足이 심해 정상적으로 血分과 水分을 이끌고 제대로 순환하기 어려워져 기분이 제 역할을 내팽겨치고 온몸 겉거죽으로 뛰쳐나와 머물러 煩躁症이 나타난 병증.

혈분과 수분에 대해 상대적으로 기분이 부족하고 절대적으로도 기분이 부족하기에 표열증을 만들지는 못한다. 즉 기혈수 순환이 매우 어려운 상태에서 나타나기 때문에 소양열병도 그리고 양명열병도 결코 만들지 못한다.

체외표에 기분이 체하여 나타나는 번조증은 낮에는 햇볕에 의해 따뜻해져 더욱 심해지고 해가 숨은 밤이 되면 기온이 내려가기에 번조증이 가라앉게 된다.

방후(方後)

乾薑 一兩 附子 一枚 生用去皮破八片 (２ ２)
右二味,以水三升,煮取一升,去滓,頓服

乾薑과 附子를 물 三升에 넣고 달여 一升을 얻는다. 찌꺼기와 건더기를 없앤 다음 이를 頓服한다.

원전(原典)

①下之後,復發汗,晝日煩躁不得眠,夜而安靜,不嘔不渴,無表證,脈沈微,身無大熱者,乾薑附子湯主之
(太陽中)

下法을 써 下利(泄瀉)를 시킨 다음 다시 汗法을 써서 땀을 냈기에 낮에는 煩躁가 심해져 잠을 자지 못하고 밤이 되어야 이것이 가라앉아 마음과 몸이 안정이 된다. 嘔症과 渴症이 없고 맥이 가라앉고 약해지고 몸에 큰 열이 나타나지 않게 된다. 이는 乾薑附子湯으로 주지한다.

下法을 쓰고 汗法을 써 기분과 수분이 몸 밖으로 빠져나가 기분의 절대량이나 상대량이 부족해져 기분부족증으로 빠져 건강부자증이 생긴다.
不嘔不渴 : 嘔症은 少陽病證의 대표적 증상이고 渴症은 陽明病證의 대표적 증상이기에 不嘔不渴은 소양병이나 양명병증이 아니기에 이에 따른 병적증상이 나타나지 않는다.

脈沈微 : 기분이 부족하기에 나타나는 맥상으로 가라앉고 아주 작고 약하게 나타난다.

身無大熱 : 기분부족으로 表熱證(太陽病)이나 胸熱證(少陽病) 그리고 腹部熱證(陽明病)이 나타나지 않고 정신을 잃을 정도의 고열도 나타나지 않는다. 단지 몸에 화닥증을 불러올 정도는 된다.

▶▶ 상한론 Q & A

仲景師의 傷寒雜病論(氣血水論)을 공부해야 하는 사람은?

의사, 한의사, 한의대생, 병자, 병자가족 등등 일반적으로 의료계에 종사하는 사람으로 한정하는 것은 가당치 않은 것으로 세상의 온갖 것들에게서 이치를 탐구하는 자로서 자기와 남을 사랑하며 남의 고통과 기쁨을 자기의 것으로 느끼는 인간애와 인류애가 가슴에 끓고 있는 사람이면 성별, 국적, 학력, 재력, 지적능력을 떠나 장중경의 상한론을 김왕호 선생의 기혈수론으로 쉬 깨우칠 수 있다. 남의 고통으로 부를 축적하거나 명성을 얻고자 하는 자는 절대로 이 학문을 하지 말기를 간곡히 부탁한다.

四逆湯

四逆湯 甘草二兩(炙) 乾姜一兩半 附子一枚(生用)

右三味、以水三升、煮取一升二合、去滓、分溫再服、強人可大附子一枚、乾姜三兩。

續得下利、清穀不止、下利清穀、下利、大下利、

① 傷寒、脈浮、自汗出、小便數、心煩、微惡寒、脚攣急、反與桂枝湯欲攻其表、此誤也、得之便厥、咽中乾、煩躁吐逆者、作甘草乾姜湯與之、以復其陽、若厥愈足溫者、更作芍藥甘草湯與之、其脚即伸、若胃氣不和、譫語者、少與調胃承氣湯、若重發汗、復加燒針者、四逆湯主之。[太陽上]

② 傷寒、医下之、續得下利、清穀不止、身疼痛者、急當救裏、後身疼痛、清便自調者、急當救表、救裏宜四逆湯、救表宜桂枝湯。[太陽中]

③ 病發熱頭痛、脈反沈、若不差、身体疼痛、當救其裏、宜四逆湯。[太陽中]

④ 脈浮而遲、表熱裏寒、下利清穀者、四逆湯主之。[陽明]

⑤ 少陰病、脈沈者、急溫之、宜四逆湯。[少陰病]

⑥ 少陰病、飲食入口則吐、心中溫溫欲吐、復不能吐、始得之、手足寒、脈弦遲者、此胸中實、不可下也、當吐之、若膈上有寒飲、乾嘔者、不可吐也、當溫之、宜四逆湯。[少陰病]

⑦ 自利不渴者、屬太陰、以其藏有寒故也、當溫之、宜服四逆輩。

⑧ 大汗出、熱不去、內拘急、四肢疼、又下利、厥逆而惡寒者、四逆湯主之。[厥陰]

⑨ 下利、腹脹滿、身体疼痛者、先溫其裏、乃攻其表、溫裏四逆湯、攻表宜桂枝湯。[厥陰]

⑩ 大汗、若大下利、而厥冷者、四逆湯主之。[厥陰]

⑪ 吐利汗出、發熱惡寒、四肢拘急、手足厥冷者、四逆湯主之。[霍亂]

⑫ 既吐且利、小便復利、而大汗出、下利清穀、內寒外熱、脈微欲絕者、四逆湯主之。[霍亂]

병리(病理)

氣分不足에 의한 겉거죽과 속의 寒證과 冷證이 나타난 病證.

寒證(冷證)에 의해 즉 기분의 부족으로 인해 人間生命體와 臟器 그리고 組織과 細胞의 신진대사와 기능이 떨어진다. 따라서 팔다리와 온몸이 차고 서늘하게 되며 배도 차고 냉해지며 下利(泄瀉)가 나타난다. 그리고 寒과 冷에 의해 그나마 부족한 기분이 순환하지 못하고 위로 떠올라 嘔吐症과 煩熱 그리고 發熱이 나타난다.

1) 全身의 絶對的, 相對的 氣分不足 : 四肢厥冷, 疲勞, 倦怠, 違和感, 新陳代謝와 機能의 低下
2) 腹部寒冷 : 下利, 大下利, 續得下利, 淸穀不止(下利淸穀(淸穀下利))
3) 氣分上衝 : 發熱, 頭痛, 飮食入口則吐, 旣吐利, 乾嘔, 上熱下寒(眞寒假熱, 內寒外熱, 表熱裏寒), 脈浮遲, 脈沈, 大汗出, 大汗

氣分의 절대량과 상대적 용량이 부족하여 寒과 冷이 나타나고 血分과 水分을 끌고 온몸을 제대로 돌아야만 하는 氣分이 제 役割을 다하지 못하고 정상순환궤도를 벗어나거나 뛰쳐나가 위로 치솟아 熱로 변하여 發熱과 煩躁, 吐逆症을 일으킨다. 이때 나타나는 열은 기분이 기혈수 순환의 상대적 평형보다 많기에 차고 넘쳐 체하여 나타나는 열이 아니고 기혈수 순환의 상대적 평형을 이루는 최소한의 양도 채우지 못할 정도로 적기 때문에 이로 말미암아 나타난다. 따라서 열을 식히는 얼음 맛사지나 차가운 수건을 대는 것을 무척 싫어한다. 즉 한과 냉을 싫어하고 열을 좋아하게 된다. 이 열을 흔히 眞寒假熱, 內寒外熱, 表熱裏寒, 上熱下寒이라 부른다.

四逆湯證은 甘草乾薑湯證과 甘草附子湯證을 알면 쉬 이해할 수 있다.

通脈四逆湯, 通脈四逆加猪膽汁湯, 四逆加人蔘湯, 茯苓四逆湯, 白通湯, 白通加猪膽汁湯, 當歸四逆湯, 當歸四逆加吳茱萸生薑湯 등을 일반적으로 四逆輩로 부른다.

방후(方後)

甘草 二兩 乾薑 一兩半 附子 一枚生用去皮破八片 （４３２）
右三味,以水三升,煮取一升二合,去滓,分溫再服,强人可大附子一枚,乾薑三兩

甘草 乾薑 附子 세 가지 약재에 물 三升을 붓고 달여 一升二合을 얻는다. 찌꺼기와 건더기를 없앤 다음 이를 둘로 나눠 따뜻하게 복용한다. 만일 사람이 그래도 견딜만하게 강하면 附子와 乾薑을 늘려 쓴다.

원전(原典)

①傷寒脈浮,自汗出,小便數,心煩,微惡寒,脚攣急,反與桂枝湯,欲攻其表,此誤也,得之便厥,咽中乾,躁吐逆者,作甘草乾薑湯與之,以復其陽,若厥愈足溫者,更作芍藥甘草湯與之,其脚卽伸,若胃氣不和譫語者,少與調胃承氣湯,若重發汗,復加燒鍼者,四逆湯主之 (太陽上)

傷寒病으로 脈이 浮하고 自汗이 있으며 小便을 자주 보고 가슴에 煩熱이 있으며 약간의 惡寒이 나타나고 다리를 폈다 굽혔다 할 때 근육의 연급상으로 통증이 나타나는 경우 오히려 계지탕으로 발한을 시켜 체표를 공격하는 것은 잘못이다. 이로 인해 하리가 생기고 목안이 마르며 번조증이 나타나고 속 내용물을 토하는 것은 甘草乾薑湯을 주어 陽을 회복시킨다. 감초건강탕으로 闕이 치유되어 다리가 따뜻해지면 芍藥甘草湯을 주어 근육의 혈체를 풀어 다리가 펴게 한다. 만일 계지탕을 복용후 胃氣가 화하지 못해 譫語가 나타나면 調胃承氣湯을 조금씩 주어 胃氣를 조화롭게 만든다. 그리고 만약 더욱 發汗을 시키고 다시 燒鍼을 놓으면 陰證으로 빠지게 된다. 이때는 四逆湯으로 주지한다.

太陽病의 傷寒은 表氣水滯證이나 表氣水血滯證으로 完全表熱證을 말한다. 즉 脈浮緊, 發熱, 惡風, 頭痛 身疼痛, 惡寒(表氣水血滯證에서 나타난다)의 증상이 동시에 나타난다. 自汗出이 있고 오줌을 자주 누며 약간의 惡寒이 있다는 것은 기분이 적은 즉 혈분과 수분에 비해 상대적으로 적은 음증에 기분, 혈분, 수분이 표에 체한 것을 뜻한다. 계지탕은 표기수혈체나 표기혈체증에 쓰는 것으로 發汗이 아닌 止汗작용이 있는 汗解法의 대표적 방제다. 그러나 원전에서는 이를 한해법의 대표적 방제로 즉 땀을 내는 것으로 일반적으로 취급한다. 따라서 기분이 혈분과 수분에 비해 상대적으로 적은 음증에 표열증과 혈급박에 의한 근육의 연급상이 나타날 때 계지탕으로 발한을 시키면 기분과 수분이 땀으로 나간다. 이때 상대적으로 기분이 더욱 많이 나가면 음증으로 빠지고 수분이 더욱 많이 나가면 열이 발생하여 양증으로 나타난다. 血急迫에 의한 근육의 연급상은 다른 증상이 다 풀리고 난 다음 고치든지 이를 먼저 고치든지 해야 한다.

芍藥甘草湯證 原典 ① 條文과 調胃承氣湯證 原典 ① 條文 그리고 甘草乾薑湯證 原典 ① 條文을 참조.

②傷寒,醫下之,續得下利,清穀不止,身疼痛者,急當救裏,後身疼痛,清便自調者,急當救表,救裏宜四逆湯,救表宜桂枝湯 (太陽中)

傷寒病을 醫者가 下法을 써서 泄瀉가 繼續되다 消化가 안 된 飮食物을 그대로 泄瀉하며 몸이 쑤시고 아픈 身疼痛이 생긴 者는 急히 속을 求해야 한다. 大便이 順調롭게 되면 表를 求해야 한다. 속을 求하는 것은 四逆湯으로 表는 桂枝湯을 쓴다.

傷寒病 즉 表熱證에 醫者가 下法을 써서 이를 解決하려 했으나 오히려 氣分과 水分이 正反對 方向으로 外發되어 氣血水 三者間 相對的 平衡에 의해 氣分이 더 나가 氣分의 絶對的 不足 狀況인 陰證으로 빠져 不消化性 下利인 淸穀下利가 생기는 것이다. 陰證 즉 氣分의 絶對的 不足 狀態가 表證인 身疼痛보다 生體에 不便을 더하기에 먼저 裏證인 下利를 求하는 것이다. 表와 裏에 病證이 同時에 나타날 때 물론 先表後裏란 治療指針이 있으나 下利로도 表證이 誘發되기도 하고 속의 陰證이 生命體 氣血水循環狀 障碍를 일으켜 심각한 不便을 주기에 先急後緩이란 방침이 앞서는 것이다.

桂枝湯證 原典 ⑭ 條文 참조

③病發熱頭痛,脈反沈,若不差,身體疼痛,當救其裏,宜四逆湯 (太陽中)

熱이 나고 머리가 아픈데도 脈이 반대로 가라앉게 나타난다. 이런 상태에서 差度가 없고 온몸이 심하게 얻어맞은 듯이 아프면 속을 四逆湯을 써서 구해야 한다.

氣分不足에 의해 속과 온몸이 냉해지고 차지며 기분이 寒과 冷에 밀려 올라와 열이 나타나고 혈분과 수분 그리고 기분이 순환하지 못해 身疼痛과 頭痛이 나타나기에 기분부족에 의해 속이 차고 냉해진 것을 사역탕을 써서 몸을 덥혀 기혈수를 빨리 순환시켜야 한다. 기분이 절대적으로나 상대적으로도 부족하기에 열이 나더라도 맥이 가라앉고 약하며 가늘게 나타난다.

④脈浮而遲,表熱裏寒,下利淸穀者,四逆湯主之 (陽明)

脈이 뜨고 느리게 나타나고 겉은 열이 나는데 속은 차며 소화가 덜 되거나 안 된 것을 泄瀉하는 것은 四逆湯으로 주지한다.

氣分不足에 의해 속이 차고 冷해지고 腹部臟器의 機能이 떨어져 제 役割을 제대로 하지 못하여 飮食物을 먹으면 소화를 시키지 못하고 泄瀉로 내보내게 된다. 속이 차고 냉해져 기분이 위로 떠밀려 올라 열이 나더라도 맥이 가라앉고 설령 뜨더라도 약하고 느리게 나타난다.

⑤ 少陰病,脈沈者,急溫之,宜四逆湯 (少陰)

少陰病으로 脈이 가라앉아 나타나면 바로 四逆湯을 써서 따뜻하게 한다.

少陰病은 體表氣不足으로 表寒證(表冷證)을 말하고 溫法을 쓴다.

⑥少陰病,飮食入口則吐,心中溫溫欲吐,復不能吐,始得之,手足寒,脈弦遲者,此胸中實,不可下也,當吐之,若膈上有寒飮,乾嘔者,不可吐也,當溫之,宜四逆湯 (少陰)

少陰病으로 飮食物을 먹자마자 바로 토하고 나서 속이 느글거리고 미식대며 울렁거려 이를 올리고 싶으나 올리지는 못하고 손발이 차며 맥이 팽팽하고 느리게 나타나는 것은 가슴팍이 몹시 시리기 때문이다. 이때는 下法을 쓰면 안 되고 마땅히 吐法을 써야 한다. 만일 횡경막 위로 찬 水分이 있어 토하지 못하고 속이 미식거리고 울렁거리면 吐法을 쓰지 말고 溫法을 쓴다. 四逆湯으로 따뜻하게 한다.

胸中實은 가슴팍과 명치 밑에 열이 딸딸뭉쳐 나타난 것으로 이는 瓜蒂散을 써서 토하면 된다. 이와 정반대로 가슴팍과 배, 겉거죽이 차고 냉한 사역산증에는 吐法이 아닌 溫法을 써야 한다. 사역산증은 乾嘔症과 吐逆症이 다 나타날 수 있다.

*病如桂枝湯證,頭不痛,項不强,寸脈微浮,胸中痞硬,氣上衝喉咽,不得息者,此爲胸有寒也,當吐之,宜瓜蔕散 (太陽下)
*宿食在上脘,當吐之,宜瓜蔕散 (宿食)
*病胸上諸實(寒)胸中鬱鬱而痛,不能食,欲使人按之而反有涎唾,下利日十余行,其脈反遲,寸口脈微滑,此可吐之,吐之,利則止,宜瓜蔕散 (可吐)
*少陰病,飮食入口則吐,心中溫溫欲吐,復不能吐,始得之,手足寒,脈弦遲者,此胸中實,不可下也,當吐之,宜瓜蔕散,若膈上有寒飮,乾嘔者,不可吐也,當溫之,宜四逆湯 (少陰.可吐)
*病人手足厥冷,脈乍緊者,邪結在胸中,心下(心中)滿而煩,飢不能食者,病在胸中,當須吐之,宜瓜蔕散 (厥陰)

⑦自利不渴者,屬太陰,以其藏有寒故也,當溫之,宜服四逆輩 (太陰)

저절로 泄瀉가 나오는 것은 太陰에 속하는 것으로 속과 그 속에 있는 臟器가 차고 냉하기 때문이다. 이는 마땅히 따뜻하게 하는 溫法을 써야 한다. 四逆劑를 證에 따라 쓴다.

기분이 부족하여 차고 냉해진 것 중 특히 배가 차고 냉해져 나타난 腹部寒(冷)證을 太陰病이라 하고 이는 溫法을 써서 고친다.

⑧大汗出,熱不去,内拘急,四肢疼,又下利厥逆而惡寒者,四逆湯主之 (厥陰)

크게 땀이 난 뒤에 열이 가시지 않고 속이 안으로 당기듯이 아프며 팔다리 모두가 몹시 아프게 되고 다시 下利(泄瀉)가 생기며 온몸이 차고 냉해지고 오한이 나타나면 이는 四逆湯으로 주지한다.

땀이 크게 났다는 것은 氣分과 水分이 몸 밖으로 나갔으나 氣分이 血分과 水分에 비해 상대적으로 많이 나가 陰證(寒證)으로 빠졌다는 것이고 열이 가시지 않았다는 것은 表熱證이 가시지 않은 것이 아니라 寒과 冷에 의해 또한 氣分이 氣血水 相對的 平衡에 의한 순환조건에 상대량과 절대량이 부족하여 이것이 순환궤도를 돌지 않고 위로 떠올라 열로 나타나는 것이다. 惡寒은 氣分不足에 의한 血分 循環異狀으로 나타난다.

⑨下利,腹脹滿,身體疼痛者,先溫其裏,乃攻其表,溫裏宜四逆湯,攻表宜桂枝湯 (厥陰)

下利가 있은 다음 배가 빵빵하게 부르고 온몸이 몹시 아프면 먼저 四逆湯을 써서 속을 따뜻하게 한 다음 桂枝湯으로 體表를 다스린다.

下利가 있은 다음 이로 말미암아 表血滯證이 나타날 수 있고 기분부족에 의한 陰證(寒症)이 나타나 속이 차지고 냉해진다. 만일 表血滯證과 기분부족에 의한 復冷(寒)證이 동시에 나타날 경우 급하지 않으면 表(겉)를 먼저 치료하고 裏(속)는 나중에 치료한다.

⑩大汗,若大下利而厥冷者,四逆湯主之 (厥陰)

크게 땀이 난 뒤 그리고 만일 크게 下利(泄瀉)가 나온 다음 온몸이 차고 厥逆해지면 四逆湯으로 주지한다.

기혈수 상대적 평형에 의한 순환이란 관점에서 보면 된다.

⑪吐利汗出,發熱惡寒,四肢拘急,手足厥冷者,四逆湯主之 (霍亂)

吐하고 泄瀉를 하며 땀이 난 뒤에 열이 나고 오한이 나며 팔다리가 당기는 듯하고 오그라들 듯이 아프며 손발이 차고 파리하게 되면 四逆湯으로 주지한다.

이 또한 기혈수 상대적 평형에 의한 순환이란 관점에서 보면 된다.
發熱惡寒은 表氣水滯나 表氣水血滯에 의한 表熱證(太陽病)이 아닌 氣分不足에 의한 氣分上衝과 血滯에 의해 나타난다. 즉 氣分이 기혈수 상대적 평형에 의한 순환에 필요한 절대적 부족과 상대적 부족에 의해 수분과 혈분의 순환이 어려워져 나타나는 熱이고 惡寒이며 四肢拘急, 手足厥冷이다.

⑫旣吐且利,小便復利而大汗出,下利淸穀,內寒外熱,脈微欲絶者,四逆湯主之 (霍亂)

이미 토했는데 또 下利(泄瀉)가 있고 小便을 흘려 내보내고 땀을 많이 내 미처 소화를 시키지 못하고 이를 설사(하리)로 내보내며 속은 차고 냉한 데도 밖과 겉에는 열이 나며 맥이 가늘고 약해 끊어질 듯이 나타나는 것은 사역탕으로 주지한다.

이도 또한 기혈수 상대적 평형에 의한 순환이란 관점에서 보면 된다.

비고(備考)

*少陰病,脈細沈數,病爲在裏,不可發汗,宜四逆湯 (少陰)
*嘔而脈弱,小便復利,身有微熱,見厥者,難治,四逆湯主之 (厥陰)
*陽明病,若能食名中風,不能食名中寒,宜四逆湯 (陽明)
*陽明病,不能食,攻其熱必噦,所以然者,胃中虛冷故也,以其人本虛,攻其熱必噦,宜四逆湯 (陽明)
*若胃中虛冷,不能食者,飮水則噦,宜四逆湯 (陽明)

眞武湯 (一名 玄武湯)

眞武湯(一名 玄武湯). 茯苓三兩(6). 芍藥三兩(6). 白朮二兩(4). 生姜三兩(6). 附子一枚炮(2).

右五味. 以水八升. 煮取三升. 去滓. 溫服七合. 日三服。

若咳者. 加五味子半升(6). 細辛一兩(2). 乾薑一兩(2). 若小便利者. 去茯苓. 若下利者. 去芍藥加乾薑二兩. 若嘔者去附子加生姜足前爲半斤.(16).

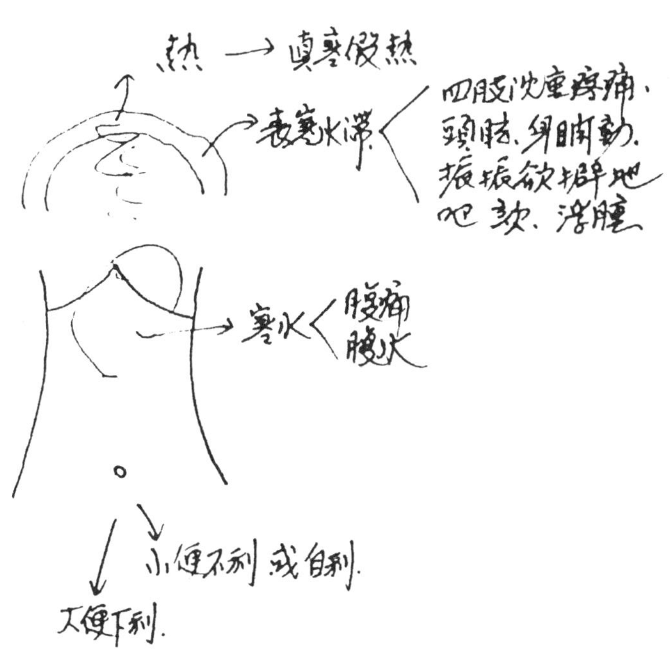

① 太陽病. 發汗. 汗出不解. 其人仍發熱. 心下悸. 頭眩. 身瞤動. 振振欲擗地者. 眞武湯主之。[太陽中].

② 少陰病. 二三日不已. 至四五日. 腹痛. 小便不利. 四肢沈重疼痛. 自下利者. 此爲有水氣. 其人或欬. 或小便利. 或下利. 或嘔者. 眞武湯主之。[少陰病]

已 이미 이 / 병나을 이.　振 진동할 진. 우뚝할 진(仁厚) / 떨칠 진. 움직일 진　擗. 손발을 신거랄 벽.

병리(病理)

氣分不足(절대적,상대적)에 의한 陰證(寒證)으로 寒性(冷性) 水分이 表裏에 체하고 氣分이 體表로 밀려올라 假性熱이 나타난 병증(病證).

表寒(冷)水滯로 四肢沈重疼煩, 頭眩, 身瞤動, 振振欲擗地, 浮腫 등이 나타난다.
裏寒(冷)水滯로 嘔, 咳, 喘, 腹水, 腹痛, 下利 등이 나타난다.
寒(冷)에 의해 氣分이 떠올라 假性熱이 나타나 맥이 가라앉거나 뜨게 되나 약하게 온다.
小便은 自利로 일반적으로 나타나고 不利로도 나타난다.

방후(方後)

茯苓 三兩 芍藥 三兩 白朮 二兩 生薑 三兩 附子 一枚炮去皮破八片 (6 6 4 6 2)
右五味,以水八升,煮取三升,去滓,溫服七合,日三服,若咳者,加五味子半升細辛一兩乾薑一兩,若小便利者去茯苓,若下利者去芍藥加乾薑二兩,若嘔者去附子加生薑足前爲半斤

茯苓 芍藥 白朮 生薑 附子 다섯 가지 약재에 물 八升을 넣고 달여 三升을 얻는다. 찌꺼기와 건더기를 없앤 다음 七合씩 하루 세 번 따뜻하게 복용한다. 다음 글은 기혈수론과는 거리가 있고 仲景師의 글이 아닌 누군가에 의해 첨삭된 것으로 보여 이를 뺀다.

원전(原典)

①太陽病,發汗,汗出不解,其人仍發熱,心下悸,頭眩,身瞤動,振振欲擗地者,眞武湯主之 (太陽中)

太陽病에 發汗을 시켜 땀이 나는 것이 멈추지 않아 發熱이 그대로 있고 명치밑 심장이 두근거리며 머리가 어지럽고 몸이 움찔거려 몸을 벽에 기대려 한다. 이는 眞武湯으로 주지한다.

太陽病은 汗解法으로 푸는데 너무 發汗을 시켜 氣分이 血分과 水分에 비해 절대적으로나 상대적으로 적어져 陰證(寒證)으로 빠져 적은 양의 기분마저도 제 循環軌道를 돌지 못하고 위로 떠올라 열이 나고 기분부족에 의해 체한 水分의 動搖性에 의해 心下季, 頭眩, 目眩 등이 나타나고 이로 말미암아 椅子나 땅에 혹은 어딘가 기대거나 주저앉아 있으려 한다. 그리고 體表에 체한 수분을 털어내기 위한 기분의 몸부림으로 살이나 근육 또는 몸이 움찔거리는 瞤이란 병적증상이 나타난다.

②少陰病,二三日不已,至四五日,腹痛,小便不利,四肢沈重疼痛,自下利者,此爲有水氣,其人或咳,或小便利,或下利,或嘔者,眞武湯主之 (少陰)

少陰病으로 하루 이틀에서 나흘 닷새가 지난 뒤 腹痛이 있고 小便不利가 나타나며 팔다리 온몸이 무겁게 가라앉으며 몹시 아프게 된다. 그리고 泄瀉가 나타나는 것은 병적 수분이 있기 때문이다. 이로 말미암아 혹 기침이 나거나 小便自利가 있으며 또는 하리가 생기고 속이 미식되면 이는 眞武湯으로 다스린다.

비교(比較)

苓桂朮甘湯

附子湯

附子湯 附子二枚炮 4. 茯苓三兩 6. 人參二兩 4. 白朮四兩 8. 芍藥三兩 6.

右五味. 以水八升. 煮取三升. 去滓. 溫服一升. 日三服。

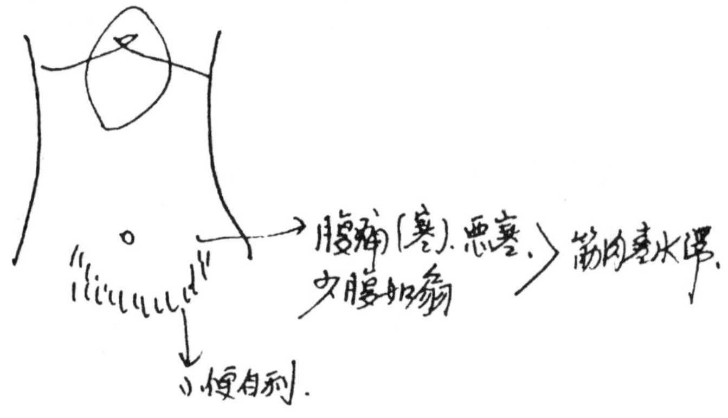

① 少陰病. 得之一二日. 口中和. 其背惡寒者. 當灸之. 附子湯主之。[少陰病].

② 少陰病. 身体痛. 手足寒. 骨節痛. 脈沈者. 附子湯主之。[少陰病].

③ 婦人懷娠. 六七月. 脈弦發熱. 其胎愈脹. 腹痛惡寒者. 少腹如扇 所以然者. 子藏開故也. 當以附子湯溫其藏。[妊娠].

懷 품을 회 가질 회. 娠 = 孕 아이밸 신. 胎 애밸 태. 愈 나을 유 더욱 유. 脹 창클 창(腹脹).
扇 부채질할 선.

병리(病理)

氣血水 相對的 平衡에 의한 상대적이고 절대적인 기분부족으로 생긴 寒證(冷證, 陰證)으로 血分과 水分이 순환궤도를 돌지 못하고 表裏筋肉과 表裏에 체한 병증(病證).

寒性(冷性.陰性) 心下痞硬이 나타나 소화불량과 복통이 나타난다.
表裏筋肉에 寒性(冷性.陰性) 水分이 체하여 背惡寒, 手足寒, 身體痛, 骨節痛, 脈沈 등이 나타나고 裏筋肉에 寒性(冷性.陰性) 수분과 한성 수분이 속에 체하여 腹痛과 腹寒冷, 少腹如扇 등이 나타난다.

背惡寒 : 등허리가 차고 냉하며 시리며 흔히 찬바람이 뿜어져 나온다고도 한다.
少腹如扇 : 아랫배가 꼿꼿해져 부챗살모양으로 나타나거나 아랫배에 부채를 부치듯이 찬바람이 나오기에 이렇게 표현한 것이다. 이는 陰證으로 寒證, 冷證이기에 따뜻하게 하면 증상이 작아지거나 사그러들고 아예 없어져 사라지기도 한다.
口中和 : 입맛에는 변화가 없으나 음식물을 소화흡수하는 데 이상이 생길 수도 있다.

방후(方後)

茯苓 三兩 芍藥 三兩 白朮 四兩 人蔘 二兩 附子 二枚 炮去皮破八片 (6 6 8 4 4)
右五味,以水八升,煮取三升,去滓,溫服一升,日三服,

茯苓 芍藥 人蔘 白朮 附子 다섯 가지 약재에 물 八升을 넣고 三升이 될 때까지 달인다. 찌꺼기와 건더기를 없앤 다음 一升씩 하루 세 번 따뜻하게 복용한다.

원전(原典)

①少陰病,得之一二日,口中和,其背惡寒者,當灸之,附子湯主之 (少陰)

少陰病을 얻은 지 하루 이틀 뒤에 입맛은 변하지 않고 그대로인데 등이 시리고 차게 느껴지는 것은 마땅히 附子湯을 써서 따뜻하게 해야 한다.

②少陰病,身體痛,手足寒,骨節痛,脈沈者,附子湯主之 (少陰)

少陰病으로 온몸이 쑤시고 아프며 손과 발이 차고 뼈마디가 아프며 맥이 가라앉아 나타나는 것은 附子湯으로 주지한다.

③婦人懷娠六七月,脈弦發熱,其胎愈脹,腹痛惡寒者,少腹如扇,所以然者,子藏開故也,當以附子湯溫其藏,宜附子湯 (妊娠)

妊娠한지 육칠개월에 맥이 팽팽하게 나타나고 열이 나며 배가 팽팽하게 매우 심하게 불러 오고 배가 아프며 惡寒氣가 나타나고 배가 부챗살 모양으로 꼿꼿해지고 차고 냉해지는 것은 子宮이 열려 寒과 冷이 들어간 것이다. 이는 마땅히 附子湯으로 속을 따뜻하게 한다.

子宮이 열려 寒과 冷이 들어가 이 病症이 나타났다고 仲景師는 말했으나 이렇게 부자탕증이 생길 수도 있고 氣分不足으로 인한 陰證(冷證, 寒證)이 생겨 한성수분이 자궁근육과 복부에 들어차 원전에서 말한 병적증상이 나타날 수도 있다.

薏苡附子敗醬散

薏苡附子敗醬散 薏苡仁十分 附子二分 敗醬五分

右三味，杵爲末，取方寸匕，以水二升，煎減半，頓服，小便當下。

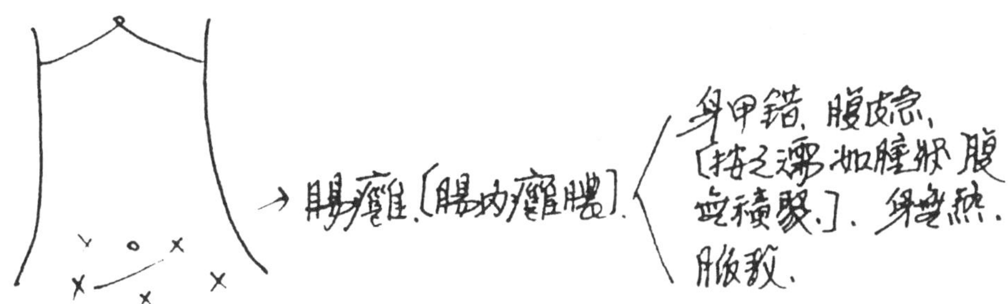

腸癰之爲病，其身甲錯，腹皮急，按之濡，如腫狀，腹無積聚，身無熱，脈數，此爲腸内有癰膿，薏苡附子敗醬散主之。〔腸癰〕

腸=膓 창자 장， 癰 등창 옹(惡瘡，疽也)，헌데 옹， 甲 껍질 갑， 錯 줄 착，숫돌 착，

急 빠를 급，급할 급，군색할 급(窘)， 濡 막힐 유(滯)，적실 유(漬)， 腫 부스럼 종，부을 종， 聚 모을 취，쌓을 취(積)

膿 고름 농，

병리(病理)

氣分不足으로 인한 陰證(寒證, 冷證)으로 腸癰이 나타난 것.

腸癰으로 말미암아 기분이 부족해져 寒과 冷이 나타난 것으로 寒性(冷性) 水分으로 인한 腸癰이 나타나기도 한다. 이것은 小便으로 풀리게 된다.

陰證의 腸癰으로 身甲錯, 復皮急, 按之濡 如腫狀 腹無積聚, 身無熱 脈數 등의 증상이 나타난다.

身甲錯 : 몸의 피부가 줄처럼 꺼칠꺼칠하게 되는 것으로 음증의 수체로 인한 장옹으로 복부에 수분이 몰려 피부에 수분이 부족하게 되어 윤기가 전혀 나타나지 않게 된다.
復皮急 : 복부의 피부가 얇고 윤기도 없으며 탄력도 없다. 그리고 그 부위를 누르면 통증이 나타나고 또는 누르지 않아도 저절로 통증이 나타나며 긴장되기도 한다.
按之濡 如腫狀 腹無積聚 : 이는 腹診狀의 특징을 말한 것으로 腹皮에 탄력이 없어 말랑거리고 이를 누르면 덩어리가 만져지지 않고 약간 부은 듯한 느낌이 나타난다. 이는 陰證이며 虛證으로 복부 장기에 腫氣가 곪아 성이 나있는 상태가 아닌 곪아 터진 상태나 종기가 막 생기기 전의 상태를 말한다.
身無熱 脈數 : 陰證이고 虛證이기에 腫氣가 생기고 터져 열이 나타날 수 있으나 發熱惡寒이나 往來寒熱, 潮熱, 反惡熱 등의 太陽病證이나 少陽病證 또는 陽明病證의 열은 나타나지 않는다. 이 열로 말미암아 맥이 빨라지나 陰證이기에 陽證처럼 무척 빠르지는 않게 된다. 보통 맥박수가 一分에 90회 이상 정도로 나타난다. 高熱이 나도 脈搏數가 180회 정도로는 나타나지 않는다.

방후(方後)

薏苡仁 十分 附子 二分 敗醬 五分 (12 2 6)
右三味,杵爲末,取方寸匕,以水二升,煎減半,頓服,小便當下

薏苡仁 附子 敗醬을 찧고 빻아 가루로 만들어 이를 한 숟가락 정도를 물 二升에 넣고 절반이(一升) 되도록 달여 이를 頓服한다. 小便으로 마땅히 풀린다.

湯名이 散이지만 실제는 湯이고 陰證으로 水分이 체하여 나타난 것이기에 오줌으로 풀린다.

원전(原典)

①腸癰之爲病,其身甲錯,腹皮急,按之濡,如腫狀,腹無積聚,身無熱,脈數,此爲腸內有癰膿,薏苡附子敗醬散主之 (腸癰)

腸癰은 몸의 피부가 거칠어지고 뱃살이 얇아지며 탄력이 없으나 통증이 생기면 약간 긴장된다. 이를 만지면 말랑말랑하고 덩어리가 만져지지 않으며 약간 부은 듯하고 몸에 열이 나타나지 않으나 맥이 빠르게 나타난다. 이는 창자 안에 癰膿이 있는 것으로 薏苡附子敗醬散으로 다스린다.

비교(比較)

大黃牧丹皮湯
大黃牧丹皮去大黃芒硝加薏苡仁湯(一名 腸癰湯)
排膿湯

附子粳米湯

附子粳米湯 附子一枚炮 2、 半夏半升 10、 甘草一兩 2、 大棗十枚 6、 粳米半升 14、

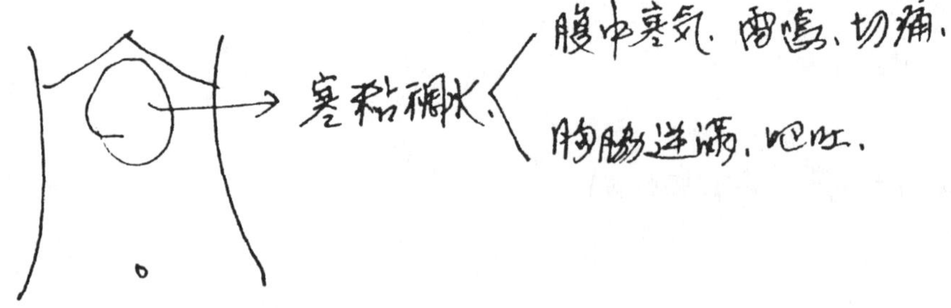

腹中寒氣、雷鳴切痛. 胸脇逆滿. 嘔吐、附子粳米湯主之。[寒疝].
↓
[脹] (外台).

雷 천둥뢰 우뢰뢰. 鳴 울명 새울음명. 逆 거스릴역.

병리(病理)

氣分不足에 의한 寒證과 陰證, 冷證으로 粘稠水가 병증으로 나타난 것.

寒性(陰性. 冷性) 粘稠水에 의해 腹中寒氣, 雷鳴切痛, 胸脇逆滿, 嘔吐 증의 병적증상이 나타난다.

腹中寒氣 : 기분 부족으로 배가 차고 냉해진다.
雷鳴切痛 : 기분 부족에 의한 한성 점조수에 의해 천둥이 치듯이 물소리가 심하게 나타난다.
胸脇逆滿. : 한성 점조수가 차고 넘쳐 가슴팍을 압박하여 시호제증의 胸脇苦滿으로 잘못 알 수 있다.
嘔吐 : 속이 미식거리고 울렁대며 니글거려 속에 것을 올리는 증상으로 냉성(한성) 점조수에 의해서 나타난다.

小便은 陰證이기에 自利가 되나 大便은 한성점조수가 胸胃部位에 달라붙기에 下利로 나타나지 않는다.

방후(方後)

附子 一枚炮 半夏 半升 甘草 一兩 大棗 十枚 粳米 半升 (2 10 2 6 14)
右五味,以水八升,煮米熟湯成,去滓,溫服一升,日三服

附子 半夏 甘草 大棗 粳米 다섯 가지 약재에 물 八升을 넣고 쌀이 익을 때까지 달여 탕을 만든다. 찌꺼기와 건더기를 없앤 다음 一升씩 하루 세 번 따뜻하게 복용한다.

원전(原典)

①腹中寒氣(外臺),雷鳴切痛,胸脇逆滿,嘔吐,附子粳米湯主之 (寒疝.寒癌)

배가 몹시 차고 냉하며 뱃속에서 물이 흐르는 소리가 천둥치듯이 요란하고 배가 끊어질 듯이 아프며 가슴에 뭔가 치밀어 올라 갑갑하고 거북하며 속이 미식거리고 울렁대며 니글거려 속에 있는 것들을 올리게 된다. 이는 附子粳米湯으로 주지한다.

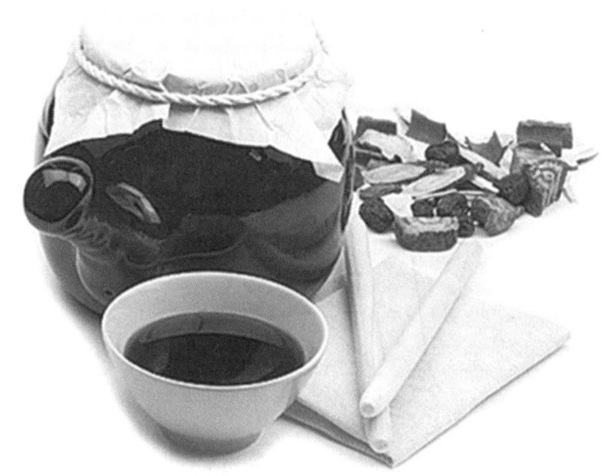

胸 痺

括樓薤白白酒湯 · 括樓薤白半夏湯

胸痺　喘息欬唾、短氣、短氣不得臥、胸背痛、心痛、心痛徹背、背痛徹心、心中痞氣、胸滿、脇下逆搶心、胸中氣塞、

括樓薤白白酒湯　括樓實 搗一枚 4、 薤白 半斤 16、 白酒(清酒) 七升 280cc、
右三味、同煮取二升、分溫再服。

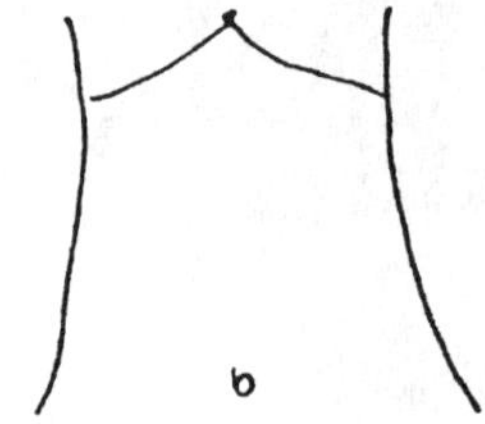

胸痺之病、喘息欬唾、胸背痛、短氣、寸口脈沈而遲、關上小緊數、括樓薤白白酒湯主之。〔胸痺心痛短氣〕。

括樓薤白半夏湯　括樓實 搗一枚 4、 薤白 三兩 6、 半夏 半升 10、 白酒 一斗 400cc、

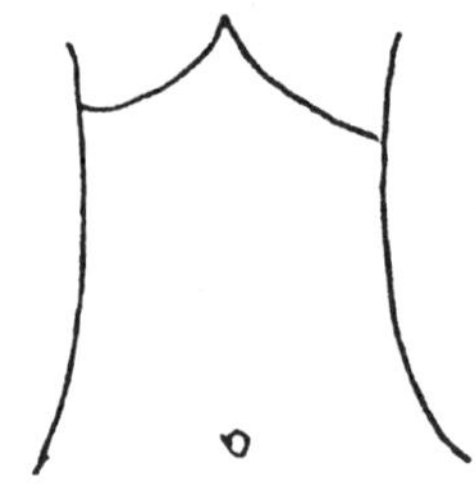

胸痺不得臥、心痛徹背者、括樓薤白半夏湯主之。〔胸痺心痛短氣〕

▶胸痺

喘息欬唾. 短氣. 短氣不得臥. 胸背痛. 心痛. 心痛徹背. 背痛徹心. 心中痞氣. 胸滿. 脇下逆槍心. 胸中氣塞.

喘息欬唾 : 숨이 차고 기침이 나온다. 흔히 현대의학에서는 심장성 천식으로 본다.
短氣不得臥 : 숨이 짧아지고 누우면 숨을 더욱 쉬기 어려워 서있거나 앉으려 한다.
胸背痛. 心痛. 心痛徹背. 背痛徹心 : 심장과 심장의 맞은편 등이 아프고 또는 심장에서 등으로, 등에서 심장으로 꿰뚫어 아프다.
心中痞氣. 胸滿. 胸中氣塞 : 심장과 가슴이 답답하고 조이는 듯하며 막힌 듯하고 뭔가 그득 들어차 부르며 갑갑하다.
脇下逆槍心 : 옆구리 쪽에서 심장을 향해 창으로 찌르고 쑤시듯이 아프다.

胸痺病은 일반적으로 가슴팍이 저리고 아픈 것으로 현대의학에서는 狹心症이나 心筋梗塞 등 心臟疾患으로 보고 있다. 이는 부분적 질환으로 처방 약재를 선생님(金汪鎬)이 설명한 범위 안에서 이해하면 湯證을 쉬 구별할 수 있다.

▶括樓薤白白酒湯

방후(方後)

括樓實 一枚 薤白 半斤 白酒 七升 (4 16 280cc)
右三味,同煮取二升,分溫再服

括樓實 薤白에 白酒를 넣고 달여 二升을 얻는다. 이를 둘로 나눠 하루 두 번 따뜻하게 복용한다.

약리(藥理)

薤白 : 보통 일본인들이 락교라고 부르는 것으로 우리말 이름은 염교나 채지로 산부추를 말한다.
括樓實 : 胸部에 체한 粘稠水(水分)를 없앤다.

원전(原典)

①胸痺之病,喘息欬唾,胸背痛,短氣,寸口脈沈而遲,關上小緊數,括樓薤白白酒湯主之 (胸痺)

胸痺病으로 숨이 차고 짧아지며 기침이 나며 가슴팍과 등이 아프다. 寸口脈이 가라앉고 느리고 關上脈이 약간 팽팽하고 빠르게 나타나면 括樓薤白白酒湯으로 주지한다.

▶ 括樓薤白半夏湯

방후(方後)

括樓實 一枚 薤白 三兩 半夏 半升 白酒 一斗 (4 6 10 400cc)
右四味,同煮取四升,溫服一升,日三服

括樓實 薤白 半夏 세 가지 약재에 白酒를 넣고 달여 四升을 얻고 一升씩 하루 세 번 따뜻하게 복용한다.

원전(原典)

①胸痺不得臥,心痛徹背者,括樓薤白半夏湯主之 (胸痺)

胸痺로 눕지를 못하고 심장이 아픈 것이 등을 뚫고 이어지면 括樓薤白半夏湯으로 주지한다.

枳實薤白桂枝湯 · 茯苓杏仁甘草湯 · 橘皮枳實生薑湯

枳實薤白桂枝湯　枳實四枚 6、厚朴四兩 8. 薤白半斤 16. 桂枝一兩 2. 栝樓實一枚搗 4.

右五味，以水五升，先煮枳實厚朴，取二升，去滓，内諸藥，煮數沸，分溫三服。

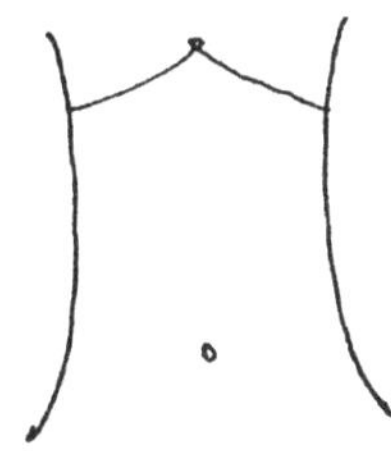

胸痺，心中痞氣（宋本，痞留）氣結在胸，胸滿，脇下逆搶心，枳實薤白桂枝湯主之，人參湯亦主之。［胸痺，心痛，短氣］.

茯苓杏仁甘草湯　茯苓三兩 6、杏仁五十個 4. 甘草一兩 2.

右三味，以水一斗，煮取五升，溫服一升，日三服，不差更服。

橘皮枳實生薑湯　橘皮一斤 16、枳實三兩 6、生薑半斤 8.

右三味，以水五升，煮取二升，分溫再服。（肘後千金云、治胸痺，胸中愊愊如滿，噎塞、習習如痒，喉中澁燥唾沫）

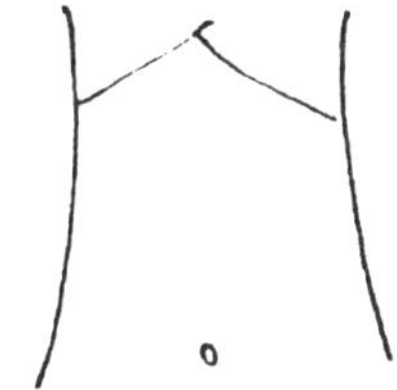

胸痺，胸中氣塞、短氣，茯苓杏仁甘草湯主之，橘枳姜湯亦主之。［ 〃 〃 ］

肘 주후치주. 愊 답답할 핍, 마음꽉할 핍. 噎 목멜 열. 塞 막을 색, 막힐 색. 習 습습불식(和舒貌) 習習 봄바람이 부드럽게 부는 모양, 나라 움직이는 모양.

▶枳實薤白桂枝湯

방후(方後)

枳實 四枚 厚朴 四兩 薤白 半斤 桂枝 一兩 括樓實 一枚 (6 8 16 2 4)
右五味,以水五升,先煮枳實厚朴,取二升,去滓,内諸藥,煮數沸,分溫三服

먼저 枳實 厚朴에 물 五升을 넣고 달여 二升을 얻고 찌꺼기와 건더기를 없앤 다음 薤白 桂枝 括樓實을 모두 넣고 물이 끓어오르게 달인다. 이를 셋으로 나눠 하루 세 번 따뜻하게 복용한다.

원전(原典)

①胸痺,心中痞氣,氣結在胸,胸滿,脇下逆槍心,枳實薤白桂枝湯主之,人蔘湯亦主之 (胸痺)

胸痺병으로 心臟이 갑갑하고 막힌 듯하고 氣가 맺힌 것이 가슴에 있어 이곳이 답답하고 부르며 벙벙하고 터질 듯하며 옆구리에서 심장을 향해 창으로 찌르는 듯 통증이 나타나는 것은 枳實薤白桂枝湯으로 주지하고 人蔘湯으로도 주지한다.

枳實薤白桂枝湯證은 枳實證과 厚朴證을 그리고 人蔘湯證은 寒性(冷性) 心下痞硬을 확인하면 된다.

▶茯苓杏仁甘草湯

방후(方後)

茯苓 三兩 杏仁 五十箇 甘草 一兩 (6 4 2)
右三味,以水一斗,煮取五升,溫服一升,日三服,不差更服

茯苓 杏仁 甘草 세 가지 약재에 물 한말(十升)을 넣고 달여 五升을 얻는다. 一升씩 하루 세 번 따뜻하게 복용하고 差度가 없으면 약을 다시 마신다.

원전(原典)

① 胸痺,胸中氣塞,短氣,茯苓杏仁甘草湯主之,橘皮枳實生薑湯亦主之 (胸痺.心痛.短氣)

胸痺病으로 가슴팍이 조이듯이 기가 막히고 숨이 짧아지면 茯苓杏仁甘草湯으로 주지하고 橘皮枳實生薑湯으로도 주지한다.

▶ *橘皮枳實生薑湯*

방후(方後)

橘皮 一斤 枳實 三兩 生薑 半斤 (16 6 8)
右三味,以水五升,煮取二升,分溫再服

橘皮 枳實 生薑 세 가지 약재에 물 五升을 넣고 달여 二升을 얻는다. 이를 둘로 나눠 하루 두 번 따뜻하게 복용한다.

원전(原典)

①治胸痺,胸中愊愊如滿噎塞,習習如痒,喉中澁燥唾沫 (胸痺.千金의 肘後)

胸痺病으로 가슴팍이 막히듯이 답답하고 그득하며 벙벙하여 숨을 제대로 쉴 수가 없고 목안이 간길간질 근질근질 가려우며 목안의 침과 진액이 마르기에 껄끄럽게 된다. 이는 橘皮枳實生薑湯으로 주지한다.

이는 苓桂味甘湯證의 咽肉과 비슷하다. 그러나 橘皮枳實生薑湯證은 반드시 枳實證을 확인해야 한다.

②胸痺,胸中氣塞,短氣,茯苓杏仁甘草湯主之,橘皮枳實生薑湯亦主之 (胸痺.心痛.短氣)

胸痺病으로 가슴팍이 조이듯이 기가 막히고 숨이 짧아지면 茯苓杏仁甘草湯으로 주지하고 橘皮枳實生薑湯으로도 주지한다.

茯苓杏仁甘草湯證과 橘皮枳實生薑湯證은 병적증상이 비슷하나 橘皮枳實生薑湯證은 枳實證을 확인하면 된다.

▶▶ 상한론 Q & A

상한잡병론을 장중경이 만들었기에 장중경의학을 中醫學(漢醫學)이라 하고 김왕호 선생님의 기혈수론의 상한론을 漢醫學이 아닌 韓醫學이라 한다면?

이는 김왕호 선생님의 뜻에서 한참 벗어난 편협하고 국수주의적인 소인배의 생각이다. 학문인 의학은 全地球人인 人類의 소중한 자산이기에 큰 틀에서 생각하는 것이 옳다. 김왕호 선생님은 평소에 기혈수론으로 중경사의 의학을 추구한다고 하셨다. 만약 중경사가 지금에 여기에 있었다면 한자가 아닌 한글로 표현하였을 것이다. 그리고 영어를 쓰는 문화권이었으면 영어로 일본어를 쓰는 시대와 장소에 살았다면 일본어로 표현하였을 것이다. 한자나 한글, 영어, 일본어, 불어, 독일어 등등 표현을 할 수 있는 글자와 시대 그리고 장소가 달라도 의학의 본질 즉 이치는 같을 수밖에 없는 것이기 때문이다.

薏苡附子散 · 桂枝生薑枳實湯

薏苡附子散 薏苡仁十五兩 36. 附子十枚炮 20.

右二味. 杵爲散. 服方寸匕. 日三服。

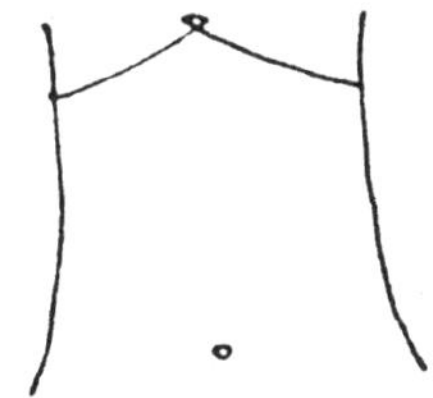

胸痺緩急者. 薏苡附子散主之。[胸痺. 心痛. 短氣].

桂枝生薑枳實湯. 桂枝三兩 6. 生薑三兩 6. 枳實五枚 8.

右三味. 以水六升. 煮取三升. 分溫三服。

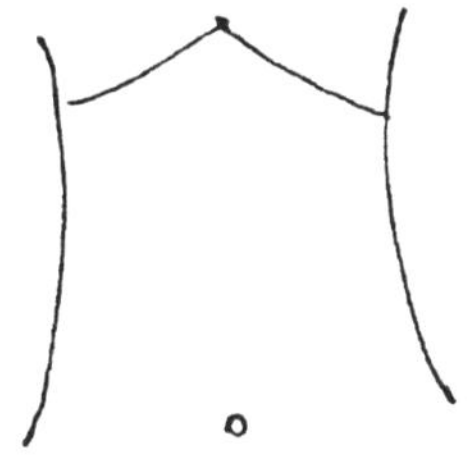

心中痞. 諸逆心懸痛. 桂枝生薑枳實湯主之。[〃 〃].

▶ 薏苡附子散

방후(方後)

薏苡仁 十五兩 大附子 十枚炮 (36 20)
右二味,杵爲散,服方寸匕,日三服

薏苡仁 附子 두 가지를 찧고 빻아 가루로 만들어 한 숟가락 분량을 하루 세 번 복용한다.

원전(原典)

①胸痺緩急者,薏苡附子散主之 (胸痺.心痛.短氣)

胸痺病으로 가슴과 살가죽이 아픈 것은 薏苡附子散으로 주지한다.

氣分不足에 의한 陰證(寒證.冷證)으로 체표에 水分이 체하여 살 겉가죽 즉 겉살이 뭔가 살짝 스치기만 해도 살이 찢기는 듯이 아프게 된다. 따라서 옷을 착 달라붙게 입거나 아무것도 걸치지 않으려 한다.

▶ 桂枝生薑枳實湯

방후(方後)

桂枝 三兩 生薑 三兩 枳實 五枚 (6 6 8)
右三味,以水六升,煮取三升,分溫三服

桂枝 生薑 枳實 세 가지 약재에 물 六升을 넣고 달여 三升을 얻는다. 이를 셋으로 나눠 하루 세 번 따뜻하게 복용한다.

원전(原典)

①心中痞,諸逆心懸痛,桂枝生薑枳實湯主之 (胸痺.心痛.短氣)

마음과 心臟이 더부룩하고 답답하며 갑갑하고 뭔가 치밀거나 매달린 듯하면 桂枝生薑枳實湯으로 주지한다.

이는 枳實證으로 가슴에 뭔가 매달린 듯하고 이것이 움직이면 아프게 된다.

▶▶ 상한론 Q & A

기혈수론의 상한론은 의학만을 다루나?

물론 인간의 질병과 치료법을 다루는 의학이지만 세상의 이치를 깨우치는 학문으로도 손색이 없다. 중경사가 서문에 공자의 말 "生而知之者上 學則亞之 多聞博識 知之次也"을 인용한 것에서 하나의 이치를 깨우치면 모든 것의 이치를 알 수 있는 一以貫之도 가능한 것이란 생각이 든다. 흔히 근원 즉 이치를 터득한 것을 문리가 텄다고 한다. 중경사가 이처럼 문리가 트였기에 세상을 관조할 정도의 인물이라고 선생은 말씀하셨다.

烏頭赤石脂丸

烏頭赤石脂丸　蜀椒一兩(2)　烏頭一分炮(1)，附子半兩炮(1)，乾薑一兩(2)，赤石脂一兩(2)。

右五味，末之，蜜丸如梧子大，先食服一丸，日三服，不知稍加服。(稍 점점)

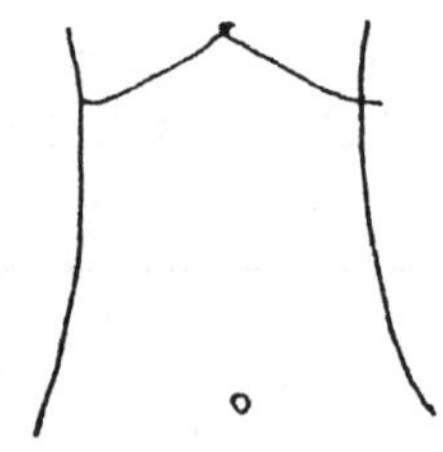

心痛徹背，背痛徹心，烏頭赤石脂丸主之。〔〃　〃〕

방후(方後)

蜀椒 一兩 (二分) 烏頭 一分(炮 附子 半兩(炮一分) 乾薑 一兩 (一分) 赤石脂 一兩 (二分)
(2 1 1 2 2)
右五味,末之,蜜丸梧子大,先食服一丸,日三服,不知稍加服

蜀椒 烏頭 附子 乾薑 赤石脂 다섯 가지 藥材를 위의 비율대로 가루로 만든 다음 꿀을 섞어 오동나무 큰 씨 크기로 환을 빚어 하루 세 번 한 알을 먹는다. 그리고 몸이 모르게 먹는 용량을 점차 늘린다.

이 處方은 大熱藥材를 쓴 것으로 가슴에 절대적으로나 상대적으로나 기분이 부족하여 가슴팍이 차고 냉하며 써늘하게 나타난다. 가슴이나 심장이 아플 경우 가슴에 뜨거운 것을 대거나 뜨겁게 하고 또는 뜨거운 물이 들어가야 비로소 통증이 가라앉는다.

원전(原典)

①心痛徹背,背痛徹心,烏頭赤石脂丸主之 (胸痺.心痛.短氣)

아픈 정도가 심장에서 등허리로 꿰뚫어 이어지고 등에서 심장으로 이어져 아픈 것으로 烏頭赤石脂丸으로 주지한다.

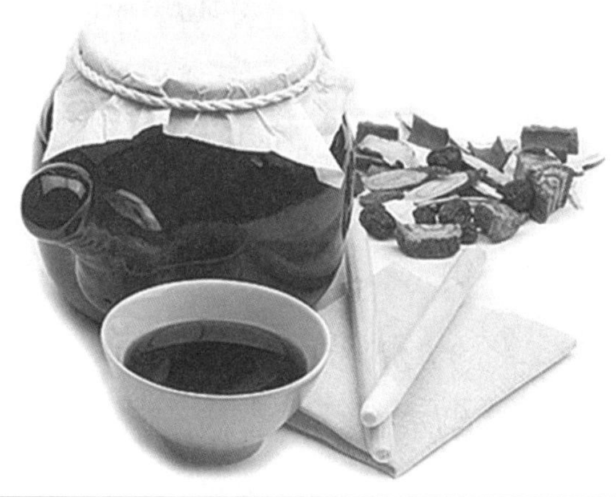

求瘀血劑

瘀血

瘀血의 一般症狀 [症候群]

① 顔面. 口唇. 歯齦. 舌. 四肢. 爪. 의 鬱血斑.

② 月經不順 [時季不定. 腰痛. 下腹痛. 色黑. 塊.].

③ 頭痛. 眩暈. 肩凝. 耳鳴. 口乾.

④ 胸滿. 腹滿. 下腹硬滿. 腹水. 善飢. 腹冷.

⑤ 小便自利. 大便帶黑. 便秘.

⑥ 健忘. 喜忘. 神經症狀 拒否症.

⑦ 手足麻痺 手掌暗赤色. 手足煩. 手足冷. 手足角化. 手足軟化.

⑧ 肌膚甲錯. 青筋.

瘀血病

① 動脈硬化症. 高血壓. 腦出血.

② 各種婦人病 [神經症. 帶下. 不妊症. 不感症 更年期障碍. 子宮病].

③ 各種皮膚病 [蕁麻疹. 濕疹. ALLERGY. ATOPY. 乾癬].

④ 神經痛. 筋肉痛. 關節痛. 腰痛.

⑤ 血液病 [淋巴腺炎. 白血病. 血熱. 血寒. 血栓. 動脈硬化].

⑥ 神經症狀 [健忘. 氣鬱. 神經質. 拒否症.

⑦ 黃疸. 肝炎. 肝硬變症. 腹水. 膵臟炎. 膽囊炎.

⑧ 運動麻痺. 知覺麻痺. 半身不遂.

⑨ 前腺炎. 腎炎.

瘀血의 一般症狀 (症候群)

① 얼굴, 입술, 잇몸, 혀, 팔다리, 손톱 발톱, 눈 주위 등에 瘀血斑點이 나타난다.
② 달거리(月經) 이상(일자가 일정하지 않음, 요통, 하복통, 월경혈이 흑색, 덩어리가 진다)
③ 두통, 어지러움, 어깨 결림, 귀 소리, 입안과 입술, 목안이 마름
④ 가슴이 답답함. 배가 부르고 벙벙함. 아랫배가 딱딱하고 부르다. 배에 물이 참. 배가 차고 냉하다. 배가 쉬 고프다.
⑤ 소변자리. 대변이 검게 나온다. 변을 제대로 제때 보지 못한다.
⑥ 자주 잊어버림. 깜박 깜박한다. 거부감. 신경정신적인 문제가 생긴다. 쉬 신경질이 난다.
⑦ 팔다리가 저리고 마비된다. 손바닥이 거무죽죽하다. 손발이 화끈거린다. 손발이 차다. 손발의 살이 굳고 터지며 살비듬이 생긴다.
⑧ 살가죽이 줄처럼 거칠고 까칠까칠하다. 핏줄이 시퍼렇게 겉으로 드러난다.

瘀血症 (어혈로 나타나는 것)

① 동맥경화. 고혈압. 출혈성 질환
② 부인병(신경질. 대하. 불임증. 불감증. 갱년기 장애. 자궁질환)
③ 피부병(담마진. 습진. 아토피. 알러지성 피부염. 건선. 무좀)
④ 신경통. 근육통. 관절염. 요통. 통풍
⑤ 혈액질환(임파선염. 백혈병. 혈열. 혈한. 혈전증. 동맥경화증)
⑥ 신경정신과적 질환(건망증. 우울증. 조울증, 거부증. 대인기피증. 신경질)
⑦ 황달. 간염. 간경화증. 간경변증. 복수증. 췌장염. 담낭염
⑧ 운동마비. 지각마비. 반신불수. 중풍. 뇌졸중
⑨ 맹장염. 장염. 위염

當歸芍藥散

當歸芍藥散 當歸三兩 6. 芍藥一斤 16. 茯苓四兩 8. 白朮四兩 8. 澤瀉半斤 8. 芎藭半斤 8.
右六味. 杵爲散. 取方寸匕. 酒和. 日三服。

→ 水毒上衝 < 心悸. 眩. 耳鳴. 浮腫. 息切. 肩背痛. 四肢倦怠.

→ 水[胃內停水]
→ 瘀血[血虛]
> 冷性. 凍傷. 低血壓. 不眠. 嗜眠. 神經質.

血虛 → 虛勞性. 貧血性. 消極性氣質. 氣鬱 四肢倦怠.

瘀血狀 → 經非正常[腰痛. 下腹痛. 下腹冷. 黑塊. 色黑. 日字不定]. 經閉. 經少.
子宮疾.[水腫. 筋腫. 後屈. 不妊. 不感. 出血. 流產.

子宮筋肉強急狀 → 腹中疞痛. 子宮痙攣. 腰痛. 坐骨神經痛. 子宮脫. 子宮下垂.

↓ 小便自利.

① 婦人懷娠. 腹中疞痛. 當歸芍藥散主之。[婦人妊娠病].

② 婦人腹中諸疾痛. 當歸芍藥散主之。[婦人雜病].

懷 품을회. 娠 아이밸신. 疞 = 㽲 배속켕길교. 疾 병질. 투기할질. 빠를질.

병리(病理)

瘀血로 말미암아 水分이 정상적으로 순환하지 못하고 고이고 이것이 차고 넘쳐 痰飮을 불러 온다. 그리고 血滯와 血凝結로 筋肉의 攣急狀과 軟弱無力 그리고 强急狀이 나타나는 병증.

瘀血은 氣血水 循環에 걸림돌이 되기에 몸 밖으로 내보내 없애면 좋으나 이 瘀血마저도 풀어 써야 하는 血分(血營) 不足 즉 虛證인 것이다. 즉 當歸와 川芎으로 瘀血을 풀거나 血滯狀으로 만들면 芍藥이 血滯를 풀어 기혈수 순환에 들어가게 한다.

1. 瘀血로 순환하지 못한 수분이 차고 넘쳐 心悸, 目眩, 頭眩, 耳鳴, 浮腫, 息切, 肩背痛, 四肢倦怠, 冒眩, 筋肉痛, 肉瞤, 筋惕 등의 증상이 나타난다.
2. 순환하지 못하고 체한 水分과 血分(血榮)不足으로 말미암아 몸이 차지고 凍傷, 低血壓(高血壓), 不眠, 嗜眠, 神經質, 虛勞, 貧血, 消極的氣質, 氣鬱, 四肢倦怠, 無力感 등이 나타난다.
3. 表裏筋肉의 攣急狀과 强急狀으로 腹中疞痛, 子宮痙攣, 腰痛, 坐骨神經痛, 子宮脫, 子宮下垂, 産前後腹痛, 流産 등이 나타난다.

달거리 異狀 즉 月經時 腰痛, 下腹痛, 下腹冷, 黑塊, 色黑, 日字不定, 經閉, 經少 등이 나타나고 子宮에 이상이 생겨 子宮水腫, 子宮筋腫, 子宮後屈, 不姙, 流産, 不感症, 出血 등이 나타난다.

目眩. 頭眩. 冒眩 : 瘀血로 수분이 순환하지 못하여 고이고 이것이 위로 넘쳐나 나타나는 병적증상으로 기분상충에 의한 수분상충으로 나타나는 병적증상과 다르다.
氣鬱 : 아무리 좋아도 크게 기뻐하지 않고 조그맣거나 사소한 것에도 크게 낙담하거나 기분이 가라앉는다. 이는 血營 不足으로 말미암아 기분이 적어지고 순환하기 어려워지기에 나타난다. 스스로 일을 하고자 하나 몸이 따르지 못하기에 신경질이 나고 화가 나며 짜증도 쉽게 나타난다.
不眠. 嗜眠 : 잠이 오지 않고 반대로 틈만 나면 자려고 하는 것으로 몸이 虛證이기에 나타난다. 어혈로 말미암아 몸에 수분이 체하여 몸이 무겁고 뒤틀리기도 하며 쉬 피로하다.

傷寒論 處方中 芍藥이 가장 많이 들어 간 것으로 證이 맞지 않으면 몸이 붓거나 위장의 소화흡수기능이 더욱 떨어진다. 따라서 當歸芍藥散을 복용하고 소화불량이 생기고 몸이 부으면 이 湯證이 아니거나 다른 湯證이 겹친 것으로 보아야 한다.

방후(方後)

當歸 三兩 芎藥 一斤 茯苓 四兩 白朮 四兩 澤瀉 半斤 川芎 半斤一作三兩 (6 16 8 8 8 8)
右六味,杵爲散,取方寸匕,酒和,日三服

當歸 芍藥 茯苓 白朮 澤瀉 川芎 여섯 가지 약재를 찧고 빻아 가루로 만들고 이를 한 숟가락 정도 술과 함께 하루 세 번 복용한다.

이 처방은 탕으로 만들어 복용해도 된다.

원전(原典)

① 婦人懷姙,腹中㽲痛,當歸芍藥散主之 (姙娠)

婦人이 姙娠을 한 뒤 배가 켕기고 속을 쥐어짜는 듯이 아픈 것은 當歸芍藥散으로 주지한다.

姙娠中이거나 아니거나 瘀血과 血滯에 의해서 나타난 攣急性, 强直性 腹痛이다.

② 婦人腹中諸疾痛,當歸芍藥散主之 (婦人雜病)

婦人의 뱃속에 생긴 疾病과 痛症에는 當歸芍藥散으로 주지한다.

瘀血과 이로 말미암아 생긴 수분 순환이상을 고친다.

溫經湯

溫經湯 吳茱萸三兩 6. 當歸二兩 4. 芎藭二兩 4. 芍藥二兩 4. 人參二兩 4. 桂枝二兩 4.
阿膠二兩 4 牡丹皮二兩 4. 生薑二兩 4. 甘草二兩 4. 半夏半斤 8. 麥門冬一升 16.

右十二味, 以水一斗, 煮取三升, 分溫三服.

亦主婦人少腹寒, 久不受胎, 兼取崩中去血, 或月水來過多, 及至期不來。

熱上衝 → 面熱 口唇乾燥, 面乾性, 頭垢, 手掌煩熱
(凍瘡 手足掌角化症, 乾癬).

血虛 → 虛勞性 貧血性, 消耗性疾患.
氣欝, 四肢倦怠.

瘀血狀 → 經非正常 (腰痛, 下腹痛, 下腹冷, 黑塊色黑 日字不定) 經閉, 經少.
子宮病 (水腫, 筋腫, 緩惡, 不妊, 不感症) 出血, 流產.

問曰, 婦人年五十所, 病下利(血), 數十日不止, 暮即發熱, 少腹裏急, 腹滿, 手掌煩熱, 唇口乾燥, 何也, 師曰, 此病屬帶下, 何以故, 曾經半產, 瘀血在少腹不去, 何以知之, 其證唇口乾燥, 故知之, 當以溫經湯主之。(婦人雜病).

胎 애밸 태, 처음 태, 시작 태. 兼 겸할 겸. 崩 산무너질 붕, 황제가 죽을 붕, 무너질 붕. 崩中 一直한 子宮出血, 血崩.

期 기약할 기, 한정할 기, 돌 기, 때 기. 曾 거듭 증.

병리(病理)

營衛不和의 虛證에 瘀血과 粘稠水가 있고, 속과 下焦는 차고 냉하며 겉과 上焦로 열이 위로 솟고 嘔症이 나타나는 병증.

어혈로 나타나는 병적증상은 앞에서 이미 언급되었다.
속과 下焦가 차고 냉하게 나타나나 겉과 얼굴 上焦에는 熱이 위로 치솟는데 이 熱로 面熱, 口脣乾燥, 面乾性, 頭垢, 手足煩熱, 凍傷, 手足掌角化症, 乾癬 등의 병적증상이 나타난다. 그리고 이 열의 壓力으로 出血이 생기기도 한다.
病的 粘稠水에 의해서 속이 미식거리고 울렁대며 느글거리게 된다.
虛證의 瘀血이기에 疲勞, 貧血, 消極的氣質, 氣鬱, 四肢倦怠 등이 나타난다.

방후(方後)

麥門冬 一升去心 吳茱萸 三兩 桂枝 芍藥 川芎 甘草 當歸 牡丹(去心) 人蔘 阿膠 生薑 各二兩 半夏 半升 (16 6 4 4 4 4 4 4 4 4 4 4 8)
右十二味,以水一斗,煮取三升,分溫三服

麥門冬 吳茱萸 桂枝 芍藥 川芎 甘草 當歸 牧丹皮 人蔘 阿膠 生薑 半夏 열두 가지 약재에 물 한말(十升)을 넣고 달여 三升을 얻는다. 이를 셋으로 나눠 하루 세 번 따뜻하게 복용한다.

일반적으로 阿膠는 다른 약재를 달인 뒤에 마지막에 녹여 쓰나 처음부터 다른 약재와 함께 달일 수도 있다.

원전(原典)

①問曰,婦人年五十所,病下利(下血),數十日不止,暮卽發熱,少腹裏急,腹滿,手掌煩熱,脣口乾燥,何也,師曰,此病屬帶下,何以故,曾經半産,瘀血在少腹不去,何以知之,其證口脣乾燥,故知之,當以溫經湯主之 (婦人雜病)

묻기를 婦人이 쉰 즈음에 下血이 생겨 수 십일이 지나도 그치지 않고 해질 무렵 열이 나며 아랫배가 꼿꼿해지고 아프며 배가 부르고 손바닥에 열감이 나타난다. 그리고 입과 입술이 마르는 것은 무엇 때문입니까? 답하기를 이는 대하에 속하는 것으로 월경과 유산으로 어혈이 아랫배에 모여 가시지 않기에 나타난 것이다. 이것은 입과 입술이 마른 것을 보고 알 수 있다. 이는 溫經湯으로 주지한다.

비고(備考)

* 婦人少腹寒,久不受胎,溫經湯主之 (婦人雜病)
* 取崩中去血,或月水來過多,及至期不來,溫經湯主之 (婦人雜病)

芎歸膠艾湯

芎歸膠艾湯. 芎藭二兩 4. 阿膠二兩 4. 甘草二兩 4. 艾葉三兩 6. 當歸三兩 6.
芍藥四兩 8. 乾地黃 8. (原缺兩數. 千金. 外台. 用四兩.)

右七味. 以水五升. 清酒三升. 合煮取三升. 去滓. 內膠令消盡. 溫服一升. 日三服. 不差更服。

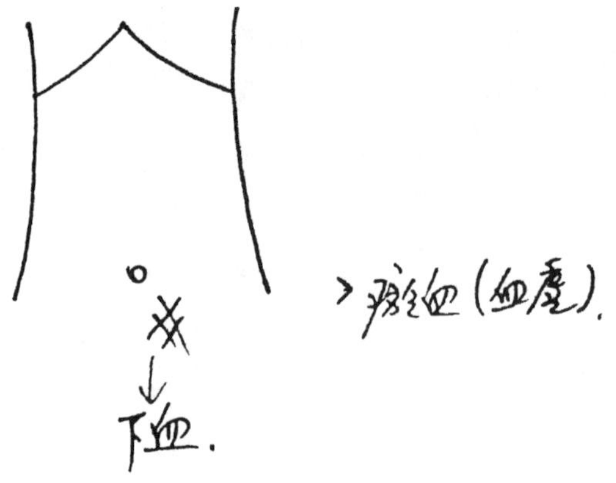

① 師曰. 婦人有漏下者. 有半產後. 因續下血都不絕者. 有妊娠下血者. 假令妊娠腹中痛. 爲胞阻. 膠艾湯主之. [婦人妊娠病].

漏 샐 루 / 뚫을 루. 都 도읍 도 / 도무지 도. 胞 태보 보 / 한배 포. 통포 포. 絶 끊을 절 / 그칠 절. 阻 막힐 조 / 그칠 조.

병리(病理)

虛證의 瘀血과 이로 말미암아 나타나는 出血이 생기는 병증.

虛證의 瘀血性 出血로 이는 乾地黃과 阿膠로 이를 멈추게 한다.
瘀血性 出血이 下血, 腸出血, 肛門出血, 尿出血, 直腸出血, 皮膚出血로도 나타난다.

방후(方後)

川芎 二兩 當歸 三兩 阿膠 二兩 艾葉 三兩 芍藥 四兩 乾地黃 四兩 甘草 二兩 （４６４６８８４）
右七味,以水五升,清酒三升,合煮三升,去滓,内膠令消盡,溫服一升,日三服,不差更作

川芎 當歸 阿膠 艾葉 芍藥 乾地黃 여섯 가지 약재에 물 五升과 淸酒 三升을 함께 넣고 달여 三升을 얻는다. 찌꺼기와 건더기를 없앤 다음 阿膠를 넣고 골고루 녹아들게 한 다음 一升씩 하루 세 번 따뜻하게 복용한다. 만일 차도가 없으면 약을 다시 만든다.

원전(原典)

①師曰,婦人有漏下者,有半産後,因續下血都不絶者,有妊娠下血者,假令妊娠腹中痛,爲胞阻,膠艾湯主之
(妊娠)

婦人이 漏下(하혈)가 있고 流産이 된 다음에도 도대체 하혈이 그치지 않는다. 그리고 妊娠中 下血이 있고 배가 매우 아픈 것은 胞阻라고 한다. 이는 芎歸膠艾湯으로 주지한다.

胞阻는 瘀血이 子宮의 機能과 形態에 異狀을 부른 것을 일컫는다.

桂枝茯苓丸

桂枝茯苓丸 桂枝、茯苓、牡丹皮去心、桃仁去皮尖 芍藥 各等分

右五味、末之、煉蜜和丸如兎屎大、每日食前服一丸、不知加至三丸。

血毒者의 瘀血.

丹 - 癥

瘀血性 [頭痛、心悸、便秘 腰痛、
神經症狀 出血、高血壓
動脈硬化、腹膜硬結、凍傷、
痔疾、打撲、蕁麻疹、濕疹.]

瘀血狀 → 經非正常[腰痛、下腹痛、下腹冷、黑暈
色黑、日字不定]. 經閉、經少、
子宮病 [水腫、筋腫、後屈 不妊 不感、
出血、帶下.

婦人宿有癥病、經斷未及三月、而得漏下不止、胎動在臍上者、

爲癥痼害妊娠、六月動者、前三月經水利時胎也、下血者、

後斷三月衃也、所以血不止者、其癥不去故也、當下其癥、

桂枝茯苓丸主之。[婦人妊娠病]、

宿 잘 숙 묵을 숙 본디 숙. 癥 어혈결 징. 斷 끊을 단 痼 고질 고,
害 해칠 해. 衃 어혈결 배. 멍들 배.

병리(病理)

虛證과 實證사이의 瘀血 즉 어혈을 파헤쳐 없애야 하고 그래도 이를 풀어 써야 할 정도로 血分이 필요한 상태.

桃仁, 牧丹皮로 瘀血을 깨부수고 파헤쳐 없애야만 기혈수 순환에 걸림돌이 되지 않기에 實證의 瘀血이라 한 것이다. 이는 다른 한편 어혈이 생긴 몸이 실증을 표현한 것이지만 병증의 정도 즉 병증이 심한 것을 말한다. 즉 어혈이 강하게 엉키었기에 이를 바로 내치는 것이 몸의 기혈수 순환에 훨씬 득이기 때문이다.

桂枝茯苓丸증은 瘀血을 깨 몸 밖으로 내보낼 정도의 實證과 어혈을 풀어 몸에서 써야 할 정도의 虛證이 같이 있는 병증이다. 그러나 몸의 虛實과 病證의 虛實이 같을 수 있으나 다를 수도 있다. 만일 몸의 허실과 병증의 허실이 다른 경우는 약을 신중하게 써야 한다. 몸이 허증인 경우 어혈이 풀릴 때 까지는 써도 되나 다 풀린 경우 더 쓰면 정상적으로 순환하는 기혈수에 바로 악영향을 끼치게 되기 때문이다.

흔히 桂枝茯苓丸증의 腹證이 따로 있다고 하나 傷寒論 그 어디에도 언급되지 않았다. 그리고 어떤 이들은 桂枝茯苓塊가 따로 있다고 하나 이는 그 어떤 求瘀血劑에서도 나타날 수 있는 것이니 各湯證을 이론적으로 이해하면 간단히 이를 헤아릴 수 있다.

방후(方後)

桂枝 茯苓 牧丹皮 去心 芍藥 桃仁 去皮尖熬 各等分 (6 6 6 6 6)
右五味,末之,煉蜜和丸如兎屎大,每日食前一丸,不知加至三丸

桂枝 茯苓 牧丹皮 芍藥 桃仁 다섯 가지 약재를 가루로 만든다. 이어 이를 꿀로 반죽하여 토끼의 큰 똥 크기로 환을 빚는다. 날마다 식사하기 전에 한 알씩 복용하고 점차 양을 늘려 세 알까지 이르게 한다.

원전(原典)

①婦人宿有癥病,經斷未及三月,而得漏下不止,胎動在臍上者,爲癥痼害姙娠,六月動者,前三月經水利時胎也,下血者,後斷三月衃也,所以血不止者,其癥不去故也,當下其癥,桂枝茯苓丸主之 (姙娠)

瘀血이 있어 달거리가 끊긴지 석 달이 되어도 下血이 끊이지 않고 나오는 것은 瘀血이 풀리지 않았기 때문이다. 마땅히 瘀血을 내려 없애야 한다. 桂枝茯苓丸으로 주지한다.

原典中 선생님(金汪鎬)이 而得漏下不止부터 後斷三月衃也까지 줄을 그은 것은 틀린 문장으로 누군가에 의해 訛傳되었거나 添削된 것으로 보았기에 이렇게 한 것이다.

桃核承氣湯

桃核承氣湯 桃仁五十個 8. 桂枝二兩 4. 大黃四兩 8. 芒硝二兩 4. 甘草二兩 4.

右五味. 以水七升. 煮取二升半. 去滓. 内芒硝. 更上火微沸. 下火. 先食溫服五合. 日三服. 當微利.

氣血上衝 — 上氣煩熱. 頭痛. 肩背痛. 眩. 耳鳴. 悸.
顏面充血. 出血 [吐血. 鼻血. 咯血. 耳出血. 眼出血. 皮下出血. 齒血班.
自律神經失調症. 神經質. 健忘. 不眠. 興奮. 譫語. 狂狀

→ 血凝結. [少腹急結]. 大黃証.

瘀血狀 → 經非正常 [腰痛. 下腹痛. 下腹冷. 黑塊. 色黑. 日字不定. 經閉. 經少.
子宮病 [水腫. 筋腫. 後屈. 不妊. 不感. 出血. 流產.

↓
大便秘結.
下出血 [膀出血. 肛門出血. 子宮出血.].

太陽病不解. 熱結膀胱. 其人如狂. 血自下. 下者愈. 其外不解者. 尚未可攻. 當先解外. 外解已. 但少腹急結者. 乃可攻之. 宜桃核承氣湯。[太陽中].

狂 미칠 광 / 정신 잃은 광 / 사나운 광.　尚 오히려 상 / 오히려 상.

병리(病理)

기분과 혈분이 아랫배(少腹)에 엉켜 덩어리를 만들어 少腹急結을 만든 병증.

아랫배에 엉킨 氣分과 血分이 上衝하여 여러 병적증상이 나타나고 기분과 혈분이 아랫배로 몰리고 쏠려 그리고 무너져 내려 氣絶, 昏絶등의 병적증상이 나타난다.

桃核承氣湯證 또한 병증의 허실과 몸의 허실을 이해해야만 한다. 즉 병적으로 기분과 혈분이 서로 얽히고설키어 덩어리를 만들기에 이를 풀어 몸 밖으로 내쳐야 기혈수 순환이 제대로 이루어지게 된다. 따라서 몸의 허실문제보다는 병증의 문제로 바라보아야 하고 少腹急結을 풀어헤치면 되는 것이다. 그 몸이 허증인 경우는 少腹急結이 다 풀린 경우 더 쓰면 더욱 虛證이나 陰證으로 쉬 빠지기에 정밀하고 정교하게 써야 하는 것이다.

少腹急結 : 아랫배 주로 왼쪽에 덩어리가 만져지고 이를 만지면 통증이 매우 심하게 나타나 이를 만지거나 스치지도 못하게 한다. 少腹急結은 왼쪽 오른쪽 어디에도 나타난다. 왼쪽에 나타나는 것은 陰으로 血分이고 오른쪽은 陽으로 氣分이라는 陰陽五行說은 내쳐버려도 된다.

방후(方後)

桃仁 五十箇 大黃 四兩 桂枝 二兩 甘草 二兩 芒硝 二兩 (8 8 4 4 4)
右五味,以水七升,煮取二升半,去滓,內芒消,更上火微沸,下火,先食溫服五哈,日三服,當微利

桃仁 大黃 桂枝 甘草 네 가지 약재에 물 七升을 넣고 달여 二升半을 얻는다. 찌꺼기와 건더기를 없앤 다음 芒硝를 넣고 불을 가해 약간 끓여 제대로 녹아들게 한다. 음식물을 먹은 뒤에 五合씩 하루 세 번 따뜻하게 복용한다. 약을 마시고 약간 하리를 하게 된다.

원전(原典)

①太陽病不解,熱結膀胱,其人如狂血自下,下者愈,其外不解者,尙未可攻,當先解其外,外解已,但少腹急結者,乃可攻之,宜桃核承氣湯 (太陽中)

太陽病이 풀리지 않고 熱이 膀胱에 맺히면 미친 것처럼 광분하고 下血을 하게 된다. 덩어리가 아래로 나오면 병이 낫는다. 만일 外證이 풀리지 않으면 이를 공격하지 말고 먼저 外證을 풀어야 한다. 外證이 다 풀리고 단지 少腹急結만 있으면 이를 桃核承氣湯으로 공격하여 푼다.

外證과 內證 그리고 表證과 裏證이 함께 있으면 먼저 外證과 表證을 모두 풀고 나서 內證과 裏證을 뒤에 푼다. 이것이 先表後裏란 치료순서다. 그러나 先急後緩이란 치료순서도 있다.

少腹急結은 기분과 혈분이 엉키어 아랫배에 덩어리가 생긴 것으로 기분과 혈분이 상충하여 사람을 광분하게도 한다. 그러나 덩어리가 아래로 下利나 下血로 풀리면 병적증상은 저절로 사라져 없어진다. 만일 기분과 혈분이 아래로 내려가 엉킨 덩어리에 들어가면 昏絶이나 卒倒가 나타난다.

비고(備考)

*產後七八日,無太陽證,少腹堅痛,此惡露不盡,不大便,煩躁發熱,切脈微實,再倍發熱,日晡時煩躁者不食,食則譫語,至夜卽愈,宜大承氣湯主之,熱在裏,結在膀胱也,亦桃核承氣湯主之 (產後)
*少陰病,八九日,一身手足盡熱者,以熱在膀胱,必便血也,宜桃核承氣湯 (少陰)

비교(比較)

桂枝加桂湯
三黃瀉心湯
炙甘草湯
桂枝甘草湯

大黃牡丹皮湯

大黃牡丹皮湯 大黃四兩 8、牡丹三兩 8、桃仁五十個 8、瓜子一升 16、芒消三合 8、

右五味、以水六升、煮取一升、去滓、內芒消、再煎沸、頓服之、

有膿當下、如無膿當下血。

吐

發熱 惡寒 汗出 [脈遲緊]

腸癰 [少腹腫痞]

#

小便自調、如淋、

大便不通、

腸癰者、少腹腫痞、按之卽痛、如淋、小便自調、時時發熱、自汗出、復惡寒、其脈遲緊者、膿未成、可下之、當有血、脈洪數者、膿已成、不可下也、大黃牡丹湯主之。[腸癰病].

癰 헌데 옹, 등창 옹.　腫 부스럼 종, 부을 종.　淋 축일 림, 번지르르할 림, 지적지적할 림, 병이름 림.　調 고를 조, 가릴 조.

병리(病理)

瘀血에 의한 腸癰 ⇒ 少腹腫痞.

腸癰에 의해서 氣分과 水分 그리고 血分이 엉기어 少腹腫痞로 나타난다. 또는 기혈수분이 아랫배에 서로 엉기어 少腹腫痞 즉 腸癰으로 나타나 이로 말미암아 열이 생겨 發熱이 되고 吐하기도 한다. 그리고 생체의 Control System에 의해서 大便이 나오지 않게 되고 小便은 적어지고 淋疾처럼 방울방울 나오기도 한다. 이 少腹腫痞에 의해 때로 氣分이 뭉쳐 있기에 이것이 上衝하면 열이 나타나고 壅滯되면 상대적 기분부족에 의해 추워지고 맥은 느리고 꽉 차며 팽팽하게 나타난다.

血分과 水分 그리고 氣分이 腸에서 서로 엉기어 덩어리를 형성하여 이를 만지면 몹시 아프고 다리를 점점 오무리게 된다. 이는 筋性防禦로 나타나는 통증으로 저절로 아프기도 하며 腹筋 전체가 아프나 특히 아랫배 盲腸部位가 더욱 아프게 된다.

이는 특히 현대 의학적으로 急性盲腸炎이 그 예가 되나 맹장을 떼어 낸 뒤에도 나타나기도 한다. 그리고 炎症이 완전히 진행되지 않은 상태로 脈이 느리면서 팽팽하게 긴장되어 나타난다. 즉 완전히 膿이 생겨 터진 경우는 脈은 넓고 크며 빠르게 나타난다. 이때는 다른 病證으로 거기에 따른 處方을 써야 한다.

방후(方後)

大黃 四兩 牡丹 三兩 桃仁 五十箇 瓜子 半升 芒硝 三合 (8 6 8 16 6)
右五味,以水六升,煮取一升,去滓,内芒消,再煎沸,頓服之,有膿當下,如無膿當下血

大黃 牧丹皮 桃仁 冬瓜子 네 가지 약재에 물 六升을 붓고 달여 一升을 얻는다. 찌꺼기와 건더기를 없앤 다음 芒硝를 넣고 다시 끓여 고루 녹게 한 뒤 이를 頓服한다. 만일 膿이 있으면 이는 밑으로 나오고 膿이 없으면 마땅히 피가 밑으로 나온다.

이 處方은 瘀血을 푸는 것으로 膿을 푸는 것은 아니다.

원전(原典)

①腸癰者,少腹腫痞,按之卽痛,如淋,小便自調,時時發熱,自汗出,復惡寒,其脈遲緊者,膿未成,可下之,當有

血,脈洪數者,膿已成,不可下也,大黃牡丹皮湯主之 (腸癰)

腸癰에 의한 少腹腫痞로 이를 만지면 아프고 오줌이 방울방울 나오기도 하고 小便自利로 나타나기도 한다. 때로 熱이 나고 땀이 나며 惡寒이 나타나기도 한다. 脈은 느리고 눌러도 팽팽하고 꽉 차게 나타난다. 이는 膿이 아직 만들어지지 않은 것으로 大黃牡丹皮湯으로 瘀血을 밑으로 내보내면 된다. 만일 脈이 크고 넓으며 빠르게 나타나면 이는 瘀血이 아닌 膿이 이미 만들어진 것으로 下法을 쓸 수 없다.

이미 膿이 만들어 진 경우 이 湯을 쓰면 腹部에 있는 腸이 터질 위험에 마주칠 수 있다. 이때는 薏苡附子敗醬散이나 大黃牡丹皮去大黃芒硝加薏苡仁湯(一名 腸癰湯) 또는 排膿散, 排膿湯 등등을 證에 따라 쓰면 된다.

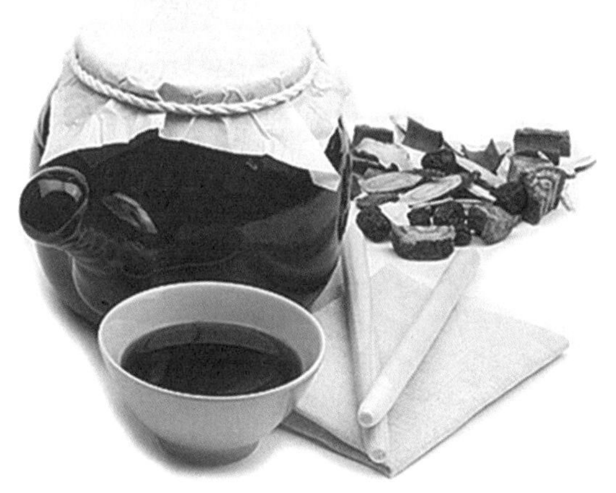

乾薑劑

甘草乾薑湯

甘草乾薑湯. 甘草四兩(炙) 乾薑二兩(炮)
右二味, 以水三升, 煮取一升五合, 去滓, 分溫再服。

↑ 煩躁. 吐逆.

× 咽中乾.

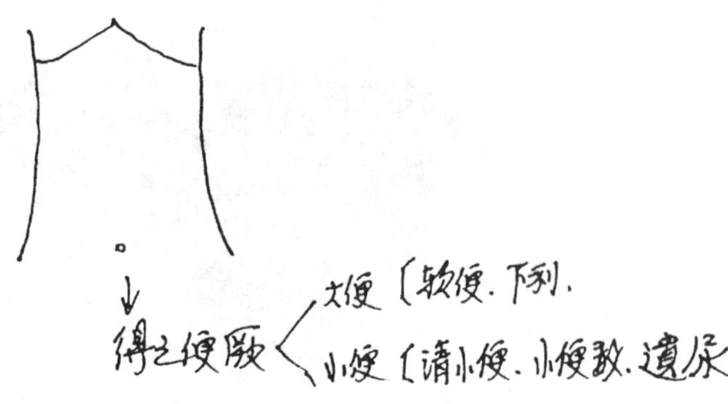

① 傷寒, 脈浮, 自汗出, 小便數, 心煩, 微惡寒, 脚攣急, 反與桂枝湯, 欲攻其表, 此誤也, 得之便厥, 咽中乾, 煩躁吐逆者, 作甘草乾薑湯與之, 以復其陽. 若厥愈足溫者, 更作芍藥甘草湯與之, 其脚卽伸. 若胃氣不和, 譫語者, 少與調胃承氣湯. 若重發汗, 復加燒針者, 四逆湯主之。[太陽上].

② 肺痿吐涎沫, 而不咳者, 其人不渴, 必遺尿, 小便數, 所以然者, 以上虛不能制下故也, 此爲肺中冷, 必眩, 多涎唾, 甘草乾薑湯以溫之. 若服湯已渴者, 屬消渴。

痿 시들위. 잘름거릴위. 음위증위.

制 억제할제.(御) 단속할제. 금할제.

병리(病理)

寒(冷.陰)逆에 의한 氣分의 逆.

氣分이 기혈수 평형에 의한 순환에 필요한 절대량과 상대량이 부족하여 陰(寒.冷)證이 나타나고 氣分이 제 순환궤도를 벗어나 上衝하는 것. 또는 차고 냉해져 氣分이 上衝하는 것.

陰(寒.冷)證이 심하여 便厥이 나타난다. 大便은 軟便이나 下利로 나타나고 오줌은 맑고 자주 보게 된다. 오줌을 너무 자주 보게 되어 不利나 遺尿로 잘못 알 정도가 되나 소변량이 많고 시원하게 보게 되기에 小便自利다. 水分은 차거나 냉해지면 제대로 순환하지 못하고 밑으로 쳐져 오줌으로 나가게 된다. 氣分이 上逆하여 목이 바짝 마르고 속의 것을 위로 토할 수도 있으며 熱이나 高熱로도 나타나고 煩躁症이 생길 수도 있다. 그러나 發熱이나 高熱이 나타나도 脈은 熱의 정도에 비해 그리 빠르지 않고 열을 식히는 것 특히 냉찜질이나 얼음 맛사지 그리고 옷을 벗기는 것 등을 몸이 몹시 싫어하게 된다.

방후(方後)

甘草 四兩　乾薑 二兩　(8 4)
右二味,以水三升,煮取一升五合,去滓,分溫再服

甘草 乾薑에 물 三升을 넣고 이를 달여 一升五合을 얻는다. 찌꺼기와 건더기를 없앤 다음 이를 둘로 나눠 하루 두 번 따뜻하게 복용한다.

원전(原典)

①傷寒脈浮,自汗出,小便數,心煩,微惡寒,脚攣急,反與桂枝湯,欲攻其表,此誤也,得之便厥,咽中乾,躁吐逆者,作甘草乾薑湯與之,以復其陽,若厥愈足溫者,更作芍藥甘草湯與之,其脚卽伸,若胃氣不和譫語者,少與調胃承氣湯,若重發汗,復加燒鍼者,四逆湯主之 (太陽上)

傷寒病으로 脈이 浮하고 自汗이 있으며 小便을 자주 보고 가슴에 煩熱이 있으며 약간의 惡寒이 나타나고 다리를 폈다 굽혔다 할 때 근육의 攣急狀으로 통증이 나타나는 경우 오히려 桂枝湯으로 發汗을 시켜 체표를 공격하는 것은 잘못이다. 이로 말미암아 下利가 생기고 목안이 바짝 마르며 번조증이 나타나고 속 내용물을 토하는 것은 甘草乾薑湯을 주어 陽을 회복시킨다. 甘草乾薑湯으로 厥이 치유되어 다리가 따뜻해지면 芍藥

甘草湯을 주어 血滯를 풀어 다리를 펴지게 한다. 만일 계지탕을 복용한 뒤 胃氣가 화하지 못해 譫語가 나타나면 調胃承氣湯을 조금씩 주어 胃氣를 조화롭게 만든다. 그리고 만약 더욱 發汗을 시키고 다시 燒鍼을 놓으면 陰證으로 빠지게 된다. 이때는 四逆湯으로 주지한다.

太陽病의 傷寒은 表氣水滯證이나 表氣水血滯證으로 完全表熱證을 말한다. 즉 脈浮緊, 發熱, 惡風, 頭痛, 身疼痛, 惡寒(표기수혈체증에서 나타난다)의 증상이 동시에 나타난다. 自汗出이 있고 오줌을 자주 누며 약간의 오한이 있다는 것은 혈분과 수분에 비해 기분이 상대적으로 적은 음증에 기분, 혈분, 수분이 표에 체한 것을 뜻한다. 계지탕은 표기수혈체나 표기혈체증에 쓰는 것으로 發汗이 아닌 止汗작용이 있는 汗解法의 대표적 방제다. 그러나 원전에서는 이를 한해법의 대표적 방제로 즉 땀을 내는 것으로 일반적으로 취급한다. 따라서 기분이 혈분과 수분에 비해 상대적으로 적은 음증에 표열증과 혈급박에 의한 근육의 연급상이 나타날 때 계지탕으로 발한을 시키면 기분과 수분이 땀으로 나간다. 이때 상대적으로 기분이 더욱 많이 나가면 음증으로 빠지고 수분이 더욱 많이 나가면 열이 발생하여 양증으로 나타난다. 血急迫에 의한 근육의 연급상은 다른 증상이 다 풀리고 난 다음 고치든지 이를 먼저 고치든지 해야 한다.

芍藥甘草湯證 原典 ① 條文과 調胃承氣湯證 原典 ① 條文 그리고 四逆湯證 原典 ① 條文을 참조.

②肺痿吐涎沫,而不欬者,其人不渴,必遺尿,小便數,所以然者,以上虛不能制下故也,此爲肺中冷,必眩,多涎唾,甘草乾薑湯以溫之,若服湯已渴者,屬消渴 (肺痿)

肺痿로 침을 많이 흘리고 기침은 하지 않으며 渴症이 나타나지 않으면 반드시 小便을 너무 자주 봐 돌아서면 또 보고픈 遺尿로 잘못 알 정도인 것은 上焦가 虛해 下焦를 제어하지 못하기 때문이다. 따라서 肺臟이 몹시 차져 반드시 어지럽고 침이 많이 생겨 고이게 된다. 이는 甘草乾薑湯을 써서 따뜻하게 한다. 만약 이 탕을 너무 쓰면 消渴에 속하는 渴症이 나타난다.

이는 氣分不足으로 나타난 寒(冷, 陰)逆에 의한 氣分의 逆이나 심한 寒이나 冷에 의한 氣分의 逆을 이해하면 된다.

비고(備考)

*寸口脈微而數,微則無氣,無氣則榮虛,榮虛則血不足,血不足則胸中冷,宜本方 (嘔吐)
*問曰,證象陽旦,案法治之,而增劇,厥逆,咽中乾,兩脛拘急而譫語,亡陽故也,厥逆,咽中乾,煩躁,陽明內

結譫語煩亂,更飮甘草乾薑湯,夜半陽氣還,兩足當熱 (太陽上)

*陽明病,脈遲,食難用飽,飽則微煩頭眩,必小便難,此欲作穀癉,雖下之,腹滿如故,所以然者,脈遲故也,宜本方 (陽明)

*陽明病,不能食,攻氣熱必噦,所以然者,胃中虛冷故也,以其人本虛,攻其熱必噦宜本方 (陽明)

▶▶ 상한론 Q & A

장중경이 상한잡병론에서 쓴 문장체는?

병의 원인과 과정, 증상 그리고 치료법에 대하여 이렇게 간단명료하게 쓴다는 것은 보통의 필력으로는 불가능하다고 선생님도 늘 감탄하고 존경한다고 말한 것으로 보아도 참으로 대단한 것이다. 하나의 문장에 모든 것을 품어 간결하게 쓴다는 것은 이 문장을 제대로 해석하지도 못하는 우리들의 지적수준이나 지혜로는 불가능에 가깝다고 생각한다. 이런 점이 더해져 張仲景을 醫聖이라 부르는 것이고 선생님은 간결한 문장 속에서 중경사의 뜻을 알아내신 것으로 중경사의 법통을 이은 진정한 醫者라 하겠다.

理中丸(人蔘湯)

理中丸[人參湯]. 人參. 甘草. 白朮. 乾薑. 各三兩

右四味. 擣篩. 蜜和為丸. 如雞子黃大. 以沸湯數合. 和一丸. 研碎. 溫服之. 日三四回. 夜二服. 腹中未熱. 益至三四丸. 然不及湯. 湯法. 以四物. 依兩數切. 用水八升. 煮取三升. 去滓. 溫服一升. 日三服。

若臍上築者. 腎氣動也. 去朮加桂四兩. 吐多者. 去朮加生薑三兩. 下多者. 還用朮. 悸者加茯苓二兩. 渴欲飲水者. 加朮. 足前成四兩半. 腹中痛者. 加人參. 足前成四兩半. 寒者加乾薑. 足前成四兩半. 腹滿者. 去朮. 加附子一枚. 服湯後. 食頃. 飲熱粥一升許. 微自溫. 勿發揭衣被。

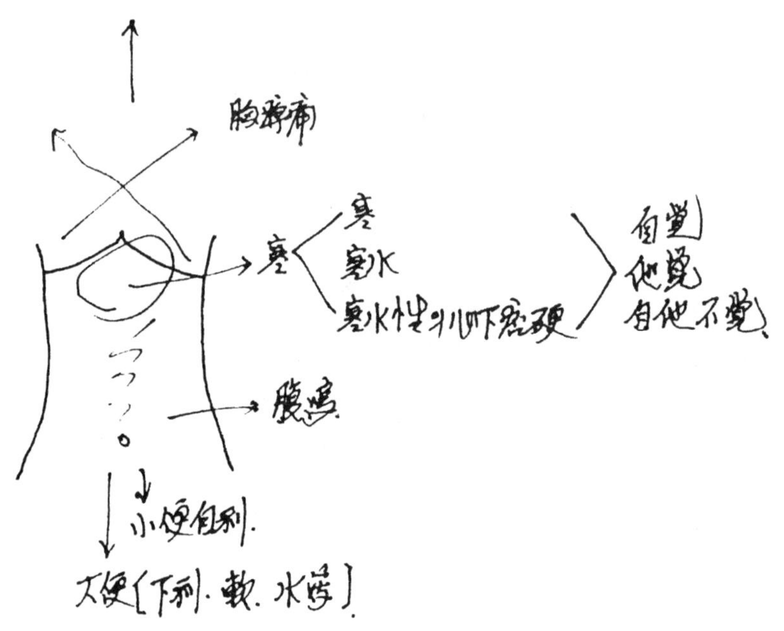

研. 갈 연 연마할 연. 碎 부술 쇄. 築 다질 축 쌓을 축. 揭 높이 들 게. 옷 걷고 물 건널 게.

① 霍亂. 頭痛. 發熱. 身疼痛. 熱多欲飮水者. 五苓散主之. 寒多不用水者. 理中丸主之. 〔霍亂〕.

② 大病差後. 喜唾久不了了. 胸上有寒. 當以丸藥溫之. 宜理中丸. 〔差後労復病〕.

③ 胸痺. 心中痞氣. 氣結在胸. 胸滿. 脇下逆搶心. 枳實薤白桂枝湯主之. 人蔘湯亦主之.

霍. 곽란 곽. 了 마칠 료 똑똑할 료. 痺 새 이름 비 [저릴 비]. 搶. 찌를 창.

병리(病理)

寒性(冷性) 心下痞硬.

氣分不足으로 胃腸이 陰證으로 빠지거나 腹部가 차고 냉해져 心下痞硬이 나타난 것으로 찬 것을 먹거나 배를 차게 하면 병적증상이 더욱 심하게 나타나고 배를 따뜻하게 하면 증상이 호전되거나 사라지게 된다.

이 寒性(冷性) 心下痞硬으로 胸痺病이 나나타고 嘔, 嘔吐, 吐症이 나타난다. 그리고 腹鳴과 腹痛, 下利, 軟便, 水瀉, 便秘 등이 나타난다. 寒性(冷性) 心下痞硬은 손으로 배를 대면 찬 느낌이 밑에서 위로 올라오는 것을 느끼고 따뜻하게 하면 부드러워지거나 사라져 버린다.
찬 음식 즉 밀(빵, 국수, 맥주), 과일, 오이, 우유 등을 먹으면 하리나 복통 등의 탈이 생긴다.

방후(方後)

人蔘 乾薑 甘草 白朮 各三兩 (6 6 6 6)
右四味, 擣篩, 蜜和爲丸, 如雞子黃許大, 以沸湯數合, 和一丸, 研碎溫服之, 日三四, 夜二服, 腹中未熱, 益至

三四丸,然不及湯,湯法以四物,依兩數切,用水八升,煮取三升,去滓,溫服一升,日三服

人蔘 乾薑 甘草 白朮 네 가지 약재를 찧고 빻아 이를 체로 걸러 가루로 만든다. 이 가루를 꿀로 버무려 계란 큰 노른자 크기로 丸을 빚는다. 펄펄 끓는 물에 한 개의 환을 넣고 고루 풀어 낮에는 세 번 밤에는 두 번 따뜻하게 복용한다. 만일 이를 복용하고도 배가 덜 따뜻해지면 세 개나 네 개까지 양을 조금씩 늘려 복용한다. 그러나 어쩔 수 없이 이를 탕으로 하려면 네 가지 약재를 잘게 썰어 물 八升에 넣고 달여 三升을 얻는다. 찌꺼기와 건더기를 없앤 다음 一升씩 하루 세 번 따뜻하게 복용한다.

원전(原典)

①霍亂,頭痛發熱,身疼痛,熱多欲飮水者,五令散主之,寒多不用水者,理中丸主之 (霍亂)

吐瀉癨亂으로 머리가 아프고 熱이 나며 온몸이 아프고 열이 많아 물을 마시고자 하는 것은 五苓散으로 주지하고 寒이 많아 물을 찾지 않는 것은 理中丸으로 주지한다.

五苓散證은 胃臟에서 血脈内로 수분이 흡수되지 않아 熱과 渴症이 생기고 이에 따라 열이 나고 渴症으로 마신 물이 위장에서 혈맥내로 들어오지 못해 위장에 고여 이를 토하고 설사하게 된다. 理中湯證은 속이 차고 냉해져 수분이 순환하지 못하여 밑으로 처져 하리로 나오고 위로 토할 수도 있으나 혈맥내 수분부족이나 열로 진액이 고갈되지 않기에 갈증은 나타나지 않는다.

五苓散證 原典 ⑨ 條文 참조.

②大病差後,喜唾,久不了了,胸上有寒,當以丸藥溫之,宜理中丸 (差後)

큰 병을 앓은 다음 침이 많이 나오고 오래도록 그치지 않는 것은 가슴위에 寒(冷)이 있기 때문이다. 이는 마땅히 丸藥으로 따뜻하게 해야 한다. 理中丸을 쓴다.

胃腸이 차고 냉해져 心下痞硬이 생긴 것으로 肺臟이 차고 냉해진 것은 아니다. 속(뱃속)이 차지면 水分이 순환하지 못하고 고여 이것이 위로 차고 넘쳐 嘔吐가 생기고 침을 흘리게 된다.

③胸痺,心中痞氣,氣結在胸,胸滿,脇下逆槍心,枳實薤白桂枝湯主之,理中丸亦主之 (胸痺)

胸痺病으로 心臟이 갑갑하고 막힌 듯하고 氣가 맺힌 것이 가슴에 있어 이곳이 답답하고 부르며 벙벙하고 터질 듯하며 옆구리에서 심장을 향해 창으로 찌르는 듯 통증이 나타나는 것은 枳實薤白桂枝湯으로 주지하고 人蔘湯으로도 주지한다.

枳實薤白桂枝湯證은 枳實證과 厚朴證을 그리고 人蔘湯證은 寒性(冷性) 心下痞硬을 확인하면 된다.

枳實薤白桂枝湯證 原典 ① 條文 참조.

비고(備考)

*中寒,其人下利,以裏虛也,欲嚏不能,此人 肚中寒(一云痛),宜理中丸 (腹滿)
*夫中寒家喜欠,其人清涕出,發熱色和者,善嚏,宜理中丸 (腹滿)
*夫瘦人,繞臍痛,必有風冷,穀氣不行,而反下之其氣必衝,不衝者,心下則痞,宜理中丸 (腹滿)
*太陽病,二三日不能臥,但欲起,心下必結,脈微弱者,此本有寒分也,宜理中丸 (太陽下)

桂枝人蔘湯

桂枝人蔘湯　桂枝四兩別切 8. 甘草四兩炙 8. 白朮三兩 6. 人蔘三兩 6. 乾薑三兩 6.

右五味. 以水九升. 先煮四味. 取五升. 內桂. 更煮取三升. 去滓. 溫服一升. 日再. 夜一服。

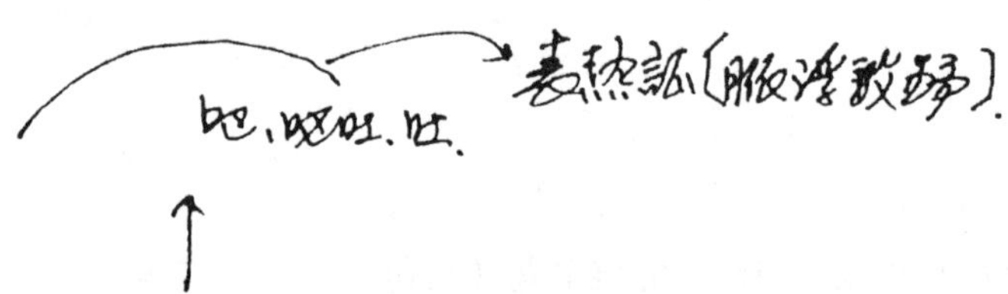

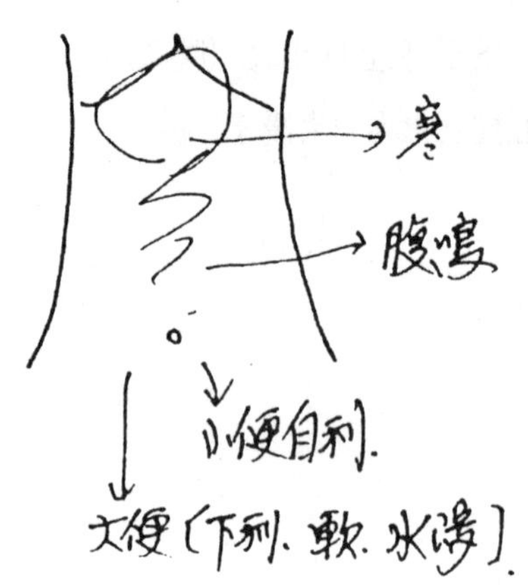

太陽病. 外證未除. 而數下之. 遂協熱而利. 利下不止. 心下痞鞕. 表裏不解者. 桂枝人蔘湯主之。[方略下].

遂 마침내 수. 가를 수. 인할 수.

協 = 愶 겁낼 협. 위협할 협. 으를 협.
協 ≠ 화할 협. 맞을 협. 복종할 협. 도울 협.

挾 낄 협. 도울 협. 감출 협. 품을 협. 띠 협(帶).

병리(病理)

寒性(冷性, 陰性) 心下痞硬에 表熱證(表氣水血滯證이나 表氣血滯증)이 나타난 것.

속이 차고 냉한 陰證의 心下痞硬에 表熱證이 나타난 것.
즉 桂枝湯證과 人蔘湯證이 겹친 것.

방후(方後)

人蔘 乾薑 白朮 各三兩 甘草 桂枝 四兩別切 (６６６８８)
右五味,以水九升,先煮四味,取五升,内桂,更煮取三升,去滓,溫服一升,日再,夜一服

人蔘 乾薑 白朮 甘草 네 가지 약재에 물 九升을 붓고 달여 五升을 얻고 여기에 桂枝를 넣고 다시 달여 三升을 얻는다. 찌꺼기와 건더기를 없앤 뒤 一升씩 낮에 두 번 밤에 한번 따뜻하게 복용한다.

원전(原典)

①太陽病,外證未除,而數下之,遂協熱而利,利下不止,心下痞硬,表裏不解者,桂枝人蔘湯主之 (太陽下)

太陽病의 外證이 없어지지 않았는데 수차례 下法을 써서 體表에 걸린 熱(氣分)을 위협하여 泄瀉로 내보내 下利가 그치지 않고 心下痞硬까지 나타났다. 이처럼 겉과 속이 풀리지 않은 것은 桂枝人蔘湯으로 주지한다.

太陽病은 表氣水滯證나 表氣水血滯證 또는 表氣血滯證으로 체표에 열이 나타나는 表熱證으로 汗解法으로 풀어야한다. 만일 汗解法을 쓰지 않고 下法을 쓰면 誤治이자 逆治로 기분과 수분이 밑으로 내려가 몸 밖으로 빠져나가면 氣分의 血分과 水分에 대한 상대량이 부족하여 陰證으로 빠져 腹部가 냉해지고 차지며 心下痞硬에 이르게 된다. 물론 표열증은 사라지지 않고 그대로 남아있는 상태가 桂枝人蔘湯證이다.

*** 五苓散證의 桂枝나 桂枝人蔘湯證의 桂枝는 表熱證(太陽病證)을 다스린다. ***

甘草乾薑茯苓白朮湯(略稱 苓薑朮甘湯)

甘草乾姜茯苓白朮湯[略苓姜朮甘湯]. 甘草、白朮各二兩(4) 乾姜、茯苓各四兩(8).

右四味. 以水五升, 煮取三升, 分溫三服, 腰中卽溫。

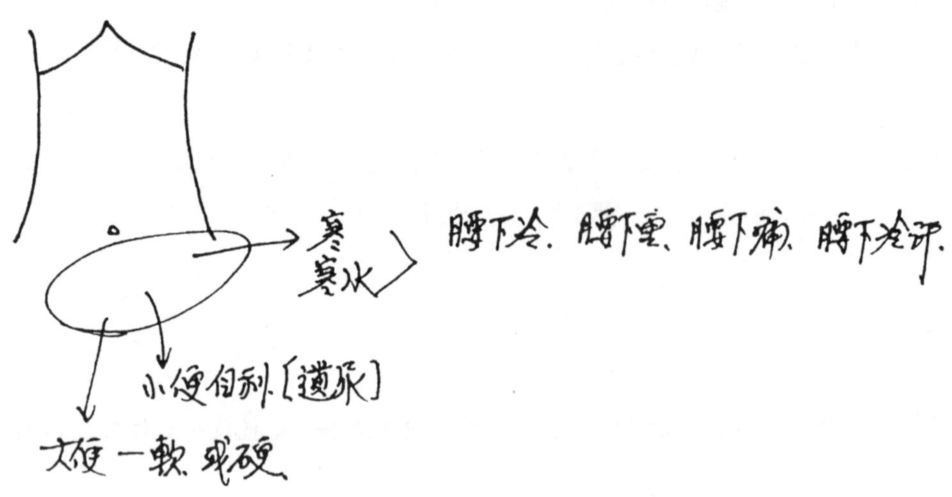

腎著之病. 其人身体重. 腰中冷. 如坐水中. 形如水狀. 反不渴. 小便自利. 飮食如故. 病屬下焦. 身勞汗出. 衣裏冷濕. 久久得之. 腰以下冷痛. 腹重如帶五千錢. 甘草乾姜茯苓白朮湯主之[五臟風寒積聚病].

著 나타날저. 이름이 높아질저.
널리 알려질저. 글 지을저. 편찬할저.
부디칠착(附). 둘착(置).

병리(病理)

下焦가 차고 냉해 수분이 體表나 筋肉에 체한 것.
下焦에 寒(冷)과 寒水(冷水)가 체한 病證.

下焦에 寒(冷)과 寒性(冷性) 水分이 몰려 冷症과 痛症, 무거움, 冷汗이 나타난다.
冷 : 찬 것과 찬바람을 매우 싫어하고 허리나 허리 밑에서 찬바람이 나거나 차고 써늘하다.
重 : 허리나 허리 밑이 무겁고 붓기도 하여 허리를 들기가 매우 힘에 겹고 한쪽 다리나 두 다리 모두를 엉덩이 보다 높게 하면 편하다.
痛 : 느슨하게 아픈 것으로 緊張痛이 아닌 弛緩痛으로 나타난다.
冷汗 : 생체 Control System에 의해 氣分이 없이 단지 水分만 나오는 땀을 흘린다. 땀 그 자체도 차지만 땀이 나오는 부위도 서늘하고 차다. 이 湯證은 下體에 寒(冷)과 寒水(冷水)가 순환하지 못하고 고인 것으로 하체 특히 사타구니에서 찬 땀이 난다. 夏節期에는 앉은 자리, 엉덩이나 살이 접혀 맞닿는 부위에 땀이 삐질삐질 나와 습하고 축축하게 되어 濕疹이나 頑癬 같은 피부염으로 고생하게 된다. 만일 땀이 나오지 않는 경우는 붓게 된다.

小便은 寒(冷)과 寒水(冷水)가 제대로 순환하지 못하고 밑으로 처져 바로 오줌으로 나온다. 혹 遺尿로 잘못 알 정도로 소변을 보고 돌아서 또 보아도 그래도 量은 量대로 나온다.
大便은 軟便이나 硬便으로 나타나나 결코 下利나 물 설사는 나오지는 않는다.

방후(方後)

茯苓 乾薑 各四兩 白朮 甘草 各二兩 （８８４４）
右四味,以水五升,煮取三升,分溫三服,腰中卽溫

茯苓 乾薑 白朮 甘草 네 가지 약재에 물 五升을 넣고 달여 三升을 얻는다. 이를 셋으로 나눠 一升씩 하루 세 번 따뜻하게 복용한다. 허리가 곧 따뜻해진다.

원전(原典)

①腎著之病,其人身體重腰中冷,如坐水中,形如水狀,反不渴,小便自利,飮食如故,病屬下焦,身勞汗出,衣裏冷濕,久久得之,腰以下冷痛,腰中如帶五千錢,甘草乾薑茯苓白朮湯主之 (五臟風寒.積聚病)

腎著病은 몸이 무겁고 허리가 차고 냉하여 마치 물속에 앉은 것 같고 몸이 물에 불은 듯 붓는다. 그런데도 渴症은 없고 小便은 잘 나오고 음식물을 먹고 이를 소화흡수하는 것에도 이상이 없다. 이는 下焦에 속하는 것으로 몸을 조금만 움직여도 식은 땀이 나와 속옷이 눅눅해진다. 이것이 오래되면 허리 밑은 차고 냉하며 아프고 오천 냥의 엽전을 둘러찬 것처럼 허리가 무겁게 된다. 이는 苓薑朮甘湯으로 주지한다.

五苓散證은 胃臟에서 血脈內로 수분이 흡수되지 않아 熱과 渴症이 생기고 이에 따라 열에 나고 渴症으로 마신 물이 위장에서 혈맥내로 들어오지 못해 위장에 고여 이를 토하고 설사하게 된다. 理中湯證은 속이 차고 냉해져 수분이 순환하지 못하여 밑으로 처져 하리로 나오고 위로 토할 수도 있으나 혈맥내 수분부족이나 열로 진액이 고갈되지 않기에 갈증은 나타나지 않는다.

腎著病은 寒(冷)과 寒水(冷水)가 허리에 들러붙은 것을 표현한 것이다.

비고(備考)

*腎水者,其腹大臍腫,腰痛不得溺,陰下濕如牛鼻上汗,其足逆冷,面反瘦,宜本方 (水氣)
*少陰脈微滑,滑者,緊之浮名也,此爲陰實,其人必股內汗出,陰下濕也,宜本方 (平脈)

大建中湯

大建中湯 蜀椒去汗二合 (4) 乾薑四兩 (8) 人參二兩 (4) 膠飴一升 (40)

右三味. 以水四升, 煮取二升. 去滓. 內膠飴一升. 微火煎. 取一升半. 分溫. 再服. 如一炊頃, 可飲粥二升. 後更服. 當一日食糜溫覆之。

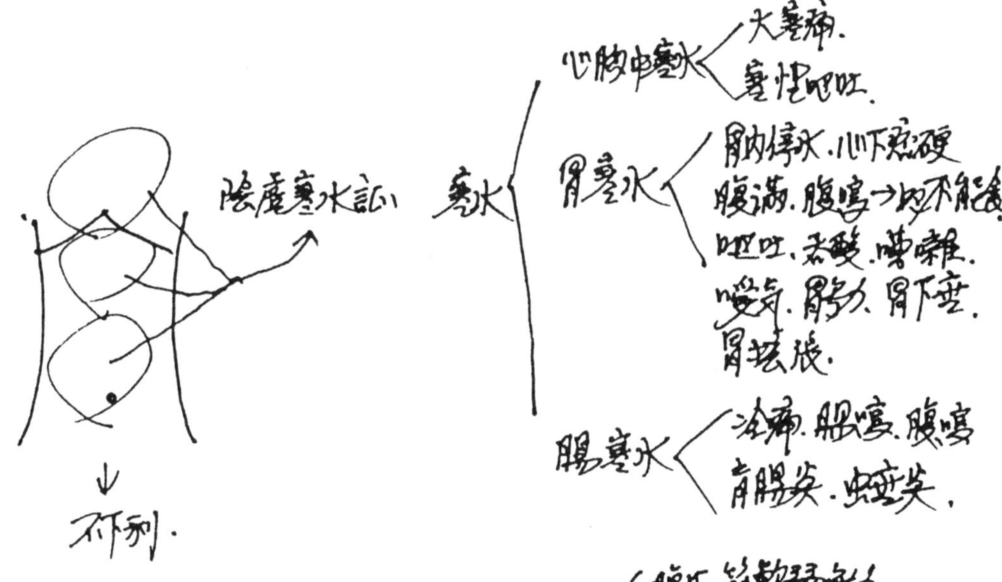

陰虛寒証
- 腹皮. 筋軟弱無力.
- 蛔蟲動不安;
- 脈遲. 手足冷.

心胸中大寒痛 嘔不能飲食. 腹中寒. 上衝皮起. 出見有頭足. 上下痛而不可觸近. 大建中湯主之。[腹滿寒疝宿食病].

炊 불땔취 밥지을취. 頃 잠깐경 잠깐경. 糜 싸라기미 죽미. 覆 덮을부 쌍부. 가리울부. 觸 느낄촉 닿을촉.

병리(病理)

氣分 不足에 의한 陰證(寒證.冷證)으로 寒水가 순환하지 못하고 처지고 고인것. 그리고 이로 말미암아 여러 병적증상이 나타나고 臟器의 기능이 떨어진 병증.

1. 心胸寒水로 心胸中大寒痛이 나타난다.
2. 胃寒水로 胃內停水, 心下痞硬, 腹滿, 腹鳴, 嘔不能食, 嘔吐, 呑酸, 嘈雜, 噯氣, 胃無力, 胃下垂, 胃擴張 등이 나타난다.
3. 腸寒水로 冷痛, 腸鳴, 腹鳴, 盲腸炎(虫垂炎) 등이 나타난다.

陰虛寒證에 의한 虛勞로 腹皮 軟弱無力, 蠕動不安, 脈遲, 手足冷 등이 나타난다.
大便은 不下利로 硬便이나 便秘로 나타난다.

방후(方後)

蜀椒 二合 去汗　乾薑 四兩　人蔘 二兩　膠飴 一升　(4 8 4 40)
右三味,以水四升,煮取二升,去滓,內膠飴一升,微火煎,取一升半,分溫再服,如一炊頃,可飮粥二升,後更服,當一日食糜溫覆之

蜀椒(불에 살짝 볶는다) 乾薑 人蔘 세 가지 약재에 물 四升을 넣고 달여 二升을 얻는다. 찌꺼기와 건더기를 없앤 다음 膠飴를 넣고 약한 불을 가해 골고루 녹아들게 하여 一升半으로 졸인다. 이를 둘로 나눠 따뜻하게 복용한다. 처음 약을 복용하고 난 뒤 밥을 지을 만한 시간에 다시 약을 복용하고 미음을 二升 먹고 이불을 덮어 몸을 따뜻하게 한다. 약을 먹을 동안은 미음을 먹는다.

원전(原典)

①心胸中大寒痛,嘔不能飮食,腹中寒上衝,皮起出見,有頭足,上下痛而不可觸近,大建中湯主之　(寒疝)

心臟과 가슴이 몹시 차고 아프며 속이 니글거리고 울렁대 음식을 제대로 먹지 못하고 배에 찬 기운이 올라와 뱃가죽에 머리와 발이 있어 꿈틀꿈틀 움직이며 장이 뒤틀리고 아파 배를 만지지 못한다. 이는 大建中湯으로 주지한다.

陰證이며 虛證으로 가슴과 복부에 한성수분이 체하여 이곳에 있는 장기의 기능이 떨어진다. 특히 虛證이 심하게 나타나 살가죽 그 중에서도 뱃가죽이 얇아져 장이 움직이는 것이 그냥 보일 정도다. 음증으로 차고 냉하기에 조금 더 차가워지거나 차갑게 하면 또는 조금 더 따뜻하게 하거나 따뜻해지면 배 속에서 장기들이 더욱 꿈틀거린다.

▶▶ 상한론 Q & A

인간의 능력은?

우리 몸에서 일어나는 모든 과정은 인간의 지적 수준이나 능력으로는 모두 알 수 있거나 모두 처리 할 수 있는 것이 결코 아니다. 즉 생명(삶)이란 생명체내에서 저절로 일어나고 조절되는 것이기에 인간은 극히 일부를 엿보는 정도에 지나지 않는다. 이것이 인간이 할 수 있는 모든 것이다. 즉 생명체 내에서 일어나는 현상을 관찰하여 이를 논리적이고 이치적으로 확립하여 학문으로 정립하는 것이 인간의 능력이고 역할이다. 암세포도 생체에서 생기기도 하고 없어지기도 한다. 이는 생명이 없는 것에서는 물론 불가능한 것이다. 따라서 외과적 수술이나 항암요법보다 생체가 스스로 없애는 방향으로 하는 것이 최고이고 최선의 방법이란 것을 누구나 인정할 것이다. 인간을 불로장생이나 불사조로 만드는 것은 불가능한 인간의 헛된 꿈이고 노력임을 이성과 역사가 말해준다. 의학은 물이 생겨나 바다에 이르는 것처럼 큰 어려움이나 고통 그리고 탈 없이 인간생명을 이 세상에서 저 세상으로 이르게 하는 것이다.

吳茱萸湯

吳茱萸湯: 吳茱萸 一升 8. 人參 三兩 6. 生薑 六兩 12. 大棗 十二枚 6.

右四味. 以水七升 [金匱 五升], 煮取二升 [金匱 三升]. 去滓. 溫服七合. 日三服。

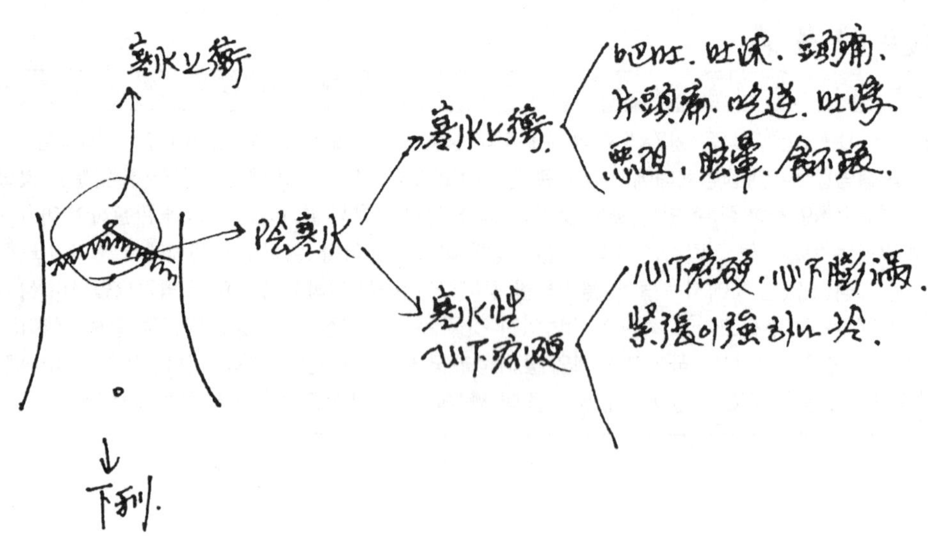

① 食穀欲嘔者. 屬陽明也. 吳茱萸湯主之。得湯反劇者. 屬上焦也 [陽明病].

② 少陰病. 吐利. 手足厥冷. 煩躁欲死者. 吳茱萸湯主之。[少陰病].

③ 乾嘔. 吐涎沫. 頭痛者. 吳茱萸湯主之。[厥陰病. 嘔吐病].

④ 嘔而胸滿者. 吳茱萸湯主之。[嘔吐病].

병리(病理)

寒性水分이 胸胃(胸脇部)에 체하고 이것이 위로 차올라 나타나는 병증.

1. 寒性(冷性.陰性)水分이 차올라 嘔吐, 吐沫, 頭痛, 偏頭痛, 吃逆, 吐瀉, 惡阻, 眩暈, 食不振, 胸滿 등의 병적증상이 나타난다.
2. 寒水性 心下痞硬으로 心下膨滿, 消化不良, 腹痛 등의 증상이 나타난다.

기혈수 순환에 필요한 혈분과 수분에 대해 상대적으로나 절대적으로도 기분이 부족하여 나타난 陰證(寒證, 冷證)으로 수분을 제대로 이끌지 못하여 찬 물이 고이거나 몸이 차거나 냉해져 기혈수의 순환이 제대로 이루어지지 않아 차가워진 수분이 속에 고인 병증.

방후(方後)

吳茱萸 一升 人蔘 三兩 生薑 六兩 大棗 十二枚 (8 6 12 6)
右四味,以水七升(金櫃要略五升),煮取二升(金櫃要略三升),去滓,溫服七合,日三服

吳茱萸 人蔘 生薑 大棗 네 가지 약재에 물 七升(金櫃要略 五升)을 넣고 달여 二升(金櫃要略 三升)을 얻는다. 찌꺼기와 건더기를 없앤 다음 七合을 하루 세 번 따뜻하게 복용한다.

원전(原典)

①食穀欲嘔,屬陽明也,吳茱萸湯主之,得湯反劇者,屬上焦也 (陽明)

음식물을 먹고 속이 느글거리고 울렁대며 미식거리는 것은 양명에 속한다. 오수유탕으로 주지한다. 이 탕을 마시고 반대로 증상이 더욱 심해진 것은 상초에 열이 있는 것이다.

吳茱萸湯증은 胸胃가 차고 냉한 陰證으로 胃腸熱證인 陽明은 결코 아니다. 이때 嘔症은 寒水性 心下痞硬과 寒水上衝으로 나타난 것이다. 만일 胃腸熱證에 이 탕을 쓰면 열이 더해져 陽明熱證에 의한 병적 증상이 더욱 심하게 나타난다.

②少陰病,吐利,手足逆冷,煩躁欲死者,吳茱萸湯主之 (少陰)

少陰病으로 吐하고 泄瀉하며 손발이 차고 냉하며 화닥증이 나타나 죽으려 하는 것은 吳茱萸湯으로 주지한다.

煩躁는 陰證의 번조로 기분이 제 순환궤도를 돌지 않고 뛰쳐나와 나타난다.

③乾嘔,吐涎沫,頭痛者,吳茱萸湯主之 (嘔吐)

토하지 않고 속이 미식거리고 울렁대며 침이 입안에 흥건하게 고이고 넘치며 머리가 아픈 것은 吳茱萸湯으로 주지한다.

이는 寒性水分이 순환하지 못하여 고이고 위로 흘러넘쳐 나타난다.

④嘔而胸滿者,吳茱萸湯主之 (嘔吐)

속이 미식거리고 울렁대며 니글거리고 가슴에 뭔가 들어차 답답한 것은 吳茱萸湯으로 주지한다.

寒性水分이 차고 넘쳐 나타나는 것으로 胸熱과 粘稠水가 어우러져 엉킨 胸脇苦滿이란 柴胡劑證과 구별해야 한다.

비고(備考)

*陽明病,反無汗而小便利,二三日嘔而欬,手足厥者,必苦頭痛,宜吳茱萸湯,若不欬不嘔,手足不厥者,頭不痛 (陽明)
*中焦不治,胃氣上衝,脾氣不轉,胃中爲濁,榮衛不痛(通),血凝不流,宜吳茱萸湯 (辨脈)